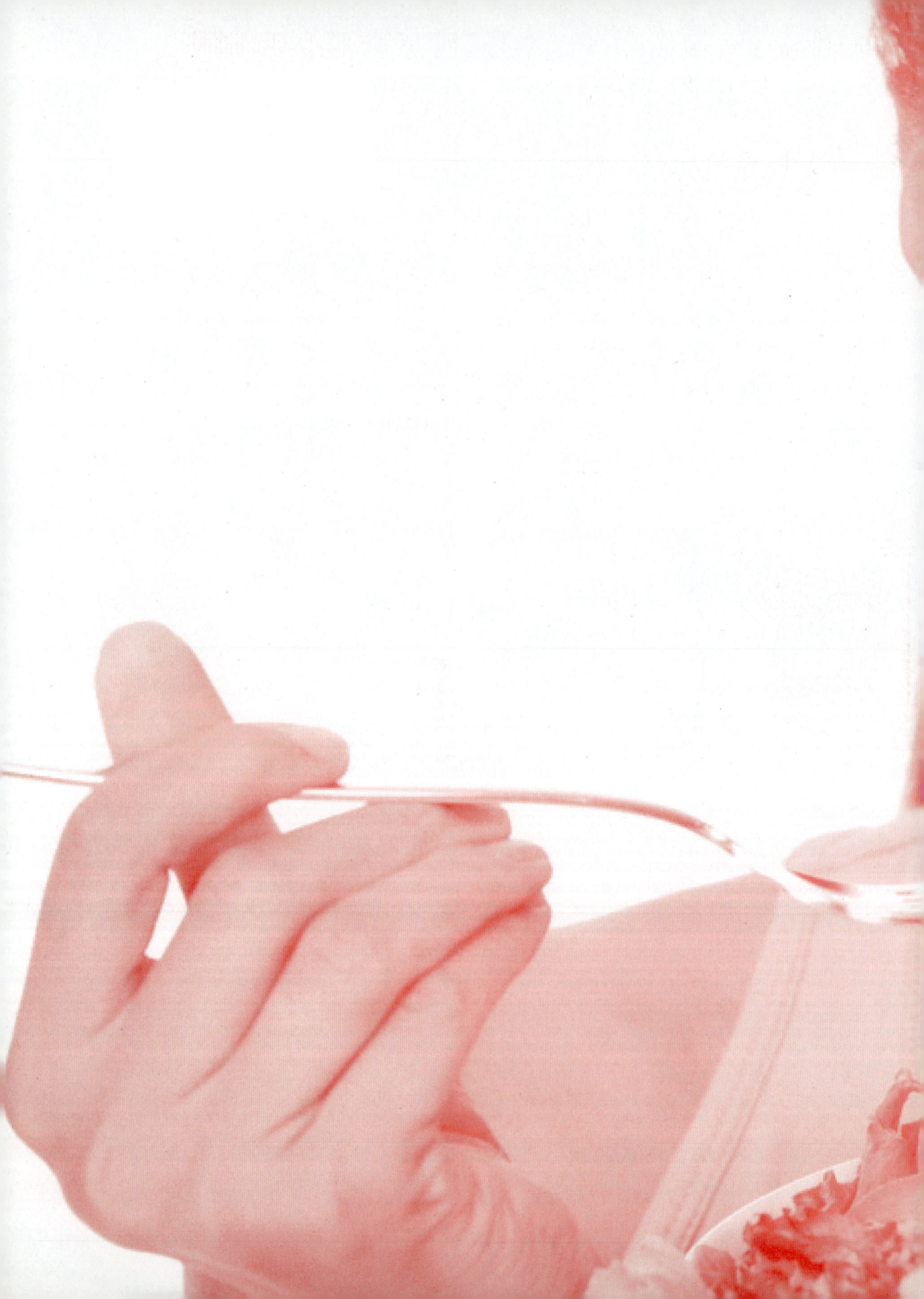

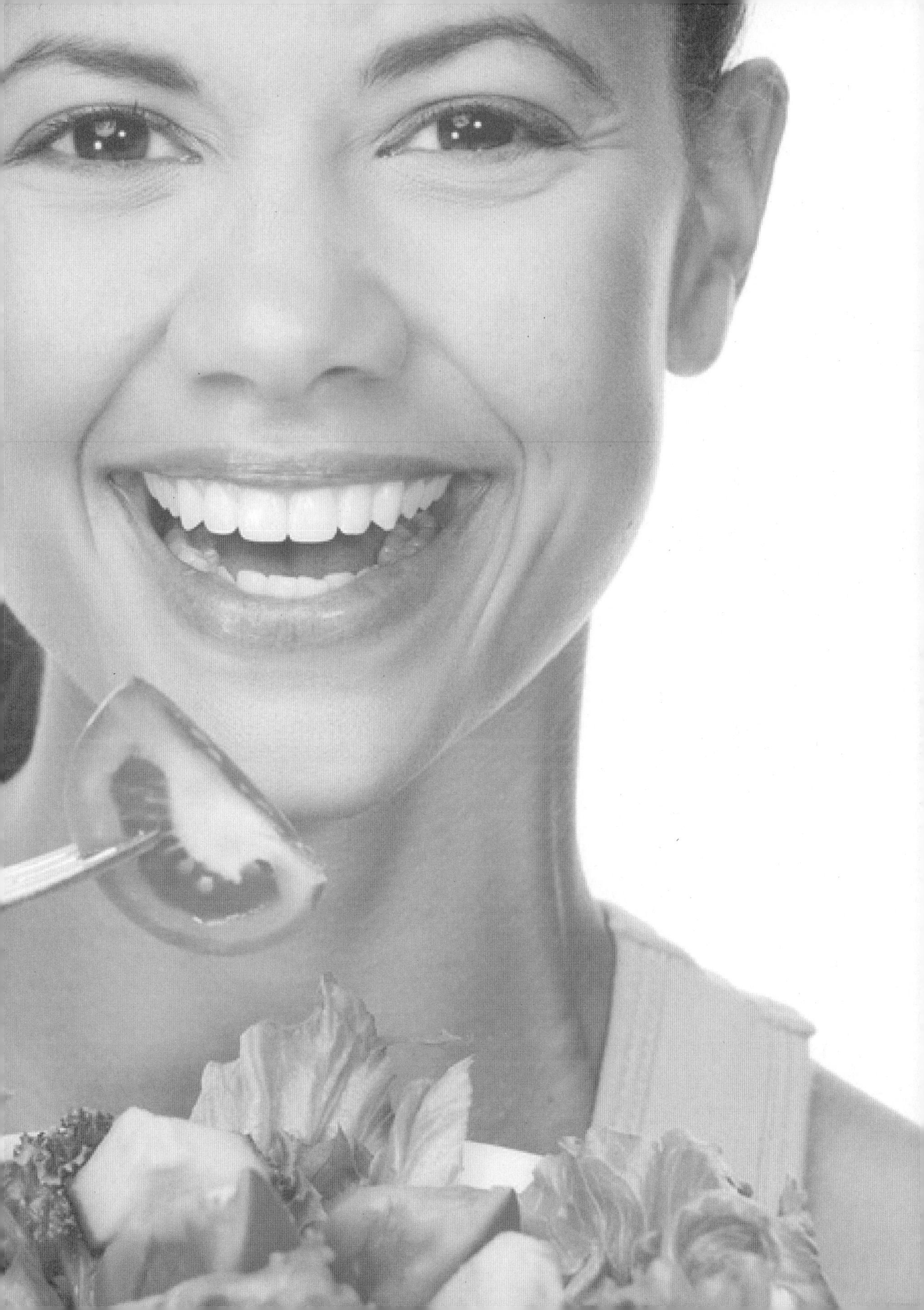

NUTRITION & DIET THERAPY

에센스

식사요법

권순형 · 서광희 · 서은영 · 양경미 · 정지영 · 조금호

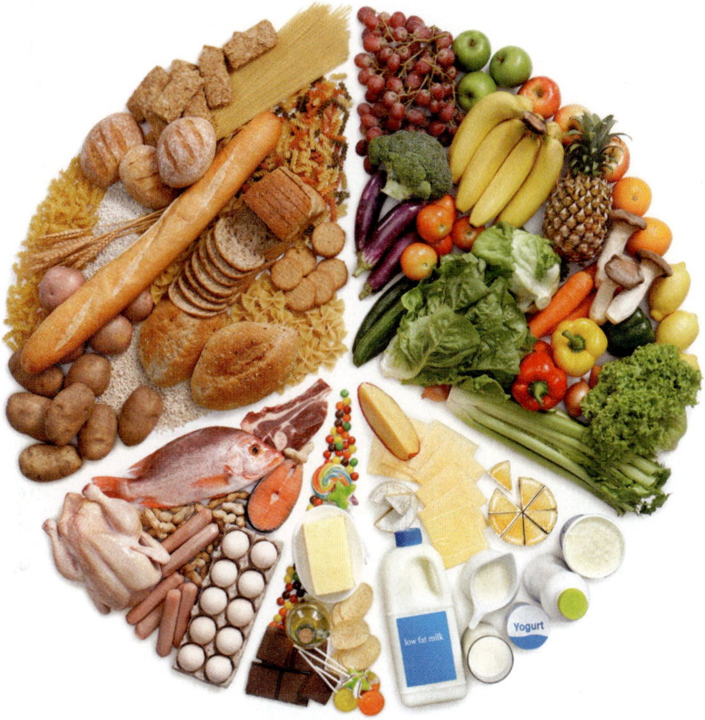

지구문화사
JIGU PUBLISHING Co.

머 리 말

오늘날에는 과거에 비해 경제발달과 더불어 의료기술 및 먹거리의 풍요로움으로 100세를 바라보는 세대에 건강과 장수가 우리들에게 가장 큰 이슈로 떠오르고 있습니다. 그러나 요즘 서구의 식생활, 스트레스, 운동부족이라는 요인이 생활습관병인 만성질환을 증가시킴으로써 장수하는 데 많은 어려움을 초래하고 있습니다. 이런 질환에는 의료적 치료도 중요하지만 영양관리를 통해 치료뿐만 아니라 예방에 대한 관심 또한 커지면서 식사요법의 중요성이 강조되고 있습니다.

식사요법은 환자와 허약자 또는 건강인을 위한 식사관리로서 적정한 영양소의 섭취로 질병이나 영양상태를 개선하고, 질병의 치료, 재발이나 악화의 방지뿐만 아니라 질병상태의 진단, 치료 및 예방을 위한 영양학적 원리를 연구하고 질병에 대한 영양학적 처방, 즉 영양관리의 실천을 체계화한 학문으로 환자의 삶의 질을 향상시키는 데 목적이 있습니다.

이 책은 2015년에 공표된 '한국인의 영양권장량' 에 따라 최신의 자료를 참고하여 집필되었으므로 2, 3, 4년제 대학에서 식품영양학을 전공하는 학생, 병원에서 영양치료를 하고 있는 임상영양사, 그리고 이 분야에 관심있는 모든 분들에게 도움이 되기를 기대합니다.

이 책의 구성은 각 단원마다 원인, 증상 및 식사요법과 치료식단을 제시하였으며, 특히 관심사인 약선요리를 8개 분야로 나눠 소개하고 있습니다.

약선요리는 한약재를 포함, 치료효과를 가진 재료들을 효과적으로 조화시켜 지속적으로 섭취하게 되어 치료효과를 가져오므로 환자들에게 도움을 줄 수 있기를 바랍니다. 준비는 많이 하였지만 부족한 부분이 많이 있을 것으로 사료되어 추후 이런 점을 보완할 수 있도록 아낌없는 조언을 부탁드립니다. 해가 갈수록 새로운 정보를 첨가하여 전문가에게 꼭 필요한 교재가 되도록 노력할 것입니다.

바쁜 일정속에서도 집필에 함께 해주신 교수님들과 이 책을 출판하는데 많은 지원과 도움을 주신 지구문화사의 사장님을 비롯한 직원 여러분의 협조에 진심으로 감사드립니다.

병신년 새 봄에

저자 대표

차례

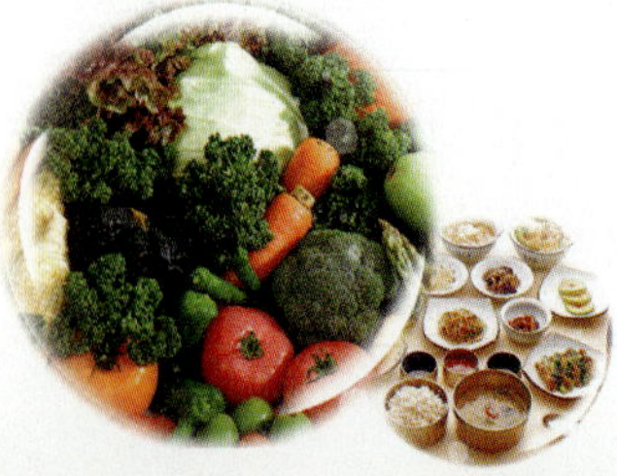

Contents

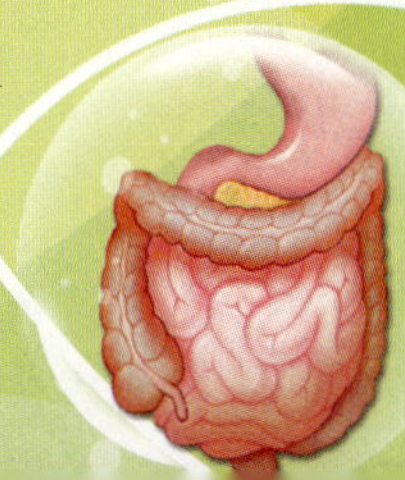

Chapter 7 비만 및 섭식장애

Chapter 8 신장 질환

Chapter 9 암

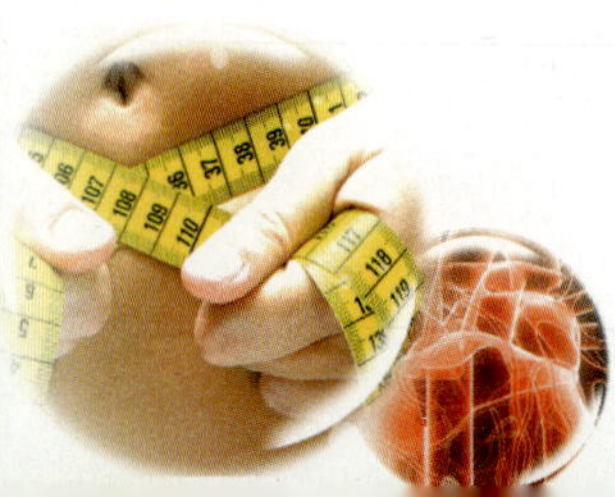

Contents

Chapter 10 수술과 화상

Chapter 11 호흡기계 질환

Chapter 12 골격계 질환

Chapter 13 신경계 질환

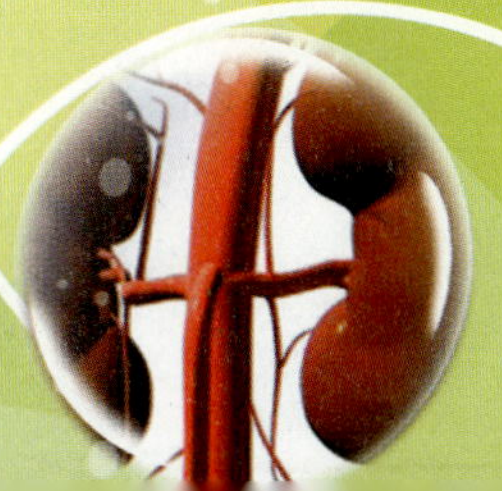

Chapter 14 선천성 대사이상

Chapter 15 빈 혈

Chapter 16 식품 알레르기

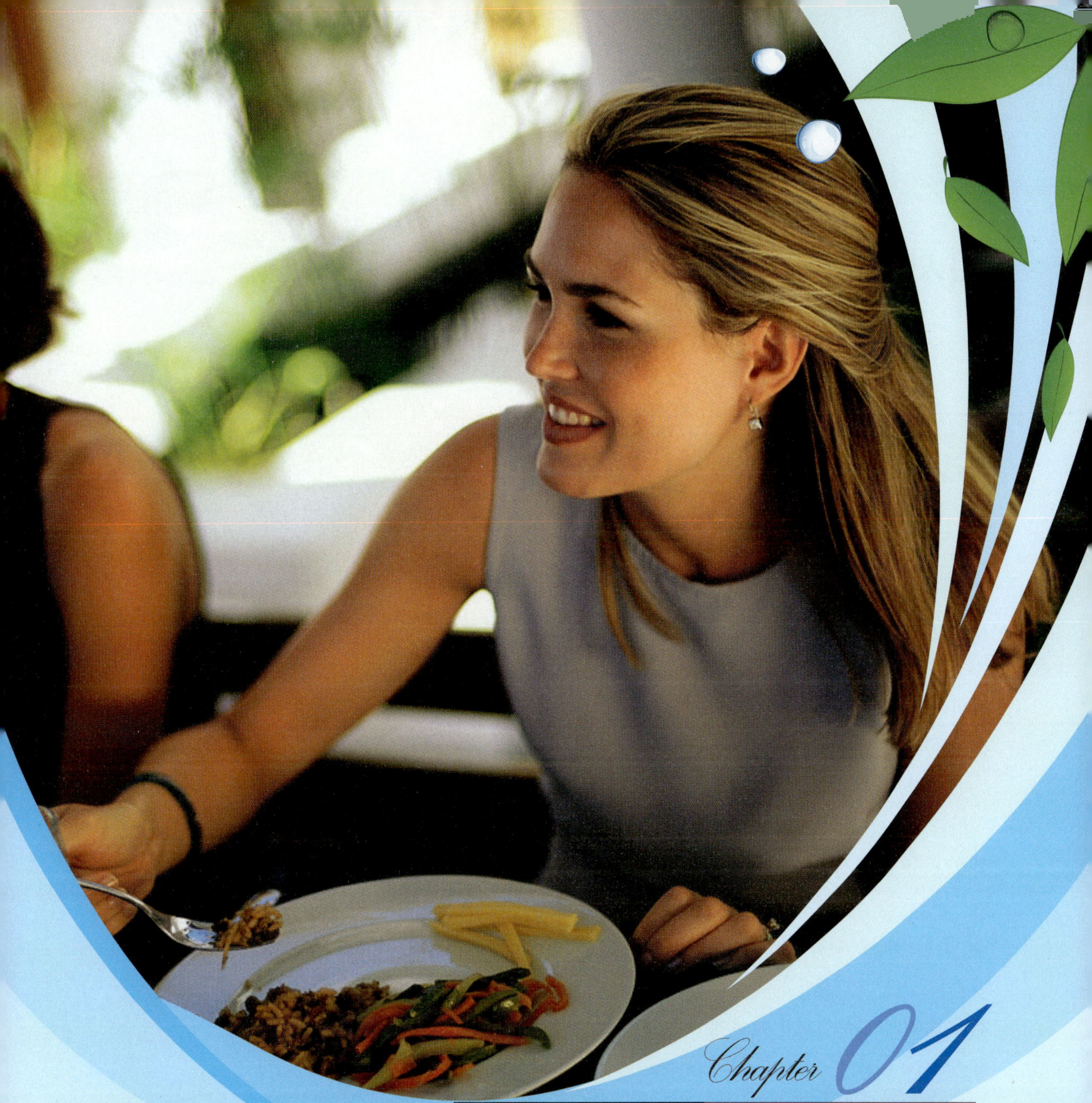

Chapter 01

식사요법

Chapter 1

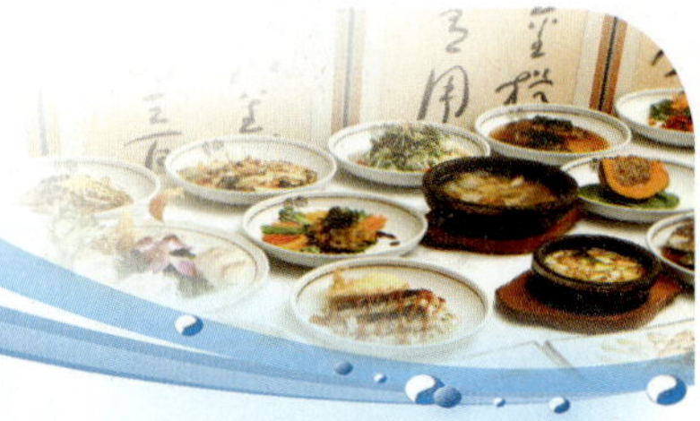

식사요법

1-1 식사요법의 개요

1. 식사관리의 중요성

인간은 건강하고 행복하며 장수하기를 원한다. 세계보건기구(WHO)의 헌장에는 "건강이란 질병이나 단지 허약한 상태가 아닐 뿐만 아니라 육체적·정신적 및 사회적인 완전한 안녕상태를 말한다."라고 정의되어 있다. 즉 육체적으로 건강할 뿐만 아니라 정신적으로나 사회적으로도 안녕상태를 유지하여야만 건강하다고 보는 것이다.

사람이 건강을 유지하기 위해서는 인체가 필요로 하는 6가지 기초식품군의 식품을 균형있게 섭취하여야 하고 섭취된 영양소는 체내에서 조화를 이루어야 한다. 적당량의 식품을 적합한 때에 섭취하여 몸의 균형을 유지하는 것이 바람직하다. 좋은 영양상태를 이루게 되면 신체의 활동능력을 향상시키고 질병에 대한 저항력을 증가시켜 질병을 예방할 수 있도록 한다. 좋은 영양상태의 유지는 식품섭취를 통해서 이루어지기 때문에 먹는 식품이 바로 나 자신을 만들어 나가는 것임을 염두에 두고 건강한 식생활을 유지해야 한다.

섭취한 음식은 체내에서 여러 가지 활동에 필요한 열량을 생산하고 또한 생체 구성 물질의 보충에 이용되며 건강을 증진시키고 각종 질병을 예방하는 원동력이 되므로 식사 관리는 매우 중요하다.

최근 평균수명이 증가함에 따라 단순한 수명연장이 아니라 건강한 삶에 대한 중요성이 인식되면서 질병의 치료와 예방에 대한 관심이 커지고 있다. 동시에 생활습관병을 비롯한 대사성 증후군 등 각종 만성질환이 빈번하게 나타나서 식생활은 더욱 중요해지고 있다.

2. 식사요법의 정의 및 목적

식사요법은 환자와 허약자 뿐만아니라 건강인을 위해서도 필요한 식사관리로서 적정한 영양소의 섭취로 질병이나 영양상태를 개선하고, 질병의 치료 및 재발이나 악화의 방지뿐 아니라 예방을 목적으로 한다. 이를 통해 질병상태의 진단과 치료 및 예방을 위한 영양학적 원리를 연구하고 질병에 대한 영양학적 처방, 즉 영양관리의 실천을 체계화하는 학문이다.

질병과 식사와의 관계는 오래전부터 연구되어 왔으며, 식사요법이 서양에서는 기원전 460년 경 그리스의 히포크라테스(Hippocrates)가 최초로 실시하였다고 전해진다. 동양에서는 기원전 1000년 경에 중국의 식의(食醫)로 알려진 의사가 식사지도를 하였다는 기록이 남아 있다. 국내에서는 예로부터 약식동원(藥食同源)이라고 하여 약과 음식의 근원이 같다고 하였다.

신체의 기능에 이상이 생기면 그 원인을 파악해서 기능을 정상화시키기 위해 치료, 투약, 간호 및 적절한 영양을 공급함으로써 병태의 개선 및 회복을 시도하게 된다. 식사요법의 목적은 그 중에서 영양조절을 통해 환자가 정상적인 기능을 회복하도록 하는 데 있다.

우리는 임신, 분만, 출산, 수유, 노화의 과정에서 적절한 영양관리를 통하여 건강한 신체상태를 유지해야 질병을 예방할 수 있다. 질병으로부터 회복이 빨라지며 영양소를 이용한 체내 능력증진, 즉 영양결핍증 교정 및 면역력 증진으로 건강한 생활을 유지하도록 하는 것이 식사요법의 중요한 목적이다.

3. 식사요법의 의의

현대인은 밤에 늦게 자며 아침식사를 거르는 경우가 많고, 패스트푸드를 선호하고 저녁식사 시에는 폭식하거나 음주하며 운동량이 적어서 비만, 고혈압, 동맥경화증, 고지혈증, 당뇨병, 암 등의 만성질환이 많이 발병한다.

이러한 만성질환은 영양섭취를 적절히 함으로써 예방할 수 있을 뿐만 아니라 식사를 통하여 질병 치료 및 회복을 도와 생명을 소생케 함으로써 식사요법의 의의는 더욱 강조된다. 질병 치료에는 단순히 좋은 영양 상태를 유지하는 것뿐만 아니라 각 질병에 대해 병태영양의 원리를 잘 이해하면서 적절한 식사요법을 시행할 필요가 있다.

1-2 영양관리

영양관리를 위해서는 우선 대상자의 정확한 영양상태 평가가 이루어져야 한다. 영양관리는 영양섭취의 적절성 평가, 경장영양 및 정맥영양 공급, 영양상담 및 영양교육의 형태 등도 고려되어야 한다. 그러므로 의사, 영양사, 간호사, 약사, 보건요원들, 간병사 등 환자관리에 동참하는 사람들의 협조가 필요하다.

영양판정은 영양섭취 상황이나 영양소에 의해 영향을 받는 건강 관련 요인을 종합적으로 분석하여 대상자의 영양상태를 진단하는 과정을 말한다.

1. 영양판정

영양판정은 식사력, 생화학적 검사, 임상 검사, 신체계측, 심리, 사회적 자료 등을 통해 문제점을 파악하고 영양소에 의해 영향을 받는 건강관련 요인을 종합적으로 분석하여 환자의 영양상태를 진단하는 과정을 의미한다. 이때 모든 정보는 정확하고 타당해야 한다.

2. 영양정보 자료분석

수집한 정보들을 체계화하고 평가하는 단계로 전문적 평가법을 사용한다.

3. 영양관리의 계획수립

단기 및 장기 목표를 정하여 실행하여야 하며, 측정할 수 있도록 계획하고 환자중심적으로 진행한다. 영양관리 계획을 수립하기 위해서는 필요한 정보수집, 자료파악, 환자와 가족의 교육수준 평가, 식이섭취 조절, 영양지원, 환자의 영양소요구량 충족을 위한 분량 설정 및 영양상태에 영향을 미치는 육체적·정신적·사회적 및 의료상의 문제점 치료 등을 조사하고 작성하여야 한다.

표 1-1 환자의 영양판정에 필요한 정보

조사방법	관련 정보
식사섭취 조사	• 음식섭취와 식습관에 관한 조사를 통하여 영양소 섭취량을 산출하여 영양불량 여부를 평가하는 방법 • 평소 식사섭취량 조사(24시간회상법, 식품섭취빈도조사법, 문진표 등) • 저작, 연하능력 • 건강보조식품, 영양보충제 사용 여부 • 알레르기 식품유무
신체계측	• 신체부위를 측정하고 체성분이나 성장발육 정도를 평가하여 이를 표준치와 비교함으로써 영양상태를 판정 • 신장과 체중(표준체중, 체중변화) • 체질량지수 • 허리둘레 • 체지방 • 피부두께
생화학적 검사	• 체액, 혈액, 소변, 조직 등에서 특정 영양소의 함량을 측정 • 단백질의 영양상태(총단백질, 혈청 알부민, 혈청 트랜스페린, 혈청 프리알부민) • 면역기능 평가(총림프구수, 지연형 피부 반응) • 빈혈의 평가
임상 검사	• 병력(과거력, 가족력) • 이화학적 검사(피부, 머리카락, 눈, 구강, 손톱, 상 · 하지, 복부, 근 · 골격계 및 신경학적 진찰)
(심리적 · 정신적 상해가 있을 경우) 심리 사회성 검사	• 열등감, 분노, 낮은 자존감, 완벽주의, 부정적 자아, 불안, 죄책감, 충동조절, 거절감, 신앙, 편견, 우울증, 강박증, 성적 문제, 중독, 자기연민, 폭식, 이혼, 재혼, 폭행 등의 유무

4. 영양관리의 수행

영양적 조정을 결정하는 단계로 환자의 문제점과 목표에 연관되어야 하고 환자에 따라 개별화가 되고 육하원칙에 따라 구체적이고 명확해야 한다. 환자와 가족에게 영양보충제와 영양지원의 공급 방법, 건강상의 문제점 치료, 보조적인 음식섭취에 대한 영양관리 계획 등을 교육하고 실행한다.

5. 영양관리의 평가

영양관리 평가항목에는 ① 정규 식사와 음료섭취의 관찰, ② 간식 및 후식의 관찰, ③ 환자의 영양소 섭취량 평가, ④ 적절한 시간의 섭취여부 평가, ⑤ 환자와 가족의 영양지식 평가, ⑥ 생화학적 검사자료 관찰, ⑦ 인체계측치 자료 관찰 및 ⑧ 환자의 임상상태 관찰 등으로 구성된다.

이러한 평가는 영양관리의 효과를 결정하고 필요한 경우 **영양관리 계획을 변경시키는 과정**으로 ① 계획된 행동과 실제와의 비교, ② 목표달성을 위한 조정의 효과평가, ③ 조정효과 또는 비효과에 대한 설명 및 평가에 따른다.

환자의 영양소 필요량 결정 시 고려해야 할 사항은 ① 환자가 아프기 전의 영양상태, ② 현재 앓고 있는 병의 성질과 그 정도, ③ 앓고 있는 병으로 인한 영양소의 손실량과 성분, ④ 앓고 있는 질병의 치료 소요기간 등이다.

영양관리에 필요한 내용은 ① 개개인의 연령, ② 체격, ③ 성별, ④ 활동정도, ⑤ 임신, ⑥ 수유, ⑦ 체온 등에 따라 차이가 있다.

1-3 한국인 영양섭취기준

식품영양섭취의 변화에 따라 한국인의 건강을 최적상태로 유지할 수 있는 영양소 섭취 수준인 한국인 영양섭취기준이 2005년에 제정되었고 그 후 국내외 새로운 문헌의 재검토와 우리나라의 국민건강영양조사 자료를 바탕으로 2015년에 2차 개정이 이루어졌다.

한국인 영양섭취기준(Dietary Reference Intakes, DRIs)

① **평균필요량**(Estimated Aver-age Requirements, EAR) : 대상 집단을 구성하는 건강한 사람들 중 절반에 해당하는 사람들의 일일 필요량을 충족시키는 값이다. 대상 집단의 필요량 분포치 중앙값으로부터 수치가 산출된다.

② **권장섭취량**(Recommended Intake, RI) : 평균필요량에 표준편차의 2배를 더하여 산출한 값이다. 거의(97~98%) 모든 사람들의 일일 필요량을 충족시킬 수 있는 양이다. 따라서 많은 사람에게는 필요량보다 높은 수치가 된다.

표 1-2 영양소별 영양섭취기준 설정 현황 및 성인(19~29세)의 영양섭취기준 예(2015년 기준)

영양소		영양섭취기준 설정 현황				성인 남녀(19~29세)의 영양섭취기준							
		영양섭취기준				남자(173cm, 65.8kg)				여자(160cm, 56.3kg)			
		평균 필요량	권장 섭취량	충분 섭취량	상한 섭취량	평균 필요량	권장 섭취량	충분 섭취량	상한 섭취량	평균 필요량	권장 섭취량	충분 섭취량	상한 섭취량
다량 영양소	에너지(kcal/일)	○[1]				2,600				2,100			
	단백질(g/일)	○	○			50	65			45	55		
	식이섬유(g/일)			○				25				20	
	수분(mL/일)			○				2,600				2,100	
	탄수화물:단백질:지방[2]					55~70%:7~20%:15~25%				55~70%:7~20%:15~25%			
	n-6 다중 불포화 지방산[2]					4~10%				4~10%			
	n-3 다중 불포화 지방산[2]					1% 내외				1% 내외			
	포화지방산[2]					7% 미만				7% 미만			
	트랜스지방산[2]					1% 미만				1% 미만			
	콜레스테롤(mg)					300mg/일 미만				300mg/일 미만			
지용성 비타민	비타민 A(μg RE/일)	○	○		○	570	800		3,000	460	650		3,000
	비타민 D(μg/일)			○	○			10	100			10	100
	비타민 E(mg α-TE/일)			○	○			12	540			12	540
	비타민 K(μg/일)			○				75				65	
수용성 비타민	비타민 C(mg/일)	○	○		○	75	100		2,000	75	100		2,000
	티아민(mg/일)	○	○			1.0	1.2			0.9	1.1		
	리보플라빈(mg/일)	○	○			1.3	1.5			1.0	1.2		
	니아신(mg NE/일)	○	○		○	12	16		35[3] 1,000[4]	11	14		35[3] 1,000[4]
	비타민 B_6(mg/일)	○	○		○	1.3	1.5		100	1.2	1.4		100
	엽산(μg DFE/일)[5]	○	○		○	320	400		1,000	320	400		1,000
	비타민 B_{12}(μg/일)	○	○			2.0	2.4			2.0	2.4		
	판토텐산(mg/일)			○				5				5	
	비오틴(μg/일)			○				30				30	
다량 무기질[8]	칼슘(mg/일)	○	○		○	650	800		2,500	530	700		2,500
	인(mg/일)	○	○		○	580	700		3,500	580	700		3,500
	나트륨(mg/일)			○	○[6]			1,500	2,000			1,500	2,000
	염소(mg/일)			○				2,300				2,300	
	칼륨(mg/일)			○				3,500				3,500	
	마그네슘(mg/일)	○	○		○[7]	295	350		(350)	235	280		(350)
미량 무기질	철(mg/일)	○	○		○	8	10		45	10.8	14		45
	아연(mg/일)	○	○		○	8	10		35	7	8		35
	구리(μg/일)	○	○		○	600	800		10,000	600	800		10,000
	불소(mg/일)			○	○			3.5	10			3.0	10
	망간(mg/일)			○	○			4.0	11			3.5	11
	요오드(μg/일)	○	○		○	95	150		2,400	95	150		2,400
	셀레늄(μg/일)	○	○		○	50	60		400	50	60		400
	몰리브덴(μg/일)	○	○		○	20	25		550	20	25		450
	크롬(μg/일)			○				35				25	

1) 에너지의 경우 필요추정량(EER) 값임. 2) 탄수화물, 지방, 단백질, n-6 다중 불포화 지방산, n-3 다중 불포화 지방산, 포화지방산, 트랜스 지방산의 경우 에너지적정비율로 제시 3) 니코틴산 4) 니코틴아미드
5) DEF: Dietary Folate Equivalent(식이엽산당량) 6) 목표량 7) 식품 외 급원의 마그네슘에만 해당
8) 칼슘, 인, 나트륨은 20~29세 기준

권장섭취량 = 평균필요량 + 표준편차의 2배

③ 충분섭취량(Adequate Intake, AI) : 영양소 필요량에 대한 정확한 자료가 부족하든지 필요량의 중앙갑소가 표준 편차를 구하기 어렵기 때문에 권장섭취량을 산출할 수 없는 경우에 충분섭취량을 제시한다. 주로 역학조사에서 관찰된 건강한 사람들의 영양소 섭취수준을 기준으로 정한 값이다.

④ 상한섭취량(Tolerable Upper Intake Level, UL) : 거의 대부분의 사람에게 위험을 가져오지 않는 영양소 섭취의 상한선이다. 인체 건강에 해로운 영향을 나타내지 않느 최대 영양소 섭취 수준이다.

상한섭취량 = 최저독성량 / 불확실계수

탄수화물과 지질의 영양섭취기준은 서로 간의 균형이 중요하여 에너지 적정비율(Aceptable Macronutient Distribution Ranges, AMDR)은 표 1-3과 같다.

표 1-3 에너지 적정비율

영양소		1~2세	3~18세	19세 이상
탄수화물		55~65%	55~65%	55~70%
단백질		7~20%	7~20%	7~20%
지방		20~35%	15~30%	15~30%
	n-6계 불포화지방산	4~10%	4~10%	4~10%
	n-3계 불포화지방산	1% 내외	1% 내외	1% 내외
	포화지방산	-	8% 미만	7% 미만
	트랜스지방산	-	1% 미만	1% 미만
	콜레스테롤	-		300 mg/일 미만

자료 : 보건복지부, 2015

1-4 우리나라 국민 영양섭취실태

우리나라 국민의 식생활은 사회 환경의 변화와 함께 새로운 식생활이 형성되어 정착되고 있다.

경제가 고도로 성장함에 따라 식량수급이 안정되었으며 국제화로 인한 수입식품의 증가는 국민의 식품 선택을 다양하게 해주었다. 또한 식생활의 간편화와 식품산업의 발달 및 가공기술의 발달로 각종 가공식품과 레토르트 식품 등을 다양하게 섭취하고 있다.

2014년 국민건강영양조사 결과에 의하면 우리나라 국민 1인 1일당 에너지 섭취량은 2,074kcal였다. 이는 2007년에 비해 약 200kcal, 2010년에 비해서는 100kcal가량 높은 수준이었다(그림 1–1). 각 급원별 에너지 섭취비율은 각각 단백질 14.7%, 지방 20.4%, 탄수화물 65%를 차지하였다.

2013년 조사 결과 우리나라 국민 영양소별 영양섭취 기준에 대한 섭취비율 중 에너지가 차지하는 비율은 평균 100.8%이었으며, 남자 105.5%, 여자 96.1%이었다. 권장섭취량 대비 단백질 섭취비율은 160%였으며, 철, 비타민 A, 티아민, 니아신, 리보플라빈, 비타민 C 섭취량은 권장섭취량의 100~190% 범위로 양호한 편이었다. 그러나 칼슘섭취량은 권장섭취량의 71.1%로 가장 낮은 비율을 보였고, 나트륨은 충분섭취량에 비해 약 3배에 달하는 비율로 높게 섭취하고 있었다.

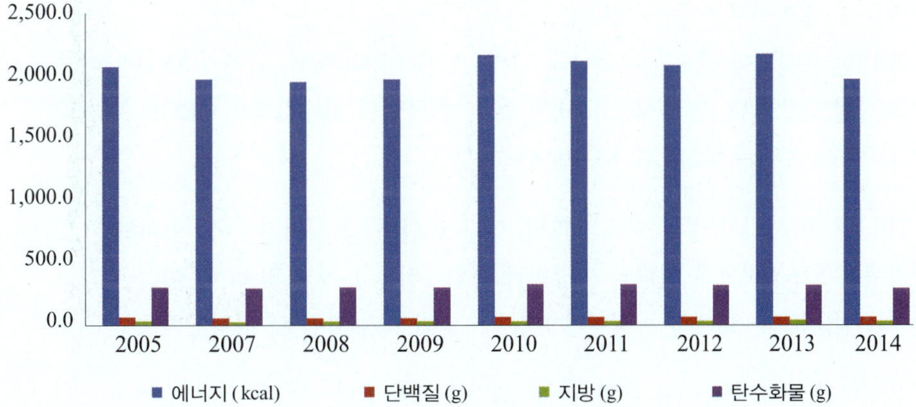

그림 1–1 우리나라 국민 영양소별 1일 섭취량 추이 (만 1세 이상, 2014년)

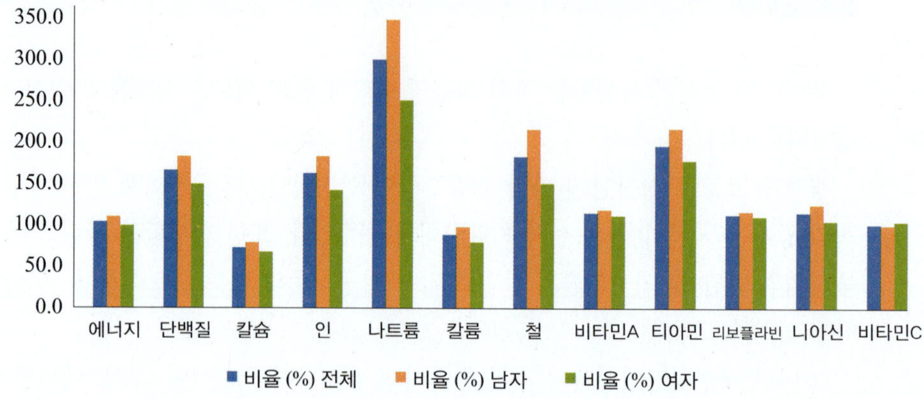

※ 영양섭취기준에 대한 섭취비율 : 영양섭취기준에 대한 개인별 영양소 섭취량 백분율의 평균값, 만 1세 이상
※ 영양섭취기준 : 권장섭취량 2015 한국인 영양섭취기준 개정(보건복지부, 2015); 에너지 필요추정량, 나트륨, 칼륨, 충분섭취량, 기타

그림 1-2 우리나라 국민 영양소별 영양섭취기준에 대한 섭취비율 추이 (만 1세 이상, 2014년)

1-5 우리나라 국민 사망원인의 변화

인구 집단의 건강 수준을 포괄적으로 제시하는 중요 보건지표로는 평균수명, 사망수준, 질병이환율 등이 있다.

2015년 통계청이 발표한 우리나라 기대수명은 81.8년이며, 남자가 85.1년, 여자는 85.1년으로 남녀 간 차이는 6.6년이었다. 한국인의 기대수명은 OECD 34개국 중 11위이다. 1위는 일본으로 83.4년이다.

2013년 총 사망자 수는 266, 257명, 인구 10만명 당 사망자 수를 의미하는 조사망률은 526.6명으로 연령별 사망원인 순위 1위는 1~9세 및 40대 이상은 악성신생물(암), 10대~30대의 사망원인 1위는 고의적 자해(자살)로 나타났다.

우리나라 주요 사망원인 순위추이는 그림 1-4와 같다.

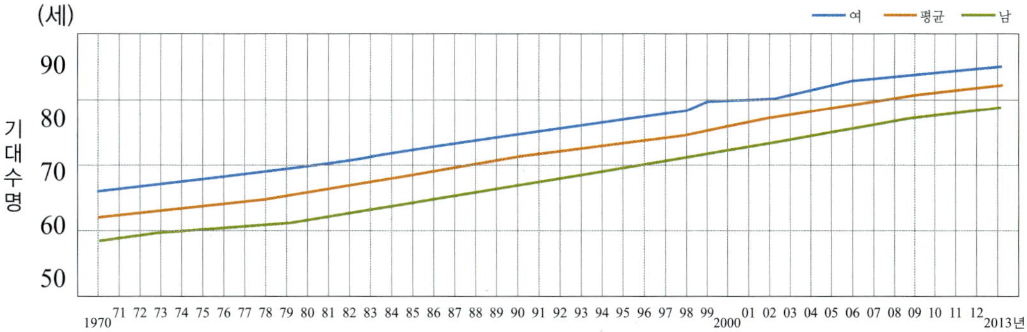

그림 1-3 우리나라 성별 기대수명 현황

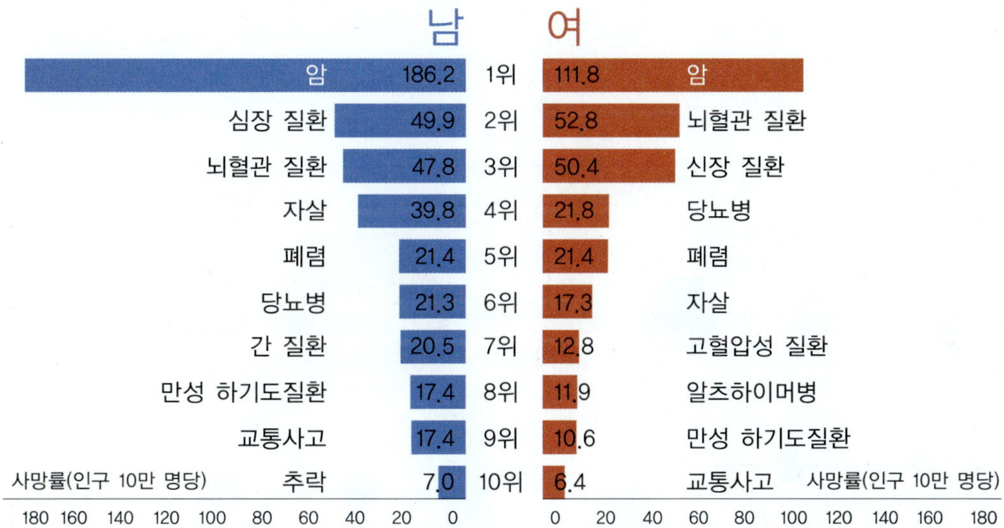

자료: 통계청(2014). 2013년 사망 원인통계결과

그림 1-4 성별 사망원인 순위 (2013년)

2013년 사망원인 통계 결과에 의하면 10대 사인(악성신생물[암], 뇌혈관 질환, 심장 질환, 고의적 자해(자살), 당뇨병, 폐렴, 만성하기도 질환, 간질환, 교통사고, 고혈압성 질환)은 전체 사망원인의 70.1%로 전년과 유사했다.(2012년 70.5%)

3대 사망원인의 사망률(인구 10만 명당)은 악성신생물(암) 149.0명, 뇌혈관 질환 50.3명, 심장질환 50.2명 순으로 3대 사인(암, 뇌혈관 질환, 심장 질환)은 전체 사인의 47.4%로 전년과 유사했다.(2012년 47.1%)

전년 대비 뇌혈관 질환의 순위는 상승(3위 → 2위)하고, 심장 질환의 순위는 하락(2위 → 3위)하였으며, 10년 전에 비해 사망원인 순위가 상승한 사인은 고의적 자해(5위 → 4위), 폐렴(12위 → 6위)이고, 하락한 사인은 당뇨병(4위 → 5위), 간 질환(6위 → 8위), 교통사고(8위 → 9위), 고혈압성 질환(9위 → 10위)이다.

주요 사망원인별 사망률 추이를 살펴보면 2012년 대비 폐렴, 폐암에 의한 사망률은 증가하였고, 만성하기도 질환 및 호흡기 결핵에 의한 사망률은 감소하였으며 악성신생물(암)은 폐암, 간암, 위암 순으로 높고, 전립선암, 유방암, 식도암 사망률이 전년대비 증가하였다.

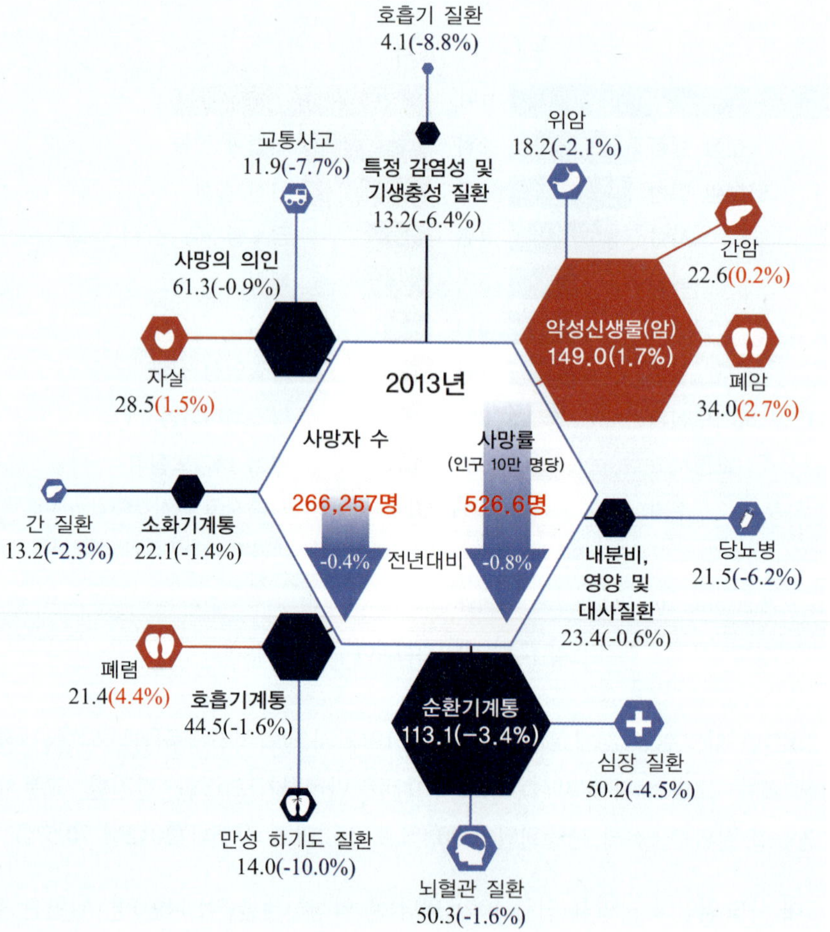

자료: 통계청(2014).

그림 1-5 우리나라 주요 사망원인별 사망률 비교 (2013년)

30대는 위암, 40~50대는 간암, 60세 이상은 폐암으로 인한 사망률이 높았으며 순환기계통 질환 사망률은 2012년 대비 4.0명(-3.4%)으로 감소하였다.

사망의 외인에 의한 사망률은 자살, 교통사고, 추락사고 순으로 높았고 사망의 외인 중 1~9세는 교통사고, 10세 이상은 자살이 가장 높았다. 자살사망자 수는 14,427명으로 2012년 대비 1.9% 증가하였고, 자살 사망률(인구 10만 명당)은 28.5명으로 2012년 대비 1.5% 증가하였다.

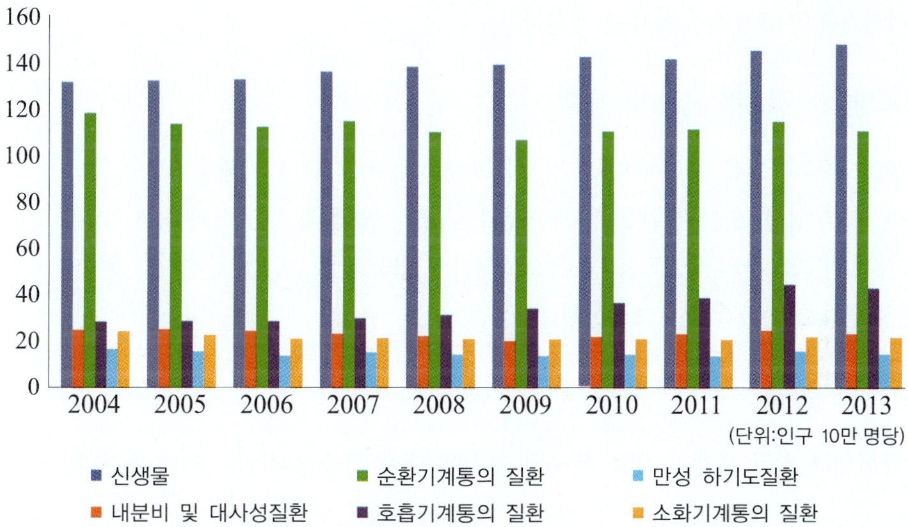

자료: 통계청 (2014)

그림 1-6 한국인의 주요 사망원인별 사망률 추이 (2013년)

1-6 식사 계획

1. 식사 계획

(1) 여섯 가지 기초식품군

건강을 위해서는 곡류, 채소류, 과일류, 고기, 생선, 달걀, 콩류, 우유·유제품류, 유지·당류 등 여섯 가지 식품군이 골고루 함유된 균형잡힌 식사를 하여야 하며, 영양섭취기준을 고려하여 식사를 계획한다.

(2) 영양소 필요량 산정 및 가감

질병의 종류와 회복 정도에 따라 정상인의 영양요구량, 환자의 체내 영양소 보유능력, 피부, 소변 또는 장관을 통한 영양소 손실량, 약물과 영양소의 상호작용, 여러 가지 영양소 간의 상호작용 등으로 고려하여 영양소 필요량을 산정하고 열량 및 특정 영양소를 가감하여 조절한다.

(3) 기호 존중

소화상태나 저작 문제 등으로 제공된 음식에 대한 적응성이 약하므로 환자의 기호를 존중해야 하며, 그러나 환자의 잘못된 식습관은 영양상담과 영양교육을 통해 교정되어야 한다.

(4) 식품의 선택, 조리법

식품의 선택, 조리법 식사의 분량 등을 고려하여 다양한 식품을 공급하되 소화·흡수가 잘 되는 식품과 조리법을 선택한다.

(5) 식품의 안전성

식품의 안전성을 고려하여 식품을 선택하고 조리 시에도 안전성에 각별히 주의해야 하며, 환자가 저항력이 약하므로 가공식품이나 반조리 제품은 되도록 피한다.

- 안전한 식품조리를 위한 10대 원칙(WHO. 국제보건기구)

(6) 식사환경

식사환경은 정신적으로 안정되고 좋은 분위기가 되도록 조성한다. 환자는 시각, 청각, 후각, 미각, 촉각이 예민하므로 음식의 색, 모양, 식기 등 다양한 변화를 시도하고, 음식의 온도, 외관, 풍미 등을 고려하여 입맛을 돋울 수 있는 색으로 배합하고 음식의 보온을 고려한다. 환자의 식욕유지에 관심을 기울이며 식사분위기를 즐겁게 유지하도록 한다.

2. 식사구성안과 균형식

식사구성안은 일반인에게 영양섭취기준에 만족할 만한 식사를 제공할 수 있는 식품의 양과 종류, 섭취횟수를 위한 기본 구성의 개념을 제시하는 것이다.

또한 각 개인에게 필요한 에너지와 영양소의 양은 연령, 성별 등에 따라 차이가 있기 때문에 식사도 다르게 구성되어야 하며, 1회 분량(1 serving size)을 설정 후 그 기준에 맞추어 섭취횟수를 조사하고, 개인별 권장 섭취패턴을 계획하거나 평가할 수 있게 하였다. (그림 1-7)

식품구성 자전거는 6개의 식품군에 권장식사 패턴의 섭취횟수와 분량에 맞추어 바퀴 면적을 배분한 형태로 기존의 식품구성탑보다 다양한 식품섭취를 통한 균형잡힌 식사와 수분섭취의 중요성, 그리고 적절한 운동을 통한 비만 예방이라는 기본 개념을 나타내었다.

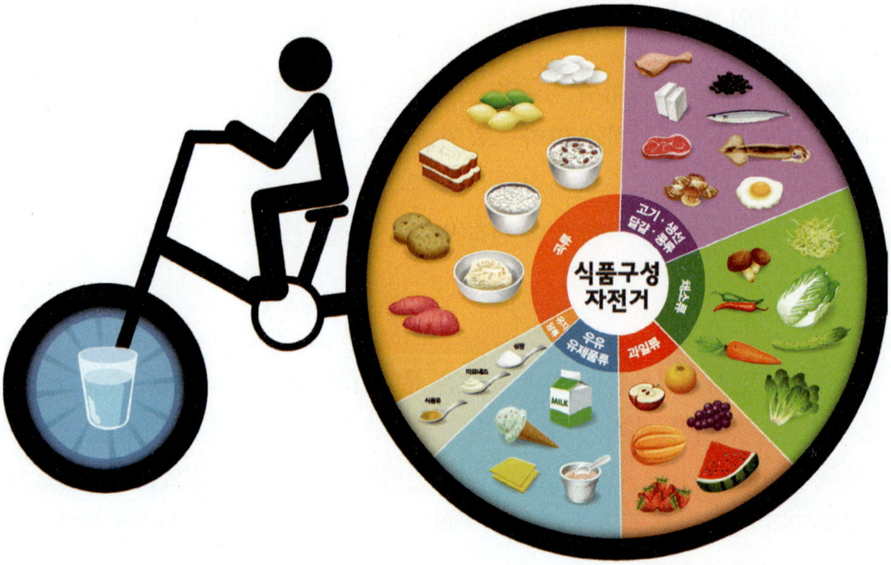

*출처: 한국영양학회

그림 1-7 식품구성 자전거

식사구성안의 목표는 건강을 바탕으로 최근의 연구결과를 반영하여 식생활에 영양섭취 목표를 유용하고 실용적으로 사용 가능하게 하는 것이다. 식사구성안은 사용자의 미각이나 생활습관에 따라 변화나 대체가 용이하도록 구성해야 한다.

또한 영양적으로도 하루에 100% 에너지 필요추정량에 이르도록 하고 단백질은 총에너지의 15%, 지방은 15~25%로 섭취하도록 하며, 비타민, 무기질은 100% 권장섭취량 또는 충분섭취량, 상한섭취량 미만이 되게 하고, 식이섬유는 100% 충분섭취량, 나트륨은 5g 이하, 설탕, 물엿 등의 첨가당을 되도록 적게 하는 것이다.

식사구성안을 위한 1인 1회 분량은 표 1-4와 같다.

표 1-4 식품군별 대표식품의 1회 분량

식품군	1인 1회 분량
유지 · 당류	식용유, 들기름, 참기름 1작은술(5g), 버터 1작은술(5g), 마요네즈 1작은술(5g), 땅콩, 깨, 호두(10g) 설탕 1큰술(10g), 커피믹스 1봉(12g), 꿀 1큰술(10g), 사탕(10g)
우유 · 유제품	우유 1컵(200mL), 치즈 1장(20g), 호상요구르트 1/2컵(100g), 액상요구르트 3/4컵(150g), 아이스크림 1/2컵(100g)
고기 · 생선 · 달걀 · 콩류	육류(쇠고기, 돼지고기, 닭고기) 1접시(생60g), 생선 1토막(갈치, 삼치, 꽁치, 고등어)(생60g), 콩(20g), 두부 2조각(80g), 생굴, 조개살, 꽃게(60g), 햄(60g), 오징어, 낙지, 새우(80g), 건멸치, 건조기, 건오징어(15g), 난류(달걀, 메추리알) 60g, 검정콩, 대두(20g), 두유(200g)
과일류	사과(중1/2개), 귤(중1개), 감, 바나나, 망고, 키위, 배, 복숭아, 오렌지(100g), 포도, 파인애플(100g), 참외, 수박, 딸기(10개) (200g), 오렌지주스, 귤주스, 사과주스, 포도주스 1/2컵(100mL)
채소류	고사리줄기, 고사리, 시금치, 풋고추, 근대, 깻잎, 무청, 부추, 돌미나리, 배추, 상추, 쑥, 쑥갓, 아욱, 취나물, 애호박, 두릅, 오이, 콩나물, 숙주나물, 머위, 무, 배추, 양배추, 양파, 가지, 당근, 청둥호박, 토마토(생70g), 배추김치, 깍두기, 열무김치, 토마토주스 (100g) 총각김치, 단무지, 갓김치 1접시(생40g), 오이소박이 1접시, 동치미, 나박김치(생 60g), 느타리, 양송이, 팽이, 표고버섯 1접시(생30g), 우엉, 도라지, 파, 파김치(25g) 물미역 1접시, 다시마, 파래 생것(30g), 김(2g)
곡류	밥 1공기(210g), 국수 1대접(건면100g), 냉면국수 1대접(건면100g), 떡국용 떡 1인분(130g), 식빵 2쪽(100g), 백미, 보리쌀, 찹쌀, 현미, 혼합잡곡(90g), 건면(100g) 감자, 고구마(130g), 식빵(100g)

1일 식품군별 권장 섭취횟수와 식사구성을 위한 예는 표 1-5, 1-6과 같다.

어린이와 성인의 음식섭취 양상과 우유, 유제품류에 대한 기호도 차이가 큰 것을 고려하여 어린이와 청소년은 우유, 유제품류를 1일 2회 사용하는 것으로(A타입), 성인은 1회 사용하는 것으로(B타입) 나누었다.

표 1-5 식품군별 권장 섭취횟수(2,000kcal)

식품군		곡류	고기 · 생선 · 달걀 · 콩류	채소류	과일류	우유 · 유제품	유지 · 당류
권장 섭취 횟수	A패턴	3	4	7	2	2	4
	B패턴	3.5	4	7	1	1	4

표 1-6 권장식사패턴(섭취횟수)

	A타입					B타입			
	1,400A	1,600A	1,800A	2,000A	2,600A	1,600B	1,900B	2,000B	2,400B
적용대상	3~5세 유아	6~11세 여	6~11세 남	12~18세 여	12~18세 남	65세 이상 여	19~64세 여	65세 이상 남	19~64세 남
곡류	2	2.5	3	3	3.5	3	3	3.5	4
고기 · 생선 · 달걀 · 콩류	3	3	3.5	3.5	5.5	2.5	4	4	5
채소류	6	6	7	7	8	6	8	8	8
과일류	1	1	1	2	4	1	2	2	3
우유 · 유제품류	2	2	2	2	2	1	1	1	1

1) 곡류: 식이섬유 섭취를 늘리기 위해서 잡곡류 사용을 권장함.
2) 고기 · 생선 · 달걀 · 콩류: 고기의 경우 살코기 기준이며, 지방 함량이 높은 식품을 이용할 경우에는 유지류를 추가 사용하는 것으로 간주해야 함.
3) 채소류: 소금 5g 이하의 영양목표를 달성하기 위해 가능한 싱겁게 조리하도록 함.
4) 나트륨: 국, 찌개류의 경우 건더기 위주로 섭취하도록 함.
5) 과일류: 식이섬유 섭취를 늘리기 위해 주스보다는 생과일 섭취를 권장함.
6) 우유 · 유제품류: 단순당질이 적게 함유된 제품을 권장함.
7) 유지 · 당류: 조리 시 사용되는 양도 섭취횟수 범위 내에서 사용하도록 함.
8) 양념류: 각 권장 섭취패턴에 이미 양념사용량이 포함되어 있음.
여기서 양념이란 간장, 고추장, 된장, 소금 등의 조미료류를 말하며 50~85 kcal 사용된 것으로 계산함.

자료: 보건복지부 (2015), 한국인 영양섭취기준. 개정.

표 1-7 1일 식단구성의 예(2,000kcal A패턴의 경우)

식단 식품군별 권장횟수		아침	점심	저녁	간식
		현미밥 무채국 장조림 양상추샐러드 배추김치	참치덮밥 호박된장국 오징어채무침 오이피클	보리밥 순두부찌개 브로콜리볶음 고사리나물	바나나 아이스크림 방울토마토 우유 사과
곡류	3	현미밥 210g(1)	쌀밥 210g(1)	보리밥 210g(1)	
고기, 생선, 달걀, 콩류	3.5	소고기 60g(1)	참치통조림 30g(0.5) 건오징어채 15g(1)	순두부 100g(0.5) 바지락 20g(0.25) 돼지고기 15g(0.25)	
채소류	7	무 35g(0.5) 양상추, 오이, 당근 70g(1) 배추김치 40g(1)	양파 35g(0.5) 호박 35g(0.5) 오이 35g(0.5)	호박, 양파 35g(0.5) 브로컬리 70g(1회) 고사리 35g(0.5)	방울토마토 70g(1)
과일류	2				바나나 (100g)(1) 사과 (100g)(1)
우유 · 유제품	2				아이스크림 (100g)(1) 우유(200mL)(1)

*유지 · 당류(4회): 조리 시 소량씩 사용됨.
자료: 보건복지부 (2015), 한국인 영양섭취기준. 개정.

1-7 식품교환표를 이용한 식단작성

인체가 생명을 유지하고 매일매일 건강한 생활을 영위해 나가는 데 필요한 영양소는 약 40여 종에 달한다. 이들 영양소의 체내 역할은 다양하며 또 영양소 상호간에 유기적인 관계가 있어서 한 영양소라도 과다 혹은 부족해지면 영양상 균형이 깨지게 된다.

영양상 균형잡힌 식사를 하려면 위의 모든 영양소를 각 개인의 필요량에 만족되도록 섭취하여야 하는데, 실제로 우리가 섭취하는 식품은 매우 다양하고 각기 식품이 함유하고 있는 영양소의 종류와 함량이 달라서 섭취량을 매일 계산하기도 어렵고 편식을 피하는 것도 쉬운 일이 아니다.

그러므로 영양소의 조성이 비슷한 식품들을 식품군으로 묶어, 이 식품군을 골고루 섭취하면 대체로 필요한 영양소를 얻을 수 있다. 특히 미량영양소인 비타민과 무기질은 같은 식품군에 속하는 식품이라도 그 종류와 함량이 매우 다르므로 다양하게 식품을 선택함으로써 영양소의 상호보완 효과를 주어 부족한 영양소가 없도록 하는 것이 바람직하다.

1. 식품교환표

식품교환표는 식품의 영양소 조성이 비슷한 식품끼리 같은군으로 묶어 6가지 기초식품군으로 나누어 (6군: 곡류군, 어육류군, 채소군, 과일군, 우유군, 지방군) 같은 식품군 내에서 서로 다른 식품을 대치하거나 교환하여 사용할 수 있도록 만든 표이다.

동전 50원의 가치를 평가할 때 동전 50원은 50원짜리 동전 1개, 10원짜리 동전 5개, 1원짜리 동전 50개 모두 50원의 가치가 있으므로 서로 바꾸어 쓸 수 있다. 이렇듯 돈의 가치는 같아도 돈의 양이나 부피의 차이가 있듯이 식품도 같은 열량과 영양소 구성이라 하더라도 식품의 양과 부피가 다르다. 이때 각 식품군 안에서 동일한 영양소를 함유한 각각의 식품의 무게를 정하여 식품을 서로 바꾸어 사용할 수 있도록 기준량을 정해놓은 것이 1교환단위이다.

예를 들면 과일군에서 당질 12g, 열량 50kcal를 1교환으로 정했을 때 1교환에 해당하는 과일 중 딸기는 150g, 바나나는 50g, 토마토는 350g으로 이 식품들끼리 서로 교환해서 사용해도 에너지는 모두 동일한 50kcal이다.

2010년 개정 발표한 각 식품군 1교환단위당 영양가는 표 1-8에 제시하였다. 각 식품군별 영양가는 표 1-9로부터 1-17까지와 같다.

표 1-8 주요 식품군 교환단위의 영양가

식품		열량(kcal)	당질(g)	단백질(g)	지방(g)
곡류군		100	23	2	–
어육류군	저지방	50	–	8	2
	중지방	75	–	8	5
	고지방	100	–	8	8
채소군		20	3	2	–
지방군		45	–	–	5
우유군	일반우유	125	10	6	7
	저지방우유	80	10	6	2
과일군		50	12	–	–

(1) 곡류군

표 1-9 곡류군 1교환단위의 양(당질 23g, 단백질 2g, 열량 100kcal)

식품명	무게(g)	목측량
밥/죽류		
쌀밥	70	
보리밥	70	1/3공기(소)
현미밥	70	2/3공기(소)
쌀죽	140	
알곡류 및 가루제품		
미숫가루	30	1/4컵
밀가루	30	5큰스푼
백미, 쌀보리, 현미	30	5큰스푼
국수류		
(건)냉면, (건)당면	30	–
(건)국수, 스파게티, 쌀국수	30	
(삶은)국수, 스파게티, 쌀국수	90	
감자류		
감자	140	중 1개
고구마	70	중 1/2개
찰옥수수	70	1/2개
떡류		
가래떡	50	썬 것 11~12개
인절미	50	3개
절편	50	1개(5.5×5×1.5 cm)
빵류		
식빵	35	1쪽(11×10×1.5 cm)
모닝빵	35	중 1개
바게트빵	35	중 2쪽
묵류		
도토리묵	200	1/2모(6×7×4.5 cm)
기타		
강냉이(옥수수)	30	1.5공기(소)
마	100	
밤	60	대 3개
콘플레이크	30	3/4컵
크래커	20	5개

(2) 어·육류군

표 1-10 어·육류군(저지방) 1교환단위의 양

(단백질 8g, 지방 2g, 열량 50kcal)

식품명	무게(g)	목측량
고기류		
닭고기(껍질, 기름기 제거 살코기)	40	소 1토막(탁구공 크기)
돼지고기(기름기 전혀 없는 살코기)	40	로스용 1장(12×10.3 cm)
쇠고기(사태, 홍두깨)	40	로스용 1장(12×10.3 cm)
오리고기	40	
생선류		
가자미, 광어, 대구, 동태, 병어, 연어,	50	소 1토막
조기, 참치, 코다리, 한치	50	소 1토막
건어물류 및 가공품		
건오징어채†	15	
게맛살	50	
굴비	50	1/2토막
멸치	15	잔 것 1/4컵
뱅어포	15	1장
기타 해산물		
굴	70	1/3컵
꽃게	70	소 1마리
낙지†	100	1/2컵
물오징어†	50	몸통 1/3등분
중하†	50	3마리
조갯살	70	1/3컵

† 콜레스테롤 많은 식품

표 1-11 어·육류군(중지방) 1교환단위의 양

(단백질 8 g, 지방 5 g, 열량 75 kcal)

식품명		무게(g)	목측량
고기류	돼지고기(안심)	40	로스용1장(12×10.3cm)
	햄	40	2장(8×6×0.8cm)
	쇠고기(안심, 등심, 양지)	40	로스용1장(12×10.3cm)
생선류	갈치, 고등어, 꽁치, 삼치, 임연수어, 청어, 훈제연어, 장어†	50	소 1토막
가공품	어묵(튀긴 것)	50	2장(15.5×10cm)
알류	달걀†	55	중 1개
	메추리알†	40	5개
콩류 및 가공품	검정콩	20	2큰술
	낫또	40	작은포장단위1개
	두부	80	1/5모(420g 포장두부)
	연두부	150	1/2개
	순두부	200	1/2봉(지름 5×10cm)

†콜레스테롤 많은 식품

표 1-12 어·육류군(고지방) 1교환단위의 양

(단백질 8g, 지방 8g, 열량 100kal)

식품	무게(g)	목측량	식품	무게(g)	목측량
쇠갈비	30	4×3.5×3.6cm	치 즈	30	1.5장
돼지족	50		참치(통)	50	소 1/3컵
쇠꼬리	40		꽁치(통)	50	소 1/3컵
우 설	40		고등어(통)	50	소 1/3컵
런천미트	40	5.5×4×1.8 cm	뱀장어	50	소 1토막
프랑크소시지	40	13×1.9 cm	유부	30	긴 유부 5장
베이컨	7	1조각	긴따로	30	

* 가능하면 살코기 부분을 선택하고 눈에 띄는 지방은 제거한 후 섭취한다.
* 콩은 단백질과 섬유소의 좋은 공급원이다.
* 가공품은 성분표에서 지방과 콜레스테롤 함유량을 확인한다.
* 날고기 120 g은 익힌 고기 약 85 g으로 계산한다.

(3) 채소군

표 1-13 채소군 1교환단위의 양

(당질 3g, 단백질 2 g, 열량 20 kcal)

식품명	무게(g)	목측량
고사리(익힌 것), 근대, 돌미나리, 부추	70	익혀서 1/3컵
숙주, 시금치, 쑥갓, 아욱	70	익혀서 1/3컵
적양배추, 브로콜리, 상추, 양배추, 배추	70	–
양파, 양상추, 치커리, 풋고추, 단무지	70	–
가지	70	지름 3 cm×길이 10 cm
오이	70	중 1/3개
애호박	70	지름 6.5 cm×길이 2.5 cm
파프리카	70	대 1개
피망	70	중 2개
무	70	지름 8 cm×길이 1.5 cm
콩나물	70	익혀서 2/5컵
고춧잎, 당근	70	–
깻잎	40	20장
더덕, 도라지	40	–
단호박, 연근, 우엉, 쑥	50	–
곤약	70	–
김	2	1장
미역(생것), 파래(생것)	70	–
버섯류(생것)	50	–
깍두기	50	10개(1.5 cm 크기)
배추김치	50	6~7개
총각김치	50	2개
나박김치, 동치미	70	–

(4) 지방군

표 1-14 지방군 1교환단위의 양

(지방 5 g, 열량 45 kcal)

식품명	무게(g)	목측량
견과류		
참깨	8	1큰스푼
땅콩†	10	8개
아몬드†	8	7개
잣	8	50알(1큰스푼)
호두	8	대 1개
고체성 기름		
땅콩버터	7	
버터*, 마가린	6	1작은스푼
드레싱		
마요네즈	7	1작은스푼
사우전드 드레싱, 프렌치 드레싱	10	2작은스푼
식물성 기름		
들기름, 참기름	5	1작은스푼
올리브유†, 홍화씨유†, 카놀라유†,	5	1작은스푼
콩기름, 포도씨유, 해바라기씨유	5	1작은스푼

† 단일 불포화지방산이 많은 식품
* 불포화지방산이 많은 식품

(5) 우유군

표 1-15 우유군(저지방) 1교환단위의 양

(당질 10 g, 단백질 6 g, 지방 2 g, 열량 80 kcal)

식품명	무게(g)	목측량
저지방우유(2%)	200	1컵(1팩)

표 1-16 우유군(일반우유) 1교환단위의 양

(당질 10 g, 단백질 6 g, 지방 7 g, 열량 125 kcal)

식품명	무게(g)	목측량
두유	200	1컵(1팩)
일반우유	200	1컵(1팩)
전지분유, 조제분유	25	5큰스푼

(6) 과일군

표 1-17 과일군 1교환단위의 양

(당질 12 g, 열량 50 kcal)

식품명	무게(g)	목측량
단감	50	중 1/3개
귤	120	–
오렌지	100	대 1/2개
한라봉	150	–
귤(통조림)	70	–
딸기	150	중 7개
멜론	120	–
바나나(생)	50	중 1/2개
배	110	대 1/4개
황도복숭아	150	중 1/2개
천도복숭아	150	소 2개
복숭아통조림	60	반절 1쪽
사과	80	중 1/3개
수박	150	중 1쪽
자두	150	특대 1개
참외	150	중 1/2개
키위	80	중 1개
방울토마토	300	–
토마토	350	소 1개
파인애플	200	–
파인애플(통조림)	70	–
포도	80	소 19알
건포도	15	–
배주스, 포도주스	80	–
사과주스, 오렌지주스, 토마토주스	100	1/2컵

2. 식품교환표를 이용한 식단작성법

(1) 1단계 : 1일 필요량 산출

대상자의 연령, 성별, 활동량, 현재 체중 및 질병의 종류와 정도 등을 고려하여 1일 영양소 열량을 산정한다.

총열량(kcal) = 표준체중 × 비만도와 활동정도에 따른 에너지 필요량
표준체중(kg) = {신장(cm) − 100} × 0.9
비만도(%) = (현재체중 − 표준체중) ÷ 표준체중 × 100

하루 필요열량에 대한 탄수화물(60%), 단백질(18%), 지방(22%)의 영양소별 비율을 조정한다.

- 에너지 1,800kcal
- 탄수화물 1,800 kcal × 0.6 ÷ 4(kcal/g) = 270 g
- 단백질 1,800 kcal × 0.18 ÷ 4(kcal/g) = 81 g
- 지방 1,800 kcal × 0.22 ÷ 9(kcal/g) = 44 g

(2) 2단계 : 식품군별 교환단위수 결정

환자의 기호를 고려하여 우유군, 채소군, 과일군의 교환수를 결정하고 곡류군, 어육류군, 지방군의 순으로 교환단위 수를 결정한다.

(3) 3단계

1일 교환단위의 수를 끼니별 3회의 정규식사와 간식으로 배분한다.

(4) 4단계

식품교환군 목록에서 단위수만큼 식품을 선택하여 식단을 작성하되 환자의 기호, 음식의 색의 조화, 모양, 질감, 향, 환자의 경제상태, 식품선택의 중복도 등을 잘 고려한다. 표 1-20은 표 1-18, 1-19를 기반으로 식품교환표를 이용하여 1,825kcal의 식단을 작성한 것이다.

표 1-18 1일 식품군 교환단위 수 결정의 예

식품교환군		교환단위	탄수화물(g)	단백질(g)	지방(g)	에너지(kcal)
우유군	일반우유	2	20	12	14	250
채소군		7	21	14	-	140
과일군		2	24	-	-	100
탄수화물 계산	탄수화물 소합계		65			
	필요 탄수화물량		270－65 ＝205			
	필요 교환단위		205÷23＝9			
곡류군		9	207	18	-	900
단백질 계산	단백질 소합계			44		
	필요 단백질량			81－44＝37		
	필요 교환단위			37÷8＝5		
어육류군	저지방	3	-	24	6	150
	중지방 소합계	2	-	16	10	150
지방 계산	지방 소합계				30	
	필요 지방량				44－30＝14	
	필요 교환단위				14÷5＝3	
지방군		3	-	-	15	135
계		-	272	84	45	1,825
총 에너지에 대한 비율			60%	18%	22%	100%

표 1-19 식품군의 교환단위 수

열량(kcal)	곡류군	어육류군		채소군	지방군	우유군	과일군
		저지방	중지방				
1825	9	3	2	7	3	2	2

표 1-20 1,825 kcal 기준 식단의 예시

<table>
<tr><th>식품군</th><th colspan="2">총교환
단위수</th><th>아침</th><th>점심</th><th>저녁</th></tr>
<tr><td rowspan="2">곡류군</td><td colspan="2">9</td><td>3</td><td>3</td><td>3</td></tr>
<tr><td colspan="2"></td><td>70 g×3교환=210 g
잡곡밥 1공기(210 g)</td><td>70 g×3교환=210 g
조밥 1공기(210 g)</td><td>70 g×3교환=210 g
흑미밥 1공기(210 g)</td></tr>
<tr><td rowspan="3">어육류군</td><td rowspan="3">5</td><td></td><td>1</td><td>2</td><td>2</td></tr>
<tr><td>저지방 3</td><td></td><td>불고기 볶음
(쇠고기 1교환, 40 g)</td><td>닭볶음탕
(닭 1교환, 40 g)
(조기구이 1교환, 50 g)</td></tr>
<tr><td>중지방 2</td><td>연두부
(1교환, 150 g)</td><td>달걀말이
(달걀 1교환, 55 g)</td><td></td></tr>
<tr><td rowspan="2">채소군</td><td colspan="2">7</td><td>2</td><td>3</td><td>2</td></tr>
<tr><td colspan="2"></td><td>시금치국
(시금치 0.5교환,35 g)
오이생채
(오이 0.5교환,35 g)
콩나물
(콩나물 0.5교환,
35 g)
나박김치
(나박김치 0.5교환, 35g)</td><td>무국
(무 0.5교환, 35 g)
애호박나물
(애호박 0.5교환, 35 g)
상추 쑥갓 겉절이
(상추 0.5교환, 35 g),
(쑥갓 0.5교환, 35 g)
포기김치
(포기김치 1교환, 50 g)</td><td>미역된장국
(불린미역 0.5교환, 35 g)
숙주나물
(숙주 0.5교환, 35 g)
총각김치
(총각김치 1교환, 50 g)</td></tr>
<tr><td rowspan="2">지방군</td><td colspan="2">3</td><td>0.5</td><td>1.5</td><td>1</td></tr>
<tr><td colspan="2"></td><td>연두부 양념
(연두부 양념 참기름
0.3교환, 1.5g),
(콩나물 양념 참기름
0.2교환, 1 g)</td><td>(달걀말이 식용유
0.5교환, 2.5 g)
(불고기 참기름 0.5교환, 2.5 g)
(애호박 나물 참기름
0.3교환, 1.5 g)
(상추 쑥갓 겉절이 참기름
0.2교환, 1 g)</td><td>(조기구이 식용유
0.5교환, 2.5 g)
(숙주나물 참기름
0.5교환, 2.5 g)</td></tr>
<tr><td>우유군</td><td colspan="2">2</td><td colspan="3">식사시간 사이 간식
우유 1교환(1컵, 200 cc)
두유 1교환(1컵, 200 cc)</td></tr>
<tr><td>과일군</td><td colspan="2">2</td><td colspan="3">식사시간 사이 간식
사과 1교환(1/3개, 80 g)
딸기 1교환(150 g)</td></tr>
<tr><td rowspan="2" colspan="3">1800 kcal 하루 식사</td><td>아침</td><td>점심</td><td>저녁</td></tr>
<tr><td>잡곡밥 210 g
시금치국 35 g
연두부 150 g
오이생채 35 g
콩나물 35 g
나박김치 35 g
우유 200 cc
간식: 사과 80 g</td><td>조밥 210 g
무국 35 g
달걀말이 55 g
쇠고기 불고기 40 g
애호박나물 35 g
상추 쑥갓 겉절이 70 g
포기김치 50 g
간식: 딸기 150 g</td><td>흑미밥 210 g
미역국 35 g
닭볶음탕 40 g
조기구이 40 g
숙주나물 35 g
총각김치 50 g
간식: 두유 200 cc</td></tr>
</table>

3. 한국인을 위한 식생활 지침

① 권장량에 알맞게 에너지와 단백질을 섭취할 것
② 칼슘이나 철이나 비타민 A나 리보플라빈 등의 섭취를 늘릴 것
③ 지방은 총 에너지의 20%를 넘지 않도록 섭취할 것
④ 소금은 하루에 10g 이하로 섭취할 것
⑤ 가능한 한, 알코올의 섭취를 줄일 것
⑥ 건강 체중을 유지할 것
⑦ 바른 식사 습관이 몸에 배도록 할 것
⑧ 전통 식생활을 발전시킬 것
⑨ 언제나 식품을 위생적으로 다룰 것
⑩ 음식의 낭비를 줄이도록 할 것

4. 환자의 영양지도

환자의 영양섭취와 관련된 부분을 적절하게 지도하여 환자의 질병치료가 효율적으로 이루어질 수 있도록 영양지도를 실시한다.

이때 가장 중요한 것은 환자의 식욕을 돋우는 것이다. 이는 환자에게는 물론 영양지도사의 입장에서도 중요하다. 환자는 교육수준이나 연령이나 직업 및 생활환경 등의 조건에 따라서 각각 다른 특성을 나타낸다. 그러므로 일률적으로 영양지도를 하기는 어렵다. 각각 환자의 조건에 부합되는 지도를 하기 위해서는 그 방법을 선택해야 한다. 즉, 환자의 병세를 자세히 설명해서 이해시키고, 먹어서는 안 되는 식품을 먼저 강조하기보다 먹어도 되는 식품을 먼저 권장한다.

(1) 환자의 식생활

환자의 식생활에 대한 관심을 가지고 관찰·기록하여 환자의 식품기호의 변화를 살피며, 간식에 대한 관찰기록을 통하여 영양지도의 자료로 활용한다.

(2) 환자의 영양지도상의 문제

환자의 영양지도를 하는 과정에서 발생하는 문제를 파악하고 영양지도가 잘 이루어질 수 있도록 해야 한다. 이 과정에서 일어나는 문제는 다음과 같다.

① **환자의 문제** : 환자의 신경과민, 무관심, 불신 및 타의, 고집, 저항 및 거부로 인한 문제를 들 수 있다.

② **영양사의 문제** : 영양사가 시행하는 생활지도에 관한 불만, 신뢰의 부족, 지도기술의 부족, 타협을 이루는 의사소통문제가 있으며 환자의 식욕 유지를 위한 노력부족과 향신료 및 기호식품에 대한 불만 등을 들 수 있다.

③ **환자와 영양사** : 환자는 바람직한 치료, 가정, 사회환경 속에서 적극적으로 생활해야 한다. 영양사가 가족들의 협력을 얻어서 환경에 대한 배려와 개선을 위해 노력할 때 환자의 질병회복은 차도를 보이게 된다.

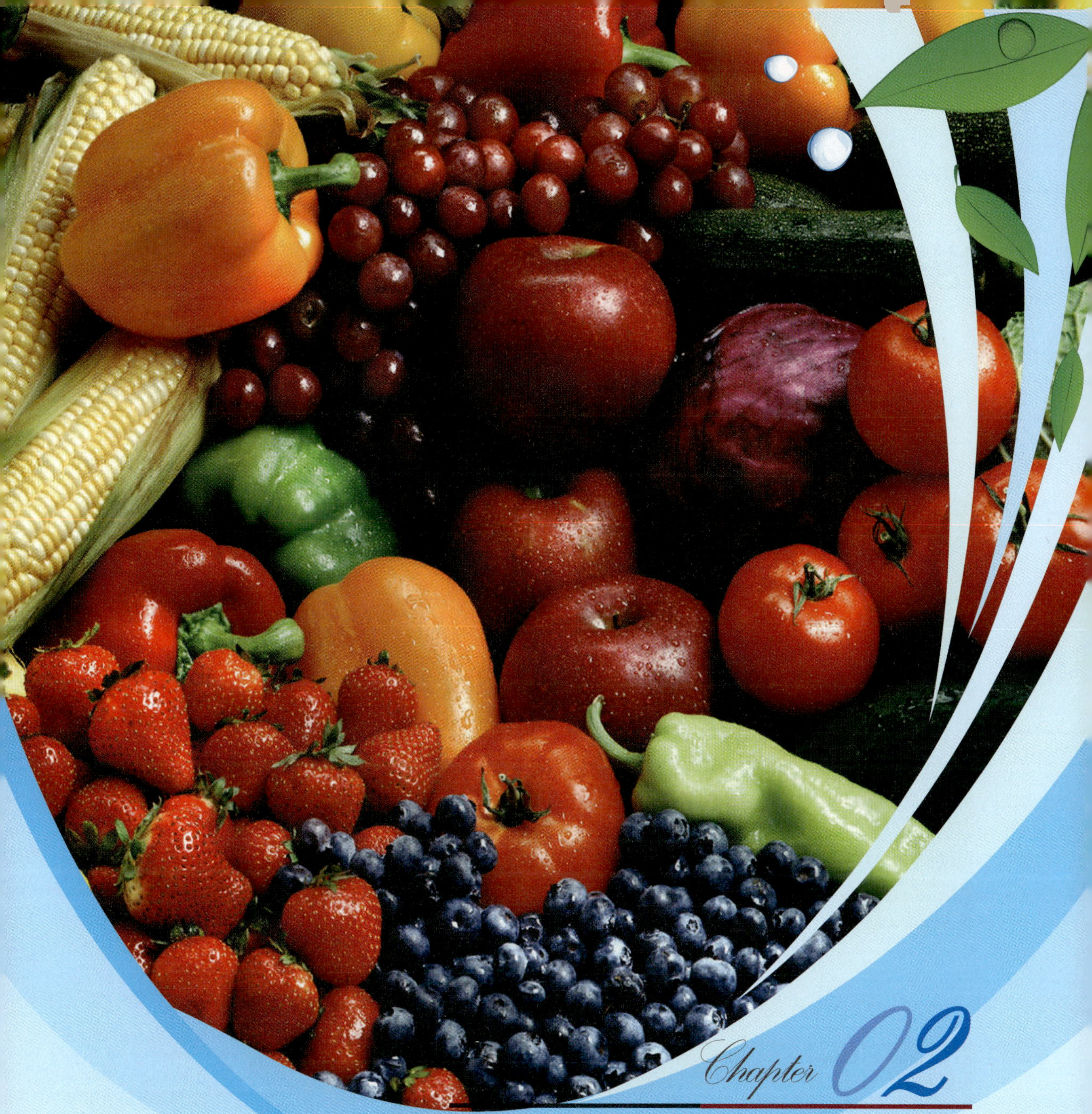

Chapter 02

병원식의 종류

Chapter 2

병원식의 종류

병원식에는 일반 병원식, 치료식, 검사식이 있다.

표 2-1 병원식의 종류

구분	종류
일반 병원식	1. 일반식 2. 연식 3. 유동식 : 맑은 유동식, 전유동식
치 료 식	1. 에너지 조절식 : 고에너지식, 저에너지식 2. 당질 조절식 : 저당질식, 유당 제한식, 갈락토오스 제한식 3. 지질 조절식 : 무지방식, 저지방식, 저콜레스테롤식(고중성지방혈증식) 4. 섬유소 또는 잔사량 조절식 : 고섬유소식, 저섬유소식, 저잔사식 5. 단백질 조절식 : 신질환식, 간질환식, 고단백질식, 화상환자식 6. 무기질 조절식 : 저나트륨식, 저칼슘식, 고칼슘식, 저요오드식 7. 기타 치료식 : 저퓨린식, 글루텐제한식, 저수산식
검 사 식	1. 레닌 검사식 2. 400 mg 칼슘 검사식 3. 지방변 검사식 4. 당내응력 검사식 5. 5-HIAA 검사식

2-1 일반 병원식

건강한 사람의 식사와 거의 같은 내용으로 영양소의 질과 양에 특별한 제한이 없이 질감에 따라 일반식, 경식, 연식, 유동식으로 나눈다. 환자의 상태에 따라 식사종류와 섭취기간이 결정되고 회복되는 정도에 따라 유동식에서 일반식으로 점점 옮기므로 **이행식사**라고도 한다.

1. 일반식(General diet, regular, normal diet)

환자가 병상생활을 하는데 적절한 영양공급으로 환자의 영양상태를 균형있게 해주기 위한 목적으로 공급한다. 특정한 식품이나 양을 제한하지 않고 질감상의 조정이 필요치 않은 환자에게 적용된다.

표 2-2 일반식의 영양기준량

열량(kcal)	당질(g)	단백질(g)	지방(g)
2,205	338	112	46

표 2-3 일반식의 1일 식단 예

아침		점심		저녁	
쌀밥	1공기	보리밥	1공기	흑미밥	1공기
아욱국	1대접	대구탕	1대접	미역국	1대접
두부조림	1/4모	대구	1토막 (50 g 정도)		작은고기건더기 (30 g 정도)
동태전	3점 정도	불고기	4점 정도(40 g)	꽁치구이	2/3마리
오이생채	1찬기	취나물	1찬기	달걀찜	1개
김치	1찬기	우엉조림	1찬기	애호박나물	1찬기
우유	1컵	김치		김치	1찬기
				사과	1개

건강인과 같은 식사를 할 수 있다고 하더라도 제한된 공간과 운동능력의 부족으로 생기는 문제가 있으므로 기초대사량의 저하를 비롯하여 열량 필요량 및 소화능력을 고려해야 한다(표 2-2, 2-3). 대상으로는 외상환자, 산과환자, 정신질환자 등 소화기계 장애가 없는 환자에게 적용된다.

식사원칙으로는 한국인의 영양섭취기준과 식품구성안 및 식품교환표를 기준으로 하여 소화가 잘 되고, 짜고 맵지 않도록 자극이 적은 식품으로 한다. 특히 제한 식품을 두지 않고 6가지 기초 식품군을 골고루 넣어 균형있게 작성하며, 또한 환자의 기호나 식습관을 존중하며 섭취율이 높고 소화하기 쉬운 선택식단도 바람직하다.

2. 연식(Soft diet)

부드러운 식사로 죽식이라고도 한다. 전유동식에서 일반식으로 이행되는 과정에서 이행식으로 사용되기도 한다. 이 식사는 강한 향신료의 사용이 제한되고 섬유질 및 결체조직이 적은 식품으로 구성되며 환자가 적절한 양을 섭취할 경우 영양적으로는 부족하지는 않으나 수분의 양이 많아 열량과 영양소가 필요하면 양을 늘리거나 간식으로 제공되기도 한다.

일반적 연식과는 달리, **기계적 연식**은 소화기능에는 문제가 없으나 얼굴부상 또는 치아에 이상이 있는 사람에게 저작작용을 용이하게 하기 위하여 씹지 않고도 삼킬 수 있도록 다지거나 거른 부드러운 형태로 질감에 변화를 준 식사이다.

소화기가 좋지 못한 사람이나 수술 후 회복기의 환자, 고열 또는 씹을 수 없을 만큼 심하게 쇠약한 환자, 구강 및 식도장애 환자에 적용된다.

표 2-4 미음과 죽의 영양가

종류		용량비율	100g 중의 영양가				
		전죽 : 미음	수분(g)	열량(kcal)	단백질	지질	탄수화물
유동식	미음	0 : 10	93.5	27	0.4	0	6.0
반유동식 (연식)	1부죽	1 : 9	92.7	30	0.5	0	6.8
	3부죽	3 : 7	90.0	38	0.7	0	8.3
	5부죽	5 : 5	89.3	45	0.8	0	9.8
	7부죽	7 : 3	87.6	51	0.9	0	11.3
	전 죽	10 : 0	85.0	62	1.2	0.1	13.5

check point

연식의 식사원칙

- 씹고 삼키기 쉽고 소화되기 쉬운 부드러운 식품으로 한다.
- 강한 향신료의 사용을 제한한다.
- 섬유질이나 결체조직이 적은 식품을 선택하도록 한다(채소는 삶거나 찌고, 과일은 퓌레나 과일 주스를 이용한다).
- 튀김 등의 조리법은 이용하지 않는다.

표 2-5 연식의 허용식품과 제한식품

종류	허 용 식 품	제 한 식 품
죽류	흰죽, 껍질을 제거한 옥수수죽 녹두죽, 크림수프	잡곡죽
육류	육즙, 다진 쇠고기 요리, 연한 닭고기	튀긴 고기요리
어류	기름기가 적은 흰살생선	기름기가 많은 생선, 생선튀김
난류	반숙, 수란, 스크램블드에그, 계란찜	달걀 프라이
유류	우유, 우유음료, 요구르트 등 모든 유제품, 두유	경질치즈, 호두 및 딸기 아이스크림
채소류	부드럽게 익힌 채소, 양상추, 채소주스	모든 생채소(양상추 제외) 강한 맛이 있는 채소(셀러리, 파, 마늘, 양파)
과일류	바나나, 과일주스, 과일 젤리	건조과일(대추, 곶감, 건포도) 생과일(바나나 제외), 덜익은 과일
유지류	소량의 버터, 마가린, 크림	견과류, 올리브, 강한 향의 드레싱
향신료	계핏가루, 약간의 후추	겨자, 카레, 고춧가루, 맛이 강한 향신료
음료	보리차, 유자차, 인삼차, 꿀차, 영양 보충 음료 등	술, 커피, 홍차, 생강차 등 자극성 있는 음료

표 2-6 연식의 영양기준량

열량(kcal)	당질(g)	단백질(g)	지방(g)
1,600~1,800	250~270	65~90	30~45

표 2-7 연식의 1일 식단 예

(열량 1755kcal, 당질 269g, 단백질 90g, 지방 36g)

아침		점심		저녁	
흰죽	1공기	흰죽	1공기	녹두죽	1공기
북어국	1대접	시금치국	1대접	쇠고기무국	1대접
달걀찜	1/4모	불고기	1토막	굴비구이	2/3마리
애호박나물	1찬기	도토리묵	(50 g 정도)	감자조림	1개
무나물	1찬기	숙주나물	(40 g 정도)	깻잎찜	1찬기
물김치	1찬기	백김치	1찬기	물김치	1찬기
우유	1컵			바나나(소)	1개

3. 전유동식(Full liquid diet)

위장관의 자극을 줄이고 쉽게 소화·흡수할 수 있도록 상온에서 액체 혹은 반액체 상태의 식품을 공급하는 식사이다. 주로 경구적으로 섭취하는 것이 일반적이나 경우에 따라서는 경관급식으로 제공할 때도 있다.

수술 후 정맥영양과 병행하며 씹거나 인후, 식도 등에 문제가 있을 때 얼굴, 목 부위의 성형수술 및 구강수술 후 소화기 염증, 급성질환 환자, 중상의 화상환자들에게 맑은 유동식에서 연식으로 넘어가기 전 단계의 식사로 이용된다. 비타민 C와 칼슘을 제외한 영양소가 부족하므로 별도의 영양보충 없이 3일 이상 제공하지 않는다.

check point

전유동식의 식사원칙

- 수분 보급이 주 목적이며 영양소가 부족하기 쉬우므로 단기간 공급한다.
- 장기적으로 공급할 때는 영양보충액을 이용하고, 동물성 단백질을 반드시 공급한다.
- 한 번에 많은 양을 줄 수 없으므로 1일 6회 정도 나누어서 공급한다.
- 주로 경구로 섭취하지만 환자의 상태가 음식을 삼키기 어려울 때는 경관급식을 하기도 한다.

표 2-8 전유동식의 허용식품

종류	허용식품	허용되지 않는 식품
미음	조 미음, 잣 미음	고춧가루, 마늘, 생강과 같은 자극성이 강한 향신료와 조미료
육류	고기국물, 균질육(baby food)	
생선류	생선국물	
난류	커스터드, 푸딩, 미음에 달걀 푼 것	
우유류	우유, 요구르트, 아이스크림	
채소류	삶아 으깬 채소, 채소즙	
음료	보리차, 홍차, 유자차, 탄산음료	
유지류	버터, 마가린, 크림	

표 2-9 전유동식의 1일 식단 예
(열량 1270kcal, 당질 203g, 단백질 42g, 지방 34g, 수분 2000ml)

아침		점심		저녁	
조 미음	200 mL	조 미음	200 mL	잣 미음	200 mL
꿀	35 g	크림 수프	200 mL	크림 수프	200 mL
요플레	1개	오렌지주스	1캔	사과주스	1캔
토마토주스	1캔	수란	1캔	채소주스	1캔
수란	1개	우유	200 mL	락토우유	200 mL

4. 맑은 유동식(Clear liquid diet)

상온에서 맑은 액체 상태인 음식물로 구성되어 있다. 최소한의 잔사와 가스를 발생시키지 않는 식품으로 구성되며 섬유소가 많은 식품, 우유류, 지방류는 제외시킨다. 위장관의 자극을 최소한 줄이면서 탈수방지와 갈증해소를 위해서 수분과 에너지를 공급하기 위한 식사로 열량과 영양소의 보급은 충분하지 않다.

수술 및 검사 전후 혹은 오랫동안 정맥영양 후 구강급식을 처음 시작하는 환자에게 적용한다.

표 2-10 맑은 유동식의 허용식품

종 류	허 용 식 품
음 료	커피, 홍차, 끓여서 식힌 물, 맑은 과일주스, 보리차, 탄산음료, 녹차
국 류	기름기가 없는 맑은 장국 및 육즙
후식류	젤라틴, 얼음과자, 과일주스
당 류	설탕, 꿀, 아이스캔디
기 타	소금

check point

맑은 유동식의 식사원칙

- 대부분 당질과 물로 되어 있다.
- 위장의 자극을 적게 하며 최소한의 잔사를 남기는 맑은 액상으로 구성된다.
- 체온과 동일한 온도로 공급한다.
- 열량 및 필수 영양소가 부족하므로 되도록이면 3일 이상 사용하지 않는 것이 좋다.

표 2-11 맑은 유동식의 1일 식단 예

(열량 577 kcal, 당질 135g, 단백질 7g, 지방 1g, 수분 1,850mL)

아침		점심		저녁	
미음	300 mL	미음	300 mL	미음	300 mL
육즙	250 g	사과주스	1컵	포도주스	1컵(200 mL)
젤리포	2개	육즙	250 mL	육즙	250 mL

5. 찬 유동식(Post tonsillectomy diet cold full liquid diet)

차고 부드러운 음식으로 수술부위의 출혈을 막기 위해 제공되는 식사이다.

편도선 절제 수술을 받은 환자에게 주는 식사로 부드럽고 차거나 미지근한 음식을 공급하다가 점점 따뜻한 음식으로 이행하며, 자극성이 없는 식품으로 구성한다.

표 2-12 찬 유동식의 허용식품

종 류	허 용 식 품	제 한 식 품
우유 및 유제품	찬 우유 및 밀크셰이크	초콜릿, 드링크
채소류	섭취 불가	모두 제한
과일류	과일주스	
육류	섭취 불가	모두 제한
미음	조 미음, 크림 수프	
음료	찬 홍차, 탄산수, 고단백 고열량 음료	

2-2 치료식

치료식은 정상식사를 조절하여 질병의 예방과 치료 및 빠른 회복을 위한 식사를 말한다.

표 2-13 질병에 따른 치료식

질병 및 치료	치료식 종류
당뇨병	당뇨병식(열량조절식), 임신성 당뇨병식
신장질환	만성신부전식, 신증후군식, 혈액투석식, 복막투석식, 신장이식후식
심혈관질환	저염식(고혈압), 저지방 저콜레스테롤식, 저열량식
신경계 및 뇌졸중	저염저콜레스테롤식
신장결석	저칼슘식, 저인산식 등(결석 분석결과에 따라)
통풍질환	퓨린제한식
소화기암(수술 후)	위절제후식, 대장절제후식(장루술, 회장루술)
갑상선암	요오드제한식
혈액암	골수이식후식
암치료	항암치료식(항암 및 방사선치료 후 영양관리)
골다공증	고칼슘식
소화기질환	저잔사식, 저섬유소식, 고섬유소식, 간질환식, 저염간질환식(복수합병증), 저염저단백식(간성뇌증), 저구리식
비만	열량조절식

1. 에너지 조절식

개개인의 에너지 필요량보다 에너지를 가감하는 식사로 체중감소를 필요로 하는 남자환자에게는 건강인의 40~60%인 1,000~1,500kcal, 여자는 800~1,200kcal를 처방한다. 고에너지식은 대사항진이나 손실된 부분을 보충하는 식사로 건강인의 100~200%인 2,800~4,000kcal를 공급한다.

2. 당질 조절식

저당질식으로 혈당량을 일정 수준이 되도록 유지시킴으로써 합병증을 예방하는 식사와, 락타아제 부족으로 유당을 소화시키지 못하여 나타나는 증상을 제거하기 위한 유당을 제한하는 식사를 말한다. 또한 선천적으로 갈락토오스를 대사시키지 못하여 혈중에 갈락토오스가 축적되어 나타나는 질환을 예방하기 위하여 갈락토오스를 제한하는 식사이다.

3. 지질 조절식

(1) 무지방식

간, 췌장, 담낭질환의 급성기, 스프루(sprue) 등 지방대사 및 흡수장애 시 적용되는 식사로서 식품에 함유된 지방이나 조리시 사용되는 지방량을 제한하는 식사이다.

(2) 저지방식

동맥경화, 협심증, 고지혈증 및 심근경색증을 예방 및 치료하기 위해 지방의 양과 종류, 콜레스테롤 섭취를 제한시키는 식사이다.

(3) 저콜레스테롤식

고지혈증이나 관상동맥질환, 총 콜레스테롤이 상승된 환자에게 적용되는 식사로서 콜레스테롤, 포화지방산 및 전체 지방량을 제한하는 식사이다.

(4) 고중성지방 혈중식

혈중 중성지방과 VLDL이 상승된 환자에게 적용되는 식사로 비만 및 혈당상승과 관련되며, 술과 식사 중의 당질의 양과 종류를 조절하고 지방은 적당량을 공급한다.

4. 섬유소 또는 잔사량 조절식

(1) 고섬유소식

장 내에 잔사물을 많이 남겨서 장을 자극하여 장의 연동운동을 촉진하는 식사로 게실염·만성변비·결장암 환자 등에 적용되며, 섬유소가 많은 전곡류·콩제품·해조류·과일·채소의 사용을 증가시키는 식사이다. 1일 25~50g의 섬유소를 포함한다.

(2) 저섬유소식

채소와 전곡류 등의 섬유소가 많은 식품을 제한함으로써 염증성 장질환, 장출혈, 경련성 변비, 궤양성 장염 등에 사용된다. 대변량을 감소시키는 동시에 충분한 영양을 제공하는 식사로 1일 10~15g 정도로 섬유소를 제한한다.

(3) 저잔사식

섬유질과 잔사를 제한하여 위장 내에 불소화물이 생기지 않도록 하는 식사로 결장, 직장의 수술 전후, 궤양성 대장염, 결장염, 치질수술 후 등의 환자에 적용되는데 대변의 양과 횟수를 줄이고 향신료의 사용을 제한하여 장에 대한 자극을 감소시키기 위한 식사이다.

5. 단백질 조절식

(1) 신질환식

① 신부전식

단백질, 나트륨, 칼륨, 수분을 제한하고 체단백의 분해를 막기 위하여 충분한 열량을 공급하여 일정한 체중을 유지하는 것이 목적이다.

② 신증후군식

사구체의 투과성이 증가되어 심한 단백뇨, 혈청, 단백질 감소, 빈혈을 개선하기 위하여 양질의 단백질과 적당한 열량을 공급하며 염분을 제한한다. 혈압조절 및 부종을 감소시키고 요단백질의 손실을 막는 데 목적이 있다.

(2) 간질환식

① 간성 혼수식

단백질대사로 생긴 암모니아를 요소로 전환시켜 주는 기능이 저하되어 간성 혼수가 된 경우에 적용되는 저단백 식사이다.

② 간경변식

간에 결체조직의 생성과 지방세포의 침착을 막고 조직을 재생시키며 단백질의 이화작용을 막기 위한 식사이다. 충분한 열량, 적당한 단백질, 지방질 및 비타민을 공급한다. 부종과 복수가 있을 때에는 수분과 나트륨을 제한한다.

(3) 화상환자식

고단백식

과도한 단백질의 손실을 초래하는 환자, 혈청단백질 저하 및 암환자 등에게 공급하는 고단백 식사 및 화상으로 인한 신체의 결손을 회복시킬 수 있도록 영양소를 보충하고 질소평형을 유지하며 체중감소를 막기 위한 고단백·고열량 식사이다.

6. 무기질 조절식

(1) 저나트륨식

조미료 식품의 나트륨 함량을 제한하는 식사로 고혈압, 울혈성 심부전, 간경변증, 신장병, 부종 등의 혈압 조절이나 부종의 방지를 위하여 적용하는 식사이다.

(2) 저칼슘식

고칼슘뇨증이 있는 결석 환자에게 적용되며, 요의 칼슘 수준을 감소시키기 위한 식사이다.

과잉의 식염, 동물성 단백질, 설탕은 고칼슘뇨증을 촉진시키므로 제한한다.

(3) 고칼슘식

식사 중 칼슘 섭취량을 1일 1,000 mg 이상으로 증가시키기 위한 식사이며, 골다공증 환자에게 이용된다.

(4) 저요오드식

갑상선 질환에 적용되는 식사로 요오드 함량이 많은 식품을 제한한다.

7. 그 밖의 치료식단

(1) 저퓨린식

통풍이나 요산결석과 같은 퓨린대사 장애환자에게 적용되며, 체내의 요산치를 줄이기 위하여 1일 150 mg 정도로 제한하는 식사이다.

(2) 글루텐 제한식

밀, 호밀, 오트밀, 보리 등에 들어 있는 글루텐 성분에 민감한 흡수불량 증후군이 있는 환자를 대상으로 한다.

(3) Allergy식

특정한 식품에 대하여 면역학적으로 과민반응을 일으키거나 소화시키지 못하는 환자에게 문제가 되는 식품을 제한하는 식사이다.

(4) 수분제한식

사구체의 여과기능이 감소하여 신장순환장애가 생기거나 알도스테론의 과잉분비로 인하여 부종이 생기거나 소변량 감소시에 적용되며 수분을 1일 800 mL로 제한하는 식사이다.

(5) 저수산식

고수산뇨증이 있는 결석환자에게 적용되며, 요의 수산 수준을 감소시키고 하루 50 mg 이하의 수산을 함유하는 식사이다.

2-3 검사식

1. 레닌 검사식

고혈압환자의 레닌 활성도 평가를 위해 나트륨 섭취를 제한함으로써 레닌이 생성되도록 자극한다. 3일 동안 1일 나트륨 20mEq(약 500 mg), 칼륨 90mEq(약 3,500 mg) 이하로 제한식사를 한 후 4일째에 혈액을 채취하여 검사한다. 고혈압 환자에게 저나트륨식을 실시하였음에도 불구하고 레닌 생성이 증가되지 않으면 알도스테론 생성 종양(aldosterone-producing tumor)을 의심할 수 있다.

2. 400 mg 칼슘 검사식

결석이 있는 환자에게 적용되며 칼슘섭취량을 1,000 mg으로 증가시킴으로써 고칼슘뇨증을 진단하기 위한 검사식이다. 고칼슘뇨증이 있는 환자는 칼슘이 적은 식사를 한 후에는 요중 칼슘 분비가 별차이를 보이지 않으나 1,000 mg으로 증가되면 결석이 있는 사람에게는 급격히 증가한다.

표 2-14 400 mg 칼슘 검사식의 제한식품

종 류	제 한 식 품
육 류	뼈째 먹는 생선, 연어, 정어리, 치즈, 새우, 굴, 달걀 노른자, 두부류
곡 류	마른 콩류, 채소류 : 브로콜리, 케일, 무청, 냉이, 깻잎, 고구마, 미역
과일류	말린 과일, 유제품 : 모든 유제품
기 타	초콜릿, 코코아 등

3. 지방변 검사식

위장관 내의 흡수불량, 소화불량을 진단하기 위하여 지방변의 유무를 검사하는 데 적용한다. 1일 지방량을 100 g으로 조정하여 48~72시간 공급하고 그 기간 동안의 변을 모아 검사한다.

보통 하루 대변에 함유된 지방이 4~5 g이며 7 g 이상이 되면 지방변이 있음을 의미한다.

4. 당내응력 검사식

공복시 75g의 포도당을 주사하거나 경구투여한 후 30, 60, 90, 120분 후의 5회에 걸쳐 채혈하여 혈당값을 측정함으로써 인슐린 분비기능 및 혈당조절능력조사를 위한 검사식을 말한다.

5. 5-HIAA 검사식

위장관의 악성종양이 있는 경우 소변 내의 5-HIAA(5-Hydroxyindoleacetic acid) 함량을 측정하여 암종양(carcinoid tumor)을 진단하기 위한 검사식사다. 이 검사를 실시하려면 요 중 5-HIAA 함량을 높일 수 있는 식품은 제한하여야 한다.

표 2-15 5-HIAA 검사식의 제한식품

종 류	제 한 식 품
음 료	바나나, 파인애플, 키위, 건포도
국 류	토마토, 가지, 아보카도
후식류	땅콩, 호두, 알코올 음료
당 류	glycerol guaiacolate를 함유한 감기약, 아세트 아미노펜(타이레놀) 등

2-4 영양지원(Nutrition support)

영양지원이란 일반적인 식사섭취가 불가능할 때, 영양상태유지 및 회복이 어려운 환자의 적극적인 영양 공급을 위하여 위장관을 이용하는 경장영양(enteral nutrition)과 정맥을 통해서 필요한 영양분을 공급하는 정맥영양(parenteral nutrition)을 공급하는 것을 말한다.

영양지원 선택방법은 다음과 같다.(그림 2-1)

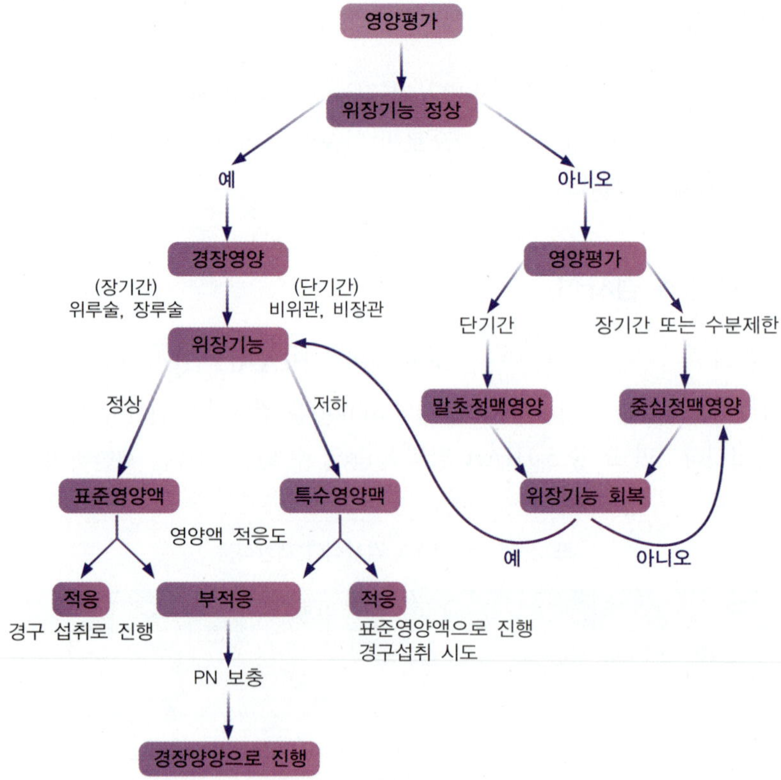

그림 2-1 영양지원 선택방법

1. 경장영양

경장영양은 위장기능이 정상인 환자에 있어서 영양 상태를 유지하거나 영양을 보충하는 데 가장 효율적인 영양지원 방법이다. 음식물을 구강으로 섭취하는 방법과 관을 사용하는 경관급식(tube feeding)을 말하는데 일반적으로 경장영양은 관급식을 말한다.

튜브를 이용하여 위장관을 통해 각종 영양소가 소화 및 흡수되는데, 수술 또는 기계적 장애나 소화 및 흡수부진 등으로 음식물의 구강섭취가 불가능하거나 대사항진으로 영양요구량이 현저하게 증가한 경우, 거식증에 의해 음식물의 섭취가 곤란한 경우 등에 필요하다. 그러나 위장관의 기능이 비정상이거나 호흡이 어렵고, 무의식 상태 또는 충격으로 실신한 경우, 정신병환자가 음식섭취를 거부하는 경우 등에는 사용하지 말아야 한다.

정상적인 장관기능 유지가 가능하므로, 단백질 합성촉진, 면역기능 유지, 위점막의 위축방지 등의 장점이 있다. 정맥영양법에 비하여 경제적이며, 소화흡수가 정상적인 생리적 기전을 이용할 수 있고 합병증을 최소화할 수 있다. 최근에는 과거에 비해 최소한의 위장기능이 있으면 경장영양을 선택한다.

(1) 경관급식 대상 환자

① 인두나 식도장애로 인한 심각한 연하곤란
② 잠깐의 식욕부진환자, 특히 영양불량자
③ 위장관의 폐색이나 누공 또는 상부위장관 장애자
④ 장 절제술을 받은 후 경장영양을 시작하는 환자
⑤ 의식장애, 치매 또는 신경장애로 인하여 의식이 명확하지 않은 환자
⑥ 혼수상태의 환자
⑦ 화상, 외상, 패혈증 등으로 영양요구량이 현저히 증가한 환자
⑧ 호흡기 의존자

표 2-16 경장영양 적용 및 금기 대상

적용 대상	금기 대상
소화흡수기관은 정상이나 영양소 섭취량이 필요량의 2/3~3/4 정도 ① 대사항진 • 주요 수술 후 • 패혈증, 외상, 화상, 장기이식, 후천성면역결핍증(AIDS) ② 신경계 질환 • 뇌혈관 질환, 연하곤란, 종양, 두부 외상, 염증 • 위장관 질환 • 단장증후군(회맹판이 정상인 상태에서 공장이 최소 100 cm, 회장이 최소 150 cm 이상인 경우) • 위장관 누공 시 배출량이 500 mL/일 이하 • 염증성 장질환, 췌장염, 식도폐색 ③ 종양 • 화학요법, 방사선 요법 • 신생물(장과 신생물과의 거리가 멀어 흡수 능력이 충분할 경우) ④ 신경정신계 질환 • 신경성 식욕부진, 심한 우울증 ⑤ 장기부전 • 호흡기계 부전(호흡기 의존 시), 신부전, 심인성 악액질(Cardiac cachexia) • 중추신경계 부전(혼수 상태), 간부전 • 다발성 장기부전(Multiple organ system failure)	① 위장관의 기능이 비정상이고 상당기간 장의 휴식이 필요한 경우 • 단장증후군 공장 100cm, 회장 150cm 이하인 경우, 회맹판이 없는 경우 • 위장관의 기계적 폐색, 장기간의 장폐색(Prolonged ileus) • 위장관 출혈이 심한 경우, 설사가 심한 경우 • 매우 심한 구토 시 • 위장관 누공의 배출량이 500mL/일 이상 • 심한 소화기계 염증(심한 급성췌장염) ② 다음과 같은 질환으로 경장영양의 문제점이 장점보다 더 많은 경우 • 말기 질환, 의식이 거의 없는 경우 • 예후의 향상을 기대하기 어려운 경우 • 경장영양의 효과가 불확실하거나 단기적일 경우 • 경장영양으로 인한 문제가 심각하거나 환자의 관심 사항과 대치될 경우 ③ 5~7일 이내에 식사 개시가 가능한 경우

출처: ASPEN Nutrition support practice manual.

(2) 경관급식의 공급경로

경관급식의 공급경로 결정은 공급예상기간 및 환자의 상태(흡인위험여부)에 따라 다음과 같이 이루어진다.

예상기간이 3주 이하이면 비수술적인 방법을 선택하고 한 달 이상의 장기적인 경우는 직접 수술로 위나 장에 삽입하는 조루술을 선택한다.

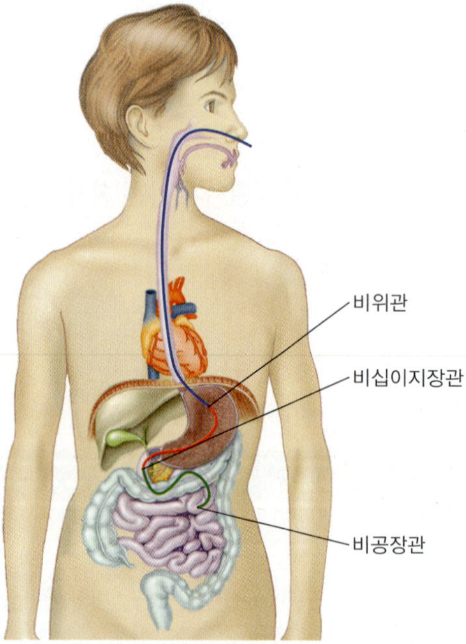

그림 2-2 경관급식의 경로

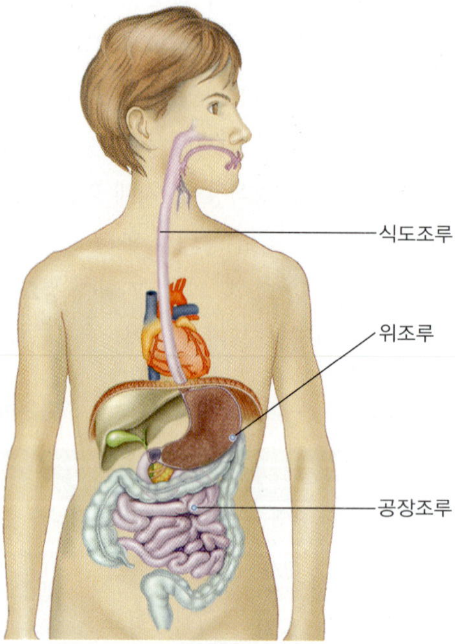

그림 2-3 각종 조루술

① 비장관(nasoenteric tube) 이용

튜브관을 코에서 위로 주입하는 방법으로 저농도 또는 등장성의 농도를 시간당 50 mL 천천히 주입한다. 경장관 영양공급 시 흡인의 위험 유무에 따라 비위관(naso gastric tube), 또는 비십이지장관(nasoduodenal tube), 비공장관(nasojejunal tube)을 선택한다.

튜브관을 코에서 십이지장 유문 또는 공장으로 주입하는 방법으로 삼투압이 중요한 고려사항이 되며, 대개 시간당 50 mL에서 시작하여 1일 8시간 간격으로 1시간 주입속도를 25~50 mL씩 증가시켜 목표량에 도달하도록 한다.(그림 2-2)

② 관조루(enterostomy) 이용

관급식을 장기간 지속(보통 6주 이상)하는 경우에는 수술적 방법을 통하여 관을 주입한다. 수술 위치에 따라 식도루(esphagostomy), 위루(gastrostomy), 공장루(jejunostomy) 등(그림 2-3)이 있다. 생리적 측면이 아니라 안정성 측면만 고려하면 소장으로 주입하는 것이 더 이상적이다.

보통 위장주입 시에는 삼투압을 먼저 증가시키고 약간 저삼투압에서 시작하는 것이 좋다. 소장영양 시에는 양을 먼저 증가시키며 삼투압은 500~600 mOsm/kg H_2O 이상 올리지 않는 것이 좋다.

(3) 경장영양액의 조성과 특징

일반영양액의 에너지 밀도는 1.0 kcal/mL이고, 농축액인 경우는 1.5~2.0 kacl /mL로 조성되어 있다.

① 당질

당질은 40~80%의 비율로 주급원으로는 다당류, 말토텍스트린 콘시럽 등이 사용된다. 당질의 형태가 단당류 형태로 되어 있으면 삼투압이 더 높으나 소화기능이 나쁜 환자는 단당류 이외의 형태는 사용하기가 어렵고 유당불내증환자에게는 유당을 사용하지 않는다.

② 지질

지방이 5~55%를 차지하며, 주급원으로는 식물성 기름, 버터, MCT(중쇄중성지방), 어유(n−3 지방산)를 사용한다. 폐질환자나 당뇨병환자에게는 지방이 함량을 높게 사용하며, 소화기능장애환자에게는 MCT oil을 사용하여 쉽게 소화시키며 열량밀도를 높이는 데 사용한다.

③ 단백질

주급원으로는 콩단백추출물, 효소에 의해 가수분해된 카세인과 유청, 아미노산, 펩타이드 등을 사용할 수 있다. 4~32%로 다양하게 함유될 수 있으나 신장질환 환자는 저단백질로 낮은 함량으로 사용하고, 대사성 스트레스 상태나 면역을 증진시키기 위해서는 고농도의 단백질을 함유해야 한다.

④ 식이섬유소

섬유소는 0~22 g/L 함유가 바람직하며, 주급원으로는 변비예방이나 위장관 이동시간 단축을 위해 불용성 식이섬유소의 함유 식품이 혈청콜레스테롤 감소와 내당성 증가 및 장점막상태로 보존하기 위해 필요하다. 수용성 섬유소는 아라비아검, 구아검, 펙틴이 사용된다.

⑤ 미량영양소

1일 권장영양 섭취기준에 맞게 첨가하는데 만약에 이 정도의 양을 맞출 만큼 충분한 양의 조제식을 섭취하지 못하는 환자들의 경우는 반드시 추가로 보충해 주어야 한다.

⑥ 수분

경장영양식의 영양밀도는 조제식 내 수분의 함량에 의해 결정된다.

보통 1 kcal/mL의 조제식이면 약 85%가 수분이고, 2 kcal/mL의 조제식이면 약 70%가 수분을 함유하게 된다.

(4) 경장영양액의 종류

경장영양액은 일상식품을 갈아서 만든 혼합영양액과 상업용 경장영양액으로 나눌 수 있고, 영양액에 따라 농축액이나 분말영양액으로 구분할 수 있는데, 환자의 소화흡수·질병상태·영양적 요구도에 따라 선택해야 하며 위생적으로 안전한 상업용 경장영양액을 많이 사용한다.

1) 혼합영양액

정상식품을 직접 갈아서 조제한 것으로 당질, 단백질, 지질이 거의 일반식사와 동일하게 구성되어 있다. 맛이 좋고 조제비용이 저렴하고 정상적인 장운동과 위장관의 기능을 돕는다. 반면에 일반식품으로 조제해서 점도가 높기 때문에 작은 튜브를 사용할 수 없고, 미생물이 잘 번식하고 조제시간이 오래 걸리므로 번거로운 단점이 있다.

2) 표준영양액

완전한 영양을 공급하기 위해서 개발·상품화된 제품들이다. 직접 준비하는 데 걸리는 시간을 절약하고 오염이 잘 안되며, 성분 등을 알 수 있는 장점이 있으나 환자의 필요에 맞게 사용할 수 없는 단점이 있다. 현재 시판제품은 대체로 삼투압은 300mOsm/kg H_2O이며, 1kcal/mL으로 비교적 삼투압이 낮고 잔사가 적고 위생적이고 맛이 좋으며 가격이 저렴하다. 그러나 처음부터 진한 농도로 투여하면 설사를 유발할 수 있으니 희석해서 투여하는 것이 바람직하다.

3) 질환별 영양액

① 농축영양액

심장, 신장, 간질환자의 수분제한이 필요한 경우 적용되는 영양액으로 삼투압은 400~700 mOsm/kg H_2O 이상이며, 1.5~2Kcal/mL이다

② 고단백영양액

단백질 손실이 많은 화상 환자나 요구량이 증가한 외상, 패혈증, 그 밖의 중환자에게 적용되는 영양액으로 삼투압은 300~650 mOsm/Kg H_2O로 총 열량의 20% 이상이 단백질로 이루어져 있다.

③ 당뇨영양액

고섬유소·저당질식으로 당뇨병을 앓고 있는 환자에 적용되며, 고지방으로 소화가 잘 안되는 단점이 있다.

④ 간질환식

간성혼수가 있는 경우 적용하며 분지아미노산이 방향성 아미노산보다는 함량이 높은 제품이다.

⑤ 신장질환식

고 열량밀도, 전해질과 무기질함량 조절에 필요한 제품으로, 2 kcal/mL로 농축되어 있으며 수분의 과다축적 등에 적용된다.

표 2-17 제품화된 경장영양액의 종류 및 영양소 함량

종류	농도 kcal/mL	용량	열량구성비 (C:P:F)	섬유소 (g)/용량	삼투압	제품유형	제조사
그린비아TF	1	200mL/캔	65:15:20	3	300	표준	정식품
그린비아fiber	1	200mL/캔	55:17.5:27.5	3.2	305	표준	
그린비아DM	1	200mL/캔	45:20:35	5	320	당뇨용	
그린비아HP	1	200mL/캔	55:25:20	2	390	고단백용	
그린비아RD	2	400mL/캔	64:6:30	2	950	표준(폐쇄형)	
그린비아RD+	2	400mL/캔	58:12:30	2	890	신장질환용	
뉴케어300	1	200mL/캔	58:16:26	0.8	300	신장질환용	
뉴케어파이바	1	200mL/캔	53:16:31	4.6	300	표준	대상
뉴케어당뇨	1	200mL/캔	49:20:31	2.4	310	표준	
뉴케어Pro	1	200mL/캔	47:26:27	0.8	390	고단백용	
뉴케어KD	2	200mL/캔	62:6:32	4	830	신장질환용	
뉴케어KD+	2	200mL/캔	47:15:33	4	920	신장질환용	
엔슈어	1	237mL/캔	54:14:32	2.6	360	표준	에보트
제비티	1.06	237mL/캔	53:17:30	3.4	310	표준	
글루서나	1	237mL/캔	33:17:50	3.3	375	당뇨용	
제비티RTH	1	500mL	51:17:32	7.2	300	표준(폐쇄형)	

(5) 경장영양의 주입방법(Feeding method)

① **볼러스 주입**(bolus feeding)

정상적인 식사구성과 비슷한 것으로 3~4시간마다 100~400mL를 10분 내지 15분 간에 걸쳐서 주사기를 이용하여(그림 2-4) 빠르게 관급액을 주입하는 것으로 경제적이고 활동이 자유로운 장점은 있으나 중환자는 설사·복통·복부팽만감 등의 부작용이 많으므로 바람직하지 않다. 보행이 가능하고 회복기인 환자에게 적용된다.

② **지속적 주입**(continuous feeding)

펌프나 중력에 의해서 계속 투여하는 방법인데 다른 방법에 비해 설사·복통·복부팽만감 등의 부작용이 적고 흡인의 위험이 있는 환자나 영양소의 흡수 증가가 필요한 중환자에게 십이지장이나 공장으로 직접 주입하는 경우에 바람직하다.

③ 간헐적 주입
(intermittent feeding)

중력에 의하여 주입하며, 매 3~6시간마다 30분에 걸쳐 300~400mL 정도 공급된다. 지속적 주입에 비해 활동이 자유로우나 흡인의 위험이 높다.

④ 주기적 주입

밤시간에 8~16시간 동안 빠른 속도로 주입한다. 주로 지속적 주입을 하다가 경구섭취로 전환하는, 보행이 자유로운 환자에게 적용한다.

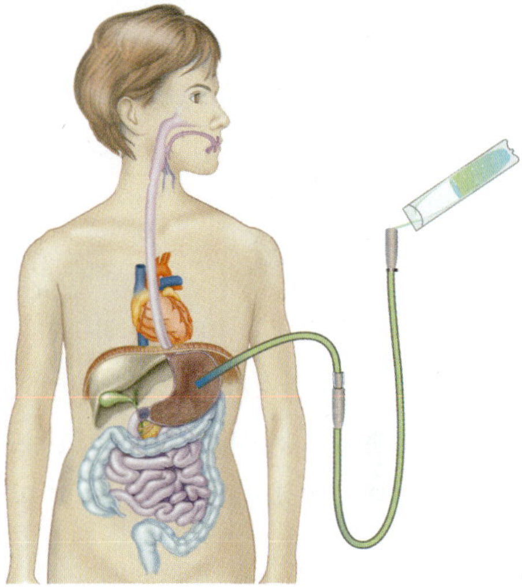

그림 2-4 주사기를 이용한 주입

(6) 관급식 시 유의할 점

투여하기 쉬운 액체로 공급하여야 하며 이때 실온이나 혹은 따뜻하게 데워서 주되, 변비·설사·가스·구토 등의 합병증을 유발시키지 않도록 해야 하고 저장 시에는 반드시 냉장고에 보관하여 미생물번식에 유의해야 하며 특히 사용하기 간편하고 값이 저렴해야 한다. 또한 관세척을 잘해서 막히는 현상을 예방해야 한다.

(7) 경관급식의 합병증

보통 튜브의 굵기와 유연성과 연관되어 발생한다. 정맥류출혈·심한 구토·식도궤양 등을 일으키는 기계적 합병증이 있고, 가장 흔하게 발생하는 합병증으로 오심·구토·설사·변비 등을 일으키는 위장관 합병증이 있다. 특히 흡인은 영양액이 기도나 폐까지 유입되는 것으로 경관급식으로 사망할 수도 있는 위험한 합병증이다. 예방을 위해서는 가능한 한 작은 관을 사용하며 약 30~45도 높인 자세에서 급식해야 한다.

2. 정맥영양

인체에 필요한 고수액영양을 위장관을 거치지 않고 직접 말초혈관이나 대정맥을 통해서 공급하는 것을 정맥영양이라고 한다. 중심정맥영양(Central parenteral nutrition, CPN)과 말초정맥영양(Peripheral parenteral nutrition, PPN)이 있다.(그림 2-5) 중심정맥영양 또는 말초정맥영양의 선택은 공급해야 할 에너지 요구량, 기간, 수분섭취에 따라 결정되는데 2,000kcal 이상이고 공급기간이 10일 이상이면 중심정맥영양으로 결정한다.

(1) 중심정맥영양

고농도의 포도당, 아미노산, 비타민, 무기질을 쇄골하정맥, 내경정맥등 중심정맥을 이용하여영양소를 공급하는 방법으로 혈류의 속도가 빨라 대부분의 영양액은 900mOsmol/kg H_2O 이상의 고농도 영양액이므로 혈류 속으로 용액이 빠르게 희석된다. 특별히 혈관이 손상되지 않도록 주의해야 한다.

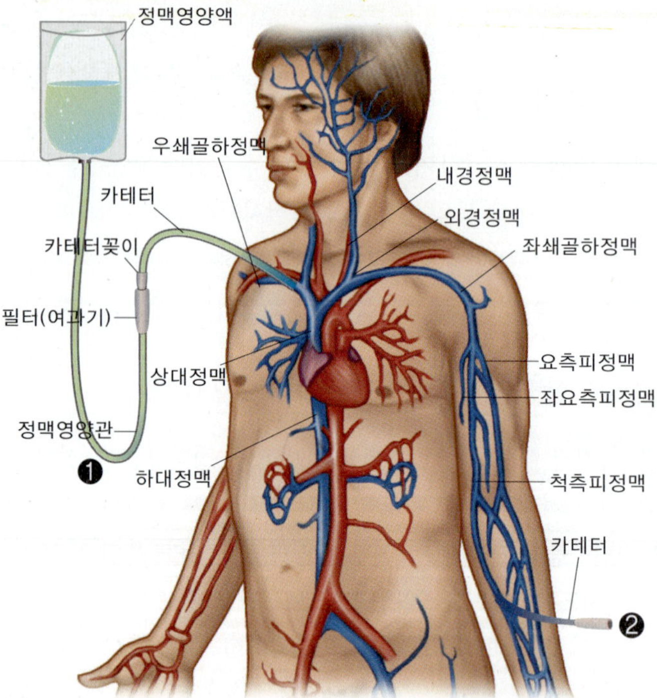

❶ 관례적으로 중심정맥영양 시 카테터는 우쇄골하정맥으로 삽입하여 카테터 끝이 심장 가까이에 있는 상대정맥에 위치하도록 한다. 때로는 좌쇄골하정맥, 내경정맥 또는 외경정맥으로 삽입하여 상대정맥에 위치하도록 한다.

❷ 말초정맥을 통하여 중심정맥으로 연결할 때 카테터는 척측피정맥이나 요측피정맥으로 삽입한 후 심장 쪽으로 유도하여 상대정맥에 위치하도록 한다.

그림 2-5 중심정맥영양

소장의 대부분을 절제하였거나, 심한설사나 구토로 위장관으로의 영양흡수가 불가능한 환자, 2주 이상 장기간의 금식을 할 경우, 항암치료로 식사섭취 불가능한 사람, 수술 전 영양결핍이 심한 환자 등에게 실시한다.

1) 정맥영양액의 성분

혈관으로 바로 주입하므로 소화가 거의 끝난 마지막 영양소 형태로 공급된다.

① 아미노산

시판 아미노산 용액의 농도는 3~13.4%로 다양하며 40~50%는 필수 아미노산, 50~60%는 비필수 아미노산으로 구성되어 있다.

단백질 요구량은 건강한 성인은 0.8~1.1g/kg/day, 스트레스가 심한 중환자는 1.2~2.5g/kg/day, 단백질 제한시에는 0.6g/kg 등으로 임상상태에 따라서 변경될 수 있다.

② 덱스트로오스

대개 10~70% 덱스트로오스 용액이 아미노산용액과 혼합하여 표준 정맥영양액을 만든다. 당질은 덱스트로스 모노하이드레이트(dextrose monohydrate)의 형태로 3.4Kcal를 제공한다. 당질의 공급은 주요에너지원으로 사용하고 체내 단백질 절약작용을 최대화하는 데 도움을 준다. 최소공급량은 1mg/kg/min로 이것보다 이하로 공급되면 단백질이 에너지원으로 사용된다. 최대공급량은 4~5mg/kg/min (혹은 7g/kg/day)으로 과다공급시 고혈당, 요당, 지방합성 등의 유발이 가능하다.

③ 지방유화액(fat emulsion)

필수지방산 결핍을 예방하고 에너지 공급이 주요목적이다. 지방의 권장량은 필수지방산 결핍 예방을 위해 리놀레산이 총 에너지의 2~4% 정도 필요하고 충분량의 에너지 공급을 위해서 총 에너지의 약 30% 혹은 1~1.5g/kg/day 정도가 좋다.

지방유화액의 사용이 금지되는 경우는 가족성 고지혈증환자와 사용전 혈청 내 중성지방 검사를 하여 250mg/dL 이하일 때 사용하도록 한다.

④ 전해질

전해질요구량은 환자 개인별 요구량에 맞춰져야 한다. 정맥영양 내에 함유되어 있는 전해질은 칼슘과 인, 나트륨, 칼륨, 염소, 마그네슘이다. 특히 칼슘과 인의 농도는 정맥영양제의 안정성에 문제를 초래하는데 인과 칼슘의 비율이 높으면 침전물을 형성할 수 있다.

⑤ 비타민류

비타민 요구량이 높은 환자들에게 임상적 상태에 따라서 매일의 주입량을 증가시킬 수 있다. 정맥으로 공급되는 비타민은 장으로 흡수될 때와는 공급량이 다르고 안정성이 낮으므로 주입하기 직전에 혼합하는 것이 좋다. 특히 비타민 K는 안정성이 낮아 필요할 때 근육과 피하주사로 공급한다.

2) 중심정맥영양의 합병증

장기간 영양부족상태에서 갑자기 당질이 공급되면 혈액 내 인·칼륨·마그네슘의 급격한 저하, 고혈당, 심박동이상이 나타날 수 있다. 이를 재급식증후군(re-feeding syndrome)이라고 한다. 이는 세포 내로 포도당이 유입될 때 인, 칼륨, 마그네슘이 같이 세포 내로 유입이 되면서 혈액 내 농도가 저하되어 나타난다.

이를 예방하기 위해서는 중심정맥영양 시작 전후에 혈액 내 전해질 농도로 검사하여 필요한 경우 보충하고 단계적으로 열량을 증가하는 것이 바람직하다.

또한 갑자기 정맥영양을 중단하거나 인슐린을 과다하게 공급하였을 때 저혈당이 나타날 수 있다. 포도당을 공급함으로써 저혈당을 치료하며 정맥영양을 서서히 중단하거나 인슐린 사용시 혈당을 주기적으로 관찰함으로써 예방할 수 있다.

그 밖에 산화능력 이상으로 인한 과잉의 당질공급으로 지방간이 생길 수 있고 카테터 부위에 병균이 침입하여 감염과 패혈증이 올 수 있으므로 철저히 소독하여야 한다.

장기간 영양부족 상태에서 중심영양을 개시하거나 종료할 때는 그 부작용을 최소화하기 위해서 단계적인 절차와 모니터링이 필요하다.

(2) 말초정맥영양

손이나 팔의 말초혈관으로 영양소를 보충하는 것으로 사용기간은 2주 이하의 단기간으로 제한된다. 주로 수술이나 외상 후 단기간에 음식물섭취가 가능한 환자에게 사용되며, 주로 정맥 내로 5% 포도당액을 주입하는 것으로 증류수 1L당 포도당 50g을 함유하고 있다.

단기간의 영양보충이 필요할 때는 5~10% 덱스트로오스, 3~5% 아미노산, 10~20% 지질 유화액을 공급할 수 있는데 이때 에너지 공급량은 700~1,800kcal 이다.

말초정맥영양액은 600mOsm/kg H_2O 이하의 용액에 대해서는 혈관 손상이 발생되지 않으나 600mOsm/kg H_2O 이상의 경우 서서히 손상이 일어날 수 있다. 적절한 말초 정맥영양액의 최대 농도는 900mOsm/kg H_2O이다. (그림 2-6)

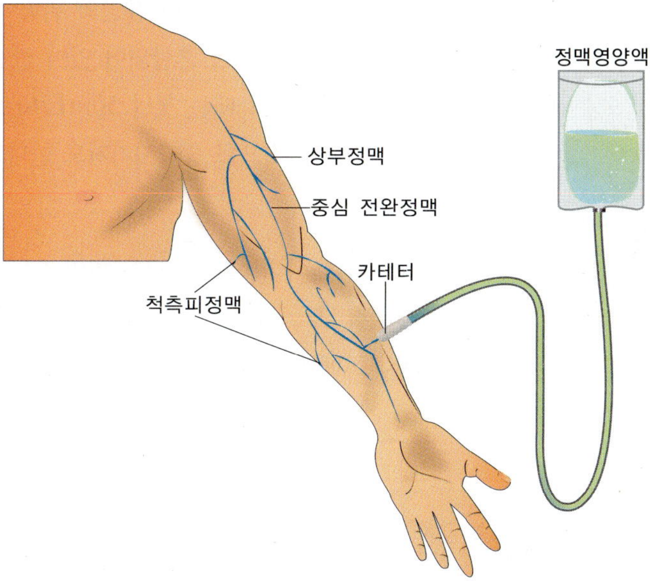

그림 2-6 말초정맥영양(PPN) 시의 튜브 삽입위치

표 2-18 시판되는 정맥영양액의 예

구분	상품명	농도(%)	용량(mL)	함량(g)	열량(kcal)	특징
아미노산	Freamine	8.5	500	42.5	170	4 kcal/g
	Proamine	10.5	500	50	200	4 kcal/g
	Hepatamine	8	500	40	160	4 kcal/g, 간장질환용
	Uropass	5.5	250	13.5	54	4 kcal/g, 신장질환용
당질	Dextrose	5	1,000	50	170	3.4 kcal/g
	Dextrose	10	1,000	100	340	3.4 kcal/g
	Dextrose	20	300	60	204	3.4 kcal/g
	Dextrose	50	500	250	850	3.4 kcal/g
지방	Intralipid	10	500		550	1.1 kcal/g
	Intralipid	20	250		500	2 kcal/g

(3) 정맥영양액의 종류

① 3-in-1 정맥영양액

당질, 단백질, 지질의 3가지가 모두 혼합된 TNA(Total Nutrient Admixture)가 사용되기도 한다. TNA는 다루기 쉽고 시간이 절약되며 감염의 위험이 적은 장점이 있다. 그러나 수용성 환경에 지용성인 유화액이 혼합되어 있어 안정성이 낮아지고 용액이 불투명해지는 단점이 있다. 투여할 때는 첫날 50mL/hr로 시작하여 둘째날은 75mL/hr, 셋째날에는 속도를 점진적으로 증가시키기도 한다.

② 2-in-1 정맥영양액

수용성 물질인 단백질과 당질이 함유되어 있어 지용성인 지방유화액은 별도로 공급한다. 당질과 단백질 외에 전해질, 무기질, 비타민이 혼합되어 있다. 용액이 투명하여 관찰하기는 쉬우나 지방유화액을 별도로 공급하여야하므로 접촉에 의한 감염의 발생률이 높다.

check point

정맥영양액의 삼대 영양소 함유량 및 열량 계산법

5% 아미노산과 30% 덱스트로즈를 함유한 정맥영양액 1,250mL를 공급받는 환자에게 매일 20%의 지방유화액 250mL를 보충하였다. 단백질과 당질의 공급량과 하루 총열량 섭취량은 얼마인가?

아미노산	5g 아미노산/100mL×1,250 mL=62.5 g 아미노산
	62.5g 아미노산×4 kcal/g=250 kcal
당질	30g 덱스트로즈/100 mL×1,250 mL=375 g 덱스트로즈
	375g 덱스트로즈×3.4 kcal/g=1,275 kcal
지방	20% 지방유화액은 2.0 kcal/mL의 열량을 공급하므로
	250mL×2.0 kcal/mL=500kcal

하루 총에너지 섭취량 250 kcal+1,275 kcal+500 kcal=2,025 kcal이다.

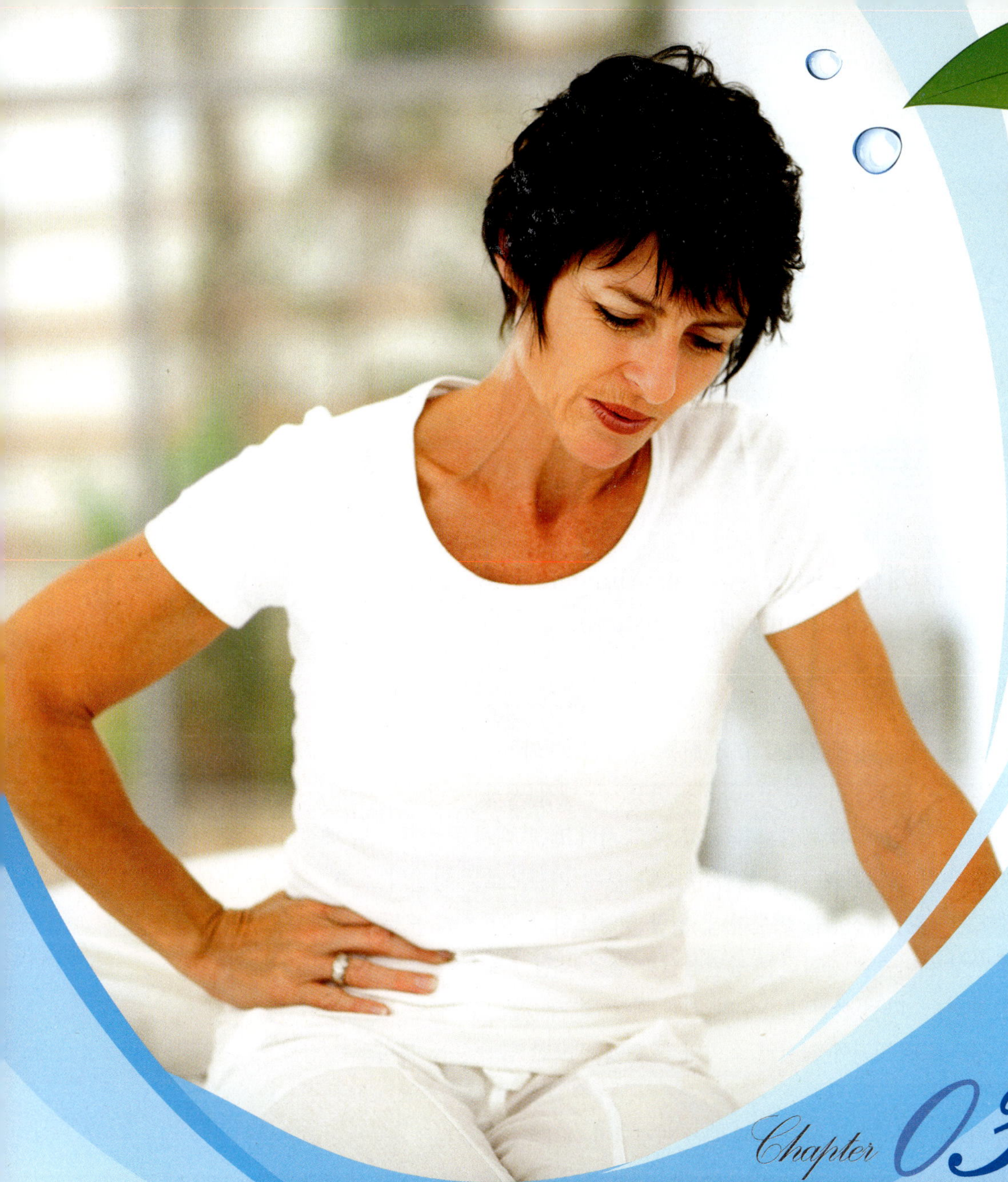

Chapter 03

소화기관계 질환

Chapter 3

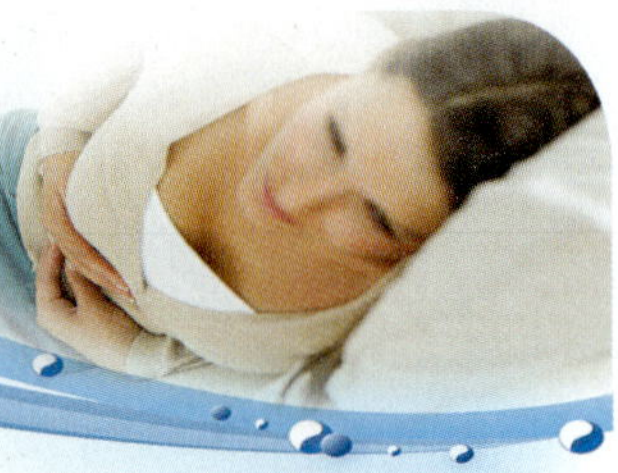

소화기관계 질환

3-1 소화기계의 구조와 기능

1. 소화기계 (Digestive system, Alimentary system, Gastrointestinal system)

(1) 소화관

소화관은 입부터 항문까지의 긴 원통 관 구조로 되어 있으며[입 → 인두 → 식도 → 위 → 소장(십이지장 - 공장 - 회장) → 대장(맹장 - 결장 - 직장) → 항문], 식품으로 들어 온 영양소를 소화·흡수시키고 그 대사물을 변으로 배설시키는 기관이다. 소화관의 기능을 돕는 소화 부속 기관으로는 당질의 소화 효소를 분비하는 구강 내 침샘을 비롯하여, 열량 영양소의 소화효소를 모두 분비하고 위안의 산성 유미즙을 중화하는 중탄산염과 혈당 조절 호르몬을 분비하는, 췌장이 있다. 또한, 소화된 물질의 흡수와 체내 저장 및 가공을 담당하는 간과 지질섭취 시 소장으로 분비되어 지질의 소화와 흡수에 필요한 담즙산을 분비하는 담낭도 이에 속한다.

소화기관은 이렇게 여러 기관들이 연결되어 체내로 섭취된 음식물을 소화·흡수시켜 신체가 필요로 하는 에너지 생성의 급원으로 이용되며, 여러 영양소들의 체내 항상성 유지를 담당한다. 또한 대사과정을 통해 생성된 대사물을 배설하는 기관으로 어느 한 부분이라도 장애가 발생하게 되면 소화·흡수·배설작용에 이상이 발생하다.

섭취된 음식이 체내에서 이용되지 못하거나 그대로 배설되어 체내에 영양소가 공급되지 못해 영양불균형 상태를 초래하고, 배설되어야 하는 대사물들이 체내에 쌓이게 되어 항상성 유지에 장애가 발생하며 2차적인 여러 질병을 야기하게 된다.

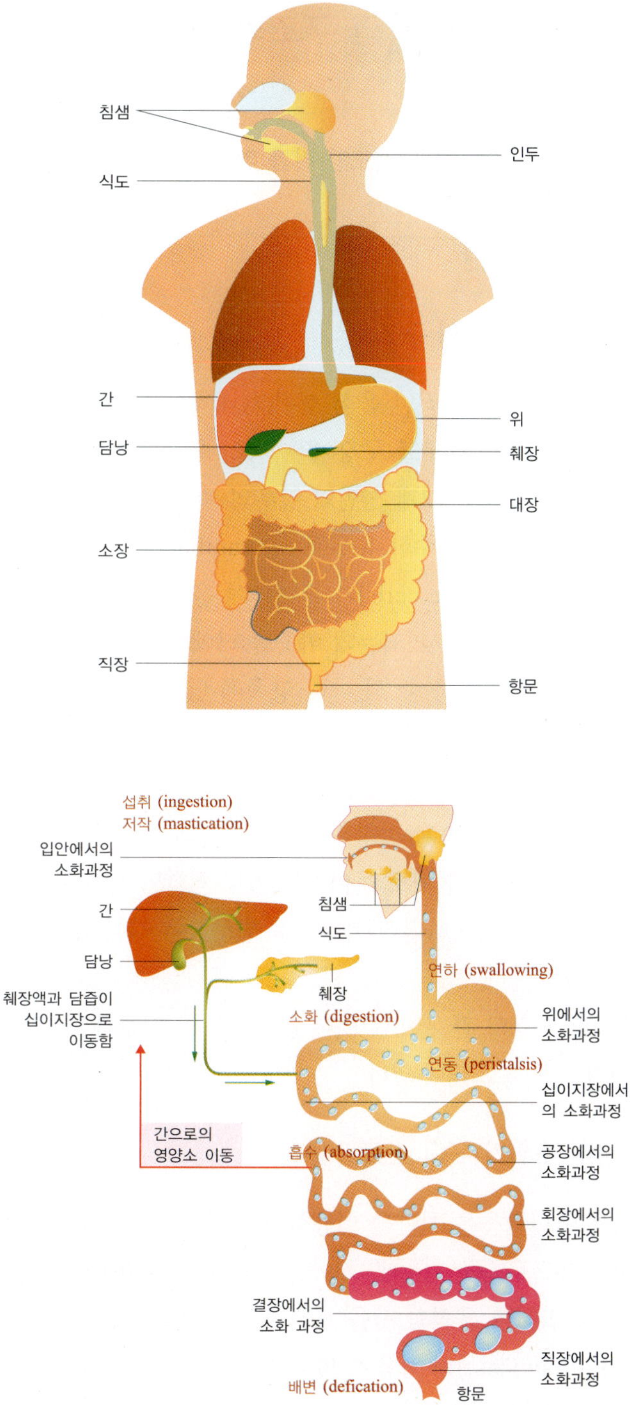
침샘
인두
식도
간
위
담낭
췌장
대장
소장
직장
항문
섭취 (ingestion)
저작 (mastication)
입안에서의 소화과정
침샘
간
식도
담낭
연하 (swallowing)
췌장
췌장액과 담즙이 십이지장으로 이동함
소화 (digestion)
위에서의 소화과정
연동 (peristalsis)
십이지장에서의 소화과정
간으로의 영양소 이동
흡수 (absorption)
공장에서의 소화과정
회장에서의 소화과정
결장에서의 소화 과정
직장에서의 소화과정
배변 (defication)
항문

그림 3-1 소화기관계

3-2 상부 소화기관의 구조와 기능

상부 소화기관은 구강, 후두, 식도인 위와 위장으로 나눌 수 있다.

1. 위 상부 소화기관

(1) 위 상부 소화기관의 구조

위 상부 소화기관은 일반적인 음식 섭취 형태에서 섭취한 음식물이 가장 먼저 유입되는 기관인 입으로 내부를 구강이라 하고, 구강 입구에는 입술과 양쪽의 뺨이 있으며, 내부에는 혀와 32개 성인의 경우의 치아로 구성되어 있다. 구강 안쪽에는 혀가 존재하고 혀는 무수한 유두(乳頭, papillae)로 이루어져 있는데 그 속에는 미뢰세포(味蕾細胞, taste cells)가 존재하여 음식의 맛을 감지하는 기능을 한다. 또한 구강에서는 침이 분비되는데 이곳을 타액선이라고 한다. 뺨 양쪽에 있는 이하선, 턱밑 양쪽에는 악하선, 혀 아래 양쪽에 있는 설하선 등으로 침샘이 존재한다. 신맛을 느끼거나 상큼한 과일 향을 맡으면 타액선에서 침이 생성되어 구강 안쪽으로 분비된다.

인두는 구강 후방에 연속된 소화관으로 음식물의 이동통로이며 동시에 구강과 비강을 통해 유입된 산소가 폐로 들어가는 기도 역할도 하게 된다. 음식이 구강에 들어와서 인두점막을 자극하면 반사적으로 연하작용 일어나고 음식이 식도로 자연스럽게 내려가게 된다.

식도는 25cm 가량의 긴 관으로 윗부분은 인두와 연결되고 횡격막을 관통하여 위장과 이어지는 구조로 되어 있다.

(2) 위 상부 소화기관 내 소화작용

구강에서의 소화작용은 치아를 이용한 기계적 저작 작용(씹기)과 타액에 의한 화학적 소화작용으로 구분되는데, 치아는 음식물을 저작 작용에 의해 잘게 분쇄하고, 타액과 혼합하여 음식의 맛을 느끼게 하며, 타액 중 전분 분해효소인 프티알린(ptyalin, α-amylase)의 작용에 의해 전분을 맥아당으로 일부 소화시킨 후에 식도를 거쳐 위로 내려 보낸다.

(3) 타액분비

타액의 분비는 신경 자극, 화학적 자극, 물리적 자극에 의해 조절된다. 신경 자극 중 부교감신경이 자극되면 묽은 타액을 다량 분비시켜 소화를 돕고, 교감신경이 자극되면 점성이 진한 타액을 소량 분비시켜 소화작용을 억제한다.

음식의 신맛과 단맛은 미각을 자극하여 구강 내 화학적 소화작용을 돕게 된다. 또한, 입안에 음식물이 유입되면 음식물이 구강 점막을 자극하고, 음식의 온도 등의 물리적인 자극에 의해서도 구강 내 타액분비가 조절된다.

check point

무조건반사와 조건반사

① 무조건반사(unconditioned reflex) : 구강이나 점막 미각기 등을 직접 자극함으로써 타액 분비가 일어나는 것을 가리킨다. 음식물 등이 입안에 접촉되면 2~3초 후에 침이 분비되는 현상을 말한다.
② 조건반사(conditioned reflex) : 음식물을 마음속으로 생각하거나 직접 보거나 소리를 듣거나 냄새를 맡게 될 때에 타액 분비가 일어나는 현상을 말한다. 그와 같은 음식을 먹고 맛과 모양과 냄새 등을 경험했을 때에 나타나며 이들 조건이 만족되지 않으면 나타나지 않는다.

(4) 식도의 소화작용

구강 내 음식물이 인두에 도착하면 구조적으로 자연스럽게 삼키는 연하작용이 일어나고 하부기관인 식도로 보내진다.

식도는 인두를 거쳐서 유입된 음식물이 식도를 이루고 있는 근육의 연동작용에 따라 기계적 소화작용이 이루어진다. 식도는 음식물이 머무는 기관이 아니므로 식사 또는 약물 복용 후 바로 눕게 되면 위로 내려가지 않은 음식물과 약물이 식도 점막에 협착되어 식도 점막을 손상시킨다. 혹은 위와 소장에서 역류된 위액과 장액이 식도를 손상시킴으로써 식도염이나 식도암을 유발하게 된다.

2. 위의 구조와 기능

(1) 위의 구조

위는 위로 식도와 연결되고 아래로는 소장(십이지장)과 연결된 기관으로 소화기관 중에서 가장 큰 기관이다. 위는 상부에서부터 크게 분문부, 위체부, 유문부로 구분된다. 식도와 위 사이에는 분문괄약근, 위와 소장인 십이지장 사이에는 유문괄약근 등이 존재한다. 이 두 괄약근은 하부기관에서 상부기관으로의 음식물 역류를 방지하며, 괄약근 쪽에 음식물이 어느 정도 채워지면 채워진 음식물의 자극으로 괄약근을 이완시켜 자연스럽게 소화작용이 일어나게 된다.

위의 내부는 주름벽 구조로 되어 있고, 내벽 아래 점막조직은 여러 선세포가 존재하여 소화효소, 염산, 알칼리성 점액 등이 분비되어 위 내에서의 화학적 소화작용이 이루어지게 된다. 위는 음식물의 일시적 체류 장소이며, 연동작용에 의해 위벽에서 분비되는 위액과 음식물이 혼합되어 반유동체인 유미죽 상태를 만들어 소화작용을 촉진하게 된다.

(2) 위 기능과 조절

위 기능은 위액분비와 위운동으로 설명되는데, 위액은 위점막에 산재되어 있으며, 위선에서 분비되는 무색 투명한 산성의 액체로 이루어져 있다.

위액의 주요 성분으로는 위산(HCI)이 있는데, 위저선 벽세포에서 분비된다. 분비 직후에는 산도가 매우 높으나, 음식물과 섞이면 중화가 된다. 위산의 기능은 음식물의 강력한 살균작용, 단백질 변성·팽화, 펩시노겐의 활성화, 펩신 작용의 최적화, pH 유지 등을 한다.

펩신(pepsine)은 위저선 주세포에서 불활성형인 펩시노겐(pepsinogen)으로 존재하다가 위액에 의해 활성화되어 분비된다. 이는 단백질을 프로테오스(proteose), 펩톤(peptone)으로 가수분해하는 작용을 한다.

위에서는 음식물이 섭취되지 않았을 때 위의 긴장도와 위 내압 증가로 위 내 근육의 수축운동으로 일어나는 공복수축 운동이 있으며, 반대로 식사 후 음식물이 위에 채워지기 시작되면 일어나는 연동운동이 있다. 연동운동(vermicular movements) 분문부에서 시작하여 유문부 쪽으로 진행하여 이루어진다.

위체 아랫부분 근육에 의한 연동운동은 위 내용물을 십이지장으로 배출시키는 것으로 위 비우기 운동이 이루어진다. 음식물이 위 내에 들어와서 십이지장으로 배출될 때까지의 시간을 위 체류시간(gastric emptying time)이라고 하며 영양소에 따라 위 체류시간이 다르게 나타나는데, 지방·단백질·탄수화물 순으로 위 내 체류시간이 길다. 이는 탄수화물 식품이 위 체류시간이 가장 짧기 때문에 쉽게 공복감을 느끼게 됨을 의미한다.

위액의 분비와 위 운동의 조절은 신경 자극과 호르몬 자극에 의해 조절되는데, 부교감신경 자극은 위액 분비와 위 운동을 자극하여 소화작용을 촉진시키는 반면, 교감신경의 자극은 위액 분비와 위 운동 억제로 소화력을 약화시킨다.

가스트린(gastrin), 히스타민(histamine), 소량의 알코올과 카페인 섭취는 위액 분비와 위 운동을 촉진하여 소화작용을 촉진한다. 그래서 소장에서 분비되는 엔테로가스트론(enterogastrone)과 아트로핀(atropine) 및 정신적 긴장감, 불안감, 스트레스 등은 교감신경을 자극하여 위액 분비와 위 운동을 억제하여 소화작용이 떨어지게 만든다. 그러므로 식사 전에는 소화작용 촉진을 위해 부교감신경이 자극될 수 있도록 즐겁고 편안한 상태에서 감사하는 마음으로 식사하는 것이 소화기관계 질환을 예방하는 하나의 방법이 될 수 있다.

3. 소 장

(1) 소장의 구조

소장은 대장에 비해 관의 직경이 적어서 소장이라고 불리며, 6~7 m의 긴 관 구조이다. 위쪽으로는 위장이 있고 아래쪽에는 대장으로 연결되어 있으며, 십이지장·공장·회장으로 구분된다. 제일 위쪽인 십이지장으로는 오디괄약근(Oddi's sphincter)이 있어 췌장과 담낭에서 소화와 관련된 물질들이 소장으로 분비되는 통로 역할을 한다.

좁은 직경의 관 구조에서 섭취한 양이 모두 소화·흡수가 가능한 것은 소장 점막이 주름진 융모막으로 이루어져 있기 때문이다. 융모막의 점막은 미세융모막으로 이루어져 있으므로 많은 양의 음식물을 단시간에 흡수한다.

(2) 소장의 기능과 조절

소장은 소화관의 대표적인 기능인 소화와 흡수를 주로 담당하는 장소이다. 소장운동은 위에서 유미즙 상태로 만들어져 소장으로 내려 보낸 소장 내용물과 담즙·췌액·장액 등의 소화액을 섞는 **혼합운동**을 비롯하여 소장 내용물을 분쇄·혼합·교반하는 **분절운동**, 소장 내용물을 대장과 항문 쪽으로 이동시키는 **연동운동** 등이 대표적이다. 소장에서는 소장에서 분비되는 효소와 췌장에서 분비되는 각종 소화효소에 의해 원활한 소화와 흡수작용이 이루어진다.

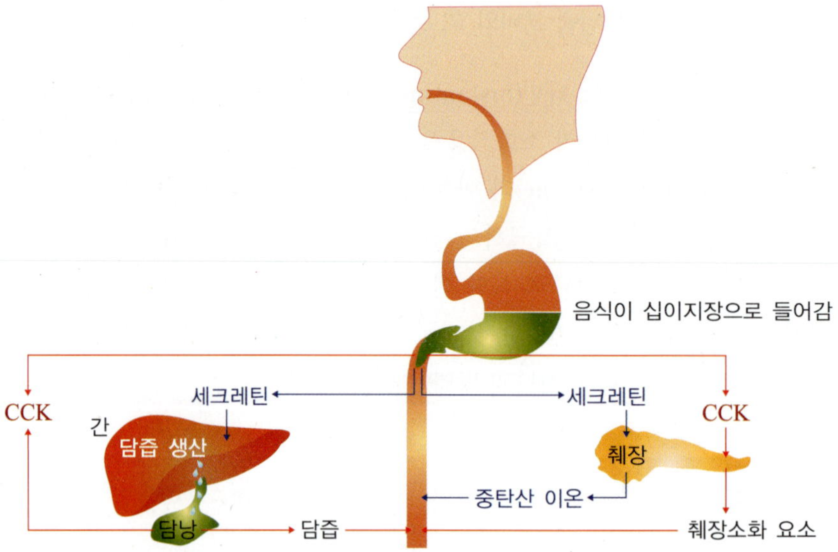

그림 3-2 소장에서의 소화과정과 부속기관의 기능

이러한 소화작용은 소장으로 분비되는 호르몬 작용에 의해 조절된다. 즉, 음식물이 소장 상부인 십이지장으로 들어오면, 세크레틴(secretin)과 콜레시스토키닌(cholecystokinin)이 분비되어 소화작용을 조절한다. 세크레틴은 간에서 담즙이 생성되는 것을 촉진하고, 췌장에서는 중탄산 이온을 분비하여 위에서 내려온 산성의 유미즙을 중화하도록 한다.

콜레시스토키닌의 경우에는 소장으로 지방질의 음식물이 유입되면 담낭을 자극하여 담즙을 분비하게 함으로써 지방의 소화·흡수작용을 돕고, 췌장에서 소화효소들이 소장 쪽으로 분비를 시작하게 만드는 기능을 한다.

콜레시스토키닌에 의해 췌장에서 분비된 소화효소들에 의해 탄수화물은 단당류, 단백질은 아미노산, 지방은 지방산과 글리세롤로 가수분해되어 소화된다.

소화 후에는 십이지장에서 회장까지 소장 전체에서 흡수되며 영양소마다 흡수되는 부위가 다르다.

소장에서 대부분 흡수된 영양소는 혈관과 림프관을 통해 각 조직으로 운반되어 사용된다.

4. 대장과 항문

(1) 대장의 구조

위쪽으로는 소장의 회장과 연결되어 있고, 아래쪽으로는 항문과 연결되어 있는 소화관인데 소장에 비해 두 배 정도 굵은 직경을 가진 구조로 되어 있다. 대장도 맹장·결장·직장 세 부위로 구분되며 마지막에 항문관과 연결되어 있다.

맹장은 대장 중 가장 두껍고, 좌·후벽에 충수돌기(appendix)가 있어 이 부분에 배설될 물질이 쌓여 염증이 발생된 질환을 일반적으로 맹장염(appendicitis)이라고 한다. 결장은 상행결장, 횡행결장, 하행결장, S결장으로 다시 구분된다. 직장은 대장의 가장 마지막 부분으로 항문과 연결된 구조로 되어 있다.

(2) 대장의 운동과 소화작용

대장에서는 소화작용은 일어나지 않고, 소장에서 흡수되지 않은 수분·전해질·짧은 사슬 지방산·비타민 K 등의 일부 비타민이 흡수되며, 흡수된 나머지 소화물 찌꺼기를 배출하는 역할을 한다.

대장운동은 대장 내용물 혼합 분절운동, 직장의 내용물을 항문으로 이송 연동운동, 횡행결장에서 수분을 흡수 촉진하여 변으로 굳히는 팽기수축, 대장 내용물을 S결장과 직장으로 일시 운반되는 집단운동 등이 이루어진다. 대장은 흡수되지 않은 소화물 찌꺼기를 변으로 배설하는 기능이 주요기능이다.

3-3 상부 소화기관 질환

1. 구강건조증(Xerostomia)

(1) 원인과 증상

구강건조증은 침샘의 손상이나 항히스타민제·항고혈압제·항우울증제 등을 복용하였을 때 부작용으로, 구강에서 분비되는 침 분비가 감소되는 증세이다. 침 분비의 감소로 구강 내 플라그, 충치, 잇몸 질환 위험이 증가되고 심해지면 심한 구취와 언어장애까지도 발생된다. 또한 음식물을 씹거나 삼키는 데에도 불편함을 느끼고 미각이 감소되어 식욕도 상당히 감소된다. 치료하지 않고 장기간 방치한 경우, 영양불량으로 진행될 수 있다.

(2) 식사요법

구강건조증 환자는 침 분비를 자극하는 것이 도움이 되므로 물이나 무설탕 음료를 마시든지 무설탕 캔디나 껌을 씹는 것도 좋다. 또한 구강을 자극할 수 있는 주스류, 얼음, 과일바, 고깃국물, 요구르트 등의 수분 함량이 많은 음식이 도움된다. 그러나 카페인이나 알코올이 들어 있는 음료를 적게 마시고, 흡연은 구강 내 환경을 더욱 건조시킬 수 있으므로 담배를 엄격히 금지하는 것이 좋다.

기상 후에는 소량의 식물성 유지로 입을 가글하여 헹구고, 밤에는 입이 마르지 않도록 가습기를 사용하는 것도 도움이 된다. 심한 구취를 예방하기 위해서는 식사 직후에 양치하는 습관을 갖는다. 심할 경우에 타액 분비를 자극하는 약물을 사용한다.

check point

구강건조증 관리지침

① 물이나 무설탕 음료를 조금씩 자주 마시도록 한다.
② 침샘의 흐름을 자극하기 위하여 무설탕 캔디나 껌을 사용하도록 한다.
③ 차가워서 불편하지 않을 경우에 각진 얼음이나 얼린 과일 주스 바를 빨아 먹도록 한다.
④ 입안을 자극하는 감귤류의 주스나 짜고 자극적인 음식을 피하도록 한다.
⑤ 토스트나 칩과 크래커와 같은 마른 음식을 피하도록 한다.
⑥ 수프나 스튜나 소스 및 고기국물이나 요구르트 또는 과일 퓨레와 같이 수분 함량이 높은 음식을 먹도록 한다.
⑦ 식전과 취침 시에 처방전 없이 살 수 있는 타액 대용물(스프레이와 정제처럼 이용 가능한 것)을 이용하도록 한다.
⑧ 소량의 식물성 유지 또는 연마된 마가린으로 입을 헹구도록 한다.
⑨ 밤에 가습기를 사용하도록 한다.
⑩ 구강 위생에 깊은 관심을 갖고, 적어도 하루에 2번은 이를 닦고 헹구도록 한다. 식사 직후에 이를 닦는 습관을 기르도록 한다.
⑪ 구강을 건조시키거나 자극시키는 알코올 및 세정제 함유 구강청정제를 피하도록 한다.
⑫ 구강건조증이 약물에 의한 경우에는 대체물에 대해 의사와 상의하도록 한다.
⑬ 타액 자극 약제의 사용이 도움이 되는지를 의사에게 문의하도록 한다.(예를 들면, 니코틴산정과 필로카르핀 등)

2. 연하곤란증(Dysphagia)

구강에서 저작된 음식물이 인두에서 식도로 내려가 분문괄약근을 거쳐 위로 들어가는 작용을 연하작용이라고 한다. 소화기관으로 유입된 음식물은 구강에서 항문으로 자연스럽게 연하작용이 일어나는 구조로 되어 있는데, 이는, 시상하부 연하중추에 의해 조절된다.

연하곤란증은 신경계 질환이라든가 두경부 수술 등으로 인두와 식도에서 음식물의 이동이 제한되어 나타나는 생리·해부학적 장애를 의미한다. 연하곤란증은 음식물이 소화기관에 유입되면 저작작용과 연하작용을 통해 구강·인두·식도를 통해 자연스럽게 하부 소화기관으로 연하되어야 하는데, 여러 가지 원인에 의해 음식물을 씹거나 삼키는 것이 어렵고 불편한 상태를 나타낸다.

연하곤란증은 삼키는 단계에 따라 구인두성 연하곤란증과 식도성 연하곤란증으로 구분될 수 있다. 구인두성 연하곤란증은 음식물을 구강과 인두로부터 식도로 연하시키지 못하는 것으로, 신경장애나 식도 이상의 소화기관의 근육 장애로 유발된다. 식도성 연하곤란증은 긴 관 형태로 이루어진 식도를 통해 음식물의 이동이 자연스럽게 연하되지 못하여 발생되는 증세이다. 이는 식도의 폐색, 협착, 식도 근육 장애에 의해 유발된다.

연하곤란증은 음식물이 인두 쪽으로 연하되지 못하고 기도 쪽으로 유입되어 폐로 들어가게 됨으로써 흡인되면 기도 폐색·질식·폐렴 등의 호흡기 감염 같은 심각한 합병증으로 발전하여 생명을 위협할 수도 있다.

(1) 원인과 증상

연하곤란증은 식도의 외과적인 수술·종양·폐쇄·식도암·분문암·식도염·식도 아카라시아(식도 확장(증) esophagectasia 특발성 식도 확장증) 등의 기계적인 원인이 있고, 뇌졸중·머리손상·뇌종양·신경계 질환 등의 연하중추 손상으로 인후부 반사작용이 일어나지 않아서 발생되는 마비적인 원인이 있다.

증상으로는 환자 개인의 원인에 따라 각기 다른 특징을 보이지만, 일반적으로 음식을 삼키기 어려워하고 무의식적으로 침을 흘리며, 음식물을 삼킨 후에도 잦은 기침을 보인다. 흡인 증상을 비롯하여 식도의 경우는 음식물이 식도 내벽에 흡착하는 증상 등이 나타난다. 그렇기 때문에 식사요법에 특히 주의하여 환자의 상태에 따라 식사를 제공한다.

예를 들면, 식도 폐색 환자에게는 유동식 형태로 식사가 제공되어야 하지만, 신경계 이상인 경우에는 유동식보다(흡인의 위험이 있으므로) 기질적 연식 형태로 식사를 제공해야 한다.

(2) 식사요법

식도 연하곤란에 대한 식사요법은 다음과 같은 음식을 통해 충분한 영양 제공을 기본으로 한다. 첫째는 식도를 편하게 하는 음식, 둘째는 너무 차거나 너무 뜨겁지 않고 따뜻한 음식, 셋째는 둥글고 부드러우며 작은 크기와 모양 등 물리적 성향이 적절한 음식 등이다.

식도를 편하게 하는 식품으로 좋은 것으로는, 곡류 및 채소류 중에서 섬유질이 적은 것과 어육류 중에서 흰 살코기의 부드러운 생선 등이 있다. 달걀이나 우유나 요구르트나 잘 익은 바나나 및 호박 등도 좋지만 향신료는 피하도록 한다.

환자가 음식을 섭취하는 능력이 떨어지게 되면 식사의 형태를 유동식으로 제공하게 되는데, 그런 경우는 영양섭취량이 필요량에 비해 부족하기 쉬우므로 고영양식인 농축유동식(1kcal/mL)을 제공하며 비타민 B_1·B_2·B_{12}·C·철분 등 점막 치료에 도움을 주는 영양소 공급을 추가하는 것이 좋다.

제공되는 음식의 온도는 소화기관의 점막을 자극하지 않고 자연스럽게 연하될 수 있도록 따뜻하게 제공하며, 음식의 크기와 모양도 식도를 자극하지 않는 작고 모가 나지 않은 둥근 모양으로 제공한다. 제공되는 음식의 모든 재료는 결합조직과 섬유질이 적은 것으로, 조직과 형태가 쉽게 깨질 수 있는 조리법을 이용한 부드러운 음식을 선택한다.

생선의 경우는 흰살생선의 부드러운 살코기로 찜·탕·조림 후에 풀어서 제공하고, 채소류는 섬유질 연한 것으로 선택하여 부드럽게 조리하여 제공한다. 그리고 육류는, 단독으로 조리하여 제공하지 말고, 달걀찜이나 족편 형태와 같이 다른 식품과 혼합하여 부드럽게 조리하여 제공한다.

연하곤란 증상이 심할 경우에는 음식을 조리한 후 개별로 믹서기에 갈아서 제공하는데, 점성 있는 것은 별도의 수분을 추가하여 갈아서 제공하는 것이 좋다. 재료 선택 시 끈기가 없는 재료를 이용한다.

(3) 식도를 편하게 하는 식품과 조리방법

죽, 국수, 부드러운 생선을 이용한 생선찜, 달걀찜, 달걀 반숙, 생달걀, 연두부, 우유, 요구르트 등은 식도를 편하게 하여 연하작용이 자연스럽게 이루어지는 데 도움이 되는 음식들이다. 그 밖에도 무조림, 잘 익은 바나나, 잘 익고 시지 않은 과즙이 많은 복숭아, 푹 익힌 시금치나물, 애호박나물, 찐 단호박, 간 마 등도 제공할 수 있다. 국물류로는 설렁탕이나 곰탕의 국물, 우유, 푸딩, 커스터드와 같이 구강에 들어가서 입천장과 혀로 쉽게 형태가 으깨지는 음식의 경우는 제공이 가능하다.

(4) 식사요령

숟가락을 사용하고, 식사 시 고개를 숙인 채로 식사를 천천히 하며, 타액과 잘 혼합하도록 한 후에 삼킨다. 식도 통과가 어려운 경우에는 식사 전에 생달걀을 먹고 난 후에 식사를 하면 도움이 된다.

식사 중에는 말을 하지 않고, 식후에는 젖은 수건으로 구강 청소를 하는 등, 구강 위생에도 신경을 쓴다.

식사 시 자세로는 의자에 앉아 식사할 경우는 의자와 직각이 되게 앉고, 침대에 누워 있는 경우는 침대 윗부분을 올리고 엉덩이를 베개로 받친 후에 허리를 쭉 편 자세로 식사하며, 식사 후 30분 정도 앉아 있음으로써 자연스럽게 연하작용이 일어나도록 하는 것이 좋다.

(5) 제한해야 할 음식

차진 재료를 이용한 음식(떡, 찰밥, 질긴 육류, 햄, 소시지, 오징어, 낙지, 뼈째 먹는 생선, 어묵, 완숙 달걀, 통밀빵), 섬유소 많은 채소류(연근, 우엉, 도라지, 콩나물, 고사리, 고비, 말린 채소), 식도에 부담을 주는 과일류(배, 사과, 감, 참외, 수박) 등도 식사에 제공하지 않는 것이 좋다.

또한 자극적인 향신료(고추, 고추냉이, 감자냉이, 카레가루, 겨자, 생강, 고추장, 식초, 핫소스), 짠 음식, 신 음식 등의 자극적인 것은 제공하지 않는다.

3. 식도 질환

(1) 원인과 증상

독한 알코올, 뜨거운 음식, 자극적인 조미료, 강한 식초 등을 만성적으로 과다 섭취하면 식도 점막이 손상된다. 또한 빈번하게 구토하는 습관은 직접적으로 식도 점막을 손상시키고, 흡연은 담배의 니코틴 성분이 유입되어 환경을 변화시킴으로써 식도 점막이 손상된다.

식도 질환의 증상은 속쓰림(heart burn), 음식이 상처 부위를 통과할 때 식도의 움직임이 심해져 나타나는 경련, 가슴 조임, 흉통 등으로 나타난다.

(2) 식사요법

식도 질환 환자에게 제공되는 식사의 기본 원칙은, 식도에 부담을 주지 않으면서 더 이상의 손상을 주지 않고 손상된 부위를 치유할 수 있도록 부드럽고 연하며 소화가 잘 되는 음식 제공이다. 술, 커피, 카페인 음료, 맵고 신 음식 등은 식도 점막을 더욱 자극하기 때문에 제공하지 않도록 하며, 강한 위액이 식도로 역류되는 것을 방지하기 위해 식사 후에는 바로 자리에 눕지 않도록 한다.

(3) 식도역류증(Esophageal reflux disease)

식도 질환의 대표적인 증세로 식도역류증이 흔하게 나타날 수 있는데, 식도역류증은 강산성인 위액이 식도로 역류되어 식도 점막을 손상시켜 나타나는 질환으로 식도 아랫부분인 하부식도괄약근이 약화되거나 부적절하게 이완되어 위액이 식도로 자주 역류하면서 발생된다.

위산이 식도 안쪽까지 역류하여 손상시키는 증상을 간과하여 오랜 시간 치료하지 않거나 자주 이러한 증상이 느껴지는 데도 본인의 식사습관으로 가볍게 여긴다면, 염증이 생김으로써 역류성 식도염으로 발전한다. 그리고 심한 만성 염증은 출혈을 동반하여 식도궤양으로 진행된다.

식도역류증의 치료는, 증상을 완화하고 손상된 조직의 치유를 촉진하며 위산 분비 억제를 위해 고단백·저지방식·저자극식으로 제공하도록 한다.

check point

하부 식도 괄약근압을 약화하는 물질

알코올, 마늘, 항콜레스테롤제, 고지방 음식, 카페인, 메페리딘, 칼슘 길항제, 양파, 초콜릿, 푸로게스테론, 흡연, 테오필린, 다이아제팜, 페퍼민트와 스피어민트 오일 등

환자가 식사 후에 바로 자리에 눕지 않도록 주의하며, 최소 취침 2~3시간 전에는 음식 섭취를 금한다. 잠자리에 들기 전이나 누운 상태에서 간식 등을 섭취하는 습관이나 식사 중간에 물을 자주 마시는 습관 등은 위를 팽창시켜 하부식도괄약근에 압력을 가하여 역류가 쉬워진다.

또한 위산 분비를 자극하는 초콜릿·고지방 식품·커피·차를 섭취하는 습관이라든가 여성의 경우에 몸을 꽉 조이는 옷을 자주 입는 습관 등도 식도 역류의 원인이 되므로 주의한다.

check point

위식도 역류 질환 관리법

① 잠자리에서 군것질을 하지 말고 식사 후에는 바로 드러눕지 않도록 한다. 식사는 취침하기 2~3시간 전에 마치도록 한다.

② 침상 머리맡을 받침 위로 15cm 정도 올리고, 매트리스 아래에 foam wedge(거품쐐기)를 넣거나 머리와 몸통 밑에 베개를 받침으로써 밤 시간 동안의 역류를 줄이도록 한다.

③ 소식(적게 먹고)하고 식사 사이에 수분을 섭취하여 위가 너무 팽창하지 않도록 한다. 너무 팽창하면 하부 식도괄약근에 압력을 줄 수 있다.

④ 하부 식도괄약근 압을 약화하거나 위산 분비를 증가시키는 음식을 제한한다.

⑤ 담배와 알코올은 하부 식도괄약근을 이완시키므로 금한다.

⑥ 몸을 숙이지 말고 꽉 조이는 옷도 입지 않도록 한다. 이는 위압을 증가시키기 때문에 역류 위험을 높일 수 있다.

⑦ 비만자들은 적절한 동기를 제공하여 체중 감량을 권한다. 비만은 복부 압력을 증가시킨다.

⑧ 식도염이 발생했을 때에는 감귤류와 주스 및 토마토 제품이나 후추 또는 매운 음식이나 탄산음료거나 매우 뜨겁거나 찬 음식처럼 식도를 자극하는 식음료를 피한다.

⑨ 비 스테로이드성의 염증억제제(NSAIDs), 즉 아스피린이나 이부프로펜(ibuprofen)을 피하도록 한다. 이는 식도 점막을 손상시킬 수 있다. 위식도역류증 환자들 사이에서 음식 내성은 뚜렷하게 나타나며 의료 종사자들은 환자들이 섭취한 식음료와 그 증상을 계속 기록하여 식품과민성을 정확히 파악하여야 한다.

(4) 식도확장증(Achalasia)

위의 입구인 본문이 이완되지 않아 식도에 음식물이 정체되어 식도가 확장되어 있는 상태로 연하곤란, 구토, 가슴의 팽만감, 체중감소, 영양불량, 음식 입자의 흡입에 의한 폐의 합병증과 감염 등이 나타난다.

check point

영양관리

- 적당한 단백질과 당질 섭취
- 감소된 식도 하부 괄약근 압력과 위액분비를 돕기 위해 지방의 증가
- 액체나 고형음식을 공급할 것
- 뜨겁거나 찬 음식을 피할 것
- 식사는 소량씩 자주 하고 천천히 식사할 것
- 감귤류 같은 신맛 주스나 강한 조미료는 피할 것

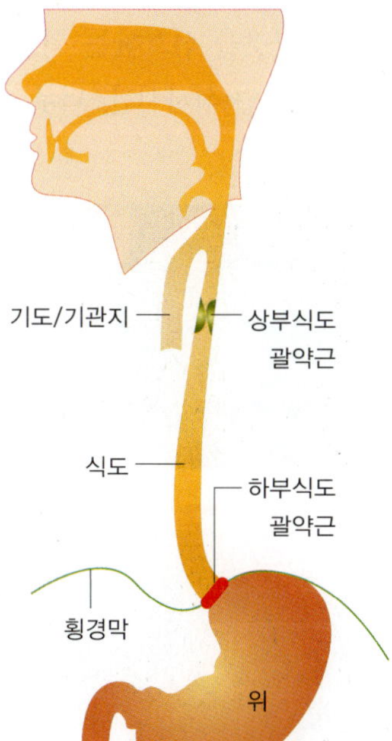

그림 3-3 식도의 구조

4. 소화성 궤양(Peptic ulcers)

궤양은 소화기관 안쪽을 덮고 있는 점막조직이 손상된 상태이며, 소화기관 어느 부위에서든 발생할 수 있다. 발생 부위에 따라 식도궤양, 위궤양, 십이지장궤양, 공장궤양으로 구분된다. 주로 위궤양, 십이지장궤양 발병이 높다. 소화성 궤양은 소화기관에 나타나는 궤양 질환을 모두 합하여 나타낸 것이다.

(1) 원 인

소화기 내벽 점막은 음식이나 약물에 들어 있는 성분에 직접적으로 노출된다. 점막조직에서 분비되는 여러 소화 효소와 산·알칼리, 전해질 물질, 소화액, 신경 자극 등으로 소화기 내부 환경이 일정하게 조절되며 소화작용이 이루어진다. 하지만 음식이나 약물의 성분이 장시간 자극적이거나, 점막조직에서 분비되는 물질이 과다하든지 혹은 부족하게 분비되는 경우에는 점막의 성질이나 환경을 변화시켜 궤양이 발생하게 된다.

1) 자극적이고 불규칙한 식생활, 과음

한국인의 경우는 자극적이고 짠맛을 선호하는 식습관, 충분한 저작작용 없이 식사를 급하게 하는 습관, 불규칙적인 식사시간, 너무 뜨겁거나 찬 음식을 즐기는

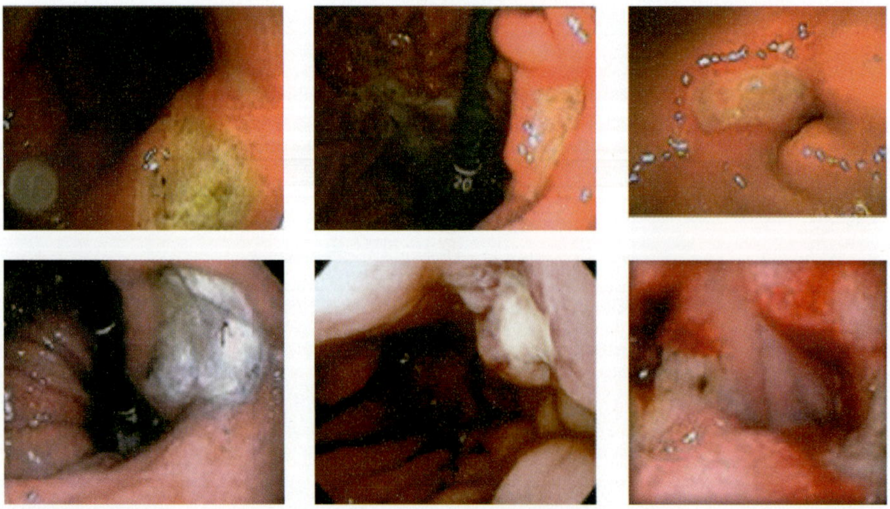

그림 3-4 위궤양이 나타난 병변

식습관, 진한 커피나 지속적 과음 등의 잘못된 식습관, 또는 점막세포 및 소화효소와 소화액의 원료가 되는 필수 아미노산의 섭취 부족이나 질 낮은 단백질 섭취로 인해 소화관 조직의 저항력이 약화되어 궤양 발병률을 증가시킨다.

2) 정신적 스트레스, 불안감, 긴장감

스트레스와 걱정이나 근심 등의 나쁜 감정이 지속적일 경우에는 뇌하수체가 자극되어 부신피질 자극 호르몬(ATCH) 분비와 부신피질 호르몬 분비를 촉진시켜 위벽의 점막세포를 자극함으로써 위산 분비가 증가하고 소화성 궤양을 발생·악화시킨다.

3) 점막의 환경을 변화시키는 감염이나 약물, 담배

헬리코박터 파일로리(*Helicobater pylori*) 감염도 소화성 궤양의 원인으로 작용하는데, 이 균은 위의 유문부 쪽에 서식하는 나선형 모양의 박테리아로 우레아제(urease)를 분비하여 요소를 분해함으로써 암모니아(알칼리성 물질)를 생성하여 위 내 환경을 알칼리성으로 중화하고 위점막을 약화하여 궤양을 발생시킨다.

또한, 위벽 점막을 자극하는 약제(아스피린) 등의 만성적 사용이나 만성 관절 류마티스 환자가 복용하는 비스테로이드성 항염증 약물(Non-Steroidal Antiinflammatory Drugs)의 장기 복용도 위 점막을 자극하게 된다. 흡연은 담배의 니코틴에 의해 위벽이 자극되어 궤양을 발생시킨다.

(2) 증 상

소화성 궤양의 일반적인 증상은 통증으로 궤양이 발생한 자리에 음식물로 위 운동과 위액 분비가 이루어지면 궤양이 발생한 부위가 자극되어 나타난다. 특히, 공복 시나 야간에 음식물을 섭취하지 않은 상태에서 위산 분비로 통증이 발생하는 기아통(饑餓痛)이 나타난다.

그 밖에 증상으로는 복부팽만감·체중감소·빈혈·메스꺼움·구토 등이 나타난다. 그러나 통증이 나타나지 않는 무증후성 궤양은 알아차리기 어렵기 때문에 병이 악화될 확률이 상당히 높다.

이렇듯 궤양은 일반적으로 음식을 잘못 먹었을 때 나타나는 증상과 유사하게 나타나므로, 일반적으로 병이 상당히 진행된 후에 진료를 받게 되는 경우가 상당히 많다. 특히 악화된 궤양의 경우는 출혈 증상을 동반하게 되는데, 출혈이 발생하면 기운이 없어지고 피로감이나 창백함 등이 나타나며, 더욱 증상이 심해지면 혈변을 보이거나 혈액이 섞인 구토 등이 나타난다.

출혈은 위액을 감소시키고 철과 비타민 B_{12} 결핍증의 위험을 증가시킨다. 출혈을 간과할 경우에는 궤양이 생겼던 부위의 막이 뚫리는 천공, 소화관의 직경이 좁아지는 폐색 등의 증상이 나타난다.

(3) 식사요법

소화성 궤양 환자를 위한 식사요법의 목표는, 궤양 발병 원인을 제거하고 점막 세포의 건강을 증진시키며, 궤양 증상이 완화될 수 있는 영양 상태를 유지하는 데 있다.

식사계획 전에 위 자극을 최소화하는 식품·질감·조리법을 이해하고, 소화가 편한 식품과 조리법을 이용하여 식단을 계획한다. 또한 궤양이 발생한 부위의 통증은 가라앉히고, 회복에 도움되는 식품과 조리법, 특히 위의 염산과 펩신의 분비량이 과다하거나 부족한 경우는 궤양 유발이 자극되므로 이를 정상적으로 유지하는 데 도움이 되는 식사나 궤양 발병이 가장 높은 위의 부담을 낮출 수 있는 방법으로 식사를 계획한다.

예전에는 궤양 환자에게 우유와 크림을 이용한 Sippy diet(1915년에 Sippy가 제안한 우유와 크림을 이용한 궤양 식사)를 처방하였다. 이 식사는 위 보호에 도움이 되며 주로 알칼리성 식품으로 제공되기 때문에 위산을 중화하는 기능으로 제공하였으나, 우유와 크림에는 상당한 단백질이 포함되어 위산 분비를 자극하기도 하므로 환자에 따라 각기 다른 효과를 보였다. 그러므로 소화성 궤양 환자에게 우유와 크림 제공은 환자의 적응도에 따라 양을 결정하여 제공하는 것이 좋다.

1) 영양소별 식사처방

① **단백질** : 궤양 치료에 있어 단백질은 위산 중화 작용이 강하고, 손상된 점막 조직의 재생을 위해 충분한 섭취가 가능하다. 그러나 이는 위산 분비 자극 요인이 되므로 튀김이나 자극적인 양념(간장, 고추장, 고춧가루, 그레이비 소스 등) 사용을 제외한, 소화가 용이한 조리법을 선택하여 제공한다.

② **지질** : 지질은 위 운동과 위산 분비를 억제하지만, 위 내 체류 시간이 길어 궤양이 원인이 될 수 있다. 다만, 과량으로 사용되는 튀김류를 제외하고는

적당량 사용 가능하다. 특히 ω-3 지방산은, 점막의 저항성을 향상시키고 혈액 응고 감소와 항염증 효과를 나타내므로, 식사 내 처방하여 제공한다.

③ **당질** : 당질은 위산 분비를 촉진하지 않고, 위 내 체류시간이 짧아서 점막을 자극하지는 않는다. 그러나 섬유소의 함량이 적은 종류를 선택하여 자극적이지 않은 식품으로 충분히 제공한다.

④ **비타민과 무기질** : 비타민과 무기질 식품은, 향이 진하고 신맛이 강하며 섬유질이 많은 종류를 주의하여 제공한다. 특히 과일의 경우는 당도가 높은 것도 점막의 자극 요인이 되므로, 당도가 낮은 과일로 제공한다. 다만, 건조과일은 조직의 치밀감과 당도가 높기 때문에 제공하지 않는다. 과일은 품종에 따라 신맛과 단맛이 달라지기에 식품 선택 시 품종도 고려하여 제공한다.

2) 소화가 잘 되는 식품과 조리법

소화가 잘 되게 하려면 질기거나 단단하지 않은 종류로 섬유질이 적은 식품을 제공하고, 수분이 많은 종류으로는 위 내 체류시간이 짧은 탄수화물 위주 식품으로 찌기·데치기·끓이기·삶기 등 수분으로 호화시켜 제공한다.

적당량의 지방은 위산 분비를 억제하므로 볶음류는 제공 가능하다.

3) 궤양 부위의 점막 재생과 보호를 위한 방법

양질의 단백질·무기질·비타민 함량이 많은 식품을 충분히 섭취하는데, 자극적이지 않은 탄수화물 식품 위주로 소화가 잘 되는 소량의 지방 식품은 통증 완화와 식욕 촉진에 도움이 되므로 과량으로 사용되는 튀김류만을 제한하고 지방 식품도 적당량 사용한다. 과식의 경우에는 위 부담을 증가시키므로 한 끼의 식사량은 적당량 공급하는 것이 좋다.

4) 도움이 되는 식습관

궤양 치료와 예방을 위해서는 하루 세 끼 식사를 일정한 시간에 제공하는 것이 좋다. 이는 위산 분비를 과다하지 않게 하는 방법이다. 그러므로 궤양 환자의 경우에 규칙적인 식사가 도움이 되며, 한 끼 공급량을 줄일 경우는 식사 횟수를 늘려서 제공한다.

결식은 위액 농도가 증가되는 원인이다. 그 반면에 식사 횟수가 너무 여러 번으로 빈번하면 위 자극이 증가되어 위액 분비도 증가되므로 하루 5~6회 내로 제한한다.

한 번에 많은 양을 식사하는 것은 위산 분비를 촉진하므로 피해야 하며, 식사 시에 잘 씹어 먹는 습관과 즐거운 마음가짐은 스트레스 해소에 도움이 되어 소화 작용을 촉진하므로 이를 지키도록 한다.

(4) 증상별 식사요법

1) 출혈성 궤양식

출혈이 있는 급성 단계는 지혈이 목적으로 2~3일 동안은 절대 안정 및 금식으로 위의 점막을 보호한 뒤에 3~5일 동안 유동식을 하면서 안정을 취해야 한다. 출혈이 멈추고 유동식을 주기 시작해도 출혈 후 5~6일 동안은 수액이나 경장영양제에 의해 영양보급을 계속할 수 있다. 증상이 호전되면 3부죽에서 5~10일 동안 반고형식을 주고 5부식과 전죽으로 이행하면서 고형식을 주도록 하며, 영양 상태를 증진하기 위해서 고에너지·고단백질식으로 적극적인 치료에 들어간다.

2) 비출혈성 궤양식

만성 궤양을 치료하기 위한 식사제한은 환자 개인의 내응력에 달려 있다. 위산과 히스타민 H_2 분비억제를 고려하고, 시간이 걸리는 치료이기 때문에 인내심을 가지고 꾸준한 식사요법이 필요하다. 비출혈성 궤양식의 원칙은 위 자극과 과량의 위산분비를 유발하는 식품 및 음료를 제한하는 것이다.

이를 위해서는 하루 세 끼의 균형잡힌 식사를 해야 하고, 밤중의 위산분비를 억제하기 위해서는 야식을 금해야 한다. 또한 알코올이나 커피 및 카페인이 포함된 음료는 물론이고 금연을 하고 자극적인 식품 등을 피해야 한다.

(5) 약물치료

소화성 궤양 치료에 사용되는 약물은 점막을 보호하는 작용을 하는 약물이 처방된다. 궤양의 주 원인인 헬리코박터파일로리 균을 억제하는 항생제와 자율신경차단제 및 정신안정제 그리고 아세틸콜린(acetylcholine)의 작용을 억제하는 약물인 항콜린제 등이 처방된다.

위 내 산도를 감소시키는 제산제, 위액 분비와 위 운동을 촉진하는 대표적인 물질인 히스타민(histamine)을 억제하는 약물인 히스타민 H_{12} 리셉터 길항제 등의 사용은 위산 분비를 억제하여 위 점막 손상을 줄이는 효과가 있다.

표 3-1 소화성 궤양환자의 식품 선택

식품류	허용식품	금지식품
곡류	죽, 진밥, 단백한 국수, 수프, 오트밀, 식빵, 카스텔라 등	잡곡밥, 된밥, 수제비, 냉면, 떡라면, 찐빵, 도넛, 보리빵
채소류	삶은 채소, 당근, 시금치, 가지, 호박, 오이, 삶은 감자 등	섬유질이 많은 생채소, 김치, 도라지, 샐러리, 고사리, 우엉, 장아찌류
과일류	삶은 사과즙, 시거나 떫지 않은 과즙, 바나나	생과일, 견과류
어육류	삶은 쇠고기와 오리고기, 닭고기, 흰살 생선, 굴, 두부	고기국물, 기름진 고기, 생선찜, 햄, 소시지, 베이컨, 오징어, 젓갈류, 튀긴 고기, 튀긴 생선
우유/유제품 및 난류	흰우유, 아이스크림, 버터, 마가린, 치즈, 시지 않은 마요네즈, 반숙란, 달걀찜, 스크램블에그, 커스터드	초콜릿 우유, 달걀프라이
조미료 및 기타	간장, 소금, 참기름, 들기름, 콩기름, 설탕, 된장	고춧가루, 고추장, 후추, 수정과, 엿, 겨자, 계피, 카레, 케첩, 생강, 파, 마늘, 잼, 사탕, 커피, 홍차, 코코아, 초콜릿, 껌, 콜라, 알코올음료

5. 급·만성 위염

소화기관 중 가장 넓은 부위의 점막을 가지며, 위산과 펩신의 분비로 다른 소화기관과 다른 산성의 환경을 가지며, 음식물이나 약물이 일시 체류하는 장소로 환경 변화에 민감하게 반응되어 위 점막에 염증이 발생되는 증상에 이른다. 통증이 수반되며 발병 기간에 따라 급성과 만성으로 구분된다.

(1) 급성 위염(Acute gastritis)

1) 원 인

급성 위염의 원인은, 소화성 궤양과 유사하게 과식 또는 자극이 강한 식품이나 조리법으로 만들어진 음식의 장기간 섭취, 난소화성 전분의 다량 섭취, 알코올 농도가 높은 술을 안주 없이 과음하거나 장기간 많이 마시는 것, 진한 커피의 습관적 섭취 등의 식사성 요인에 의해 주로 발병된다.

뜨겁고 맵고 짜며 신맛이 강한 음식을 습관적으로 먹는 것은 피해야 한다. 또한, 세균에 오염된 음식물이나 특정 알레르기성 식품, 독성물의 섭취, 헬리코박터

파일로리균에 의한 위 감염, 염증 발병을 증가시키는 해열제, 항생제 부신피질호르몬 등의 복용 등에 의해 발병된다.

2) 증 상

주요 증상으로는 명치 쪽의 속쓰림이나 통증, 구역질, 상복부 통증 등이다. 심한 경우에는 위 전체가 욱신거리는 통증, 위 팽만감, 토하거나 설사, 발열, 메스꺼움 등으로 식욕 저하 증상이 나타난다. 증상이 심해지면 염증 부위의 출혈이 발생하여 토혈이나 혈변 등이 나타난다. 통증 정도로 구분한다면, 급성 위염이 만성 위염에 비해 훨씬 크다. 통증으로 인한 쇼크 등이 급성 위염에서 나타나기도 한다.

3) 식사요법

급성 위염의 일반적인 증상으로 구토와 설사 등이 나타난다. 통증이 심한 경우에는 우선적으로 환자의 상태가 호전될 때까지 절식하는 것을 원칙으로 한다. 통증이 가라앉으면 미음, 보리차, 맑은 사과 주스, 끓여서 식힌 물, 콩나물 국물 등 맑은 유동식을 시작하도록 한다. 환자의 상태가 호전되어 음식을 원하게 되면 미음에서 죽으로 진행한다. 환자의 상태에 따라 설사를 할 경우에 우유는 금한다. 환자의 병세가 좋아지면 무자극 연식에서 곧 무자극 회복식을 거쳐 5~10일 전후에 일반식으로 이행하도록 한다.

염증 증상으로 발열 반응이 나타난다. 이는 체온의 상승으로 구갈증상이 나타나는데, 환자가 수분공급을 원할 경우에는 깨끗한 거즈에 깨끗한 물을 적셔서 마른 입술에 얹어주어 구갈증상을 해소시킬 수 있다. 환자가 수분공급 후에도 별다른 부작용이 없는 경우에는 구갈을 해소할 정도의 수분공급이 가능하다.

절식 후 1~2일 후부터는 보리차나 깨끗한 물 등의 맑은 유동식을 제공하여 수분 공급을 시작한다. 환자가 잘 적응하면 전유동식, 연식, 일반식으로 이행하여 필요한 영양량을 충족시키도록 한다. 전유동식 제공 시에도 단독적인 우유 제공은 삼가한다.

우유만 마시는 것보다는 곡물이나 채소류를 호화시킬 때 사용되는 수분으로 대체하거나 맛을 내기 위한 양념으로 소량 사용하여 제공한 다음, 환자에게 별다른 이상 증상이 나타나지 않으면 식사에 포함한다. 또한 위염을 유발했던 원인이 되는 식품은 식사에서 배제하고, 원인이 되었던 식습관의 경우는 서두르지 말고 개선시키는 교육까지 함께 진행되어야 한다.

(2) 만성 위염(Chronic gastritis)

위 점막에 생긴 염증이 만성화되어 나타나는 질환을 의미한다.

1) 원 인

만성 위염은 급성 위염이 만성화가 상당히 진행되어 나타나므로 분명한 원인을 밝혀내기에 어려움이 있다. 급성 위염과 다르게 만성 위염의 경우는 통증의 정도도 심하게 느껴지지 않거나 통증이 나타나지 않는 경우도 있기 때문에 만성화되어 나타난다.

그 밖에 만성적인 위장 장애나 간 질환 및 위의 수술을 받은 부위가 치유되는 과정 등에서 약화된 상태, 그리고 세균감염이나 헬리코박터파일로리균에 의한 감염 등이 원인이 된다. 급성 위염과는 다르게 만성 위염은, 노화가 진행되어 위선이 위축되면 위산의 분비가 감소되거나 분비되지 않는 무산증에 의해서 위 내 환경 변화로도 발병할 수 있다.

2) 증 상

환자가 느껴지는 정도에 따라 다르지만, 급성 위염과 비교하여 통증이 심하지는 않다. 식후에 느껴지는 위의 압력감으로 복부팽만감이 느껴지며, 더부룩함·상복부 불쾌감·변비·전신 권태감·식후 체한 느낌 등으로 인한 식욕부진 때문에 식사 섭취량이 적어져서 체중감소 증상이 나타난다. 또한 위액 분비 감소로 인한 단백질 식품의 소화 장애 및 칼슘과 철분의 흡수 감소와 비타민 B_{12} 흡수와 관련된 내적 인자의 생성과 분비 부족 등으로 인한 악성 빈혈이 나타나기도 한다.

3) 식사요법

만성 위염의 식사요법은 위산의 분비가 과다하여 위 내 환경을 강한 산성으로 만들기에 나타나는 과산성 위염, 대조적으로 위선의 기능이 약화되거나 노화되어 위산의 분비가 부족하기 때문에 위 내 환경을 변화시켜 나타나는 감산성 또는 무산성 위염 등으로 크게 분류하여 다르게 처방된다.

과산성 위염은 과다한 위산 분비로 인해 식후 속쓰림 증상이 나타난다. 즉, 환자마다 거북하게 느껴지는 식사나 식재료들로 장시간의 편식이 영양 불균형을 유발시켰다. 그러므로 식품 선택과 조리법에 주의를 기울여야 한다. 그러나 기본적으로는 맵고 짠 자극적인 식품, 식품의 겉표면이 질겨지는 조리법, 맵고 짜고 신맛의 고춧가루·겨자·와사비·생마늘·생고추·생양파 등을 넣은 양념과 조미료, 농후하고 진한 음식 고기 국물, 탄산이나 산이 강한 음료 등은 제공하지 않는다.

식사 시간에는 스트레스를 받지 않는 즐겁고 편안한 마음으로 식사하려고 노력하여야 하며, 음식은 천천히 충분하게 씹어 섭취하고 날마다 같은 시간에 규칙적으로 식사하는 방법이 도움된다. 과산성 환자의 경우는 위궤양 환자와 동일하게 환자의 상태에 따라 무자극식의 유동식에서 일반식으로 질감을 조금씩 변화시켜 제공한다.

무산성 위염은 위축성 위염으로 위산이 소화작용에 필요한 만큼 분비되지 않으므로 나타나며, 위산의 분비가 더 감소되어 나타나는 감산성 위염으로 진행되기도 한다.

위선을 이루는 위벽세포의 위축으로 만성적으로 위액 분비가 저하되거나 감소된다. 특히 단백질 소화에 장애가 나타나고, 음식물을 통해 체내로 유입된 유해한 성분이나 균 및 바이러스를 방어하는 살균작용이 불충분하여 세균성 설사의 원인이 되기도 한다.

그러므로 식사를 하기 전에 식욕을 촉진시키는 맛이나 향이 있는 음식 제공으로 위산 분비를 자극하는 식사 처방이 이루어져야 한다. 유자차, 레몬차, 약한 커피·홍차, 토마토주스, 요구르트, 향이 좋지만 지나치게 시지 않은 주스류 등이 제공된다. 양념의 경우에는 소량의 생 무즙·다진 생 파·마늘·양파·식초를 이용한 음식이나 적당한 소금 간을 한 식사로 제공한다.

오랜 기간 위산 분비가 저하되면 위산이나 펩신 외에도 비타민 B_{12}과 철분 및 칼슘 흡수도 방해되므로 철을 많이 함유한 식품인 쇠간·닭간, 내장육, 쇠고기, 굴, 당밀을 이용한 빵, 케이크, 과자, 아이스크림과 녹색이 진한 부추, 시금치, 쑥갓 등의 엽채류 등이 제공 가능하다. 다른 소화기 질환 환자와 동일하게 규칙적인 식사 시간을 지키는 것이 중요하며, 한 끼 섭취량을 줄이고 횟수를 늘려서 제공한다.

6. 위하수(Gastropsis)

(1) 원인과 증상

위의 긴장감이 저하되면 위 운동이 감소되고 소화능력은 약화되어 위에서 소장으로 음식물을 내려 보내는 힘이 약화된다. 약화된 위 근육은 음식물이 내려오면 위가 배꼽 아래까지 축 처지게 됨으로써 위에서의 연동작용과 연하작용이 약화된다. 이렇듯 위 기능이 저하되어 있는 상태를 '위하수'라고 한다. 증상으로는 식사 후에 위가 더부룩하고 거북함을 느끼며, 위의 모양이 축 처져서 주위 혈관을 누르게 되어 혈액순환 장애로 얼굴이 창백해지고 손발이 차가워진다.

식사를 한 후에는 음식물의 무게로 위가 더 축 처져서 소화가 안 되고 위 내가 그득하게 남아 있는 느낌으로 식욕이 없어지고 저녁 식사 후에는 숙면에도 방해되며 음식물의 무게로 대장을 누르게 되기 때문에 변비 증상도 나타나게 된다.

(2) 식사요법

위하수증의 식사요법은 소화가 잘 되고 위 안에 장기간 머물지 않는 식품으로 소량씩 섭취하도록 하며 식사 횟수를 조절하여 위에 부담을 주지 않으면서 영양가는 높고 식욕 촉진도 되는 음식을 기준으로 한다.

강조하건데, 위하수증 환자의 중요한 식사 처방은 한 끼에 너무 많은 양을 섭취하는 과식을 절대적으로 금하는 것이고, 위 내 오래 체류되는 음식(지방)을 피하는 것이다. 식품이나 음식의 질감이 너무 되직하거나 거친 것은 피하고, 채소를 제공할 경우에는 섬유소가 거칠지 않은 재료로 충분히 잘 익혀서 제공한다.

주식은 진밥 형태로 제공하고, 버터를 발라 구운 토스트나 질기지 않고 푹 익힌 면류 제공도 가능하다. 식욕촉진을 위해 마멀레이드, 잼, 젤리, 꿀, 계피 등도 너무 많은 양이 아니면 제공할 수 있다. 죽의 경우는 질감이 부드럽지만 포함된 수분의 양이 많기 때문에 위에 부담을 가중시킬 수 있고, 영양필요량을 맞추는데도 적합하지 않으므로 제공하지 않는다.

단백질 식품은 위 근육을 강화하기 위해 충분히 제공할 수 있으나, 부드럽게 조리하여 제공한다. 영계찜, 닭고기 샐러드, 닭간 구이, 흰살코기 생선으로 만든 찜, 구이, 부드러운 게살이나 얇게 저민 소고기로 만든 불고기, 우설 편육, 족편, 두부조림, 치즈, 반숙달걀, 달걀찜, 푸딩, 커스터드 등은 제공 가능하다.

탕으로 육류를 제공할 경우에는 기름기를 충분히 제거하여 제공하며, 국물은 많이 섭취하지 않도록 한다. 수분이 많은 음식이나 음료는 위에 부담을 주므로 식사 시에 제공하지 말고 간식으로 제공하는 것이 좋다.

7. 덤핑증후군(Dumping syndrome)

(1) 원인과 증상

심각한 비만 치료와 약물 치료로 궤양의 치료가 불가능한 환자, 위의 끝부분인 유문괄약근의 폐쇄 등을 치료하기 위해 위의 일부를 남기고 절제하는 수술을 받은 환자 등에게 나타나는 증상을 '덤핑증후군' 이라고 한다.

이러한 환자는, 음식물 섭취 후 소화가 덜 된 음식물이 위를 거쳐 그대로 소장으로 빠르게 내려가고 위에서는 점차 기능이 약화되어 위산이나 펩신의 분비가 감소되며 철 흡수 장애와 내적 인자 분비 감소로 비타민 B_{12} 흡수도 저하된다. 소장에서는 덩어리째 음식물이 유입되어 팽창되고 담즙 분비가 방해되어 단백질 식품과 지방의 소화흡수가 감소되며, 흡수되지 못한 음식물은 대장으로 들어오게 됨으로써 장내 박테리아의 작용은 증가된다.

증상으로는 식후 10분 내 복부 팽만감과 구토·발한·현기증·고혈당증 등으로 상당한 피로감을 느끼며, 식사 1시간 이후에는 과다한 인슐린 분비로 저혈당이 되어 두통·경련·무력감 등이 나타난다.

(2) 식사요법

덤핑증후군의 증상을 완화하고 치료하기 위한 식사요법은 다음과 같다.

① 줄어든 위의 용량에 맞게 적은 양을 섭취하도록 하고, 적절하게 식사 수를 늘려서 에너지 섭취를 하도록 한다.

② 편안분위기에서 천천히 먹는 식습관을 기르고 음식은 충분히 꼭꼭 씹어서 먹도록 한다.

③ 식사할 때에는 마시는 수분의 양을 제한하고 식사 전이나 후의 45분 이내에 물을 마시지 않도록 한다. 그러나 탈수를 막기 위하여 그날 중으로 적절한 수분을 보충하도록 한다.

④ 당이 많이 함유된 주스와 당분 함유 음료 및 음식을 피하도록 한다. 또, 팽창을 일으키는 탄산음료를 피하도록 한다.

⑤ 음료와 디저트에 많이 이용되는 인공 감미료를 피하도록 한다.

⑥ 매우 뜨겁거나 찬 식품과 음료를 피하도록 한다.

⑦ 매 식사마다 섬유질이 풍부한 음식을 빠트리지 않고 먹도록 한다. 식사에 자주 펙틴이나 구아 껌과 같은 수용성 섬유를 섭취하여 증상을 조절하도록 한다.

⑧ 우유와 유제품은 유당 함량이 높으므로 피하도록 한다. 효소로 처리된 우유는 유당, 즉 포도당과 갈락토오스의 분해물로 말미암아 증상을 나타낼 수 있기에 피하도록 한다. 치즈는 유당 함유량이 낮기 때문에 내성이 있을 수 있다. 특히 녹색 채소나 두부와 뼈나 생선 같은 비우유질 칼슘원을 섭취하도록 한다.
⑨ 공복일 때에 저혈당 증상이 계속된다면, 매 식사 때마다 단백질이 풍부한 식품을 섭취하도록 한다.
⑩ 식사는 똑바로 앉아서 먹도록 하고, 식후에는 음식물이 소장으로 이동하는 속도를 늦추기 위해 20~20분(경우에 따라 그 이상) 동안 누워 있도록 한다.

3-4 하부 소화기관 질환

1. 변 비(Constipation)

변비는 대장 내에 배설물이 정체되어 항문으로의 통과가 지연된 상태로, 일반적으로 식사 섭취 후 1~3일 내에 배설되지만, 어떤 이유에서 결장 또는 직장에 배설물이 장시간 머무는 상태이다. 이러한 변비 증상은 대장에서 수분흡수가 과다한 경우에 발생된다.

정상적인 식사를 할 때에 성인의 경우는 1일 1회 배변하는 것이 정상적이며 나이가 어릴수록 배변횟수가 많아진다. 변비 발생률은 여성이 남성보다 높으며, 특히 임신기 여성은 태아의 무게로 장을 압박하여 발병한다. 노인의 경우에는 소화관의 노화로 인해 증가된다.

(1) 원인과 증상

변비의 원인은 적은 양의 식사량, 불규칙한 식사, 배변활동에 도움이 되는 섬유소와 수분섭취의 부족, 지방과 설탕 섭취가 과다한 경우 등에 발생된다. 또한 배변 습관이 원인이 되기도 하는데, 운동부족·배변 욕구를 참는 습관·스트레스 등에 의해서도 발생된다. 임신과 노화, 당뇨병, 만성신부전, 갑상선기능저하증, 파킨슨씨병, 척수병변, 다발성신경경화 등의 신경성 질환 등은 장운동에 영향을 미쳐서 변비를 유발한다. 약물의 경우는 진통제, 항우울제, 항히스타민제, 철분보충제 등의 복용에 의해서도 발생한다.

증상으로는, 배변 시 복부의 심한 압박감에도 불구하고 배설되는 변의 양은 적으며, 심한 변의에도 배설량이 매우 적어 늘 배가 묵직한 느낌을 갖는다. 복부팽만감과 압박감, 장내 생긴 독성 물질의 흡수로 인한 두통, 식욕감퇴, 구역질, 신경과민, 피로감, 불면증 등이 유발된다. 변비가 치료되지 않고 오래 계속되면 치질로 발전하여 출혈과 심한 통증을 동반한다.

(2) 식사요법

전곡류, 두류, 채소, 과일류 및 해조류 등의 섬유소가 많은 식품과 충분한 수분은 수분흡수와 장 운동을 촉진하여 변비를 개선하거나 치료한다. 그러나 너무 과량의 섬유소를 섭취하는 것은 오히려 설사, 헛배부름, 복부 불쾌감, 대장증후군 등을 유발한다. 그러므로 섬유소 섭취는 하루 25~30g 정도가 적당한다.

충분한 수분섭취와 규칙적인 식사와 배변습관, 적당한 운동과 변의를 느낄 때 즉시 배변 등이 건강한 장을 유지하는 데 도움이 된다. 오랜 시간 앉아서 근무하는 사무직, 운전직, 체급이나 경기를 위해 체중감량을 하는 운동선수들, 임산부, 노인의 경우 등에는 섬유소 섭취와 수분섭취가 도움이 된다.

표 3-2 변비환자를 위한 식품 및 식습관

분류	식품군	제공가능 식품
주식	곡류	현미, 통밀, 보리, 조, 수수, 잡곡
	밥류	대두, 팥, 녹두, 강낭콩, 완두콩 등을 이용한 잡곡밥, 채소밥, 과실밥, 감자밥, 고구마밥, 콩밥, 김밥, 오트밀밥
	빵류	통밀빵, 보리빵, 호밀빵, 옥수수빵
	죽류(연식)	채소죽, 잣죽, 깨죽, 우유죽
우유 및 유제품	특성	유당과 각종 유기산(연동운동 촉진) 다량 함유
	식습관	아침 공복, 차갑거나 따뜻한 우유 섭취
	유제품	요구르트, 아이스크림, 치즈
채소류	조리법	김치, 나물, 샐러드, 볶음류, 피클, 초절임
	고섬유소	배추, 무, 양배추, 파, 양파, 오이, 가지, 근대, 쑥갓, 미나리, 셀러리, 도라지, 고비, 고사리, 연근, 풋고추, 깻잎, 호박잎, 고구마잎, 우엉, 콩나물, 부추, 더덕
	그 외	상추(가열하지 않고 제공 가능), 토마토(유기산 많아 변비 도움)
	제공 불가	쑥, 산나물, 도토리(탄닌 성분 함유 → 수렴작용)

(계속)

분류	식품군	제공가능 식품
감자류	감자	수용성 다당류, 펙틴 성분으로 배변 도움
	고구마	당분 많아 장 내 발효로 산 생성으로 도움
	곤약	수용성 식이섬유인 글루코만난 → 변 양 증가, 연동운동 촉진
해조류	특성	난소화성 다당류인 알긴산(alginic acid) → 연동운동 촉진
	조리법	미역 : 국, 나물, 냉채로 이용
		다시마 : 다시마조림, 튀각, 국, 차로 이용
		김 : 구이, 자반, 튀김, 김밥으로 이용
		파래 : 파래가루, 무침, 자반, 제과로도 이용
		한천 : 아가로오스(agarose), 아가로펙틴 함유→ 묵, 과자로 이용
과일류	특성	과당, 섬유소, 펙틴, 유기산, 포타슘 → 연동운동 자극으로 도움
	종류	사과, 배, 수박, 참외, 자두, 살구, 무화과, 딸기, 키위, 귤, 멜론
	그 외	푸룬(말린 서양 자두) : 이사틴(isatin) → 배변작용 촉진
		파파야 : 파파인 → 단백질 분해 효소
	제공 불가	포도 껍질, 바나나, 모과, 감(탄닌 성분) → 소화 방해
수분	수분	하루 6~8컵이 적당하다.
	우유류	목장우유, 밀크셰이크, 요구르트, 우유음료
	주스류	사과주스, 오렌지주스, 레몬주스, 수박주스, 복숭아넥타, 살구넥타, 자두넥타, 파인애플주스, 푸룬주스, 당근주스, 토마토주스
	차류	오미자차, 꿀차, 귤차
	탄산음료	사이다, 콜라
조미료	식초	성질 : 초산 성분 → 배변 촉진
		종류 : 마요네즈, 우스터 소스, 토마토케첩, 식초
	당류	성질 : 장 내 발효로 연동운동 촉진
		종류 : 설탕, 물엿, 시럽, 꿀 등
기타	종실류 및 견과류	참깨, 낙화생, 들깨, 잣, 은행, 밤, 호두, 잣, 해바라기 씨, 아몬드(지방 함유) → 변비 치료
	견과류 껍질	탄닌 성분으로 완전 제거 도움
	도토리묵	탄닌 함유로 과다 섭취하지 않도록 함
	코코아, 초콜릿	탄닌 함유로 제공불가

2. 설 사(Diarrhea)

설사는 대변 내 수분 함량이 증가되어 액체 또는 액체에 가까운 대변을 보는 것으로 보통 변 내 수분은 70~80%가 정상이나 80% 이상인 변을 설사로 진단한다. 설사는 수분 양이 많아서 배변 횟수가 증가되는 상태이다.

(1) 원인과 증상

설사는 증상이 나타나는 기간에 따라 구분되는데, 설사 증상이 갑자기 시작되어 2주일 이상 지속되는 급성 설사가 있고, 2주일 이상 계속되어 설사로 인해 체중감소와 영양불량상태가 초래되는 만성 설사가 있다. 식사성 원인으로는 과식, 난소화성 음식, 과다한 지방식, 과민성 식품, 저작작용의 부족, 소화액 분비 감소 등과 바이러스, 세균, 기생충 등의 감염, 약물복용의 부작용으로 음식물이 소화되지 않고 대변으로 배설되거나 대장 내로 수분의 이동이 증가해 대장 내 수분 재흡수가 감소되어 나타나게 된다.

식사성 요인 중에서도 발효성 설사의 경우는 탄수화물이 발효되어 설사를 유발한다. 그리고 소화작용을 받지 못한 단백질이 부패하여 설사가 유발되는 경우는 부패성 설사라고 구분한다.

설사를 하면 변을 통해 배설물만 배설되는 게 아니라, 체내 필요한 양의 수분이 상당히 많이 손실되어 탈수 증상이 나타난다. 또, 전해질 상태도 상당히 심각하게 불균형을 나타낸다. 만성적인 설사의 경우는 더욱 심각하여 전체적인 영양불균형 상태를 나타내게 됨으로써 체중 손실이 나타난다. 영양불균형 상태는 복합적으로 영양소의 결핍증상이 나타날 수 있다. 심한 경우는 구토와 동반되며 출혈이 함께 나타나기도 한다.

(2) 식사요법

설사 증상이 심하게 나타나는 초기에는 구강으로의 영양공급이 오히려 설사 증세를 가중시킬 수 있으므로 소량의 수분만 구강으로 공급한다. 치료가 진행되어 설사 횟수가 줄어들면 유동식, 연식, 일반식으로 이행하여 수분의 양은 줄이고 영양소의 양을 증가시켜 환자에게 필요한 영양량에 맞추어 제공한다.

설사 환자의 경우에는 전유동식부터 제공 가능한데, 우유의 경우는 유당에 의해 설사증상이 다시 나타날 수 있으므로 연식에서도 주의하여 사용한다. 초기 증세가 심하여 구강으로 섭취가 어려운 경우에는 말초정맥으로 최소한의 필요한 영양을 공급한다.

변비 환자와는 대조적으로 섬유소의 양은 적게 제공하여 저잔사식(8g 이하/일 섬유소 제공하는 식사)으로 제공한다. 곡류의 경우에 도정이 잘 된 곡류로 부드러운 형태로 제공하고, 육류의 경우에는 결합조직이 적은 부위로 과일과 채소류는 섬유소가 적은 재료를 비롯하여 섬유소가 많이 함유된 콩류·해조류·견과류는 제공하지 않는다.

지방의 경우에 과다한 지방 섭취는 오히려 설사를 유발하므로 저지방식으로 제공한다. 특히 콩류, 양배추, 사과, 감자, 고구마, 카페인, 알코올 등을 제한하는 저가스생성 식품은 자극적이지 않은 조리법으로 제공한다.

평소 장내 유익한 미생물의 성장을 촉진하여 장내 환경 개선을 위한 프로바이오틱(probiotics), 프리바이오틱(prebiotics) 기능성 식품이나 청국장, 김치, 한국장류, 발효요구르트 등과 섬유소 및 올리고당 등의 식재료 섭취는 장 건강에 도움이 되고 설사나 변비를 예방하는 역할도 한다.

check point

설사에 영향을 미치는 음식들

① **설사에 안 좋은 음식** : 사과 주스, 배 주스, 푸룬 주스, 카페인 함유 음료, 커피, 과당 함유 음료, 튀긴 음식, 포도, 꿀, 우유 및 유제품, 무설탕 캔디류

② **설사를 개선하는 음식** : 애플 소스, 바나나, 치즈, 보리, 귀리, 오트밀, 감자, 땅콩 버터(매끄러운 제품), 쌀(boiled), 타피오카, 비스킷, 요구르트

3. 염증성 대장염(Inflammatory bowel disease)

소장과 대장에서 나타나는 만성 염증성 질환으로 유전적인 요인과 환경적인 요인에 의해 발병되지만, 한국인의 경우는 고지방식이나 동물성단백질 과다 섭취 등의 서구화된 식습관이 원인이 되어 증가되는 추세이다. 염증성 대장염은 발병 부위에 따라 크론병과 궤양성 대장염으로 구분된다.

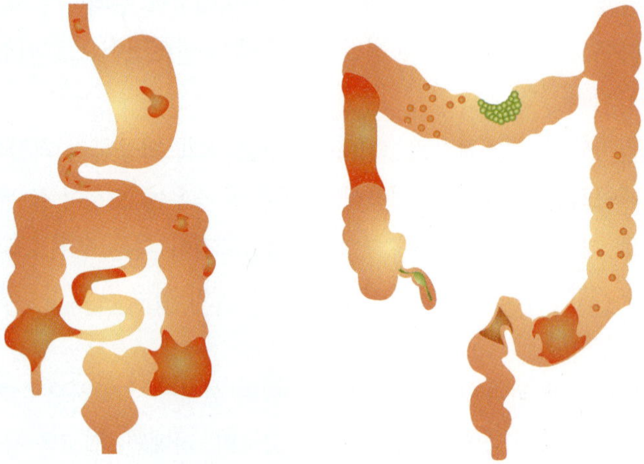

적색 부분이 크론병 발병부위. 크론병은 입에서부터 항문까지 소화관 모든 부위에 발생하기 때문에 완치가 어렵다.

그림 3-5 크론병

(1) 크론병(Crohn's disease)

크론병은 소화기관 어디에서나 발병되지만 특히 소장의 마지막 부분인 회장과 대장에서 주로 발병하는 궤양성 염증 질환이다. 염증은 장 조직 깊숙이 침투하여 궤양·균열·누공을 동반하게 된다. 더 심해지면 내장조직이 경화되어 내경이 좁아져서 폐쇄되기도 한다.

1) 원인과 증상

발병 원인인 명확하게 밝혀지지는 않았지만, 소화관에 정상적으로 존재하는 수백 종의 세균에 대해 면역작용이 과도하게 반응하는 자가면역질환, 스트레스, 식사 내용의 변화에 따른 장 내의 균 변화에 의해 염증반응이 심각하게 나타나게 된다고 알려져 있다.

염증반응에 의한 발열이나 계속적인 설사로 인한 음식 섭취에 대한 불안감을 느껴 식욕부진이 나타난다. 계속적인 식욕부진과 장점막 염증으로 인한 영양소 흡수불량은 영양불량을 초래하고 염증이 생긴 부위에 출혈이 발생되거나 출혈에 의해 비타민 B_{12} ·철분·엽산 부족으로 이어져서 빈혈증상이 나타나게 되면서 체중감소 등의 증상으로 발전된다.

2) 식사요법

크론병 환자의 경우는 섬유소와 지방의 섭취에 주의한다. 섬유소의 경우는 저잔산식으로 하고, 지방의 경우는 설사를 더 악화할 수 있으므로 저지방식으로 제공한다. 설사가 심한 경우에는 정맥영양으로 공급하고 회복 후에는 고열량·고단백질식으로 제공하는데 단백질 식품은 지방의 함량이 적은 재료나 부위로 선택한다. 또한, 비타민과 무기질 공급을 보충할 때에는 결핍 우려가 있는 철분, 아연, 칼슘, 비타민 D, 엽산, 비타민 B_{12} 등이 부족하지 않도록 주의한다.

check point

증상과 합병증에 따른 크론병 식사요법

① 성장장애/체중감소 : 고열량 식이, 장관 보충제, 관급식
② 식욕감소/식사시 통증 : 소량씩 자주 섭취, 장관 보충, 5~7일 이상 때 관급식 보충
③ 흡수불량 : 고열량 식이, 영양 보충
④ 지방변(지방 흡수불량) : 지방 제한, 중쇄 중성지방 영양 보충
⑤ 설사 : 수액 및 전해질 보충, 영양 보충
⑥ 젖당 불내성 : 젖당 함유식품 제한
⑦ 영양부족 : 고농도 영양 식이, 영양 보충
⑧ 장관회복 : 고단백 식이, 글루타민 보충
⑨ 협창/누공 : 저섬유소식
⑩ 중증 장폐쇄/고출력 누공/질병의 중증 악화 : 중심 정맥 영양

(2) 궤양성 대장염

대장 점막층에 염증과 궤양이 발생된 질환으로 주로 대장의 끝부분인 직장으로 균이 침범하여 대장 전체에서 연속적으로 염증반응을 나타낸다. 손상 정도는 점막층과 점막하층에서 나타나며, 크론병과 다르게 누공을 동반하지 않으나, 암으로 진행될 가능성이 높다.

염증으로 인해 초기 급성 설사가 발생되면 변에서 출혈이 되거나 점액질이 섞여 나오기도 한다. 발열, 쇠약감, 체중감소 등이 나타난다.

또 출혈로 인한 빈혈, 탈수, 전해질 불균형이 나타날 수 있다. 염증이 생긴 조직으로부터 단백질 손실이 나타나게 됨으로써 단백질-에너지 불량(PEM, protein-energy malnutrition), 영양결핍 및 성장저해가 될 수 있다. 그러므로 크론병보다 더 적극적인 영양 치료가 이루어져야 한다. 식사요법은 고열량, 고단백식, 고비타민·무기질식으로 제공한다. 그리고 흡수율과 영양량에 도달하기 위해 섬유소는 약간 제한되는 저섬유소식으로 제공된다. 수분은 충분히 공급하되, 우유나 유제품은 설사를 유발할 수 있으므로 제한한다.

4. 게실염(Diverticulitis)

대장 장관 벽의 근육 약화로 인해 연동작용을 할 때 계속적으로 대장의 안쪽에서 바깥쪽으로 비정상적인 압력이 발생하여 장관벽에 작은 돌멩이 형태로 외낭이 발생된다. 이렇듯 발생된 외낭 안쪽으로 염증이 발생된 것을 게실염이라고 한다. 대장 근육 약화는 변의로 인해 대장 아래쪽으로 압력을 받게 되고 단단해진 변이 대장 점막을 닳게 하여 염증이 발생되며, 미세한 천공이 나타나게 된다. 발

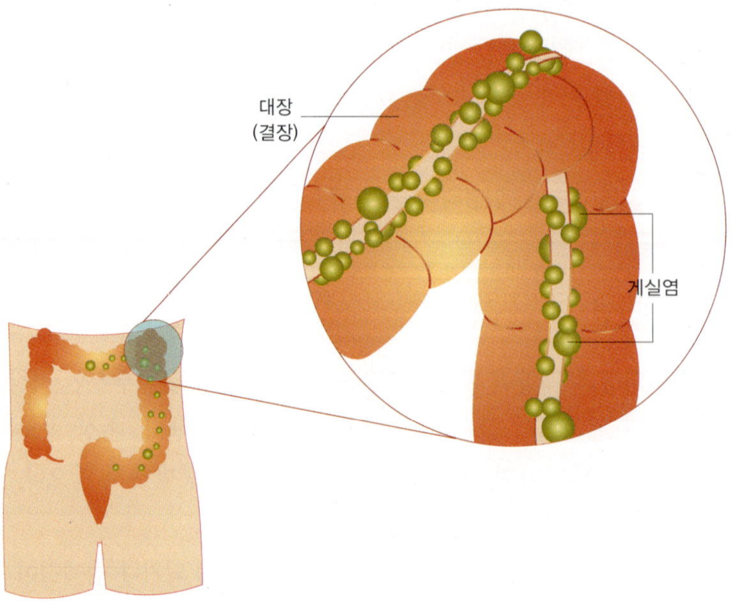

그림 3-6 게실염

생된 천공으로 누공이 발생하여 복강 내로 감염되면 생명을 위협할 수도 있다.

증상으로는 지속적인 복통, 구토, 오한, 발열, 설사와 변비의 반복 등이 나타나게 된다. 게실염은 치료보다는 예방을 위해 적당한 섬유소가 함유된 식사를 하고 충분한 수분 섭취와 운동을 통해 대장 내 압력을 낮추어 자연스럽게 장 운동이 되도록 한다.

게실염 환자가 출혈·설사·심한 통증 등이 나타나면 우선적으로 절식하게 한 후에 유동식부터 제공한다. 이때는 섬유소가 적은 식품으로 공급한다. 증상이 호전되면 기름지고 찬 음식은 피하고 조직이 거친 글루텐이 함유되어 있는 밀가루 음식이나 가공식품은 제한하며, 과일·채소류와 해조류 및 도정이 덜된 곡류 등을 충분히 섭취하게 한다.

5. 글루텐 민감성 장 질환(Gluten sensitive enteropathy)

밀에 함유된 글루텐의 글리아딘(gliadin)은 표면이 매우 거친 조직을 가지는데, 이로 인해 장점막이 손상된 장 질환으로, 손상된 융모는 둥근 부분이 깎여 쇠약해지고 평평해지게 된다. 융모 손상으로 소화효소가 감소되고 흡수에 이상이 발생되게 된다. 소장 중에서 흡수가 일어나는 공장이나 회장부위에 주로 나타난다. 흡수 불량으로 체중감소, 빈혈, 골연화증, 허약, 설사, 지방변 등을 나타낸다.

식사요법으로 질환의 원인이 되는 글루텐이 제한된 무글루텐 식사를 제공한다. 일반적으로 밀이 사용된 제과·제빵과 면류 외에도 여러가지 가공 식품에 밀이 사용되는데, 영양 표시 등을 꼼꼼하게 살핀 후 밀이 들어가지 않은 식재료를 선택한다. 글루텐은 밀 이외에도 메밀, 보리, 귀리 등의 곡류에도 함유되어 있다. 이러한 곡류도 경우에 따라서는 제한한다.

밀 대신에 쌀, 콩, 감자 등의 전분을 대체하여 이용한다. 글루텐 민감성 장 질환 환자에게는 고열량, 고단백질, 고탄수화물식으로 공급한다. 지방은 적당량만 제공하며 비타민과 무기질은 보충하되, 철분·엽산·비타민 B_{12} ·비타민 K 등의 보충을 권장한다.

식사요법

Recipe

위장기능에 도움이 되는

단호박 보음 음료

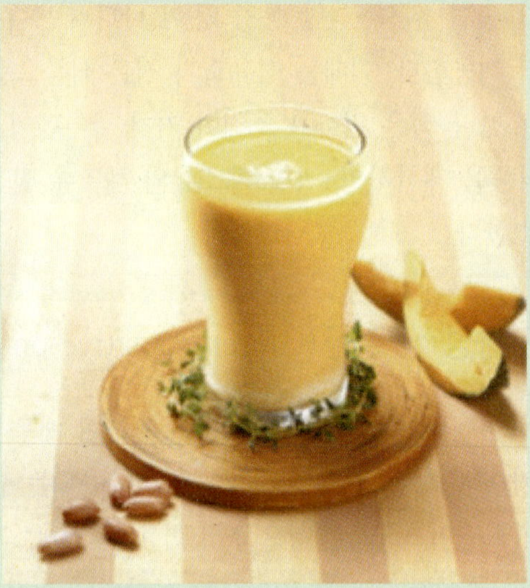

재료 및 분량 :

단호박 500g

바나나 1개

땅콩 1.5큰술

우유 4컵

효능 : 개위(開胃)작용이 있어 음식을 많이 먹지 못하는 사람도 음식을 받아들일 수 있게 하며 비위의 기능을 활성화하여 복통에 좋다. 이뇨작용 있어서 전신부종·산후 부종·생리불순 등에도 효과가 있다.

만드는 법

1. 단호박은 껍질과 씨를 제거하고 찜솥에 찐 후에 적당한 크기로 자른다.
2. 바나나는 껍질을 벗기고 잘게 자른다.
3. 믹서에 단호박과 바나나 및 땅콩을 넣고 곱게 간 뒤에 우유를 넣고 한 번 더 갈아서 컵에 담아낸다.

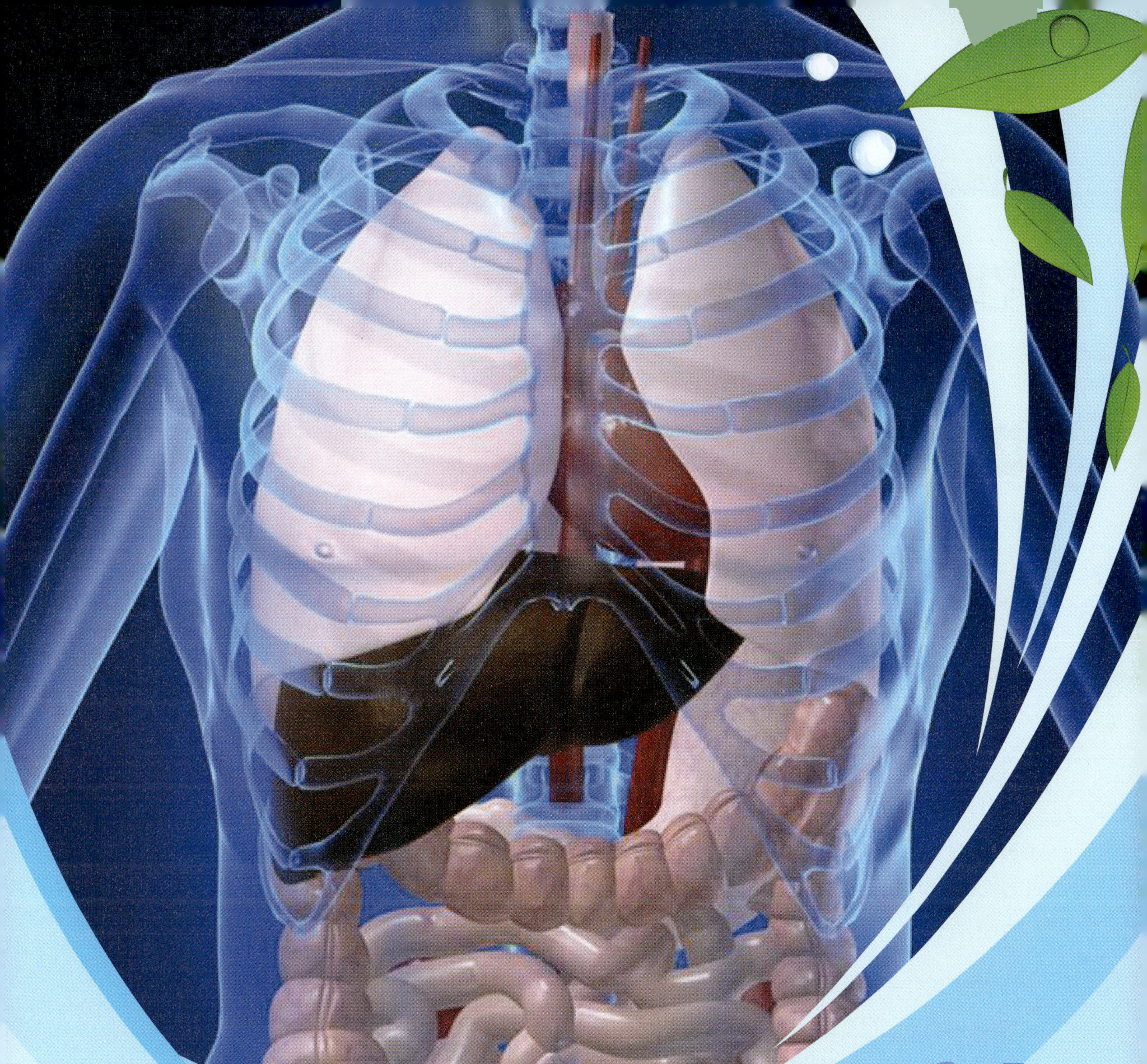

Chapter 04

간·담낭·췌장 질환

Chapter 4

간·담낭·췌장 질환

4-1 간의 구조

간(liver)은 체내에서 가장 큰 장기로(남성 약 1.3 kg, 여성 1.1 kg) 체중의 2.5~3% 이고 횡격막의 바로 아래 오른쪽 상복부에 위치한다. 모양은 마름모꼴이고 크게 두 부분인 우엽과 좌엽으로 구분되며 우엽 아래쪽에 담낭(쓸개)이 붙어 있다. (그림 4-1)

간은 혈액을 통하여 영양소와 산소를 공급하는데 간의 가운데 아래쪽에 있는 간문맥(portal vein)을 통하여 위와 장에서 흡수된 영양소가 간으로 운반되며 소화기관에서 생긴 독소물질이나 알코올 및 약물 등도 간으로 운반되어 대사·해독된 후에 배설된다. 또한 간동맥(肝動脈)을 통해 산소가 풍부한 동맥혈이 공급된다. 간의 혈액공급은 1분 동안 약 1500mL로서 심박출량의 약 1/4 정도가 간으로 들어간다.

간의 역할을 하는 가장 작은 단위는 간소엽(肝小葉)으로 크기는 직경 약 1mm에 높이 2mm 정도의 6각기둥 형태를 하고 있다. 그리고 이 내부에는 시누소이드(cinusoid)라는 모세혈관을 비롯한 임파관이나 담관 등이 있어서 여러 가지 복잡하고 다양한 기능을 한다.

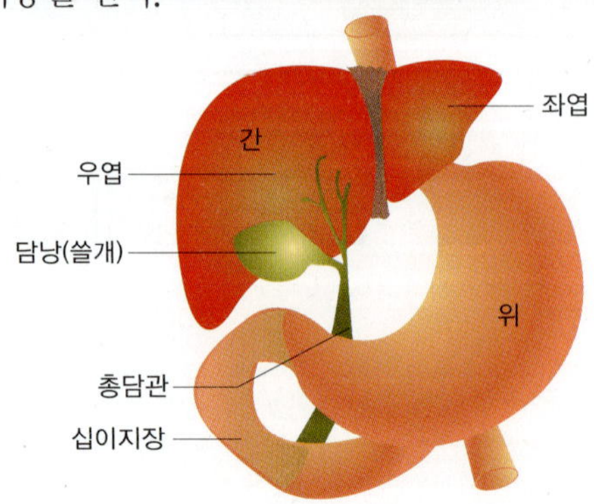

그림 4-1 간의 위치와 구조

4-2 간의 기능

간은 여러 가지 물질을 합성 저장하며 체내에서 이용하기 쉽게 가공하고 유해한 물질을 분해하는 등의 500여 가지 일을 하며 1,000여 가지 이상의 효소를 생산한다. 그러므로 인체의 거대한 화학공장으로 비유된다. 또한 80%가 파괴되어도 할 일을 하고 있으므로 침묵의 장기라고 불릴 만큼 잠재력과 빠른 재생력을 보유하고 있다.

다양한 기능을 통해 생체 내의 여러 가지 변화나 작용들이 항상 정상이 되도록 하는 항상성(homeostasis)을 유지시킨다. 그러므로 간의 기능이 떨어지면 대사조절의 기능이 떨어지게 되어 몸이 피곤함을 느끼게 된다.

간의 기능을 살펴보면 다음과 같다(그림 4-2).

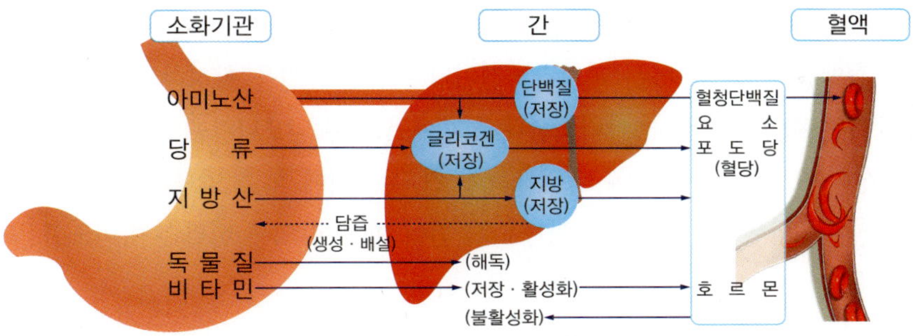

그림 4-2 간의 구조와 기능

1. 당질대사

간은 혈당을 유지하는 데 중요한 역할을 한다. 우리가 섭취한 당질, 즉 포도당을 간에서 글리코겐 형태로 저장했다가 다시 필요할 때 포도당으로 전환하여 혈당을 유지한다. 글리코겐 분해작용을 통해서도 정상적인 혈당유지가 어려울 경우에는 젖산, 당 생성 아미노산, 글리세롤 등 당질 이외의 성분을 포도당으로 전환시키는 포도당 신생(gluconeogenesis)을 통해 혈당농도를 일정하게 유지시킨다. 따라서 당뇨병에서 혈당조절이 잘 안되면 지방간이나 간경변증으로 진행된다.

그 밖에 과당과 갈락토오스를 포도당으로 전환시키는 대사과정도 간에서 이루어지고 있다.

2. 지질대사

지방산의 합성과 분해가 이루어지기 때문에 간에 이상이 생기면 간에 지방이 축적되는 지방간이 된다. 특히 간세포의 미토콘드리아에서 β-산화를 거쳐 ATP를 생성한다. 당뇨병이나 단식 등으로 인해 체지방의 분해가 급속히 이루어질 경우는 지방산 분해에 의해 생성된 아세틸-CoA로부터 케톤체를 생성한다. 또한 장에서 흡수된 지방으로부터 VLDL, LDL, HDL의 지단백질을 합성하고 이 외에 콜레스테롤 및 인지질도 합성한다.

3. 단백질대사

혈장 삼투압유지에 필수적인 알부민 α,β-글로불린, 트랜스페린 등을 합성한다. 특히 혈액응고에 관여하는 피브리노겐이나 프로트롬빈을 합성하므로 간에 이상이 생기면 출혈하게 된다. 아미노산대사 후에 생성된 암모니아를 요소회로를 통해 무독성의 요소로 소변 중에 배설하는데 간 손상시에 혈중 암모니아가 상승하여 간성혼수가 발생된다. 그 밖에 아미노기 전이 반응에 의해 비필수 아미노산을 합성한다.

4. 무기질과 비타민대사

철분은 페리틴 형태로 간에 저장되고 조혈작용에 필요한 구리도 저장되며, 또한 지용성 비타민과 비타민 B_{12}가 저장된다. 그러므로 간기능에 이상이 오면 비타민 결핍증이 생긴다. 그 밖에 비타민 D는 25-OH-D_3로 활성화하고, β-카로틴을 비타민 A로, 비타민 K는 프로트롬빈 합성에 관여한다.

5. 담즙생성 및 빌리루빈대사

담즙의 주성분인 담즙산은 간에서 콜레스테롤로부터 만들고 십이지장으로 배설된 담즙산은 재흡수되어 문맥을 경유하여 간으로 들어간다(장간순환). 담즙산은 유화, 중화, 흡수를 도와준다.

헤모글로빈의 분해로 생성된 빌리루빈은 알부민과 결합하여 간으로 이동해 담즙을 통해 배설된다. 간질환으로 혈액 중의 빌리루빈이 간으로 유입되지 못하면 눈이나 피부에 황달 증상이 나타난다.

6. 해독 및 면역작용

간은 해독물질을 장관으로부터 흡수하여 약물 독소 등을 산화환원시켜 독성이 적은 물질로 만들어서 배출되도록 하고 알도스테론이나 여성호르몬도 간에서 분해시킨다. 균을 파괴하는 쿠퍼세포(Kupffer cells)라는 특수세포가 있어서 장에서 유입되는 세균을 파괴하는 면역작용을 한다.

4-3 간질환의 진단

간질환을 기본으로 실시하는 것이 혈액검사인 생화학검사이다(표 4-1 참조). 간에서 분비되는 효소의 활성과 간에서 대사되는 물질을 측정하여 검사를 한다.

혈액 내 GOT, GPT, γ-GTP ALP, 빌리루빈, 알부민을 측정한다. 간에 염증이 생겨 간세포가 파괴되면 세포 안에 있던 효소가 혈액으로 흘러 나오고 이를 수치화한 것이 GOT 또는 GPT이다. 이 효소가 증가되면 간세포가 손상된 것을 뜻한다. 간경변 환자 중에서 GOT가 GPT보다 훨씬 높으면 간암으로 발전할 가능성 크다고 한다.

흔히 지방간 수치라고 부르는 γ-GTP(GT)는 간질환 환자의 90%가 증가하므로 간이나 담도 질환의 가장 예민한 지표이다. 특히 알코올성 간질환을 측정하는 데 쓰인다.

ALP 수치는 정상치의 3배 이상으로 증가하면 간질환 및 담도폐쇠로 나타나게 된다.

그 밖에 빌리루빈 대사와 간 배설능력검사인 혈청과 요중 빌리루빈 검사, 간합성 기능을 나타내는 혈청단백질검사인 알부민과 글로불린 항체검사 등이 있다.

표 4-1 간기능 검사항목

검사항목	정상치	해 설
AST(SGOT)	10~30U/L1) 이하	간세포 파괴 시 상승 다른 조직에도 함유
ALT(SGPT)	7~40 U/L 이하	간세포 감염성 간염에 의한 지표로 AST보다 특이함.
혈액응고시간	12~16초	간이 손상되면 혈액응고시간이 길어짐 .
γ-GTP(γ-GT)	40 IU 이하	아미노산인 글루탐산 분해 효소 주로 알코올성 간장애 시 상승
ALP (Alkaline phosphatase)	30~95 UL	간질환, 간암, 담도폐쇄 등에서 활성이 증가
총 빌리루빈	0.2~1.2mg/dL 이하	빌리루빈의 과잉 생산이나 간에서의 담즙 생성 및 배설 장애에 증가됨
혈청 총단백	6.5~8g/dL	혈청 중의 100여 종 단백질 총합 간질환 시 알부민 등 단백저하
알부민	3.8~5.1g/mL 이하	알부민은 간에서 합성, 간질환 시 감소
글로불린(G)	1.5~3.8g/dL	감염시 증가되는 경우가 많음 만성 간질환에서 증가되어 진단목적으로 제한이 있음
단백분획A/G비	1.1~2.0	알부민 : 글로블린 비 → 간질환 시 알부민은 감소하고 면역항체인 글로불린은 상승
암모니아	19~60μgN2)/dL	간에서 암모니아 요소로 전환됨, 긴경회나 간질환에서 증가됨

1) U/L= units per liter, 2) N= nitrogen

4-4 간질환의 종류

전 세계적으로는 바이러스성 만성 간질환 환자가 약 5억 명에 이르고, 특히 B와 C형의 만성 간염 환자는 1억5천 명 정도로 이들은 간경변이나 간암으로 발전하여 매년 백만 명이 사망하고 있다. 국내의 바이러스성 간질환 환자는 2010년 국민건강통계에 의하면 19세 이상 인구의 3% 정도가 바이러스성 간염환자이며 이 중 B형 간질환 환자가 50%이고 C형이 25% 정도이다.

1. 급성간염

(1) 원인과 증상

바이러스가 인체의 간에 침입하여 염증이 형성되어 급격하게 간세포에 이상을 일으켜 여러 가지 병적인 증상을 나타내는 전염성이 매우 강한 질병으로, 바이러스의 종류에 따라 A, B, C, D, E, G형으로 분류한다(표 4-2).

표 4-2 바이러스성 간염의 종류와 특징

종류	감염경로	증상 및 특징	예 방
A형	• 오염된 음식물을 통해 입으로 전염 • 젊은 나이에 많음	• 가벼운 소화장애, 지나가는 경우가 대부분	• 환자와 음식물 조심 • 예방 백신은 있음
B형	• 혈액, 타액, 성접촉, 모자 사이 수직감염 • 모든 연령	• 증상이 가벼워 지나치는 경우 많음 • 5~10% 만성 간염, 간경변증, 간암으로 진행	• 비위생적 치과기구, 주사기, 칫솔, 면도기, 문신, 귀뚫기 등 주의 • 예방 백신은 있음
C형	• B형과 유사	• 잠복기 길어서 증상 거의 없음	• B형과 유사함 • 예방 백신은 없음
D형	• B형과 유사	• B형 간염 바이러스에 공동 감염된 환자에게서만 발견됨	• 예방 백신은 없음
E형	• A형과 유사	• 황달과 가려움 증상을 보임	• A와 유사 • 예방 백신은 없음

우리나라에서 A, B, C형이 많이 발병되는데 A형 바이러스는 주로 급성으로 나타하고 특히 젊은층에 발병률이 높아 2011년 발병 건수 중 약 76%가 20~30대에 발병하였다. 오염된 식품 섭취에 의해 감염되고, 감염된 환자와의 접촉에 의해서 발병된다.

B형 바이러스는 현재 우리나라에 가장 많은 바이러스 간염으로 전체인구의 약 5~8% 감염되어 있고 혈액을 매개로 하여 비경구적으로 감염된다. B형 바이러스는 혈액이나 정액 등의 체액에서 많이 발견된다. 예로 엄마가 아이에게 직접 감염시키는 모자 감염과 성관계를 통한 전염이 있다.

C형 바이러스도 혈액 감염이고 B형 바이러스에 이어 만성 간질환을 일으키는 주요 원인이다. 일단 감염되면 약 55~85%가 만성화로 이어진다. 약 2~5%는 간암으로 진행되므로 치료시기가 중요해서 빨리 치료하면 완치율이 높아진다. 아직까지 효과적인 백신 개발이 안 되어 철저한 위생관리가 중요하다.

인도나 아프리카 등과 같이 위생상태가 열악한 지역에서 많이 발생하는 E형 바이러스는 경구 감염으로 알려져 있다. A형과 E형은 급성 간염을 앓고 난 후에 만성 간염으로 이행되지 않는다. 그 밖에 중독성 간염은 의약품과 화학약품, 그리고 독버섯이나 조개의 독 등의 식품으로 인해 발생한다.

A형 간염은 대개 2~6주 정도로 잠복기가 가장 짧고, B형 간염은 약 2개월에서 6개월 정도로 다소 길며, C형 간염은 평균 50일 정도 된다. 초기 증상으로 마치 감기 몸살과 매우 흡사하며 발열·관절통·발진 등이 일어나며, 다음 단계는 식욕부진·오심·구토·복통 등의 소화기 증상과 전신쇠약감·피로감·발열·두통 등의 전신증상이 있은 후에 황달 증상이 생긴다.

(2) 식사요법

안정과 식사요법이 주된 치료이다. 안정이 필요한 이유는 간의 주된 작용이 대사기능이고 많이 움직이면 간의 작용이 왕성해지므로 안정을 통해 간의 작용을 줄이기 위함이다. 누워 있을 때 간에 유입되는 혈류량이 활동시보다 2~3배 많아지기 때문에 간조직에 충분히 산소와 영양분을 공급하여 재생을 촉진시킬 수 있다. 발병 초기에는 식욕장애로 식사섭취가 불충분하므로 경관급식 또는 비경구적 영양공급을 한다.

초기에는 미음이나 채소 수프 및 신선한 채소즙 등의 유동식으로 시작하는 것이 좋고, 소화기 이상이 있는 사람은 연식을 한다.

증세가 좋아지기 시작하면 충분한 열량과 양질의 단백질을 공급하여 간세포를 재생시켜야 하므로 고에너지·고단백질·고비타민식으로 하루 6회 급식하는 것이 좋다. 식품구성에서 열량은 2,500kcal/day 이상을 공급하고 당질은 300~400g 정도를 권장하며 단백질은 1일 100~120g을 주고 단백가가 높은 육류·어류·난류·대두류 등을 공급한다. 지방은 주로 불포화지방산이 많이 함유된 식물성 지방으로 주고 동물성 지방으로는 우유 버터·난황 등의 유화지방을 제공한다.

간질환 시 비타민과 무기질은 합성과 저장되는 양이 감소하므로 채소와 과일을 충분히 주어야 하고, 또한 적당한 섬유소의 섭취는 변비를 예방한다는 점을 기억해야 한다(표 4-3). 알코올 음료는 가급적 금하고 환자를 위해 사용한 음식과 식기기구 등은 철저히 소독해야 한다. 식욕이 없고 구토 또는 구역질이 나서 식사량이 감소하므로 될 수 있으면 맛있게 조리하여 식욕이 솟아나도록 해야 한다.

표 4-3 급성 간염의 식단(열량 2,500kcal, 단백질 120g)

때	식단명	식품명	분량(g)	단백질(g)	열량(kcal)
아침	밥	쌀	90	6	300
	조개탕	바지락 두부, 무 붉은 고추	30 20, 35 1	8 2, 1	40 19, 10
	스크램블에그	달걀 우유 완두(통), 식용유	50 10 10, 3	6.4 0.3 4.0	60 6.25 37.5, 27
	양상추 샐러드	양상추 오이 당근 피망 마요네즈 셀러리	35 20 10 5 20 10	2 0 0.4 0.3	20 128.6 131 2.9
	쇠고기완자전	갈아 놓은 쇠고기 피망, 두부 달걀, 식용유	40 5, 20 10, 3	8 0.1, 2 1.3,0	50 1.4, 18.8 12.5, 27
	알타리 김치		50	1.2	18.5

(계속)

때	식단명	식품명	분량(g)	단백질(g)	열량(kcal)
점심	밥	쌀	120	7.5	400
	육개장	쇠고기	40	7.2	58.4
		무	40	0.4	5.2
		사골	20		
		토란대	20	0.4	5.4
		달걀	10	1.3	15.4
	닭냉채	닭살, 오이	50, 20	9.9, 0.2	106, 2.4
		당근, 피망	10, 5	0.1	3.5, 1
		양파, 마요네즈	10, 8	0.1, 0.1	3.3, 52.4
		청주, 겨자			
		생강, 소금			
		후춧가루			
	김 실파무침	김	4	3.4	
		실파, 초고추장	60, 7	1, 0.6	14.4, 9.5
	표고전	생표고, 달걀	40, 10	1.3, 1.3	11, 15.4
		식용유	3		26
	깍두기		52	1	14
간식	우유		200	5.9	118
	치즈 감자구이	감자	150	2	120
		치즈	5	1	17
	사과		130	1.4	50
저녁	밥		120	7.5	400
	깻잎 콩가루국	호박	40	0.8	6
		깻잎	20	0.4	5.4
		콩가루	8	1.8	34
		된장	15	1.8	19
	갈치조림	갈치	70	12.9	102.9
		무	30		
	도라지생채	도라지	50	7.5	400
	탕평채	녹두묵	60	2.7	70
		미나리	20	0.7	5.2
		쇠고기	20	0.7	5.2
		달걀	10	1.8	14.6
		김	4	3.4	
		참기름	3		26
		파, 마늘	3		
		소금	약간		
		후춧가루	약간		
	열무김치		50	1	8

check point

급성간염 환자가 피해야 할 식품

① **밥류** : 소화관 내에서 가스가 발생되도록 하는 잡곡밥 또는 잡곡죽
② **육류** : 결합조직이 많고 따라서 기름기가 많은 쇠고기 부위, 돼지고기, 베이컨, 햄, 소시지, 육포, 고기튀김 따위
③ **어류** : 고등어, 청어, 꽁치, 정어리, 삼치, 어묵, 생선 자반, 말린 새선 따위
④ **채소** : 채소(식이섬유 많은 것), 말린 채소 따위
⑤ **과일** : 각종 과일(식이섬유가 많은 것), 말린 과일
⑥ **과자** : 지방 함량이 많은 과자나 기름에 튀겨낸 과자, 도넛, 파이, 약과 따위
⑦ **유지류** : 땅콩 버터, 조리용 식물성 기름, 라드 따위. 그러나 버터, 마가린, 크림, 마요네즈 따위는 적당량 허용
⑧ **조미료** : 강한 향신료인 고춧가루, 겨자, 고추냉이, 카레가루 등. 그러나 후추, 계피 따위의 자극성이 약한 조미료는 소량 사용 가능)

2. 만성 간염

(1) 원인과 증상

임상적으로는 6개월 이상 간기능검사에 이상이 있고 바이러스 감염이 지속되어 치유되거나 회복되지 않고 간기능장해로 이행되는 경우를 말한다.

만성 간염을 진단하면 혈청학적으로 B형과 C형 바이러스로부터 기인하며 건강검진 등 혈액검사로 발견되는 경우가 많다. 그 밖에 알코올, 약물, 자가면역, 대사이상 등이 있다.

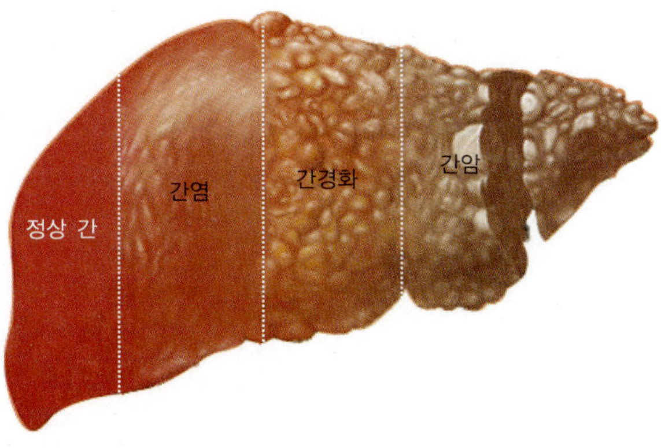

그림 4-3 바이러스성 간염의 진행

B형 간염은 급성에서 만성 간염, 간경화, 간암으로 이행되는 것으로 알려져 있다. (그림 4-3)

급성 간염의 경우와 같이 심하지는 않으나 전신쇠약감, 피로감, 복부팽안감, 식욕부진, 의욕상실이 나타난다. 특징적인 것은 증상이 없는 사람이 많다. 간기능 검사상 SGOT나 SGPT가 정상의 수십 배까지 증가하며 200~500을 유지하게 된다. 혈청 알부민, 콜레스테롤, 콜린에스터라아제(cholinesterase)가 감소한다.

혈소판수가 저하되면 병이 악화되는 것을 알 수 있다. 만성 간염은 5~10년에 걸쳐 서서히 회복되나 일부는 간경변증으로 이행한다. 치료는 간경변증에 준한다.

간염이 간경변증을 일으키는 원인이 되기도 한다. 실제로 간암의 60~70%가 B형 간염에, 10~15%는 만성 C형 간염에 기인하고 있다. 국내 전체 인구의 약 15%가 B형 간염 보균자로 추정된다.

표 4-4 간염 바이러스 보유자의 분포상황

분류	환자수(인구 비율)	B, C형 바이러스 환자분포 (바이러스보균자 비율)
간염바이러스보균자	약 750만 명(인구의 15%)	B형 바이러스 보균자 60~70% C형 바이러스 보균자 10~15%
만성 간염	약 55만 명(인구의 1.1%)	B형 간염 70~80% C형 간염 20~30%
간경변, 간암 사망	연 2만 명	만성 간염 환자 진행 20~40%

* 자료 : WHO통계자료(2013년)

(2) 식사요법

치료원칙은 적극적인 영양공급으로 손상된 간세포를 재생시켜야 하는데, 표준체중을 유지하도록 하고 간기능이 정상화되기 위해서는 고열량·고단백식·고비타민식을 하도록 한다.

하루 열량은 2,300~2,500kcal, 단백질은 1일 1.5g/kg을 양질의 단백질로 공급해야 하나, 지질은 1일 10~20g으로 제한하며 유화지방으로 공급한다. 간성혼수가 있을 경우에는 저단백 또는 무단백을 실시하고, 복수가 있을 때에는 저염식으로 한다. 1일 소금의 섭취량을 3~5g으로 줄이고 이에 적합한 조리와 식품을 선택한다.

3. 지방간(Fatty liver)

지방간은 간에 중성지방이 이상적으로 많이 축적되어 있는 질병을 말한다. 정상적인 간에는 3~5% 지방이 함유되어 있다. 그러나 10~12%를 초과하고 조직학적으로도 현미경 관찰 시 간세포의 1/3 이상의 지방공포가 보이는 상태가 될 때를 지방간이라 한다. (그림 4-4) 지방간은 간세포가 파괴되지 않고, 간세포 내에서 중성지방이 축적되어 있으므로 원인을 제거하면 정상으로 회복된다.

(1) 원인 및 증상

원인에는 대사장애, 영양장애, 내분비장애, 중독 등이 있다. 이 가운데 당뇨병이나 비만에 수반되는 지방간 및 알코올성 지방간이 특히 중요하다. 비만은 고인슐린혈증을 초래하므로 중성지방합성을 촉진하고 또한 알코올이 중성지방의 합성을 항진시키기 때문이다.

간에 중성지방이 다량 침착하는 원인으로는 ① 소장에서의 지방 흡수의 증가 ② 지방조직으로부터 간으로의 지방산 공급과다, ③ 간에 의한 지방산 산화의 저하, ④ 간에 의한 지방산 합성의 항진, ⑤ 간에 의한 리포단백(VLDL)의 합성장애 및 분비장애를 들 수 있다(그림 4-4) ⑥ 당뇨병에서는 당질대사의 이상으로 지질합성의 항진을 들 수 있다.

지방간은 보통 특별한 증상이 없다. 지방의 축적정도와 기간에 따라 증상이 다르게 나타나는데, 상태가 악화되면 권태감, 구토·오심·상복부 팽만감·간비대 및 피로 등이 나타난다.

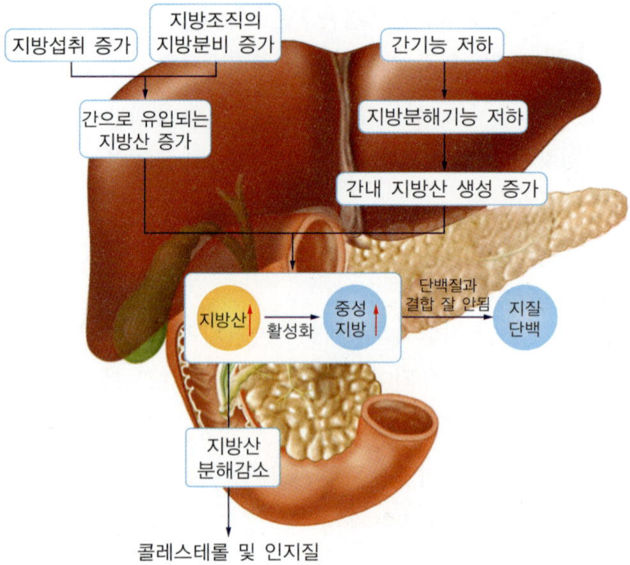

그림 4-4 지방간의 발생원인

(2) 식사요법 및 치료

지방간은 원인에 따라 치료하는 것이 바람직하다. 과영양이나 비만인 경우는 식사요법과 운동요법을 병행하는 것이 기본이다. 비만에는 저열량식과 운동을 병행하여 체중을 감량하고, 당뇨병에는 혈당조절에 신경을 쓰며, 알코올성 지방간에는 금주와 영양 균형을 고려한 식사요법을 하여야 하고 무엇보다 생활습관을 고치는 것이 중요하다.

특히 과영양성 지방간의 경우 고단백·저열량식·균형식사가 원칙이고, 식품구성은 당뇨병식에 준하는 것이 좋다.

하루 섭취 에너지를 남자는 1,400~1,800kcal에 여자는 1,200~1,600kcal로 주되, 덜 정제된 곡류섭취를 위주로 하고 당질은 150g에 지질 30~40g 정도로 섭취하며 지질은 흰살 생선·콩류·닭가슴살처럼 지질이 적은 식품으로 제한한다. 특히 단당류인 포도당과 과당은 중성지방을 합성하므로 제한한다.

알코올성 지방간은 저영양성으로 고단백 고비타민식이 원칙이고, 단백질 80~85g과 당질 300~350g에 지방 30~40g을 권장한다. 단백질은 간세포의 재생을 촉진하므로 섭취량은 1일에 체중 kg당 1.0~1.5g 정도를 공급하는 것이 좋다.

각종 대사를 촉진시키기 위해서는 각종 비타민이나 무기질이 부족하지 않도록 우유·유제품·녹황색채소·과일을 충분히 섭취해야 한다. 비만으로 생긴 지방간은 체지방, 특히 내장의 지방을 줄이는 것이 필요하므로 운동을 한 시간 이상 오래 하도록 한다. 특히 지방의 연소율이 높은 유산소 운동이 좋다.

표 4-5 지방간 식단의 예

구분	음식명	재료명	분량(g)
아침	쌀밥	쌀	90
	쇠고기뭇국	쇠고기	40
		무	10
	대합찜	대합	50
		두부	30
		쇠고기	20
		참기름	3
	더덕구이	더덕	30
		고추장	6
		설탕	5
	양배추쌈	양배추	70
		쌈장	15
	김치	배추김치	50
점심	보리밥	쌀	80
		보리	10
	배추된장국	솎음배추	70
		쇠고기	20
		된장	5
	닭꼬치구이	닭가슴살	60
		생표고버섯	20
		대파	20
		식용유	5
	미역줄기볶음	미역줄기	50
		식용유	3
아침	양상추샐러드	양상추	50
		오이	40
		마요네즈	6
	김치	배추김치	50
	과일	포도	100
	우유	저지방우유	200mL
점심	강낭콩밥	쌀	90
		강낭콩	105
	순두부찌개	순두부	200
		조갯살	15
	삼치구이	삼치	50
	도라지생채	도라지	50
		오이	20
		고춧가루, 식초	조금
		설탕	5
	김치	배추김치	50
영양소 섭취량	에너지 1,655kcal 당질 240g 단백질 95g 지질 35g		

4. 간경변증(Liver cirrhosis)

(1) 원 인

간경변증은 간세포의 변성과 괴사로 정상 간세포들이 파괴되고 섬유성 결체조직으로 대치되어 정상 간조직의 양이 줄어드는 간질환의 최종적 증세이다. 간구조가 변형되어 단단하게 굳고 작아져서 간의 혈액순환이 어렵게 된다(그림 4-5).

간경변증의 원인은 바이러스성 간염과 중독성 간염(약 70%), 알코올성 간염(12% 이상), 그 외 만성영양결핍증 등에서 유래한다. 최근 40~60대의 남성에게 많이 발생하며 또한 술 소비량이 많은 국가에서 간경변의 발생률이 점점 증가하고 있다.

간의 상해와 퇴화증의 최종적 증세이며 간질환에서는 가장 심한 상태의 질병이다. 구미와는 달리, 우리나라와 일본에서는 알코올성 간경변은 적고 대부분은 B형 간염바이러스에 의해 만성 간염을 거쳐 간경변증으로 진행된다.

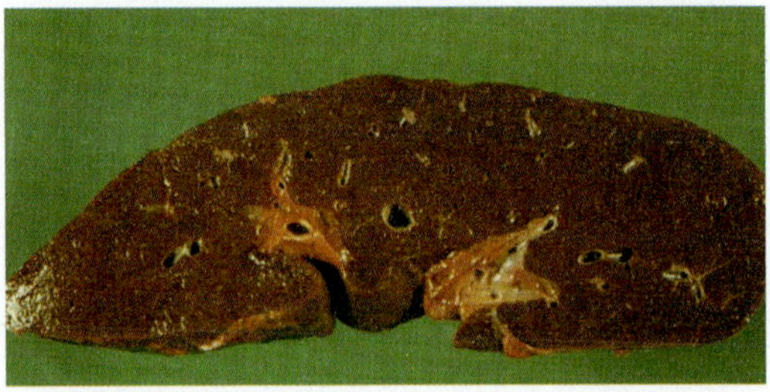

정산적인 간은 부드럽고 고른 조직을 갖고 있다.

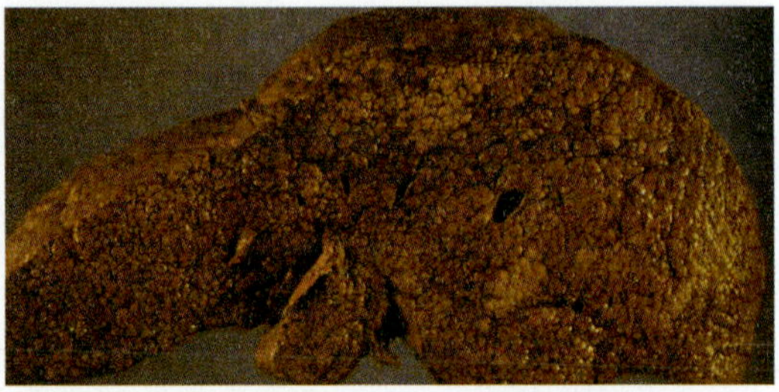

간경변증은 간이 울퉁불퉁하고, 결절이 있는 모양이다.
결절들은 손상된 간 조직 내에 재생된 세포들의 군집이다.

그림 4-5 정상 간조직과 간경변 조직의 비교

(2) 증 상

간경변증에서는 전형적인 자각증상은 없고 처음에는 간이 커지지만 나중에는 위축된다. 서서히 발병하여 식욕부진·피로·구토·소화기증상·황달·체중감소 등 초기 증상으로 시작하여 복수·위·식도 정맥류 파열 등이 온다. 식도 정맥류의 형성은 간혈류장애 때문에 생기는 문맥 고혈압에 의한 것이며 정맥류의 파열에 의한 출혈로 치명적이다(그림 4-6).

복수는 간에서 알부민의 합성이 저하되어 혈장 삼투압이 낮아지거나 문맥 고혈압이나 알도스테론계가 활성화되어 일어난다. 간경변의 말기에는 의식장애나 경련 등이 나타나고 대사장애를 일으켜서 암모니아가 축적되면 혼수에 빠진다. 이 간성혼수는 고암모니아 혈증을 동반하는 일이 많고 간암으로 발전할 위험이 매우 높다.

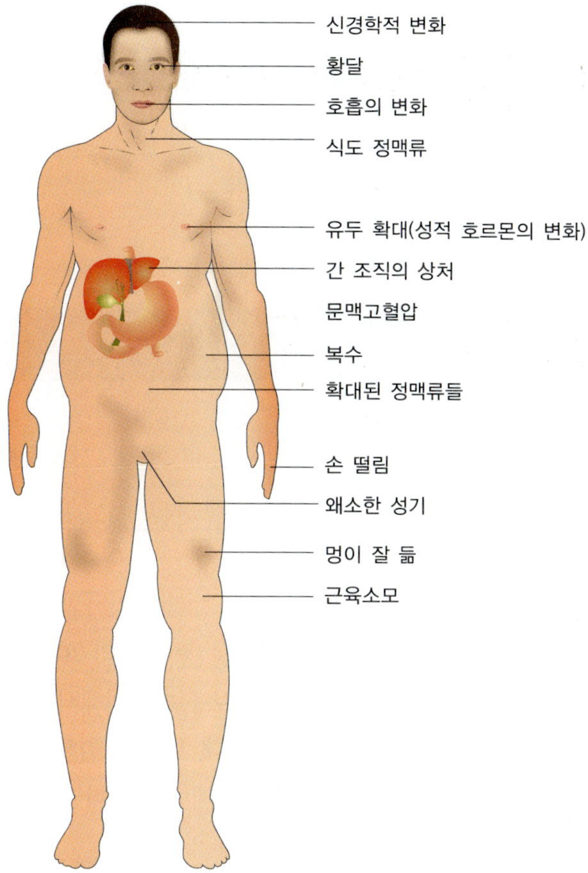

그림 4-6 간경변의 증상

(3) 식사요법

고에너지, 고단백질, 고비타민식을 원칙으로 한다. 그러나 비만인 경우에는 저에너지식이 좋고, 그 밖에는 당질을 중심으로 하는 에너지를 보급하기 위하여 300~400g/day의 당질(과일이나 과일주스, 사탕, 곡류, 꿀 등)로 섭취시키는 것이 좋다(표 4–6, 4–7). 에너지가 부족하면 체단백질의 분해가 항진되고 단백질의 이용 효율이 저하되며 고암모니아 혈증이 생성될 수도 있다.

간성뇌증 또는 혼수에서는 혈중암모니아를 저하시켜야 하므로 몸이 피곤하지 않도록 하고, 단백질은 하루에 30~40g인 저단백질식을 취하는 것이 좋고, 그 이외는 1일 1.5~2g/kg을 권장한다.

표 4-6 간경변의 1일 영양 필요량

열량(kcal)	단백질(g)	지방(g)	당질(g)
2,400 (35~40kcal/kg)	80 (1.5~2.0g/kg)	50	400

표 4-7 간경변의 1일 식품 구성

식품군 / 병명	곡류군	육류군	채소군	유지군	우유군	과일군
간경변증	밥 900g 감자 100g 당류 20g	고기 40g 생선 50g 달걀 50g 두부 80g	녹황색 채소 300g 담색 채소 240g	기름 35g	우유 200cc	사과 200g 귤 100g

담즙의 생성이 감소되고 지방을 소화시키는 능력이 저하되므로 지방을 제한하고, 특히 불포화지방산을 다량 함유한 지방으로 총 열량의 20% 내외를 권장하며 MCT oil을 권장한다. 각종 비타민 무기질을 보충하기 위해서는 우유, 유제품, 녹황색 채소, 과실을 부족하지 않게 섭취해야 한다. 변통을 위해서 곡류, 채소, 해조류, 과일 등의 섭취를 증가시켜 식이섬유를 2~3배 공급한다.

식도정맥류가 있을 때에는 딱딱하거나 거친 음식은 피하고 연하고 소화가 잘 되는 식품을 선택한다. 알코올은 금하고 복수와 부종이 있을 때에는 나트륨을 2,000mg/day 이하(소금 5g/day)로 제한하며, 심하면 나트륨을 500mg/day(소금 1.3g/day)로 한다. 이뇨제를 쓸 경우에는 저칼륨혈증에 유의한다.

5. 간성뇌증(Hepatic encephalopathy)과 간성혼수(Hepatic coma)

(1) 원인 및 증상

단백질대사로 생성된 암모니아는 정상시에는 간세포에 의해 요소로 처리 배설되는데 간질환에서는 간세포 파괴에 의한 문맥 순환의 감소로 간으로 들어가지 못하고 일반순환 회로로 들어가서 혈중 암모니아를 상승시켜 독성물질의 축적,

혈중아미노산의 조성변화, 뇌에까지 들어가게 되어 뇌에서의 신경방해물질 증가 등에 의해 뇌기능을 저하시키고 운동신경 및 의식장애를 일으켜 근육경련·마비·성격변화 등이 발생하며 심해지면 뇌신경장애인 혼수를 일으킨다.

간에 의존하는 방향족 아미노산은 대사되지 않고 혈중농도가 증가된다. 반면 분지아미노산은 에너지원으로 근육과 지방조직에서 산화되어 간기능이 저하되면서 감소한다.

결국 신경전달물질의 전구체인 방향족 아미노산의 비정상적인 증가는 신경전달물질의 균형을 깨뜨리게 됨으로써 간성뇌증을 일으킨다.

(2) 식사요법

간성뇌증은 혈중 암모니아의 증가와 가장 밀접하게 관련되어 있는데, 단백질 공급은 간성뇌증을 더욱 악화시키므로 암모니아 중독증상이 나타나면 단백질을 30~40g(0.5g/kg)까지 감소하거나 혼수상태가 오면 완전히 제거한다. 이때는 생물가가 높은 단백질을 선택하여 질소평형을 유지해야 한다. 대표적인 식사요법은 암모니아가 많이 함유된 식품을 제거하는 방법과 분지아미노산을 공급하는 방법이다.

특히 혈청 암모니아 함량을 높이는 식품으로는 치즈류, 닭고기, 버터, 젤라틴, 햄버거, 햄, 감자, 양파, 땅콩버터 등이 있다. 최근에는 쇠고기보다는 우유나 생선 등이 방향족아미노산보다 분지아미노산 함량이 높아 간 재생 효과가 있다고 밝혀졌다(표 4-8).

표 4-8 단백질 식품 중 아미노산의 조성 비교(mg/100g)

아미노산의 종류	고기	생선	우유
분지	600	620	762
방향족	435	235	217
분지/방향족(molar)	1.87	3.56	4.80
트립토판	60	18	17
메더오닌	60	109	117
아르기닌	43.8	192	57

또 분지아미노산이 비교적 많이 함유된 식품으로는 콩, 식빵, 우동, 쌀밥, 고구마, 토란, 두부, 우유, 호박, 당근, 시금치 등이 있다. 약 1주일 동안을 저단백식사를 한 후에 증상이 호전되면 10~15g으로 증가시키고 각 주마다 간격을 두어 1g/kg까지 증가시킨다. 이때 반드시 환자의 상태에 따라 이루어져야 한다(표 4-8).

최근에는 방향족아미노산/분지아미노산의 비율을 낮춘 간질환 환자용 조제액이 시판되고 있다.

표 4-9 저단백 식사의 영양소 함량 및 식단

열량(kcal)	탄수화물(g)	단백질(g)	지방(g)
1,760	320	20	45
1,800	320	30	45
1,800	310	40	45

때	20g 단백질 식사		30g 단백질 식사		40g 단백질 식사	
아침	쌀밥	2/3공기	쌀밥	3/4공기	쌀밥	3/4공기
	감자국	1대접	감자국	1대접	감자국	1대접
	양송이볶음	소 1/2찬기	양송이볶음	소 1/2찬기	양송이볶음	소 1/2찬기
	물김치	소 1/2찬기	물김치	소 1/2찬기	물김치	소 1/2찬기
	사과조림	중 1개	사과조림	중1개	사과조림	중 1개
간식	들깨차	1잔	들깨차	1잔	들깨차	1잔
	사탕	2개	사탕	2개	사탕	2개
점심	쌀밥	2/3공기	쌀밥	3/4공기	쌀밥	2/3공기
	무국	1대접	무국	1대접	무국	1대접
	물미역, 오이 무침	소 1/2찬기	물미역, 오이 무침	소 1/2찬기	물미역, 오이 무침	소 1/2찬기
	숙주나물	소 1/2찬기	숙주나물	소 1/2찬기	숙주나물	소 1/2찬기
	물김치	소 1/2찬기	물김치	소 1/2찬기	물김치	소 1/2찬기
	귤	1개	귤	1개	귤	1개
간식	꿀차	1잔	꿀차	1잔	꿀차	1잔
	젤리	4개				
저녁	보리밥	2/3공기	보리밥	3/4공기	쌀밥	2/3공기
	콩나물국	1대접	콩나물국	1대접	무국	1대접
	호박나물	소 1/2찬기	호박나물	소 1/2찬기	물미역, 오이 무침	소 1/2찬기
	물김치	소 1/2찬기	양배추 샐러드	소 1/2찬기	숙주나물	소 1/2찬기
	복숭아통조림	1/2컵	물김치	소 1/2찬기	물김치	중 1개
			복숭아(통)	1/2컵	귤	중 1개
간식	사탕	2개	사탕	2개	우유	1컵

6. 알코올성 간질환

과다한 음주가 원인이 되어 일어나는 간질환으로서 알코올성(지방간, 간염, 간경변)이 있다. 이 때 간손상의 원인으로는 술의 종류, 음주 습관보다는 알코올 섭취량과 기간에 의해 좌우된다고 한다. 일반적으로 알코올 대사 효소가 적은 사람이 더 위험하다.

알코올 80g은 맥주 2,000mL, 포도주 1병(750mL), 위스키 약 5잔(200mL)에 해당하며 소주 360mL 한 병에는 알코올 90g이 들어 있어서 하루 소주 한 병을 지속적으로 마시면 알코올성 간질환 위험이 아주 높은 편이다. 이 경우, 알코올성 간질환은 지방간 → 간염 → 간경변 → 간암 단계로 발전하는 것이 일반적이다.

(1) 원인 및 증상

알코올성 지방간의 원인으로 가장 많은 것이 음주와 비만이다. 이외에 고지혈증, 당뇨병, 부신피질호르몬 또는 여성호르몬 등에 의해 발병될 수 있다.

알코올은 알코올 탈수소효소, 마이크로좀 에탄올 산화체계, 카탈라아제에 의하여 아세트 알데히드로 산화된다. 일반적으로 알코올 탈수소효소에 많이 의존하는데, 아세트 알데히드는 탈수소효소에 의하여 아세테이트로 된 후에 다시 아세틸-CoA로 전환한다. 이 경로를 통해 섭취한 알코올이 거의 95% 대사된다. 과음을 하게 되면 아세트 알데히드가 세포벽을 손상시켜 괴사를 일으킨다.

이 과정에서 생성된 과잉의 아세틸-CoA는 TCA cycle로 들어가지 못하고 H^+를 소모하는 방향으로 지방산을 생성한 후 α-glycerophosphate와 결합하여 중성지방을 형성한다. 또한 포도당은 해당과정을 통해 피루브산으로 된 후 탈탄산반응에 의해 아세틸-CoA로 되어야 하지만 그 반응이 억제되고 대신 NADH를 소모하므로 젖산으로 환원되어 산혈증을 유발하며, 그로 인해 요산 분비가 방해를 받게 되어 통풍을 유발한다고 한다.(그림 4-7)

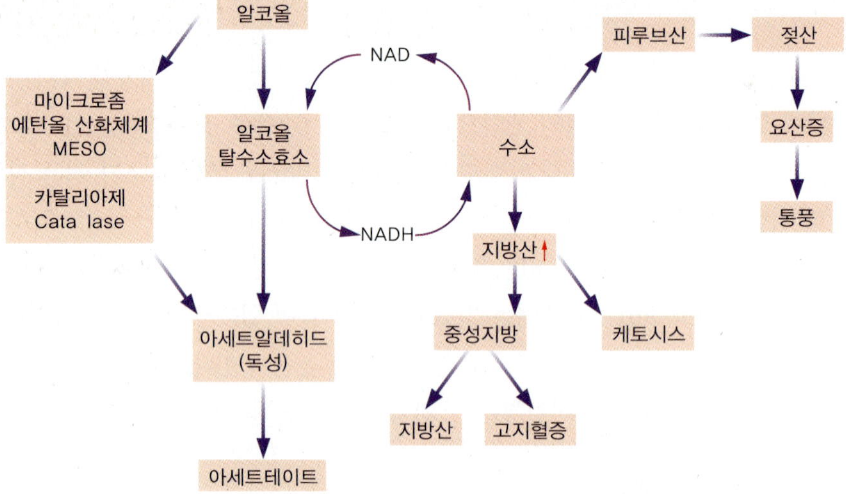

그림 4-7 알코올성 간질환의 알코올 대사과정

알코올성 간염은 알코올 의존자로 간장의 급성, 만성변성, 염증성 변화를 생성하며 지방변성, 피로감, 상복부통증, 식욕부진이 섬유화 간경변을 나타낸다. 일반적인 증세로는 피로감·상복부통증, 식욕부진이 있고, 알코올성 간염은 오심 등의 소화기에 이상이 있으며, 발열이 생긴다. 알코올성 간경변의 증상은 바이러스성 간경변과 비슷하다.

(2) 치료 및 식사요법

치료를 위해서는 금주가 필수적이다. 술을 끊으면 간의 지방합성이 줄고 간이 지방분해를 더욱 효과적으로 하여 정상 간으로 회복된다. 간세포 내에 침착된 지방이 정상으로 회복되는 데는 보통 3~6주 걸리며 바이러스성보다는 치료가 잘 된다.

식사요법은 적당한 에너지 섭취로 영양소의 과부족이 없도록 식사를 조절해야 한다. 특히 부족되기 쉬운 단백질, 당질, 비타민, 무기질을 충분히 보충한다. 동물성 지방은 피하고 신선한 채소를 많이 섭취하는 것이 좋다.

알코올성 간염환자는 안정을 취하고 잘 먹어야 하는 반면, 알코올성 지방간인 경우는 GOT나 GPT가 높지 않고 지방을 소모해야 하므로 운동을 많이 해서 체중을 줄여야 한다.

7. 황 달

(1) 원인 및 증상

황달은 혈색소인 헤모글로빈이 분해되어 생성된 담즙색소인 빌리루빈이 형성부터 배설까지의 과정에 이상이 생겨 혈중농도가 크게 상승하는 것을 말한다. 정상인에서는 혈중 빌리루빈 양은 0.3~1.0mg/dL이다. 2mg/dL 이상이 되면 황달이 나타난다.

용혈성 황달은 혈액질환에 의한 약제로 적혈구의 파괴가 증진되어 간세포의 처리능력이 초과되어 생기며 빌리루빈 농도가 증가한다. 간세포성 황달은 간염과 간경변 시에 빌리루빈 대사장애로 생기며 빌리루빈이 혈중으로 역류하여 생긴다.

폐쇄성 황달은 빌리루빈이 담석증이나 담낭염으로 인해 담관이 폐색되었을 때 발생한다. 빌리루빈은 안구결막과 피부에 축적되고 전신 권태감, 식욕부진, 복통을 수반한다. 황달 이외에 피부가 노랗게 보일 때는 감귤류 및 녹황색 채소를 과잉으로 섭취한 경우는 혈액 중에 있는 카로틴이 피하지방 내에서 증가하여 발생한 것이다.

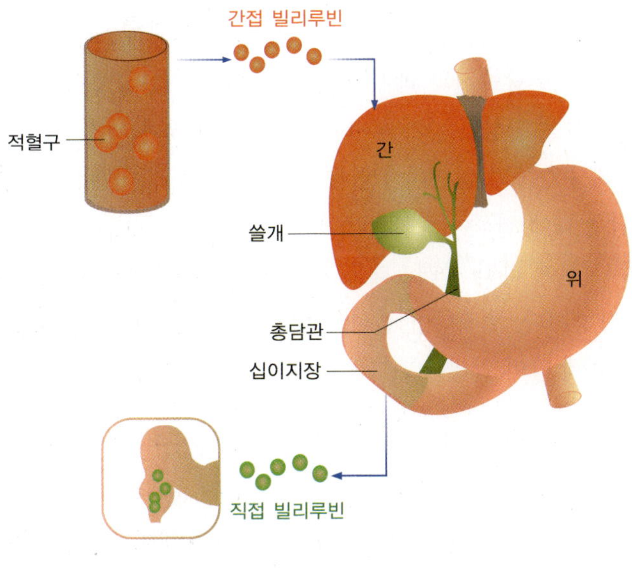

그림 4-8 빌리루빈(담즙색소)의 생성과 배설

(2) 식사요법

황달의 원인에 따라 치료방법이 다르다. 일반적으로 고에너지, 고단백식으로 하고 지방은 소화가 안 되므로 제한한다. 또한 지용성 비타민을 보충하며 지방산은 중쇄지방산을 주어야 한다.

4-5 담도계 질환

1. 담석증(Cholelithiasis)

담즙 성분이 변화되어 농도가 지나치게 농축 및 침전되어 담낭 또는 담관에 결석이 형성된 것을 말한다. 담낭에 이상이 있으면 담낭 결석이라 하고, 담관에 이상이 있으면 담관 결석이라 한다.

(1) 담석증의 원인

담석의 발병원인은 확실하지 않으나 주로 비만 또는 당뇨 환자에게서 나타나는데 담즙의 주성분은 담즙산, 담즙색소인 빌리루빈, 콜레스테롤, 레시틴 등이다. 보통 콜레스테롤은 담즙산과 레시틴이 복합 미셀을 형성하여 용해되고 있지만, 간에서 콜레스테롤 합성이 증가하거나 담즙산의 생성이 감소되면 용해능력 이상으로 콜레스테롤 농도가 상승되어 콜레스테롤이나 빌리루빈이 침전하여 결정화되면 담낭과 담관 내에 결석이 형성된다.

담석의 주 성분에 따라 콜레스테롤 결석과 빌리루빈 결석으로 분류된다. 크기, 색, 형태는 다양하다. 빌리루빈 결석은 대부분이 담도계에 발생하고 콜레스테롤 결석은 담낭 내에 많이 발생한다(그림 4-9).

담석은 여성(female), 비만(fatness), 임신(fertility), 40대(fourty)에서 흔히 발생한다고 하여 그 요인을 4F로 말하기도 한다.

최근 식생활의 서구화로 지방의 섭취량이 증가하면서 콜레스테롤 결석이 증가하고 있다. 콜레스테롤계 결석인 사람은 빌리루빈계 결석에 비하여 단백질, 특히 동물성 단백질의 섭취량이 많고 식물성 지방과 당질의 섭취량이 적다.

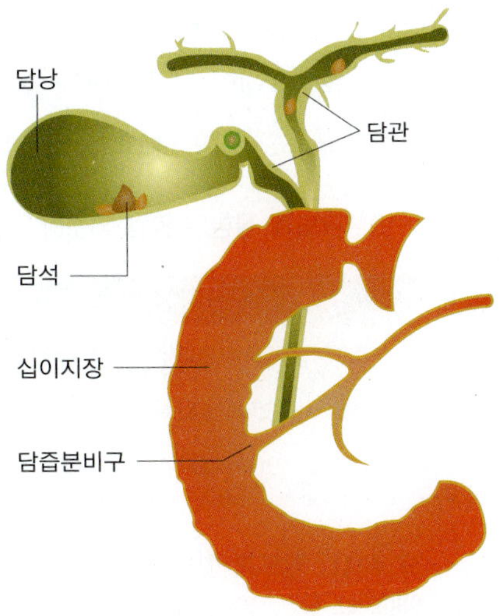

그림 4-9 콜레스테롤계 담석과 빌리루빈계 담석의 비교

(2) 증상

발작, 발열, 구토, 황달이 대표적인 증상이다. 발작은 갑자기 일어나며 저녁 또는 야간에 일어나는 경우가 많다. 발작은 특히 지방식을 섭취했을 때, 담석이 담낭 내에서 담낭관을 통하여 총담관 사이를 이동하면서 발생한다.

그 밖에 담낭이나 담낭관의 평활근에 수축이 일어나기 때문이고 총담관에서 십이지장에 배설될 때도 발작이 일어난다.

(3) 치료 및 식사요법

치료법으로는 담석을 화학적으로 용해시키거나 외과적 수술로 담석을 제거하는데, 최근에는 초음파나 레이저를 이용하여 비교적 간단하게 분쇄한 후에 수분을 다량 섭취시켜 체외로 배설시킨다. 식사요법의 목적은 담석을 예방하고 담낭의 자극을 최소화하여 발작을 일으키는 것을 막고 재발을 방지하는 것이다. 통증이 심할 때에는 1~2일 금식하고 정맥영양을 하며 증상이 완화되면 미음 등의 당질위주의 유동식으로 시작한다.

지방섭취량이 증가하면 담낭의 수축이 활발해짐으로써 발작을 유발하므로 지방을 엄격하게 제한한다. 저지방식을 기본으로 하고 육류와 지방이 많은 생선을 제한하며, 특히 콜레스테롤이 많이 함유된 식품을 피해야 한다. 그러나 심한 상태가 지나면 지방을 엄격히 제한하는 것보다는 필수지방산을 공급해야 한다.

식이섬유소는 혈중 콜레스테롤을 감소시키고 담즙산 배설량을 증가시키므로 충분히 섭취하여야 한다. 알코올류, 카페인 음료, 탄산음료 등 자극적인 물질의 과잉섭취는 담낭의 수축을 촉진하므로 제한한다(표 4-10, 11).

표 4-10 담도계 질환의 영양 기준량

열량(kcal)	단백질(g)	지질(g)	탄수화물(g)	비고
800~900	25~30	5~8	150~200	담석발작시, 급성 췌염 → 5분죽
1,300~1,500	40~50	10~15	250~300	만성 췌염, 담석 → 전죽
1,700~1,900	65~70	20~25	300~400	담낭염, 만성 췌염 → 밥

표 4-11 담도계 질환의 식단

(열량 1,900kcal, 당질 329g, 지방 28g, 단백질 74g)

아침	점심	저녁
밥 1공기 모시조개 콩나물국 불고기(살코기 40g) 시금치나물(기름 2g) 연근조림(물엿 10g) 저지방 우유 1잔	밥 1공기 건새우 아욱국 삼치구이(삼치 50g) 호박나물(기름 2g) 편육냉채(사태 20g)	밥 1공기 쇠고기 미역국(살코기 20g) 연두부찜(연두부 200g) 취나물(기름 2g) 피망, 양상추 무침 딸기

2. 담낭염(Cholocystitis)

담낭은 간에 부속된 기관으로서 길이가 약 9cm의 서양 배 모양으로 담즙을 약 10배로 농축하여 일시 저장하는 곳이다. 담낭과 십이지장 연결부에는 오디 괄약근이 있어서 담즙의 양을 조절하고 있다. 음식이 십이지장에 도달하면 콜레시스토키닌(cholecystokinin, CCK)에 의해 담낭이 수축하여 담즙을 분비하여 음식을 소화시키면서 지방의 소화흡수를 도와 준다.

(1) 원인 및 증상

담낭염은 담석 등에 의한 담즙울체로 인해 세균감염이 되어 발생하는 경우가 많다. 원인균으로는 대장균, 포도상구균, 연쇄구균을 들 수 있다. 증상으로는 발열과 복통이 주증상이고 오심과 구토 및 상복부에 격렬한 통증으로 나타나며 때로는 황달이나 담낭의 비대가 나타난다.

(2) 식사요법

급성기에는 절식하고 정맥주사로 전해질을 보충해야 한다. 세균에 대하여 항생물질을 투여하고 증상이 가라앉아 회복되면 유동식과 연식을 준다.

식사는 담낭의 수축과 담도의 심한 발작을 예방하는 당질 위주의 저지방식이 좋다. 지방을 제한해야 하지만 장기적으로 과도하게 지방을 제한하면 담즙 배설과 지용성 비타민의 흡수를 악화시키므로 안정기에 들어가면 필수지방산의 섭취를 위해 식물성 기름을 섭취하는 것이 좋다.

담즙이 담낭 내에 농축되면 담낭 내 압력이 높아져서 발작을 일으킬 수 있다. 규칙적으로 식사를 해야 하며 알코올 음료·카페인 음료·탄산음료·향신료 및 짜고 매운 자극성 식품과 가스를 형성하는 음식의 과량섭취는 담낭 수축을 촉진하여 발작을 일으킬 수 있으므로 피해야 한다(표 4-12, 4-13 참조).

check point

급성 담낭염의 상태에 따른 식사요법 진행 순서

- **제1일** : 단식을 하되, 갈증이 나면 시원한 보리차나 작은 얼음조각을 조금씩 먹도록 한다.
- **제2일** : 아침에 맑은 유동식을 제공하고 점심에는 전유동식을 제공한다.
- **제3일** : 전유동식을 계속 제공하며 미음에 삶아서 으깬 채소 퓌레를 혼합하여 제공한다.
- **제4일** : 전유동식을 비롯하여 밥알이 약간 있는 '진한 미음' 이나 사과 소스, 탈지 우유, 으깬 바나나(잘 익은 것), 채소 퓌레 등을 제공한다.
- **제5일** : 아침은 전유동식을 제공하고 점심과 저녁 식사에는 연식으로 5부죽을 비롯하여 두부와 우유 및 흰살 생선요리 등을 제공한다.
- **제6일** : 연식, 5부죽, 시금치 나물이나 당근 나물, 두부, 감자조림, 흰살 생선국이나 생선찜, 두부조림, 우유, 부드러운 과일 등을 제공한다.
- **제7일** : 연식, 전죽, 흰살 생선국 또는 생선찜, 우유, 푸딩, 바나나, 잘 익은 복숭아, 영계백숙 등을 제공한다.
- **제7일 경과 후** : 연식에서 점차 회복식으로 이행하며 회복 경과에 따라 일반식으로 진행하도록 한다.

표 4-12 담낭염 환자에게 허용되는 식품과 제한식품

식품군	허용식품	제한식품
곡류	쌀밥, 잡곡밥, 국수, 식빵, 떡, 찹쌀 미숫가루	카스텔라, 핫도그, 도넛, 볶음밥, 라면, 달걀 또는 치즈가 들어간 빵, 잣, 땅콩, 깨가 섞인 미숫가루, 케이크, 페이스트리
육류 (160g/일 이하)	쇠고기, 돼지고기 살코기, 껍질 벗긴 닭고기, 가자미 · 대구 · 동태 · 조기 · 고등어 · 꽁치 · 삼치 · 갈치 등 생선류, 달걀, 새우, 굴, 두부, 콩, 등	갈비, 삼겹살, 양지, 돼지머리, 쇠꼬리 기름이 많은 등심 · 안심, 오리고기, 햄, 스팸, 런천미트, 기름에 담근 생선통조림 장어, 연어알 등
채소	지방으로 조리하지 않은 모든 채소 (생채소, 냉동채소, 통조림)	허용량 이상의 기름을 사용하여 조리한 채소
지방 (하루에 1작은술 =5g)	1작은술의 기름에 해당되는 지방 : 마가린 1tsp, 마요네즈 1Tbsp, 식용유 1tsp, 아몬드 6개, 땅콩 10~20개, 호두 1개, 피스타치오 18개, 해바라기씨 1Tbsp, 올리브 오일 1Tbsp, 버터 1Tbsp, 크림 치즈 1Tbsp	허용량 이상의 지방
우유(하루에 1잔 이상)	저지방 우유, 저지방 우유로 만든 요구르트, 저지방 치즈	전유, 전유로 만든 요거트, 치즈 아이스크림, 푸딩
과일	모든 종류의 과일 : 신선한 과일, 냉동과일, 통조림 과일, 과일주스	아보카도
기타(조미료)	케첩, 식초, 설탕, 꿀, 물엿, 엿기름, 간장, 된장, 고추장 등	깨소금, 각종 고지방 드레싱소스 (마요네즈 드레싱, 프렌치 드레싱, 그레이비 소스 등)

표 4-13 가스를 형성시키는 식품

구분	식품
채소류	콩류, 양파, 호배추, 콜리플라워, 옥수수, 오이, 풋고추, 무, 김치, 열무, 파
과일류	사과, 참외, 멜론, 수박

4-6 췌장 질환

췌장의 기능은 크게 외분비 기능과 내분비 기능으로 나눌 수 있다. 하루에 분비되는 췌장액은 약 2L 정도가 되며 알칼리성으로 중탄산 이온을 분비하는데 이것은 장 내에서 효소의 활성화를 도와주기 위해 pH를 조절한다. 식사 시에는 분비가 증가되고 소화관 호르몬인 세크레틴(secretin)이 관여하고 있다.

췌장액의 소화효소로는 당질·지질·단백질을 분해시키는 효소가 있으며 소화작용을 위해서 가장 중요한 작용을 하고 있다. 내분비기능으로는 췌장의 랑게르한스씨섬(Langerhan's island)에 있는 혈당이 저하되면 α-cell에서는 글루카곤을 분비하여 간에 저장된 글리코겐을 분해시켜 혈당을 증가시키고, β-cell에서는 혈당이 증가시 인슐린을 분비시켜 세포 내의 포도당 대사를 활발하게 하여 혈당을 저하시킨다. 이 호르몬들은 상호간에 길항작용을 하여 체내의 혈당치를 조절하고 있다. (그림 4-10)

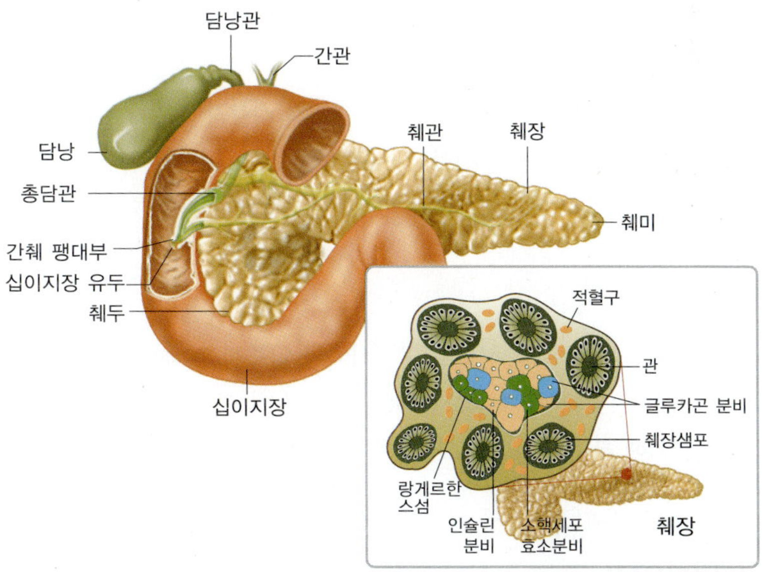

그림 4-10 췌장의 구조와 인슐린 분비

1. 급성 췌장염

(1) 원인

급성췌장염은 췌장효소는 불활성의 전구체로 존재하고 있는데, 췌장효소 전구체가 돌연 활성화되어 췌장의 자가소화를 일으키기 때문에 발생한다. 중요한 요인은 담석과 알코올이다.

담관과 췌관이 만나 십이지장으로 내려오는데 그 부위에 담석이 걸리면 췌액이 흐르지 못해 역류하여 췌장염이 생긴다. 또 술을 과도하게 마시면 췌관의 압력이 증가하거나 췌액의 성분이 변해 췌장염이 생긴다. 그 밖에 고지혈증, 당뇨병, 약물, 부갑상선 기능 항진증에 의해서도 발병될 수 있다.

(2) 증상

상복부와 배꼽 주변이 아프고 격렬한 통증이 지속적으로 1~3일 동안 발생한다. 발열, 오심, 구토, 냉한, 안면창백, 맥박의 증가를 가져온다. 급성의 경우는 약 20% 정도가 심한 복통과 함께 호흡곤란·쇼크·신부전 등이 나타나며, 이 경우의 사망률이 30%나 된다.

일반적으로 소화관 운동의 저하로 인한 가스의 저류가 보인다. 혈중, 요중 아밀라아제가 높으므로 진단에 이용된다. 대부분 정상으로 회복되나 감염, 출혈, 물혹 등의 합병증이 생긴다.

(3) 식사요법

췌액의 분비를 억제하는 목적으로 급성기에는 엄중한 절식을 하여 췌장을 쉬게 해야 하며 장기적으로 절식이 필요할 때는 중심정맥 영양법을 이용한다. 염증이 없어지고 회복기에 들어서면 유동식 → 연식 → 일반식으로 이행하는 것이 좋다.

식사는 지방과 단백질은 극히 제한하고 당질 중심의 식사로 하는 것이 좋다. 지방과 단백질을 소화시키는 효소는 주로 췌액에 함유되어 있으므로 이것을 다량 함유한 식품은 췌액분비를 증가시킨다.

증상이 회복되면 지방을 1일에 10~20g으로 제한하고 단백질의 섭취량을 늘린다. 좋은 급원으로는 탈지유, 난백, 흰살생선, 두부 등을 이용하는 것이 좋다. 오랫동안 지방섭취량이 감소하면 영양상태가 악화되므로 중쇄중성지방을 사용해야 한다. 또한 알코올을 제한하고 위액분비 항진을 막아야 하며, 특히 지용성 비타민 부족에 주의를 해야 한다. 무엇보다 규칙적인 식생활을 해야 한다(표 4-12, 4-13).

급성 췌장염 식사요법을 간추려보면 다음과 같다.

① 통증이 심할 경우에는 금식을 하도록 한다.
② 금시기간에는 정맥영양을 통하여 수분과 전해질을 공급하도록 한다.
③ 통증이 가라앉으면 미음 등의 유동식을 공급하도록 한다.
④ 소화가 잘 되고 자극성이 적은 연식을 제공하도록 한다.
⑤ 당질을 위주로 한, 소화가 잘 되는 쌀밥이나 식빵 및 국수 등을 제공하도록 한다.
⑥ 췌장조직을 재생시키려면 소화가 잘 되는 양질의 단백질이 필요하므로, 우유나 흰살 생선 및 두부 등을 제공하면서 점차 다진 고기도 곁들이도록 한다.
⑦ 삶아서 거른 채소와 과일을 제공한다.
⑧ 처음에 당분간은 지방의 소화가 어렵기에 제한하도록 한다.
⑨ 알코올음료나 커피 및 향신료의 사용을 하지 않도록 한다.

2. 만성 췌장염

만성 췌장염은 췌장의 염증이 6개월 이상 지속된 만성적인 상태이다.

(1) 원인 및 증상

술을 자주 마시는 사람에게 많이 나타나고 구미인의 만성 췌염은 근래에는 80% 이상이 알코올성이다. 기타 급성 췌장염의 만성화·담석증·십이지장궤양·당뇨병도 원인이다. 복부팽만감을 주 증상으로 하고 술을 마신 뒤에 악화되는 일이 많다. 그 밖에 식욕부진, 토기, 구토 및 설사와 변비를 일으킨다. 또 췌장의 모양이 변해 기능에 영구적인 장애가 생긴다. 그 때문에 소화장애·체중감소·영양결핍·당뇨병 등이 발생하지만, 완치는 거의 불가능하다.

(2) 식사요법

만성 췌장염의 식사요법을 정리해 보면 다음과 같다.

① 처음에는 급성 췌장염에 준하여 당질 위주의 식사를 제공한다.

② 경과를 보면서 통증이 완화되면 차츰 단백질 50~60g과 지방 20~30g을 제공하도록 한다.

③ 아픈 증세가 완전히 없어지면 적극적인 치료식으로 하루 단백질 100g의 고단백질 식사를 제공하여 췌장세포를 재생시키도록 한다.

④ 지방은 줄이는데 하루 30~40g을 제공하도록 한다. 흡수율을 높이기 위해서는 중쇄중성지방을 사용가능하다.

⑤ 지방변증이 있는 경우에는 지용성 비타민을 보충해주도록 한다.

급성기에는 급성 췌장염과 같이 절식하고 정맥영양법을 이용하는 것이 좋고 조금 나아지면 1일에 30g 이하의 지방을 섭취하는 저지방식으로 하면서 유동식 → 연식 → 일반식으로 이행하는 것이 좋다. 지방함유량이 많은 육류, 어패류, 마요네즈, 드레싱은 엄격히 제한한다.

췌액분비가 저하되면 전체적으로 소화가 저하되므로 식품은 가열조리를 하는 것이 좋다. 술은 췌장염을 악화시키므로 금지하고, 카페인 음료·탄산 음료·향신료 등의 자극적인 것도 제한한다. 식사요법은 장기적으로 해야 하고, 음식을 완전히 금지시키면 식욕 저하로 식사량이 감소되어 영양상태를 나쁘게 할 수 있으므로 식욕증진에 중점을 두어야 한다.

Recipe

식사요법

간 기능에 도움이 되는

청열 장아찌

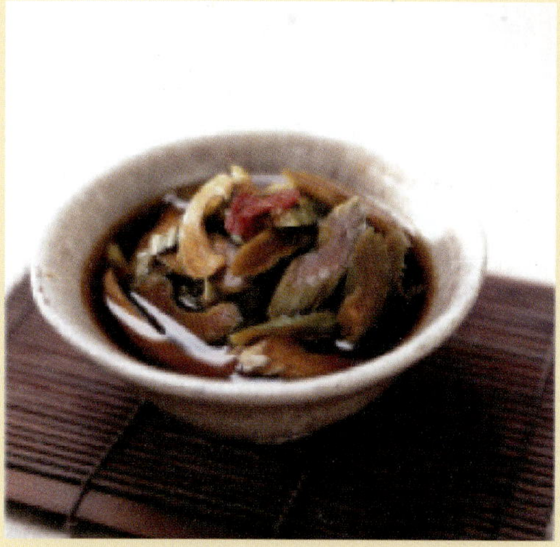

재료 및 분량

셀러리 30대, 간장 3컵
설탕 1컵, 식초 1컵
물 1/2컵

장아찌 양념장

간장 3컵, 설탕 1컵
식초 1컵, 물 1/2컵

효능 : 간(肝)의 열을 내리고, 풍(風)을 없애며 습(濕)을 원활히 배설시켜 변비, 중풍, 불면증, 월경의 여러 장애에 좋다. 간(肝)의 화(火)로 인해 얼굴과 눈이 붉게 되며 머리가 무겁고 다리에 힘이 없는 경우, 소화기가 약하여 조금밖에 먹지 못하는 경우, 대변이 시원히 배설되지 못하고 장부(腸腑)에 차 있는 경우 등에 사용하면 좋다.

목에 담(痰)이 걸려 뱉지도 못하고 삼켜도 넘어가지 않는 증상, 피부에 습(濕)이 심하여 생긴 증상, 황달 등에도 좋다.

만드는 법

1. 셀러리는 껍질과 섬유질을 제거하고 씻고 15cm 길이로 썰어 저장할 용기에 담고 깨끗하게 준비한 무거운 것으로 누른다.
2. 냄비에 장아찌 양념장을 넣고 끓여 식힌 후, 1에 붓는다.
3. 이틀 뒤, 양념장만 따라내어 다시 끓여 식힌 후에 붓는다. 이를 세 번 반복한다.
4. 모든 과정이 끝나면 셀러리를 꺼내서 먹기 좋은 크기로 어슷썰어 접시에 담아 상차림한다.

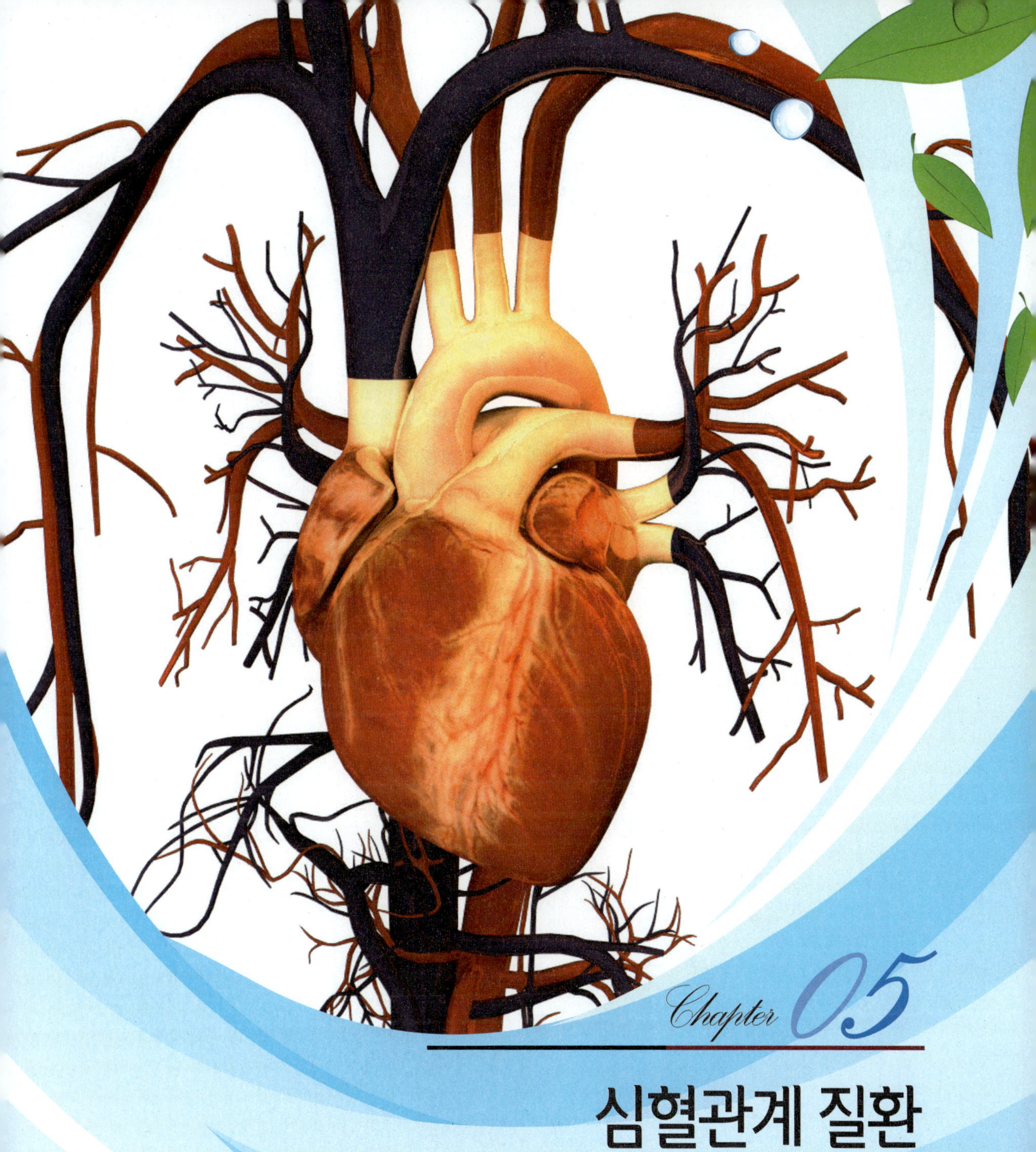

Chapter 05

심혈관계 질환

Chapter 5

심혈관계 질환

심혈관계는 두 개의 심방과 심실로 이루어진 심장, 혈관, 혈액으로 구성되어 있다. 심장에서 박출되어 나온 혈액은 체순환계와 폐순환계를 거치게 된다.

체순환은 좌심실에서 나온 동맥혈이 대동맥을 통해 나가서 신체 조직에 퍼져 있는 모세혈관에 산소를 공급하고 이산화탄소를 받아 정맥혈이 되어 대정맥을 통해서 우심방으로 되돌아오는 과정이다.

폐순환은 우심방을 통해 들어온 우심실에서 시작하여 폐동맥을 통해 들어온 정맥혈이 폐포로 들어온 산소와 결합하고 이산화탄소를 배출하는 가스교환을 하며 동맥혈이 되어 폐정맥이 되어 심장의 좌심방으로 들어오는 과정이다.

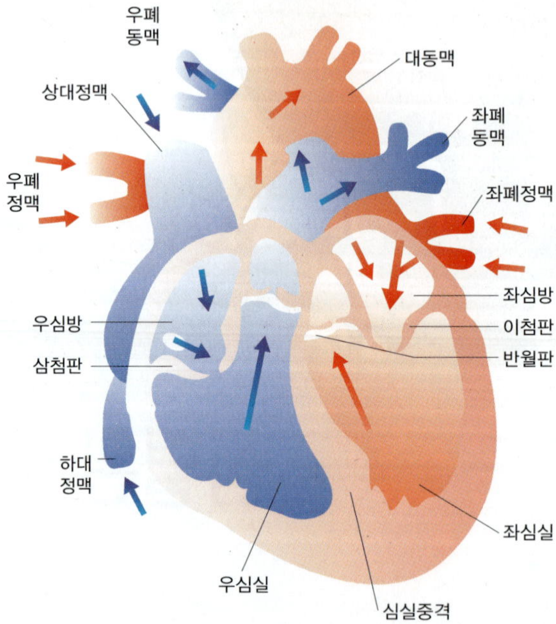

그림 5-1 심장의 구조와 혈액의 이동

5-1 이상지질혈증

1. 지단백질의 구조와 종류

혈액 내의 콜레스테롤이나 중성지방은 대부분 지단백질(lipoprotein)의 형태로 이동하며 일부 유리지방산은 알부민과 결합되어 이동한다. 지단백질은 비극성 부분인 중성지방과 콜레스테롤 에스테르가 안쪽에 있고, 극성 부분이 있는 인지질과 콜레스테롤 및 아포단백질이 바깥 부분을 둘러싸고 있어서 혈액 내에서 자유롭게 이동된다. 지단백질은 지질의 조성, 아포단백질의 종류, 지질과 단백질의 비, 크기 등에 차이가 있다. 지단백질의 종류와 특성은 표 5-1과 같다.

표 5-1 지단백질의 종류와 특성

특 성	Chylomicron 킬로미크론 유미입자	VLDL	LDL	HDL
밀도	<0.94	0.94~1.006	1.019~1.063	1.063~1.21
지름	80~500	40~80	20	7.5~12
지질의 양(%무게)	98~99	90-92	75~80	40~48
콜레스테롤(%지방 무게)	9	22	47	19
중성지방(%지방 무게)	82~89	50~58	7~11	6~7
인지질(%지방 무게)	7~9	19~21	28~30	42~51
아포단백(%무게)	2	8	21	50
아포단백의 종류	A-1, A-2, B-48, C-1, 2, 3, E	B-100, C-1,2,3, E	B-100	A-1, A-2, C-1,2,3, E
특 징	식이지방을 체내 조직으로 이동하는 외인성 중성지방 운반	간에서 생성된 중성지방을 조직으로 이동시키는 내인성 중성지방 운반	콜레스테롤을 말초조직으로 운반시키는 나쁜 콜레스테롤로 동맥경화 유발 지단백	콜레스테롤을 간으로 운반시키는 좋은 콜레스테롤로 항동맥경화 지단백

• VLDL(초저밀도지단백질) : very low density lipoprotein
• LDL(저밀도지단백질) : low density lipoprotein
• HDL(고밀도지단백질) : high density lipoprotein

2. 이상지질혈증의 진단과 분류

(1) 이상지질혈증의 진단

이상지질혈증은 혈액 내 중성지방 또는 콜레스테롤의 농도를 측정하여 진단하며, 이들 농도가 비정상적으로 증가된 상태를 말한다. 이상지질혈증의 진단기준은 표 5-2와 같다.

표 5-2 한국인의 이상지질혈증 진단기준

분 류		혈중 농도(mg/dL)
총 콜레스테롤	높음	≥240
	경계치	200~239
	정상	<200
LDL-콜레스테롤	매우 높음	≥190
	높음	160~180
	경계치	130~159
	정상	100~129
	적정	<100
HDL-콜레스테롤	낮음	<40
	높음	≥60
중성지방	매우 높음	≥500
	높음	200~499
	경계치	150~199
	정상	<150

출처 : 한국지질 · 동맥경화학회(2003) : 한국인의 동맥경화성 질환의 예방과 치료를 위한 고질혈증의 진단 기준. ATP Ⅲ Guidelines(www.nhlbi.nih.gov)

(2) 이상지질혈증의 분류

이상지질혈증은 혈액의 콜레스테롤과 중성지방 중 어느 한 가지 또는 양쪽 모두가 높은 상태를 말한다. 원인에 따라 1차성 이상지질혈증은 아포단백질, 아포단백질의 수용체, 또는 지단백질의 대사에 관여하는 효소의 문제를 유발하는 유전적 이상이나 열량, 포화지방, 콜레스테롤의 과다 섭취와 같은 식이성 요인에 의해 유발된다.

2차성 이상지질혈증은 당뇨병, 신장병, 간질환, 쿠싱증후군 등과 같은 질병이나 당질 글루코르티코이드, 베타 교감신경계 차단제, 이뇨제 및 에스트로겐과 같은 약물의 부작용으로 발생하는 경우를 말한다.

프레드릭슨/WHO에 의한 지단백혈증 유형에 따른 분류는 6가지 표현형으로 표 5-3과 같이 분류한다. 이들 유형 중 식사 후에 킬로미크론이 제대로 제거되지 못하여 중성지방이 아주 높아지는 것은 Ⅰ형이다.

고콜레스테롤혈증은 혈액 내에 콜레스테롤이 증가된 상태로 Ⅱa형, 고중성지방혈증은 혈액 내 중성지방 수치가 증가된 상태로 Ⅰ, Ⅳ, Ⅴ형, 그리고 혈액 내에 콜레스테롤과 중성지방이 모두 높아진 것은 복합형으로 Ⅱb와 Ⅲ형이 해당된다. 이상지질혈증에서는 Ⅳ형이 가장 흔하게 나타난다.

표 5-3 프레드릭슨 표현형의 이상지질혈증의 분류

표현형	지단백형 증가	혈중 지질 증가	원 인	죽상동맥경화 발생 관련성	식사요법
Ⅰ형	Chylomicron	외인성 중성지방	지단백분해 효소 결핍	–	• 지방제한식 • 고탄수화물식
Ⅱa형	LDL	콜레스테롤	LDL 수용체 결핍	+++	• 콜레스테롤 제한식 • 포화지방 제한식
Ⅱb형	LDL, VLDL	콜레스테롤, 내인성 중성지방	LDL 수용체 이상, 중성지방의 대사 저하	+++	• 콜레스테롤 제한식 • 포화지방 제한식 • 체중조절식 • 알코올 제한
Ⅲ형	IDL	콜레스테롤 중성지방	아포 E 단백질의 결핍	+++	• 콜레스테롤 제한식 • 포화지방 제한식 • 체중조절식
Ⅳ형	VLDL	내인성 중성지방	VLDL 합성 증가	+	• 콜레스테롤 제한식 • 단순당, 포화지방 제한식 • 체중조절식 • 알코올 제한
Ⅴ형	Chylomicron VLDL	외인성 중성지방 내인성 중성지방	불명	+	• 탄수화물, 지방 제한식 • 알코올 제한

3. 이상지질혈증에 미치는 요인

열량과 지방의 과잉섭취는 체중의 증가와 더불어 간 조직에서 중성지방과 콜레스테롤의 합성을 증가시키는 이상지질혈증의 위험요인으로 작용한다. 비만한 사람이 에너지 섭취량의 조절로 체중이 감소되면 LDL-콜레스테롤과 중성지방 농도가 낮아지는 것으로 나타났다.

그러나 지나친 식이지방의 섭취제한은 상대적으로 탄수화물의 섭취비율이 증가되어 체내에서 중성지방의 합성과 HDL-콜레스테롤의 수치를 낮추게 된다. 또한 식이 탄수화물 섭취량을 리놀레산(C18 : 2)으로 대체할 경우 LDL-콜레스테롤이 낮아지고 HDL-콜레스테롤이 높아지는 것이 관찰되었다.

식이지방 조성도 혈중 지질농도와 밀접한 관계가 있다. 포화지방산은 혈중 콜레스테롤 농도를 상승시키며, 포화지방산을 다가불포화지방산으로 대체하는 경우에 LDL-콜레스테롤이 감소되었다. 경화유에 함유되어 있는 트랜스 지방산의 섭취 증가는 혈중 총 콜레스테롤과 LDL-콜레스테롤을 증가시키는 반면, HDL-콜레스테롤을 감소시켰다. 그 밖에 HDL-콜레스테롤을 감소시키는 요인으로는 기아, 비만, 흡연, 고혈당, 만성신부전, 갑상선기능저하증, 간질환 등이 있다.

이상지질혈증의 원인으로 운동부족, 스트레스, 당뇨병이나 고혈압과 같은 질환, 흡연 등이다. 특히 가족력은 이상지질혈증 위험요인으로 작용하고 있다.

4. 이상지질혈증 식사요법

이상지질혈증 환자의 목표는 혈중 지질성분의 수치를 정상화하여 동맥경화의 발병과 질병 진행의 속도를 낮추는 데 있다. 이상지질혈증의 관리를 위한 식이요법의 원칙은 표 5-4와 같이 총 열량과 지방의 조절로 정상체중을 유지하며 포화지방산과 콜레스테롤의 섭취를 줄이는 대신에 불포화지방산과 식이섬유소의 섭취를 늘이며, 알코올이나 설탕과 같은 단순당의 섭취를 제한한다.

표 5-4 이상지질혈증의 식사요법 지침

항 목	지 침 내 용
총 열량	표준체중×(25~30 kcal)
탄수화물	총 열량의 60~65%
총 지방량	총 열량의 15~20%
포화지방산	총 열량의 7% 미만
다가불포화지방산	총 열량의 6% 내외
단일불포화지방산	총 열량의 10% 이하
P:M:S	1 : 1~1.5 : 1
트랜스 지방산	총 열량의 1% 내외
단백질	총 열량의 15~20%
콜레스테롤	100 mg/1,000 kcal 미만/일
식이섬유소	20~30 g/일
알코올	2잔 이하/일

P:M:S=polyunsatureted fatty acid:monounsaturated fatty acid:saturated fatty acid

지질 섭취를 줄이기 위해서는 ① 저지방 우유와 유제품을 선택하고, 질 함량이 높은 페이스트리, 크로와상, 도넛, 머핀, 감자 칩 등을 제한한다.

② 육류의 경우 조리할 때에는 눈에 보이는 지질을 떼어내고, 튀김이나 볶음 대신 굽거나 찌거나 삶는다.

③ 마요네즈 등 지질이 많은 소스보다는 간장이나 식초 등의 소스를 이용하고 쇼트닝이나 마가린보다는 식물성 기름을 사용한다.

check point

고지혈증 관리를 위한 식사요법

① 총 지방 섭취량 제한
② 포화지방산 섭취 줄임
③ 불포화지방산 섭취 늘림
④ 콜레스테롤 섭취 제한
⑤ 정상 체중 유지
⑥ 식이섬유소 섭취 늘림
⑦ 알코올 섭취 제한
⑧ 설탕과 같은 단순당의 섭취 제한

(1) 고콜레스테롤혈증

1) 총지방, 포화지방산, 트랜스 지방산의 섭취 제한

하루 지방은 총 에너지의 15~20% 정도로 섭취하며, 포화지방산 중 라우르산(Lauric acid, C12 : 0), 미리스트산(Miristic acid, C14 : 0), 팔미트산(Palmitic acid, C16 : 0)은 콜레스테롤 상승작용이 높다. 따라서 총 지방산과 포화지방산의 섭취를 감소시키기 위해서는 삼겹살·베이컨·소시지·스팸과 같은 지방이 많은 육류, 아이스크림이나 치즈와 같이 지방이 많은 유제품 및 기름에 튀긴 음식을 제한한다.

식물성 유지 중에서는 코코넛 기름과 팜유 등은 포화지방산 함량이 높으므로 이들의 섭취는 제한한다. 그리고 트랜스 지방산인 마가린이나 쇼트닝을 첨가하여 만든 제과나 제빵류 등의 섭취는 LDL-콜레스테롤을 상승시키고 HDL-콜레스테롤을 저하시키므로 섭취량을 제한한다.

2) 콜레스테롤의 섭취 제한

콜레스테롤은 세포막과 스테로이드 호르몬, 그리고 비타민 D 전구체 물질의 구성성분으로 신체기능 유지를 위하여 꼭 필요하다. 그러나 고콜레스테롤혈증인 경우도 동맥벽에 플라그를 형성하여 죽상동맥경화를 유발하게 된다.

그러므로 콜레스테롤을 제한하기 위해서는 콜레스테롤 함량이 높은 간이나 내장육, 새우, 오징어, 주꾸미, 미꾸라지, 장어, 버터, 달걀 노른자나 버터가 많이 들어간 케이크나 파이 섭취에 주의한다.

3) 다가불포화지방산이나 단일불포화지방산의 섭취

포화지방산 대신에 다가불포화지방산을 섭취하면 LDL-콜레스테롤이 감소한다. 그러나 다가불포화지방산 중에서도 대두유, 해바라기유, 옥수수유, 면실유 등에 많이 들어 있는 오메가-6 지방산의 과도한 섭취는 프로스타글란딘(Prostagland-in)의 생성을 유도하기 때문에 심혈관계 질환에 바람직하지 못한 영향을 미친다.

청어, 고등어, 연어, 정어리 등과 같은 생선기름이나 들기름에 많이 함유되어 있는 오메가-3 지방산은 중성지방을 감소시키고 혈소판 응집을 저하시키며 염증반을 약화시켜 심혈관계 질환의 예방과 동시에 인슐린(insulin) 저항성을 개선시키는 것으로 보고되고 있다.

표 5-5 시중에서 판매되는 식용유의 지방산 함량과 효능(가식부 100g당 함량, g)

	들기름	카놀라유	올리브유	대두유	포도씨유	옥수수유	참기름	홍화씨유	쇼트닝	마가린
포화지방산	7.9	6.1	12.3	14.0	8	12.5	14.2	9.4	33.5	17.6
단일불포화지방산	15.0	57.4	71.2	23.2	15.5	32.5	37.0	12.7	48.5	32.1
다가불포화지방산	73.7	30.7	10.5	59.4	69.3	48.7	42.6	72.5	6.1	27.0
ω-3 지방산(리놀렌산)	57.6	10.2	0.6	7.7	0.3	1.4	0.06	0.1	0.9	2.1
ω-6 지방산(리놀레산)	14.5	20.5	7.3	51.3	69	47.3	42.0	72.2	5.3	24.0
트랜스 지방산	0	0	0	1~2%	미량	1~2%	0	1~2%	14%	14%
항산화제 여부	비타민 E	비타민 E	비타민 E, 폴리페놀	비타민 E	비타민 C, E, 카로틴, 폴리페놀	비타민 E	비타민 E	비타민 E	비타민 E	비타민 E
용도	무침, 국	샐러드, 튀김, 볶음	샐러드, 비빔밥, 제빵	튀김, 볶음	샐러드, 튀김, 제빵	튀김, 볶음	나물	튀김, 볶음	튀김, 제과	볶음, 제빵
심혈관질환 예방 측면	포화지방이 적고 ω-3가 풍부. 트랜스 지방이 없음	포화지방산 적으면서 단일불포화지방산, ω-3 지방산 풍부함	단일불포화 높고 ω-6 지방산 적으면서 트랜스 지방산 0이고 항산화제 함유	포화지방산과 ω-6 지방산이 많으나 ω-3 지방산도 소량 있음	ω-6 지방산은 높고 ω-3 지방산은 거의 없으나 포화지방이 낮고 항산화제를 함유	ω-3는 적으면서 ω-6가 많음	옥수수유와 비슷 ω-6에 비해 ω-3적음	ω-6 지방산이 너무 많아 좋지 않음	포화지방산이 높고 트랜스 지방이 많아 아주 좋지 않음	포화지방이 높고 트랜스 지방이 많아 아주 좋지 않음
암의 예방 측면	ω-3 지방산은 암을 예방한다고 보고됨	ω-3 지방산은 높고 ω-6 지방산은 낮음	항산화 풍부함	ω-6 지방산은 종양의 성장에 사용	ω-6 지방산 높으나 항산화제 함유	ω-6 지방산은 종양의 성장에 사용	ω-6 지방산은 종양의 성장에 사용	ω-3 지방산은 낮고 ω-6 지방산이 특히 높아 종양의 성장에 사용	트랜스 지방이 암의 발생 높임	트랜스 지방이 암의 발생 높임
특이사항	빨리 산패되므로 보관주의, 강한 향	발연점이 낮음(160℃), 값이 비쌈	발연점이 낮음, 값이 비쌈		발연점이 높음(216℃), 값이 비쌈		강한 향	산패되기 쉬워 냉장고에 보관		

하루 3~8 g의 오메가-3 지방산 섭취를 권장하고 있으며, 미국심장협회(AHA)에서는 1주일에 2~3회 정도 생선섭취를 권장한다. 또한 올리브유·카놀라류·땅콩 기름에 많이 함유되어 있는 오메가-9 단일불포화지방산을 섭취하면 LDL-콜레스테롤은 감소하는 반면, 오메가-6 지방산과 같이 염증성 반응이나 프로스타글란딘의 생성에 미치는 긍정적인 영향은 적다. 시중에서 판매되고 있는 지방산의 함량과 효능은 표 5-5와 같다.

4) 식이섬유소의 섭취

식이섬유소가 풍부한 식품으로는 콩·채소류·해조류·고구마, 고추, 그리고 더덕, 쑥, 씀바귀, 우엉, 비름, 표고버섯 등이 있다. 식이섬유소의 섭취를 증가시키면 LDL-콜레스테롤을 낮출 수 있다.

5) 과도한 알코올의 섭취 제한

하루 1잔 정도의 알코올 섭취는 심혈관계 질환의 예방에 도움이 된다는 보고도 있으나 3잔 이상의 과도한 알코올 섭취는 체내 중성지방의 합성을 증가시키며 지방간과 체중증가를 초래한다. 그러나 적포도주나 흑맥주에 함유된 항산화 물질인 플라보노이드(flavonoid) 성분은 LDL-콜레스테롤의 산화를 감소시켜 심장보호 효과를 보인다고 한다.

6) 식물성 스테롤과 스타놀의 섭취

콜레스테롤 구조와 유사하여 장내 콜레스테롤 흡수를 방해하는 식물성 스테롤(sterol)을 하루 2~3 g 섭취할 경우에 총 콜레스테롤과 LDL-콜레스테롤을 낮추는 효과가 있다. 가장 대표적인 것은 β-시토스테롤(C29)과 캄페스테롤(C28)이다. 그 밖에 스티그마스테롤(C29), 브라시카스테롤(C27, 유채씨 등 십자과 식물), 퓨코스테롤(C29, 해조류), 에르고스테롤(C29, 효모, 버섯) 등이 있다.

최근에는 식물성 스테롤을 첨가한 제품이나 부작용이 적은 콜레스테롤을 낮추는 제제로서 식물성 스테롤이 의료용으로 사용되고 있다.

7) 생활습관 개선

① 스트레스 해소와 금연

스트레스는 체내의 카테콜라민(catecholamine) 분비를 높여서 혈청 HDL-콜레스테롤을 저하시킨다. 운동을 통해 체내 에너지의 소비를 높이고, 간의 콜레스테롤 생합성을 낮추는 반면에, HDL-콜레스테롤은 상승시킨다. 흡연은 체내의 카테콜라민 분비를 촉진시키고 간의 콜레스테롤 합성을 높이며 HDL-콜레스테롤을 저하시킨다.

② 식생활습관 개선을 통한 관상심장질환 위험을 줄이기

- 포화지방은 총 칼로리의 7% 이하로 제한하고, 콜레스테롤은 하루 200mg 이하로 제한한다. 이 수준은 지방섭취를 총 칼로리의 25~35%로 유지하면 이룰 수 있다.
- 포화지방을 전곡류·콩류·과일과 채소 등의 탄수화물로 대치하든지, 생선·식물성 기름, 견과류 등의 불포화지방산으로 대치한다.
- 트랜스 지방산을 함유한 제품들을 피한다. 트랜스 지방 함유량은 영양표시로 확인이 가능하다.
- 콩류나 해조류, 보리나 귀리 등의 잡곡을 비롯하여 신선한 채소나 과일에 함유된 가용성 섬유소가 높은 식품을 선택한다.
- 식물성 스테롤과 스타놀이 첨가된 식품을 규칙적으로 섭취한다.
- 혈압을 낮추기 위하여 과일과 채소를 많이 먹도록 하고 저지방 유제품이나 견과류, 그리고 전곡류를 함유한 식이를 선택한다. 나트륨 섭취는 하루에 2000mg으로 제한한다.
- 생선은 관상심장질환 위험을 감소시키는 식이의 일부분이므로, 규칙적으로 섭취한다.
- 알코올 섭취의 경우, 하루에 남자는 2잔으로 제한하고 여자는 1잔으로 제한한다.

(2) 고중성지방혈증

탄수화물과 알코올의 과잉섭취에 의한 VLDL의 증가는 고중성지방혈증의 원인이 된다. 주로 간에서 중성지방의 합성이 높거나 VLDL의 이화작용 저하 등이 원인이 된다.

① 식사요법은 고콜레스테롤혈증에 준하여 실시한다.

- 과도한 칼로리 섭취를 제한하여 정상체중을 유지한다.
- 총 지방, 포화지방, 및 콜레스테롤의 섭취를 제한한다.

- 과다한 탄수화물, 특히 단순당 섭취를 제한한다.
- 항지방간성 인자 섭취에 유의한다.
- 알코올 섭취를 제한한다.
- 섬유소 섭취를 강조한다.
- 생활습관을 개선한다.

② 고지혈증 식사관리

- 쇠고기나 돼지고기나 양고기 등은 눈에 보이는 기름 부분을 제거하고 살코기만을 이용한다. 그리고 닭고기 등 가금류는 껍질을 벗기고 조리한다.
- 스팸이나 소시지 및 베이컨과 같은 육가공품은 먹지 않도록 한다.
- 간 고기는 지방을 제거하기 힘들다. 그러므로 될 수 있으면 조리에 이용하지 않도록 한다. 부득이 간 고기를 사용해야 할 경우에는 살코기 덩어리를 구입하여 갈아서 이용한다.
- 포화지방산이 적고 오메가-3 지방산을 함유한 생선을 섭취하도록 한다.
- 콜레스테롤 함량이 높은 새우나 오징어나 장어나 가재 등은 적게 섭취하도록 한다.
- 우유나 유제품은 저지방 제품을 사용한다.
- 달걀노른자의 섭취는 제한하고 달걀흰자를 사용하도록 한다.
- 튀긴 음식이나 지방이 많이 들어간 가공식품은 적게 섭취한다. 예컨대 크래커, 감자 칩, 케이크, 파이 등
- 기름을 사용해야 할 경우에는 불포화지방산이 많은 식물성 기름을 사용하되, 그 중에서도 포화지방산이 많은 코코넛유나 팜유는 피한다. 또 포화지방산이 많은 라드나 버터나 마가린이나 쇼트닝 같은 경화유는 사용을 제한한다.
- 채소를 충분히 섭취하도록 한다.
- 과일은 당분이 많다. 그러므로 지나치게 많이 섭취하지 않도록 한다.
- 곡류는 섬유소가 많은 잡곡밥을 섭취하도록 한다.
- 견과류에는 불포화지방산이 많으나 지방의 함량 및 칼로리가 높다. 그러므로 너무 많이 먹지 않도록 한다.

5. 이상지질혈증의 약물요법

식사요법이나 운동요법을 3~6개월 동안 실시 후 이상지질혈증이 조절되지 않을 경우 심혈관계 질환의 위험인자 수, 혈중 콜레스테롤의 농도, 관상동맥 질환의 유무 등을 고려하여 필요에 따라 약물치료를 시작한다. 이상지질혈증에 대한 약물치료는 혈중의 지단백질의 상태에 따라서 표 5-6의 약물에 의거하여 적용한다.

표 5-6 이상지질혈증 치료에 이용되는 약물

분 류	약	지질/지단백	부작용	작용기전
스타틴 Statins	Lovastatin, Pravastatin, Simvastatin, Fluvastin, Atorvastatin, Rosuvastatin, Pitavastatin	• LDL-콜레스테롤 8~55% 감소 • HDL-콜레스테롤 5~15% 감소 • TG 7~30% 감소	근육병증, 간효소증가	HMG-CoA 환원효소 reductase의 활성을 억제
담즙산 수지 Bile acid sequestrants	Cholestyramine, Colestipol, Colesevelam	• LDL 콜레스테롤 5~30% 감소 • HDL 콜레스테롤	위장관 장애, 변비	담즙산과 결합하여 담즙산의 재흡수를 방해
니코틴산 Nicotinic acid	Immediate release nicotinic acid extended release nicotinic acid sustained release nicotinic acid	• LDL 콜레스테롤 5~25% 감소 • HDL 콜레스테롤 5~35% 증가 • TG 20~50% 감소	혈당상승, 고요산혈증, 상부위장관 장애, 간독성	간에서 콜레스테롤의 합성을 억제
피브르산 유도체 Fibric acids	Gemfibrozil, Fenofibrate, Clofibrate, Bezafibrate	• LDL 콜레스테롤 5~20% 감소 • HDL 콜레스테롤 0~20% 증가 • TG 0~50% 감소	근육병증, 담석증, 소화장애	간에서 콜레스테롤의 합성을 억제
콜레스테롤 흡수 억제제 Cholesterol absorption inhibitor	Ezetimibe, Vytorin	• LDL 콜레스테롤 20% 감소 • HDL 콜레스테롤 1~2% 증가 • TG 10% 감소		콜레스테롤 흡수 억제
오메가-3 지방산	Omega-3 fatty acids	TG 8~30% 감소	생선비린내, 피부발진	중성지방 및 콜레스테롤 배설

출처 : 이상지질혈증 치료지침서, 한국지질동맥경화학회, 2013.

check point

심혈관 질환의 위험을 증가시키는 위험인자

- 나이 : 남자 45세 이상
  여자 55세 이상 또는 조기폐경
- 가족력(부계父系의 55세 이전 심근경색 또는 갑작스런 사망)
- 흡연
- 고혈압 : 140/90 mmHg 이상 또는 항고혈압치료제 복용
- HDL-콜레스테롤이 35 mg/Hg 이상 또는 항고혈압치료제 복용
- 당뇨병
- 미세알부민뇨증 또는 사구체여과율 < 60 mL/min
- 성별(남자 55세이상, 여성 65세 이상)
- 조기심혈관계질환의 가족력(65세 이하의 여성, 55세 이하의 남자)

심혈관계 질환을 감소시키는 인자

- HDL-콜레스테롤이 60 mg/dL 이상인 경우

출처 : 임상영양관리지침서, 대한영양사협회, 2002.

5-2 고혈압

1. 고혈압의 진단과 분류

(1) 고혈압의 진단

심장의 좌심실이 수축하여 혈액을 전신으로 내보내고, 이완하여 전신을 순환하고 돌아오는 혈액을 받아들이는 두 단계의 운동을 한다. 심장이 수축할 때 동맥의 측벽이 받는 압력을 최고혈압 또는 수축기 혈압이라고 하며, 심장이 이완될 때 동맥의 측벽이 받는 압력을 최저혈압 혹은 이완기 혈압이라고 한다.

고혈압은 혈압이 지속적으로 상승되어 있는 상태로, 수축기 혈압이 140 mmHg 이상 또는 이완기 혈압이 90 mmHg 이상인 경우를 말한다.

고혈압의 진단기준은 2004년 미국의 고혈압 진단평가 및 치료위원회의 제7차 지침을 토대로 하여 표 5-7에 제시되어 있다.

표 5-7 고혈압 진단 기준

분 류	수축기 혈압(mmHg)	확장기 혈압(mmHg)
정상 혈압	<120	<80
전 고혈압	120~139	80~89
고혈압 Ⅰ	140~159	90~99
고혈압 Ⅱ	160 이상	100 이상

출처 : The 7th report of the Joint National Committee on detection, evaluation and treated of high blood pressure, JNC VII.

(2) 혈압의 조절 요인 및 고혈압의 분류

① 혈압의 조절 요인

혈압의 조절은 그림 5-2에서처럼 심박출량과 말초혈관의 저항 정도에 따라 달라진다. 순환혈액량이나 체액량의 증가, 그리고 강심작용 등으로 심박출량이 많아지면 혈압이 높아진다.

동맥경화 등으로 혈관의 직경이 좁아졌거나 혈관의 경화로 탄력성 약화 및 혈중 지질농도의 증가에 따른 점성의 증가로 말초혈관의 저항이 높아질 경우에는 혈압이 높아지게 된다.

그 밖에 정신적으로 긴장 또는 흥분하거나 운동을 하면 항진되는 교감신경계의 활성으로 노르에피네프린(norepinephrine)이 분비될 경우 심박동수의 증가와 혈관의 수축으로 혈압이 높아진다.

그림 5-3에서와 같이 혈압이나 혈류량 또는 혈중 나트륨이 감소하게 되면 신장의 레닌-안지오텐신계의 활성으로 부신피질에서 알도스테론(aldosterone)의 분비를 촉진한다. 알도스테론은 나트륨과 수분의 재흡수를 증가시켜 혈압의 상승 작용에 관여한다. 혈압이 높을 경우에 수축기 혈압이 20mmHg 상승하면 심혈관계 질환의 위험도가 2배 증가하는 것으로 알려졌다.

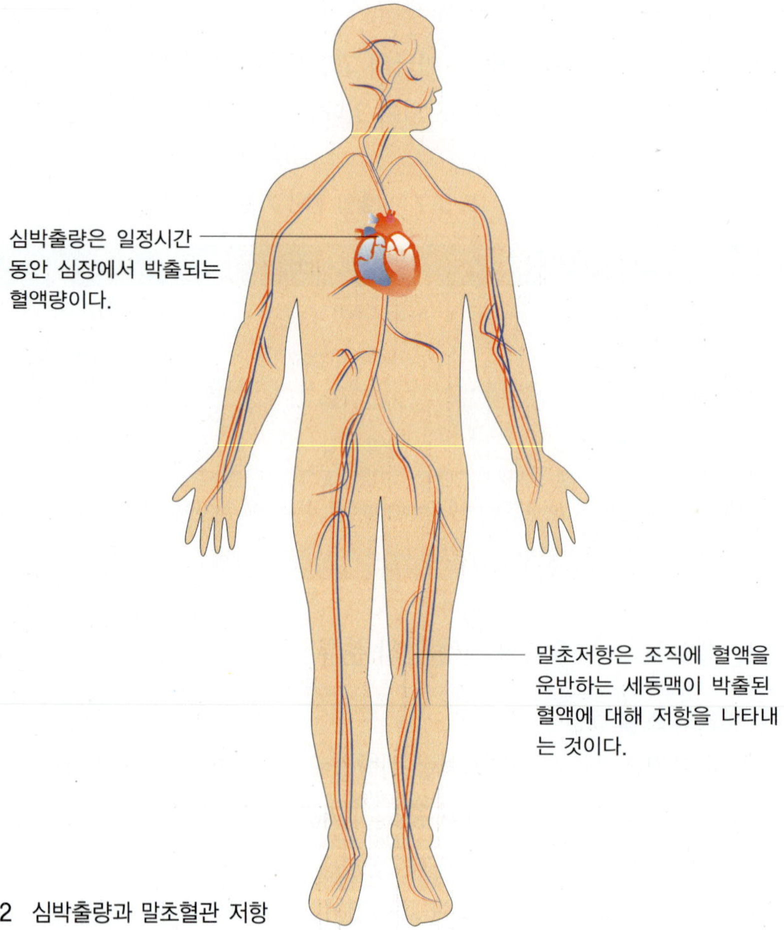

그림 5-2 심박출량과 말초혈관 저항

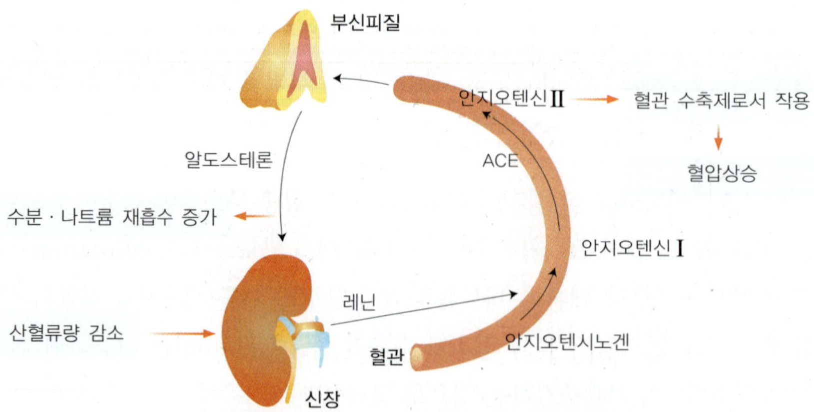

그림 5-3 레닌-안지오텐신계 활성에 의한 혈압상승

② 고혈압의 분류

심혈관계 질환, 신경계 질환, 내분비계 질환, 갑상선기능 항진증, 쿠싱증후군, 크롬친화 세포증 및 임신중독 등 여러 질환이나 만성적인 스테로이드 호르몬과 같은 약물 복용에 의해 발생되는 2차성 고혈압인 증후성 혹은 속발성 고혈압은 전체 고혈압 환자의 10% 정도 차지하고 있다. 나머지 80~90% 정도의 1차성 고혈압인 본태성 고혈압은 유전적인 요인 이외에도 식이, 운동, 흡연, 스트레스, 비만 등 여러 환경적 요인에 의해 발생되는 것으로 보고되고 있다.

2. 고혈압의 원인 인자

혈압을 유발할 수 있는 요인으로 표 5-8에서처럼 유전적인 요인 이외에 생활습관 요인으로 비만, 소금, 알코올, 칼륨, 칼슘, 마그네슘, 포화지방, 흡연, 활동 및 운동, 카페인 및 스트레스 등이 있다.

표 5-8 고혈압 유발인자

유전적	연령	연령이 증가할수록 혈압 상승
	성	45세까지는 남자, 그 이후에는 여자의 혈압이 높음
생활습관	비만	정상체중에 비해 고혈압 발생 확률 2~6배 높음
	소금 섭취	높은 소금 섭취량은 고혈압의 발생 원인으로 작용. 특히, 소금에 대한 감수성이 높을 경우에 고혈압 발생확률이 높음. 고혈압 환자의 30~50% 소금에 대한 민감성 높음
	칼륨 섭취	칼륨의 섭취량이 낮을수록 혈압이 높음
	마그네슘 섭취	마그네슘은 혈관 근육의 수축 억제
	포화지방 섭취	혈압에 직접적인 영향보다는 동맥경화 유발을 통해 간접적으로 혈압 상승
	알코올 섭취	하루 3잔 이상 알코올 섭취 시 혈압 3 mmHg 상승
	흡연	혈관내피세포의 확장 방해로 혈압 상승
	활동 및 운동	활동량 저하 시 고혈압 발생 비율 30~50% 상승
	카페인	일시적인 혈압 상승
	스트레스	교감신경계의 항진으로 혈압 상승

3. 고혈압의 식사요법

고혈압의 치료에 있어서 식사요법은 매우 중요한 부분이다. 식사요법 관리 목표는 혈압을 조절하여 관상동맥 질환이나 뇌졸중과 같은 심혈관계 질환, 그리고 신장 질환의 발병과 관련 질환으로 인한 사망률을 낮추는 데 있다.

혈압감소를 위한 생활습관의 관리는 표 5-9와 같이 열량섭취 조절을 통한 정상체중 유지, 식이지방의 조절, 식염 섭취 제한, 적절한 칼륨-마그네슘-칼슘의 섭취, 규칙적인 운동 및 알코올 섭취의 제한 등이 필요하다.

표 5-9 혈압감소를 위한 생활습관

항 목	권장사항	수축기 혈압 감소 정도
열량	정상체중 유지	5~20 mmHg/10 kg 체중감량
식이	DASH diet	8~14 mmHg
식염제한	6g 제한/1일	2~8 mmHg
규칙적인 운동	유산소운동 30분/1일	4~9 mmHg
절주	2잔 이하/1일	2~4 mmHg

출처 : 국민고혈압 사업단

(1) 열량섭취 조절

비만일 경우에 인슐린 저항성이 증가되어 고인슐린혈증과 신장에서 나트륨 저류 및 교감신경계 항진 등으로 고혈압이 초래된다. 체중 1 kg 감량시 수축기와 이완기 혈압 각각 1.6과 1.3 mmHg 정도 감소되는 것으로 나타났다.

(2) 지방섭취 조절

총 지방 섭취량을 줄이고 포화지방 대신 불포화지방산의 섭취량을 증가시키면 동맥경화증이나 이상지질혈증과 같은 질환의 발생 위험도를 감소시키거나 질환의 진행을 늦추어 간접적으로 혈압을 낮추게 된다.

(3) 나트륨 섭취의 제한

나트륨의 섭취 제한을 통해 고혈압과 심혈관계 질환 및 신장질환의 발생과 관련 합병증의 진행률을 낮출 수 있으며, 특히 소변으로의 나트륨 배설 정도와 수축기 혈압이 밀접한 상관관계가 있는 것으로 나타났다. 나트륨의 제한 정도는 고혈압의 정도에 따라 다르다. 구체적인 내용은 표 5-10과 같다.

표 5-10 고혈압 단계별 나트륨 섭취량 및 지침

단계	수축기/이완기 혈압 (mmHg)	나트륨 섭취량 혹은 소금/일	식사 지침
1단계	140~159/90~99	2,000 mg 혹은 5 g	• 식탁에서 염분 사용제한 • 조리시 정해진 염분만 사용 • 가공식품과 나트륨 함량 높은 찌개 종류, 국 종류, 김치류 및 쌈장과 같은 식품 제한 • 우유 및 유제품 하루 500 mL 이하로 제한
2단계	160~179/100~109	1,400~2,000mg 혹은 3.5~5g	• 냉동식품과 즉석식품 사용 제한 • 통조림 식품, 치즈, 마가린, 샐러드 드레싱을 사용시에 저염 혹은 무염 제품을 사용 • 빵 종류 하루 2회 이하로 제한
3단계	180~209/110~119	1,400 mg 혹은 3.5g 이하	• 자연식품 중 나트륨 함유량이 높은 채소류는 나트륨 제거 후 사용 • 음료나 조리시 증류수 사용

출처 : 임상영양관리지침서, 대한영양사협회.

표 5-11 성인 1회 섭취분량당 나트륨 및 소금 함량

식 품 명		1인 섭취 분량(g)	나트륨(mg)	소금(g)
면류	소면(건면)	135	1,945	4.9
	칼국수(반건면)	90	1,591	4.0
	중국국수(생면)	140	574	1.4
	메밀국수(건면)	130	1,100	2.7
빵류	햄버거	150	747	1.9
	피자	145	577	1.4
	샌드위치	150	439	1.1
어패류	고등어(자반)	55	990	2.5
	명란젓	15	530	1.3
	해파리(염장품)	20	1,200	3.0
김치류	나박김치	100	1,256	3.1
	총각김치	35	1,210	3.0
	부추김치	30	916	2.3
	고들빼기김치	40	892	2.2
	깻잎김치	30	852	2.1
	오이김치	50	803	2.0
	동치미	100	609	1.5
	배추김치	40	458	1.1
면음식류	물냉면	1,000	4,100	10.2
	잔치국수	1,000	3,500	8.7
	칼국수	1,000	3,300	8.4
	콩국수	1,000	2,780	6.9
	우동	740	2,320	5.8
	짬뽕	1,000	1,590	4.0
	메밀국수	600	1,460	3.7
	라면	400	1,340	3.3
탕류	설렁탕	550	1,650	4.1
	곰탕	500	1,390	3.5
찌개	청국장	200	1,460	3.6
	김치찌개	350	2,150	5.4
국	쇠고기 미역국	300	1,050	2.6
기타	만둣국	1,000	2,190	5.5
	떡국	650	1,110	2.8

check point

나트륨과 소금 함량 환산법

- 나트륨 함량으로부터 소금 함량을 구할 때 :
  나트륨 함량을 g으로 바꾼 다음 2.5를 곱한다.
  [예] 2,000 mg 나트륨 : 2 g × 2.5 = 5.0 g
- 소금 함량으로부터 나트륨 함량을 구할 때 :
  소금 함량을 mg으로 바꾼 다음 2.5로 나눈다.
  [예] 5 g의 소금 : 5,000 mg ÷ 2.5 = 2,000 mg

(4) 칼륨, 마그네슘, 칼슘의 적절한 섭취

칼륨, 마그네슘, 칼슘의 충분한 섭취는 혈압강하 효과가 있는 것으로 1990년대 말에 시작된 임상연구인 DASH(Dietary Approaches to Stop Hypertension) 식사에서 밝혀졌다.

DASH 식사는 미국인의 일상식에서 전곡류·저지방 단백질 및 유제품·채소·과일·견과류를 충분히 섭취함으로써 나트륨의 섭취는 감소시키고, 칼륨-마그네슘-칼슘의 섭취 및 식이섬유소의 섭취를 증가시켜 혈압을 조절하기 위해 개발된 식단이다.

표 5-12 DASH 요법의 목표 영양기준량(2,100 kcal/일)

영양소	기준량	영양소	기준량
총 지방량	총 열량의 27%	나트륨	2,300 mg
포화지방산	총 열량의 6%	칼륨	4,700 mg
단백질	총 열량의 18%	칼슘	1,250 mg
당질	총 열량의 55%	마그네슘	500 mg
콜레스테롤	150 mg	섬유소	30 g

출처 : 임상영양관리지침서, 대한영양사협회. 2013

표 5-13 칼로리별 DASH의 1일 식사계획

식 품 군	섭취 횟수(회/일)	
	1,600kcal	2,600kcal
곡류 및 그 제품	6	10~11
채소류	3~4	5~6
과일류	4	5~6
저지방 또는 무지방 유제품	2~3	3
육류, 가금류 및 생선	3~6	6
견과류, 종실류 및 생선	주 3회	1
지방과 기름	2	3
당류	0	2회 이하

출처: National Institutes of Health(NH), National Heart, Lung, and Blood Institute(NHLBI): Your guide to lowring your blood pressure with DASH, U.S. Department of health and human services, Public Health Services, NIH Publication No06-4082, originally Printed 1998, Revised April 2006.

(5) 알코올 섭취 제한

남성은 하루에 2잔 이상, 여성은 하루에 1잔 이상 등의 알코올을 섭취하게 되면 고혈압의 발생 위험도가 증가하게 된다. 1잔의 알코올은 15 g의 알코올을 말하며, 여자는 남자에 비해 혈압 상승 효과나 유해 정도에 대한 민감도가 높으므로 알코올 섭취에 더 조심해야 한다.

(6) 카페인 섭취 제한

카페인은 일시적으로 혈압을 상승시키는 효과를 가지고 있다. 150 mg의 카페인(커피 2~3잔)을 섭취한 지 15분 후에 혈압이 5~15 mmHg 정도 증가되는 것으로 보고되었다. 그러므로 하루에 커피는 3~5잔 이하로 섭취하도록 권장하고 있다.

check point

혈압을 낮추기 위한 DASH 식사

① 전곡류 섭취
정제되지 않은 통밀, 현미, 보리 등의 전곡류의 섭취는 혈압을 낮추어 준다.

② 저지방단백질 섭취
지방이 적고 단백질이 풍부한 가금류와 흰살생선 및 저지방 유제품으로 우유나 치즈 등을 섭취한다.

③ 매 끼니마다 채소와 과일 섭취
채소와 과일은 칼륨, 마그네슘, 칼슘 이외에도 식이섬유소와 비타민이 풍부하다. 채소는 샐러드, 나물, 생채, 쌈채소 등으로 끼니마다 2접시 정도 섭취하고 과일은 간식으로 1/2~1개 정도 섭취한다.

④ 견과류의 섭취
견과류, 콩류, 씨앗류에는 마그네슘, 단백질, 식이섬유가 풍부하며, 특히 견과류에 함유되어 있는 오메가-3 지방산은 심혈관계 질환에 도움이 된다. 하루 30g의 견과류는 아몬드 25개(땅콩 30개), 호두 6개, 잣 3큰술에 해당된다. 그러나 견과류는 지방 함량이 높으므로 섭취량에 주의한다.

⑤ 소금의 섭취는 낮추고 칼륨의 섭취를 높임
칼륨이 풍부한(토마토, 호박, 콩류, 바나나, 우유 등)을 충분히 섭취한다. 또한 염분이 높은 국이나 찌개, 김치, 젓갈, 라면 등의 섭취를 제한한다.

출처 : http://blog.samsungfire.com

4. 고혈압의 약물요법

고혈압에 사용되는 약물들은 심박출량이나 혈관의 저항성을 조절하는 기전을 통해 혈압을 조절한다.

고혈압 약은 표 5-14에서 처럼 나트륨의 재흡수를 억제하는 작용을 하는 이뇨제, 안지오텐신 I이 안지오텐신 II로 전환하는 데 작용하는 ACE의 작용을 억제하는 안지오텐신전환효소 억제제, 심박동수와 심박출량을 감소시키는 베타차단제, 혈관확장에 관여하는 칼슘경로차단제 및 알도스테론의 적용을 저하시키는 알도스테론 길항제 등이 있다.

표 5-14 고혈압에 이용되는 약물

종류		일반약명(상품명)	작용 기전	영양 관련 부작용 및 관리
이뇨제	Loop 이뇨제	Furosemide(Lasix) Bumetanide(Bumex) Torsemide(Demadex)	소변배출량의증가로 혈액량 감소 : 신장에서 나트륨과 물의 재흡수 억제	• 저칼륨혈증, 복부 거북함 과 소화불량, 소변 칼슘 분비 증가, 메스꺼움, 구토, 설사 • 고칼륨식, 칼륨보충제가 필요할 수도 있음
	Thiazide 이뇨제	Hydrochlorothiazide (Microzide) Chiorothizide (HydroDIURIL)	소변배출량의증가로 혈액량 감소 : 신장에서 나트륨과 물의 재흡수 억제	• 저칼륨혈증, 복부 거북함 과 소화불량, 소변 칼슘 분비 증가, 메스꺼움, 구토, 설사 • 고칼륨식, 칼륨보충제가 필요할 수도 있음
알도스테론 길항제		Eplerenone(inspra) spironolactone (Aldactone)	수뇨관에서 알도스테론 작용을 억제하고 나트륨-칼륨 교환을 억제함	• 고칼륨혈증, 설사, 구토, 위 거북, 위의 통증 • 고칼륨 섭취 제한 • 소금대용품을 피함
베타차단제		Metoprolol(Lopressor) Atenolol(Tenormn) Acebutol(sectral)	β-수용체 반응을 억제하여 심박수와 심박출량을 감소시킴	• 구토, 설사, 상복부 거북함, 위 통증 • 알코올 섭취시 주의 요함
안지오텐신 전환효소(ACE) 억제제		Captopril(Capoten) Benazepril(Lotensin) Enalapril(Vasotec)	안지오텐신 II 생성을 억제함으로써 말초혈관 저항을 감소시켜 혈압을 낮춤	• 저혈압, 고칼륨혈증 • 마른기침, 불면증 • 소금대용품을 피함
칼슘 경로 차단제		Verpamil(Calan,lsoptin) Diltiazem(Cardizem)	혈관 확장으로 강력한 혈압 강하 효과	• 변비, 부종, 홍조
알파 차단제		Prazosin(Minipress) Doxazosin(Cardura) Terazosin(Hytrin)	교감신경의 자극에 대한 혈관 근육의 반응을 차단함. α-수용체 반응을 억제하여 말초 저항을 감소시킴. 심박출량을 감소시킴	• 기립성 저혈압, 발목부종, 무기력증, 두통

5-3 동맥경화(Arteriosclerosis)

1. 동맥경화의 특징과 분류

동맥경화는 동맥 내에 콜레스테롤 등의 지질과 혈액 성분이 축적되며 동맥벽의 경화와 탄력성 감소로 혈관 직경이 좁아지고 막히게 되면서 나타나는 질환이다. 발생기전은 그림 5-5에서처럼 혈중 LDL-콜레스테롤 농도가 증가하여 혈관 내막에 LDL-콜레스테롤이 축적되면 혈관내피세포가 손상되고, 손상된 내피 상처 부위에서 LDL-콜레스테롤은 대식세포에 의해 산화가 촉진된다.

손상된 내피세포 부위에 단핵구가 부착되고, 부착된 단핵구는 LDL-콜레스테롤을 싸면서 포말세포를 형성한다. 그리고 활성화된 혈소판과 단핵구는 평활근세포의 증식과 칼슘, 섬유소, 피브린 등이 축적되어 플라크(plaque) 또는 죽종을 형성하면서 혈관 내벽은 좁아지게 된다.

이때 형성된 플라크는 쉽게 부서져서 혈전이나 색전 형태로 혈액을 통해 돌아다니다가 대동맥·관상동맥·뇌동맥의 혈관을 막기도 하며, 작은 혈관의 폐색을 일으키기도 한다. 죽상동맥경화가 심장의 관상동맥에서 일어나면 협심증과 심근경색 및 심장마비를 일으키며, 뇌동맥에서 일어나면 뇌경색(cerebral infarction)이라고 한다.

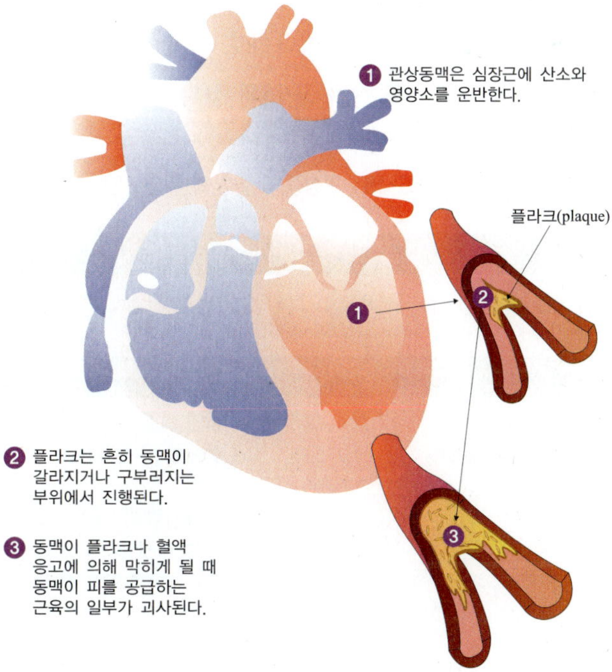

그림 5-4 죽상동맥경화의 플라크 형성

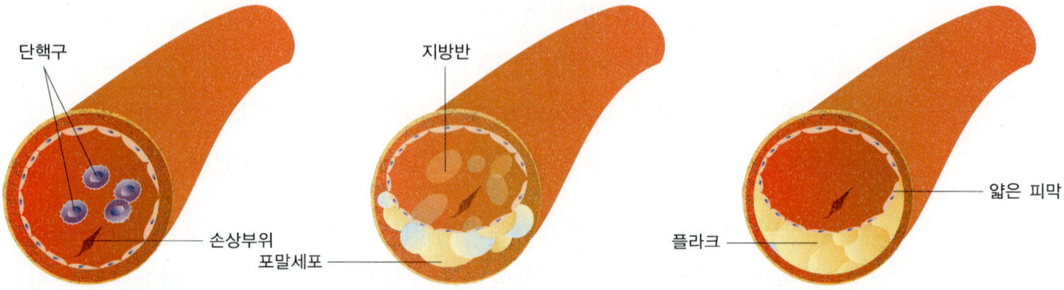

착세포 백혈구의 일종인 단핵구가 혈류에서 순환하고 동맥벽의 손상에 반응한다. 단핵구가 혈관세포 아래로 미끄러지듯 들어가 LDL 콜레스테롤을 탐식하여 포말세포가 된다. 지방반이란 동맥벽에 생성된 포말세포의 얇은층을 의미한다.

지방반은 잉여 지방, 평활근세포, 결합조직과 세포 찌꺼기가 축적되면 두꺼워지고 플라크를 형성한다. 동맥은 플라크를 수용해서 확장된다. 이렇게 되면 큰 지방 핵을 가진 얇은 섬유성 피막을 함유한 플라크가 생성되고 이 플라크는 쉽게 파열되고 혈전증이 생기게 된다.

그림 5-5 죽상동맥경화의 플라크 진행단계

2. 동맥경화의 원인 인자

관상동맥 질환은 심혈관계 질환 중 가장 흔하다. 서구에서는 이미 오래 전부터 주요 사망원인으로 알려져 있고, 우리나라도 최근 식습관의 변화와 함께 급격히 증가하는 추세에 있다. 그 원인은 표 5-15와 같다.

표 5-15 관상동맥 질환의 위험요인

관상동맥 질환의 주요 위험요인(교정 불가능함)	
• 연령의 증가 • 조기 심장병 가족력	• 남성
관상동맥 질환의 주요 요인(교정 가능함)	
• 높은 LDL-콜레스테롤 • 낮은 HDL-콜레스테롤 • 고혈압 • 당뇨병	• 비만(복부비만) • 신체활동이 적음 • 흡연 • 포화지방이 많고 채소, 과일과 전곡류가 적은 식사

(1) 가족력

동맥경화증의 발생에는 유전적 요인이 영향을 미친다.

(2) 나이와 성별

나이가 많아지면 혈관의 노화로 탄력성이 떨어지게 되며, 에스트로겐 보호효과 때문에 여성보다는 남성에게서 더 일찍 동맥경화증이 나타난다. 그러나 폐경기 이후의 여성은 남성과 비슷한 위험도를 가지게 된다. 서구에서는 관상동맥 질환이 가장 흔하며, 우리나라에서도 이 질환의 유병률이 증가하는 추세에 있다. 특히 60대 이후의 여성 노인에서의 유병률이 높게 나타났다.

(3) 비 만

비만은 동맥경화 발생에 독립적인 요인은 아니지만 이상지질혈증, 고혈압, 당뇨병 등과 밀접한 상관관계를 가지고 있어 동맥경화증의 발생 위험성이 높아지게 된다. 특히 복부비만이 있을 때 관상동맥 질환이 발생하기가 쉽다.

(4) 이상지질혈증

혈관 내 산화된 LDL-콜레스테롤은 혈관 내막에 손상을 입혀 동맥경화증을 유발하므로 동맥경화증의 위험도를 판단하는 데 주요 지표로 작용한다. HDL-콜레스테롤은 동맥경화증의 발생위험을 낮추는 것으로 알려져 있다.

(5) 고혈압이나 당뇨병

고혈압이 되면 혈관 내피세포에 상처가 잘 생기게 되고, 이미 생성된 플라크가 더 쉽게 부서져서 혈전이 생성될 수도 있어 동맥경화증 발생의 위험을 높이게 된다. 또한 당뇨병의 주요 합병증의 하나가 심혈관계 질환이다.

(6) 운동부족

운동을 하면 혈압강하, 중성지방의 감소, HDL-콜레스테롤 수치의 증가, 혈관기능의 향상, 혈소판응집 감소 등의 효과가 있어 동맥경화증의 위험도를 낮출 수 있다.

(7) 흡 연

흡연은 혈관의 기능장애, 염증 반응, 지질대사의 이상을 초래하여 동맥경화증의 위험요인으로 작용한다.

3. 동맥경화의 식사요법

심장질환의 위험요인이 있을 경우 식이요법과 생활습관을 개선한 후 약물치료를 한다. 즉 체중감소, 저콜레스테롤 식이, 규칙적인 운동, 금주 등 생활요법을 시행하여 혈중 LDL-콜레스테롤 수준을 낮춘다. 미국 국립 콜레스테롤 교육 프로그램에서 식이요법을 포함한 생활습관변화 요법을 통한 관상동맥의 위험을 감소시키는 방법은 표 5-16과 같다.

표 5-16 생활습관변화 요법을 통한 관상동맥질환 위험 감소

식이전략
• 포화지방은 총 칼로리의 6% 이하, 콜레스테롤은 일일 200 mg 이하로 제한. 지방은 총 칼로리의 15~20%로 섭취한다. • 포화지방을 전곡류, 콩류, 과일과 채소 등의 탄수화물 혹은 생선, 식물성 기름, 견과류의 불포화지방산으로 대체한다. • 트랜스 지방산을 함유한 제품은 피한다. 트랜스 지방산 함유량은 영양표시로 알 수 있다. • 콩류, 해조류, 보리, 귀리 등의 잡곡, 신선한 채소나 과일에 함유된 가용성 섬유소가 높은 식품을 선택한다. 질경이, 피, 다시마환은 LDL-콜레스테롤 수준을 낮추는 데 도움이 되는 식품 보충제로 사용할 수 있다. • 식물성 스테롤(sterol)과 스타놀(stanol)이 첨가된 식품을 규칙적으로 섭취한다. • 혈압을 낮추기 위해 과일과 채소를 많이 먹고 저지방 유제품, 견과류, 그리고 전곡류를 함유한 식이를 선택한다. 나트륨 섭취는 하루에 2,000mg으로 제한한다. • 생선은 관상동맥질환 위험을 감소시키는 식이의 일부분이므로 규칙적으로 섭취한다. • 알코올을 섭취할 경우 하루에 남자는 2잔, 여자는 1잔으로 제한한다.
생활습관
• **신체활동** : 일주일 중 거의 매일 최소 30분 정도의 중등도 강도의 지구력 운동을 해야 한다. 최종 목표는 일주일에 적어도 2,000 kcal를 소비하는 것이다. • **금연** : 어떤 형태의 담배연기 노출도 최소화해야 한다.
체중감소
체중감소는 다른 동맥관상질환 위험요인을 개선시킨다. 체중관리 프로그램의 일반적인 목표는 체중증가를 방지하고, 체중을 감소시키고, 장기간에 걸쳐 감량된 체중을 유지하는 데 있다. 체중감소 프로그램의 초기 목표는 원래 체중의 10%가 넘지 않아야 한다.

check point

식품 중의 항응고제

우리나라에 청국장이 있듯 일본에는 대두 발효 식품인 낫토(natto)가 있다. 낫토에는 나토키나아(nattokinase)라는 효소가 생성되며, 이 효소는 혈전을 부수고 혈액을 묽게 하는 작용이 있어 아스피린을 대체하는 약물로 이용되기도 한다.

(1) 에너지 제한

에너지 섭취 감소를 통한 비만관리로 혈압과 이상지질혈증을 조절하여 동맥경화를 예방 및 개선한다.

(2) 탄수화물 섭취

과량의 탄수화물과 단순당의 섭취는 혈중 중성지방의 농도를 증가시키므로 전체열량 중 탄수화물은 60~65%, 그리고 단순당은 5% 내외로 섭취하도록 한다.

(3) 지질 섭취

총 지질의 섭취량은 전체 열량의 20%를 넘지 않도록 한다. 혈중 콜레스테롤을 증가시키는 포화지방산과 트랜스 지방산의 섭취는 제한하고 혈중 콜레스테롤을 감소시키는 다가불포화지방산을 섭취한다. 그러나 혈중 콜레스테롤 감소효과는 다가불포화지방산의 섭취증가보다 포화지방산의 섭취제한이 더 도움이 되는 것으로 나타났다.

동맥경화, 심근경색 및 뇌경색 예방을 위한 다가불포화지방산으로는 EPA(Eicosapentaenoic acid, C20:5)와 DHA(docosa hexaenoic acid, C22:6)가 좋으며, 이들의 함유량이 높은 식품으로는 청어, 정어리, 꽁치, 전갱이, 연어 등이 있다. EPA와 DHA는 중성지방 감소와 더불어 프로스타사이클린(prostacylin)의 생성을 증가시킴으로써 혈소판 응집작용을 억제시키게 된다. 그 예로 청어를 많이 먹는 에스키모인은 혈압이 낮으며 심근경색과 뇌경색의 발병률이 낮은 것으로 나타났다.

그러나 체내에서 산화된 다가불포화지방산은 IDL과 결합하며 혈관의 내피세포와 평활근에 장애를 일으키게 되어 동맥경화를 촉진시킨다. 또한 동물성 식품의 지방을 극도로 억제하면 공복감을 빨리 느끼게 되고 그로 인해 단 음식이나 당분이 많은 간식을 먹게 되어 오히려 역효과를 초래하므로 적정섭취량의 조절이 요구된다.

(4) 단백질 섭취

총 에너지 섭취량의 15~20% 또는 체중 kg 당 1~1.5 g을 표준으로 아미노산가가 높은 어류, 난백, 대두, 저지방유 등을 섭취하도록 한다. 튼튼한 혈관과 심장을 위해 양질의 단백질이 차지하는 비중이 높다. 동맥경화를 예방하기 위해 질적으로 우수한 단백질 식품을 기피하고 편중된 당질 식품만 선호하는 잘못된 식생활을 유지할 경우 저알부민혈증과 심혈관계의 근육이 약화되어 동맥경화나 뇌졸중에 걸리는 확률이 더 높은 것으로 나타났다.

표 5-17 성인 1회 섭취분량당 콜레스테롤 함량

식품명		1인 분량(g)	콜레스테롤(g)
빵류	샌드위치	150	191
	카스텔라	50	129
	도넛(링)	75	83
	피자	200	68
난류	달걀	40	188
	메추리알	40	180
어류	주꾸미	45	136
	오징어(말린 것)	15	127
	오징어	35	103
	대구	90	60
	바다장어	70	88
	낙지	60	53
	명란젓	15	53
	뱅어포	10	83
	새우	150	190
	대합	80	24
육류	오리고기	165	132
	돼지고기(삼겹살)	155	99
	돼지고기(갈비)	130	90
	닭고기(날개)	95	110
	닭고기(다리)	95	79
	닭고기(가슴, 껍질제거)	95	71
	쇠고기(간)	30	74
	쇠고기(곱창)	40	70
	쇠고기(갈비)	100	55
	햄	40	11

(5) 콜레스테롤 제한

혈중 콜레스테롤을 정상으로 유지하기 위해 하루 섭취량을 200 mg 이하로 제한한다. 포화지방산이나 트랜스 지방산 함량이 높은 식품도 혈중 콜레스테롤을 상승시키므로 이들 함량이 높은 식품도 제한한다. 식품의 종류에 따른 콜레스테롤 함량은 표 5-17과 같다.

(6) 비타민과 무기질 섭취

항산화 작용이 있는 비타민 C, E, β-카로틴이 풍부한 녹황색 채소와 과일을 충분히 섭취한다. 또한 칼슘, 마그네슘, 아연, 요오드, 인 등을 충분히 섭취한다.

(7) 식이섬유의 섭취

전곡류, 두류, 과일류, 두류, 채소류에 함유된 펙틴, 만난, 알긴산과 같은 수용성 식이섬유는 콜레스테롤과 담즙산의 재흡수를 막고 간에서 콜레스테롤 합성을 저하시켜 혈중 콜레스테롤 농도를 저하시킨다.

셀룰로오스와 리그닌 등의 불용성의 식이섬유도 흡수되지 않으므로 변비를 개선한다. 또한 대두에 함유된 단백질과 이소플라본은 콜레스테롤 저하와 혈관 내피기능 증진 및 혈전 형성과 병변을 일으키는 요인을 개선시킨다고 한다. 심혈관계 질환의 예방을 위하여 하루 20~35g의 식이섬유 섭취를 권장하고 있다.

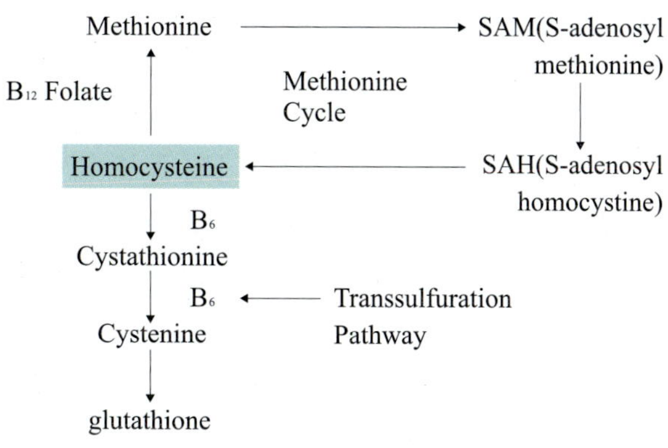

그림 5-6 호모시스테인의 대사경로

check point

호모시스테인과 심혈관계 질환

호모시스테인(homocysteine)은 메티오닌 대사의 중간 산물로 동정맥에 혈전 생성을 증가시키며, 혈중 12 mol/L 이상인 경우 심혈관계 질환의 독립적인 위험 인자로 알려져 있다. 호모시스테인의 대사경로는 그림 5-6과 같다.

증가된 호모시스테인은 혈소판 기능장애, 혈관 평활근 세포의 증식 및 촉진, 혈관내피 세포에 독성을 줌으로써 유리기를 생성하여 생체 항산화 시스템을 파괴, 항산화 영양소의 농도저하, LDL-콜레스테롤의 산화를 촉진, 지질의 과산화를 촉진시키는 것으로 알려졌다.

정상인의 호모시스테인의 혈중농도는 5~14 μmol/L 이다. 여성의 경우 호모시스테인 농도가 5 mol/L 상승함에 따라 관상동맥질환 위험이 1.8배 상승한다고 하며, 심혈관계 질환이 없는 사람을 대상으로 한 연구에서도 혈중 호모시스테인의 농도가 높은 사람은 그렇지 않은 사람에 비해 심근경색의 위험도가 3.4배 증가한다고 한다.

그러므로 호모시스테인 증가를 예방하기 위해 비타민 B_6, 비타민 B_{12}, 엽산의 함량이 풍부한 과일과 채소 식품을 하루에 5회 이상 섭취함으로써 심혈관계 질환의 위험을 낮출 수 있다.

4. 동맥경화의 약물요법

동맥경화의 치료는 혈중 지질 수준을 낮추는 것이 목표이다. 이를 위해 우선적으로 식이요법과 운동 등의 생활요법을 적어도 3개월 동안 실시한 후 효과가 없을 경우 약물치료를 하도록 권장한다. 동맥경화증의 약물치료는 지질저하제, 항응고제 및 혈압강하제 등이 사용되며, 지질저하제는 이상지질혈증에 대한 약물치료를 적용한다.

5-4 허혈성 심장질환

1. 허혈성 심장질환의 특징 및 분류

심장을 구성하는 심근은 세 개의 관상동맥에 의해 산소를 포함한 영양분을 공급받는데, 이 관상동맥이 협착이나 폐색 등으로 혈액순환이 잘 안되면 심근이 필요로 하는 산소공급의 부족으로 허혈상태가 된다. WHO에서는 허혈성 심장질환을 관상동맥질환이라고 하며, 질환으로는 협심증, 심근경색, 부정맥, 심부전, 원발성 심정지 상태인 돌연사 등으로 분류한다.

협심증의 증상은 관상동맥의 혈류가 여러 원인에 의해 일시적으로 나빠지고 심근으로 보내는 산소공급이 부족해지는 질병이므로 발작 시에는 흉통이 있으나, 1~2분 혹은 15분 이내에 가라앉는다. 심근경색은 관상동맥의 동맥경화가 진전되어 혈관이 심하게 좁아졌거나 혈액 덩어리인 혈전에 의해 흐름이 막혀서 심근으로 보내는 산소공급이 되지 않아서 괴사가 일어난 상태를 말한다.

2. 허혈성 심장질환의 원인

관상동맥 질환의 4대 위험요인으로는 흡연·고 LDL-콜레스테롤·고혈압·당뇨이며, 연구 조사결과 관상동맥 질환을 가진 사람의 90%는 4대 위험요인 중에 한 가지를 가지고 있었다. 그 밖에 비만과 운동부족 등인 것으로 조사되었다. 관상동맥 질환은 특히 고 LDL-콜레스테롤혈증과 깊은 관계가 있으므로 이상지질혈증을 관리하는 것이 관상동맥 질환을 저하시키는 방법이 된다. 이 중에서 혈청 콜레스테롤 농도를 10% 감소시키면 관상동맥경화증에 관련된 사고의 23%를 저하시킬 수 있는 것으로 나타났다.

3. 허혈성 심장질환의 식사요법

식사요법은 관상동맥 질환의 원인이 되는 이상지질혈증이나 고혈압의 식사요법에 준하여 실시한다. 발작이 일어날 때는 심장에 부담이 가지 않도록 첫날 하루는 절식을 하고 2~3일째부터 주스와 미음 및 탈지분유 등을 위주로 한 유동식을 제공한다.

그 후 회복상태를 보아 연식으로 하며 식후에 혈액 내 중성지방이 증가되어 부정맥이 유발되는 것을 예방하기 위하여 저지방식을 한다. 에너지의 과잉섭취는 동맥경화 위험인자인 비만, 이상지질혈증, 당뇨병을 악화시키는 동시에 심장에 직접 부담을 주게 되므로 에너지 제한을 엄격하게 한다.

당질의 과잉섭취는 체내에서 쉽게 중성지방으로 전환되므로 주의해야 하며, 심근의 기능을 돕기 위해 단백질·비타민·무기질 등을 충분히 공급한다. 심장부담과 고혈압을 예방하기 위하여 섭취하는 식염을 하루 5 g 이하로 제한한다.

혈청 콜레스테롤은 180 mg/dL 이하를 유지한다. 소량의 알코올은 혈관을 확장시켜 심근경색의 원인이 되지는 않으나, 이미 경색이 된 후에는 심장 부담을 증가시킨다. 그러므로 급성기에는 금주하며 상태가 호전되면 하루 1잔 정도 허용된다.

카페인은 흥분작용을 일으켜서 심장의 부담을 증가시키거나 심부정맥이 발생될 수 있으므로 커피 등 카페인 음료는 제한한다. 카페인의 1일 섭취기준량과 식품별 카페인 함유량은 그림 5-7과 같다.

4. 허혈성 심장질환의 약물치료

식이요법과 생활습관으로 치료 목표에 도달하지 못할 경우 한 가지 이상의 약물을 처방받는다. 이상지질혈증을 치료하는 약물은 표 5-6에서 제시하였으며, 가슴에 통증이 있을 때 응급약으로 혈관을 이완시키는 니트로글리세린(nitroglycerine), 이소소르비드 디니트레이트(isosorbide dinitrate)를 사용한다.

심장마비 직후에는 혈전용해제, 항응고제, 아스피린, 진통제, 그리고 심장 리듬을 조절하고 혈압을 낮추는 약물을 사용할 수 있다.

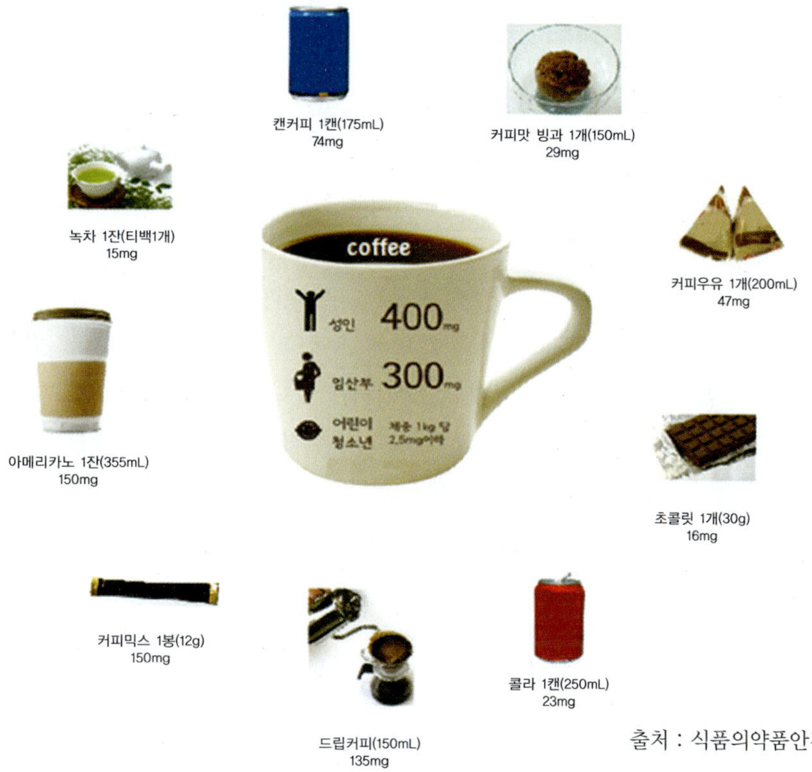
캔커피 1캔(175mL)
74mg
커피맛 빙과 1개(150mL)
29mg
녹차 1잔(티백1개)
15mg
coffee
성인 400mg
임산부 300mg
어린이
청소년
커피우유 1개(200mL)
47mg
아메리카노 1잔(355mL)
150mg
초콜릿 1개(30g)
16mg
커피믹스 1봉(12g)
150mg
콜라 1캔(250mL)
23mg
드립커피(150mL)
135mg

출처 : 식품의약품안전처

그림 5-7 카페인 섭취기준 및 식품의 카페인 함량

5-5 울혈성 심부전증

1. 울혈성 심부전증의 특징 및 원인

울혈이란 정맥의 혈액이 충만된 상태로 울혈성 심부전은 심장의 수축력 저하로 심박출량이 감소되어 신체기관에 필요한 혈액을 충분히 보낼 수 없는 상태를 말한다. 증상으로는 좌심실의 수축부진으로 심박출량이 감소하여 신장으로 가는 혈류량이 줄어 들어 신장에서 레닌-안지오텐신계가 활성화되어 알도스테론이 증가되며, 그 결과 고혈압과 부종이 생기면서 심부전은 더 악화된다. 또한 좌심실 혈액의 울혈로 폐정맥에서 좌심방을 통해 좌심실로 들어와야 할 동맥혈이 들어오지 못하면서 폐정맥에 혈액이 머물게 되고, 폐의 울혈과 폐부종이 생긴다. 그 결과로 호흡곤란이 생기게 된다.

우심실의 수축부진으로 폐순환을 통해 좌심방으로 들어오는 동맥혈이 줄어들면 좌심실의 심박출량 감소를 인해 신장의 레닌-안지오텐신계가 활성화되고 알도스테론 분비가 증가한다. 그리고 우심실 혈액의 울혈로 혈액순환이 원할하지 못하면 정맥혈압이 높아지고 말초부종과 간부종 증세가 나타난다.

간 부종에 따른 비대현상이 진행되면서 식사통증과 불편함이 심해질 수 있다. 울혈성 심부전이 심한 경우 혈류장애로 인해 조직의 영양소가 고갈되며, 신체 화학적 변화, 그리고 식욕과 음식섭취 감소에 의해 악화되어 나타나는 영양불량 상태인 심장성 악액질을 동반하게 된다. 이 증상은 심한 체중감소와 조직소모가 특징이다. 심장악액질의 원인은 식욕부진에 의한 2차적 식품섭취 감소, 종양괴사인자 증가, 대사항진, 약물과 영양소의 상호작용 등을 들 수 있다.

울혈성 심부전증의 원인은 판막증 이외에 심내막염 심근질환, 허혈성 질환, 심낭염, 갑상선 중독증, 각기병, 심한 빈혈, 만성신염, 폐기종, 고혈압 등인 것으로 나타났다.

2. 울혈성 심부전증의 식사요법

심장부담을 경감시키기 위해 절대적인 안정이 필요하다. 특히 과식으로 배가 부르면 횡격막의 압박으로 호흡곤란을 일으키고 소화흡수로 인한 체내 대사가 항진하여 식후의 심장에 부담을 주게 되므로 끼마다 식사량을 줄이고 횟수를 늘인다.

(1) 에너지 섭취량 조절

과식은 혈류량을 증가시켜 심장에 부담을 주므로 적절한 건강 체중을 유지할 수 있도록 에너지 섭취량을 조정한다. 비만인 경우 호흡곤란 증상을 완화시키기 위해 체중감량이 요구된다. 그러나 울혈성 심부전이 심하여 심장과 폐의 부담으로 인해 칼로리 소비량이 많거나 악액질 환자의 경우 기초요구량보다 30~50% 정도의 칼로리가 더 요구된다.

(2) 콜레스테롤과 포화지방산 제한

동맥경화의 진행을 늦추기 위해 콜레스테롤과 포화지방산의 섭취를 제한하는 고콜레스테롤혈증의 영양관리원칙을 적용한다.

(3) 단백질 섭취

심장 악액질이나 알부민이 감소하면 부종이 심해지고 심근이나 폐의 근육을 강화시키기 위해서 단백질 섭취는 체중 1kg당 1g 이상 육류, 생선, 달걀, 두부, 저지방, 우유 등 양질의 단백질을 충분히 섭취하도록 한다.

(4) 나트륨 및 수분섭취 조절

나트륨과 수분저류 현상을 최소화하기 위해 나트륨 섭취량은 질환이 심한 경우에는 1,000 mg, 중등도의 경우에는 2,000 mg, 그리고 경한 경우에는 2,000~3,000 mg으로 철저히 지키는 것을 원칙으로 한다. 급성 신부전의 경우 1일 1L 이하로 수분을 제한한다. 이뇨제를 사용하고 저염식을 할 경우에는 수분을 과도하게 제한할 필요는 없다. 특히 이뇨제 사용 시에는 수용성 비타민과 전해질이 결핍되지 않도록 주의해야 한다.

(5) 섬유소 섭취

지나친 섬유소의 섭취는 소화장애를 일으키기 쉽고 가스 생성을 초래하여 심장에 부담을 줄 수 있으므로 과하지 않도록 섭취한다.

(6) 카페인 섭취

부정맥과 심박동 증가를 낮추기 위해 카페인 음료를 제한한다.

3. 울혈성 심부전증의 약물요법

약물요법은 이뇨제, 혈관이완제(주로 안지오텐신전환효소 차단제), 그리고 강심제(디기탈리스 Digitalis, 현삼과 여러해살이풀) 등이 사용된다. 감정과 신체적 휴식이 중요하고 심한 불안이나 불면증에 신경안정제 같은 약물을 사용할 수도 있다. 약물치료에 반응이 없는 말기 심부전 환자에게는 심장이식수술을 마지막 수단으로 실시하게 된다.

5-6 뇌졸중

1. 뇌졸중의 특징 및 원인

뇌졸중은 암에 이어 한국인의 두 번째 사망요인이다. 원인으로는 고혈압, 동맥경화증, 이상지질혈증 등의 심장 순환기계 질환, 당뇨와 비만 등의 만성 질환, 흡연 및 고 LDL-콜레스테롤혈증이 주요인자로 작용한다.

뇌졸중은 크게 뇌출혈과 뇌경색으로 구분할 수 있다. 뇌출혈은 고혈압 등의 원인에 의해 뇌혈관이 터져 혈액이 뇌조직을 압박하고 손상을 입혀 뇌기능이 마비되는 상태로, 출혈 부위나 출혈 정도에 따라 뇌기능 장애의 정도가 달라진다.

뇌경색은 동맥경화증 때문에 뇌동맥이 좁아지고 혈전이 뇌혈관을 막아 혈액이 공급되지 못하여 뇌기능이 손상되는 것을 말한다. 뇌혈관에서 진행된 동맥경화증 때문에 혈전이 생겨 뇌혈관이 막히게 된 것을 뇌혈전증이라 한다. 심장이나 다른 부위의 혈관에서 진행된 동맥경화증으로 생긴 색전이 혈관을 통해 순환하다가 뇌혈관을 막아 생긴 뇌경색을 뇌색전증이라고 한다.

2. 뇌졸중의 식사요법

뇌졸중 환자의 영양목표는 환자의 정상적인 영양상태와 전체적인 건강을 유지하는 것이다. 혼수상태의 환자는 관급식을 통해 표준상태에 알맞은 영양을 공급하며, 뇌부종이나 뇌압 항진이 발생하지 않도록 전해질과 수분의 공급에 주의한다. 그러나 뇌압이 항진되고 구토가 계속되면 경구섭취나 경관영양은 하지 않는다. 급성기에는 특히 의식장애, 연하곤란, 소화관 기능장애 등에 의해 경구영양이나 경장영양이 곤란한 경우가 많기 때문에 일시적으로 중심정맥영양이나 말초정맥영양을 한다.

만약 의식은 있으나 근육이 마비되어 연하곤란 증세를 보이면 연하곤란식으로 공급한다. 의식장애나 연하곤란이 계속되면 장기간 경관치료를 하게 되는데, 한 번에 200 kcal/시간의 투여속도로 투여하고 1~2일마다 200 kcal 정도씩 증량하여 투여한다.

연하곤란식으로 물, 주스, 우유, 보리차 등의 점도가 낮은 액체는 흡인될 위험이 있다. 그러므로 점도를 높이는 크산틴과 구아검 및 전분으로 만든 점도증진제를 첨가해서 섭취해야 한다.

표 5-18 연하곤란식 점도조절 단계 및 음식

단 계		대표적인 음식 예
수저로 떠먹을 수 있는 상태의 음식 (spoon-thick)		호상요구르트
된 상태 음식(honey like)		크림수프, 밀크셰이크, 깨미음
묽은 액체와 된 액체 중간 상태의 액체 (nectar like)		채소주스, 과일넥타
묽은 액체(thin)	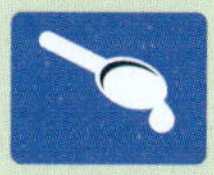	과일주스, 우유, 커피 및 차류, 표준농도의 경구 보충액

출처 : www.medifoods.co.kr

연하곤란식은 환자상태에 따라 미국영양사협회에서 묽은 액체(thin), 묽은 액체와 된 액체 중간상태 액체(nectar like), 된 상태 액체(honey like), 수저로 떠먹을 수 있는 상태의 음식(spoon-thick)의 4단계로 구분하였다. 연하곤란식의 점도조절 단계는 표 5-18과 같다. 그 밖의 영양치료는 허혈성 심부전 식이요법에 준하여 실시한다.

3. 뇌졸중의 약물요법

처음 뇌졸중이 나타났거나 일과성 허혈발작이 일어났던 환자는 항응고제의 복용이 뇌졸중을 예방하는 데 도움이 된다. 혈액응고를 억제하는 약물로 아스피린, 항혈소판 약물들, 와파린과 같은 항응고제가 있다. 아스피린은 뇌졸중 재발 위험을 약 25% 감소시켜 주는 것으로 보고되었다.

이때 항응고제 복용은 정기적인 점검이 필요하고 과다한 출혈을 방지하기 위해서는 복용량을 조절하는 것이 중요하다. 강압제를 장기간 사용하면 저마그네슘혈증을 유발시킬 수 있으며, 뇌혈관 순환을 악화시켜서 재발되기 쉽다. 그러므로 마그네슘 보충을 할 때 주의해야 한다.

check point

심뇌혈관계질환 예방과 관리를 위한 9대 생활 수칙

① 담배는 반드시 끊는다.
② 술은 하루에 2잔 이하로 줄인다.
③ 음식은 싱겁게 골고루 먹고, 채소와 생선을 충분히 섭취한다.
④ 가능한 한 매일 30분 이상 적절한 운동을 한다.
⑤ 적정 체중과 허리둘레를 유지한다.
⑥ 스트레스를 줄이고, 즐거운 마음으로 생활한다.
⑦ 정기적으로 혈압, 혈당, 콜레스테롤를 측정한다.
⑧ 고혈압, 당뇨병, 이상지질혈증을 꾸준히 치료한다.
⑨ 뇌졸중, 심근경색증의 응급증상을 숙지하고 발생 즉시 병원에 간다.

출처 : 보건복지부 질병관리본부

Recipe

식사요법

혈관질환 예방을 위한
칡차

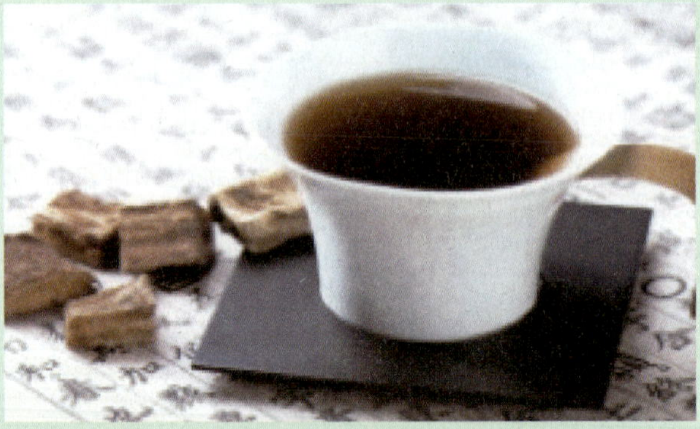

재료 및 분량

칡 200g, 배 500g,
꿀 적당량, 대추 3개

효능 : 생진작용이 있어서 갈증을 해소시키고 열병으로 가슴이 답답하고 편안치 않은 증상과 소갈증, 고혈압, 심장부위의 통증을 느낄 때 좋다. 피부 혈관 확장작용이 있고 해열작용 및 혈당 강하작용이 있다.

만드는 법

1. 그릇에 물을 넉넉히 넣고 끓이다가 잘게 자른 칡과 배를 넣고 3~4시간 끓여 체에 받친다.
2. 대추는 껍질을 없애고 채를 썬다.
3. 1.을 큰 찻잔에 담고 꿀을 섞은 후 대추채를 띄워낸다.

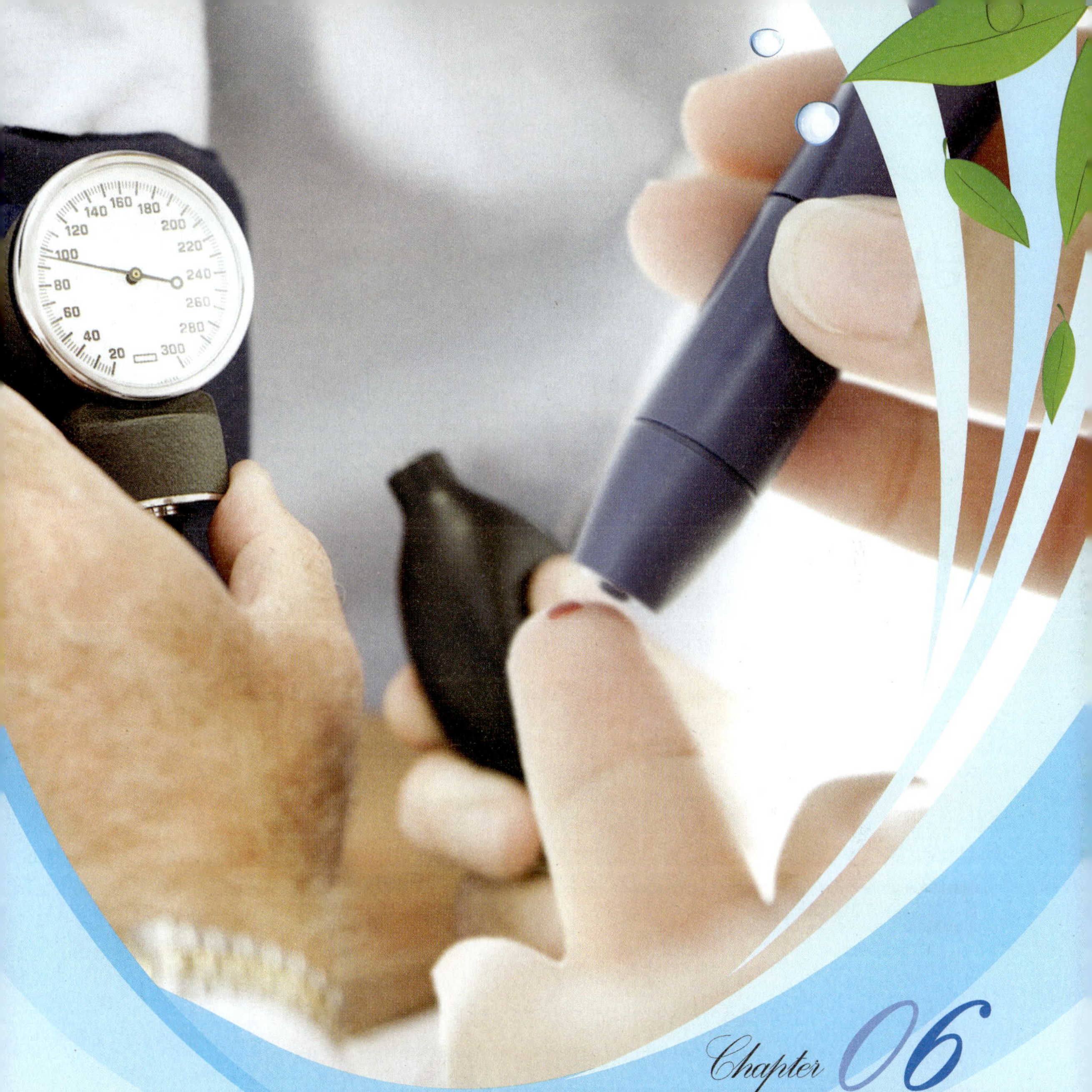

Chapter 06

당뇨병

Chapter 6

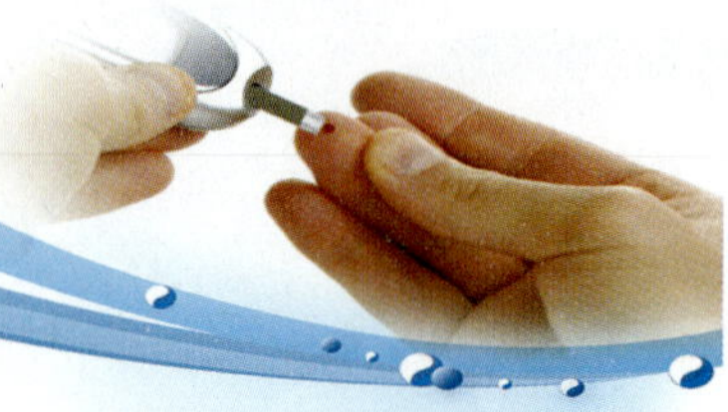

당뇨병

당뇨병(diabetes mellitus)의 'diabetes' 는 그리스어로 관(siphon)이란 뜻으로 '소변으로 통과한다' 라는 의미이며, 'mellitus' 는 라틴어로 꿀과 같이 달다는 의미로 당이 관을 통해 소변으로 배설된다는 뜻이다.

전 세계적으로 당뇨병 유병률은 꾸준히 증가되고 있는 추세이다. 미국의 경우 자신에게 당뇨병이 있는지도 모르고 있는 사람은 29% 정도로, 증상이 발현되기 전까지는 위험성을 깨닫지 못하고 있는 실정이라고 한다.

당뇨병의 유병률은 비만뿐 아니라 나이가 증가함에 따라 증가하므로 고령화 시대에 접어든 우리나라에서는 앞으로 당뇨병 환자의 급격한 증가로 인한 의료비의 상승이 불가피할 전망이다.

6-1 당뇨병의 정의

당뇨병은 췌장의 베타세포에서 생성되는 인슐린의 절대적 혹은 상대적 부족에 의해 발생되는 고혈당 상태 및 이에 수반되는 대사장애가 만성적으로 지속되는 질환이다.

당뇨병은 완치가 불가능하므로 증상을 개선하고 합병증을 막는 2차적인 예방과 관리가 필요하다. 약물사용과 관계없이 일생동안 식사요법을 해야 하므로 환자 자신의 올바른 인식과 자기관리능력이 매우 중요하다.

6-2 당뇨병의 원인

1. 유 전

당뇨병은 유전적으로, 제1형 당뇨병의 경우 자가면역결핍 관련 유전인자, 제2형 당뇨병의 경우 인슐린 저항성 관련 유전인자가 관여한다. 유전적 소인을 지닌 사람에게 환경적 요인이 악화되는 상태에서 발병한다.

2. 성과 연령

구미에서는 남성보다 여성의 유병률이 높으며, 25세 이후부터 여성이 더 많이 발생한다. 아시아에서는 남성의 발병률이 높다. 젊은 나이에 발병할수록 유전적 경향이 강하다. 제1형 당뇨병은 15세 이전, 제2형 당뇨병은 40세 이후에 많이 발생한다.

3. 비 만

비만인의 지방조직의 세포는 인슐린 수용체 수가 적어 인슐린 민감도가 감소하고 포도당 수용체 수도 적어서 세포 내로 포도당 이동을 저하시켜 고혈당과 고인슐린혈증을 초래한다. 비만인은 인슐린 저항성에 의한 제2형 당뇨병이 발병한다.

4. 스트레스

스트레스는 뇌하수체와 부신수질호르몬이 분비를 촉진하여 내당능을 감소시켜 혈당을 높이고, 임신 시 분비되는 여러 호르몬들이 인슐린 작용을 억제하여 고혈당을 유발한다. 감염시에는 베타세포를 손상시켜 인슐린 분비 자체를 억제하여 고혈당이 생긴다.

5. 약 물

이뇨제나 부신피질호르몬제 및 경구피임약 등은 내당능을 손상시키거나 당뇨병을 더욱 악화시킬 수 있다.

6. 미량원소의 부족

크롬(Cr)은 포도당 내성인자로 당질대사에 관여하며, 제2형 당뇨인 노인들의 포도당 이용을 증가시키므로 상대적으로 제1형 당뇨환자들의 머리카락에 크롬 농도가 낮았다고 보고되었다. 망간과 아연의 부족은 포도당 이용을 손상시키며, 칼륨의 부족은 인슐린 분비에 결함을 가져오고, 마그네슘(Mg)은 Na-K 펌프에 관여하므로 마그네슘 부족도 인슐린 분비에 결함을 초래할 수 있다.

6-3 당뇨병의 분류

당뇨병은 WHO의 당뇨병 전문위원회에서 분류한 것을 보통 많이 이용하며, 병인과 인슐린 존재 여부에 의해 분류한다(표 6-1).

표 6-1 당뇨병의 분류

① 당뇨병의 고위험군
- 공복혈당장애(impaired fasting glucose, IFG)
- 내당능장애(impaired glucose tolerance, IGT)

② 당뇨병
- 제1형 당뇨병(type 1 diabetes)
- 제2형 당뇨병(type 2 diabetes)

③ 임신성 당뇨병(gestational diabetes mellitus)

④ 그밖의 특이형 당뇨병

제1형과 제2형 당뇨병의 특징은 표 6-2에 나타내었다. 임신은 비정상의 당내성과 임신성 당뇨를 유발한다. 임신성 당뇨는 출산 후 사라지지만 제2형 당뇨병 발생의 위험이 있다.

1. 당뇨병의 고위험군

혈당유지의 항상성이 손상된 단계로 공복 시 혈당이 100~125 mg/dL인 경우 공복혈당장애라고 하며, 당 부하 후 2시간 후 혈당이 140~199 mg/dL인 경우 내당능장애라고 한다. 이 중 하나나 두 증상을 모두 갖고 있으면 당뇨병으로 발전될 위험성이 높아 당뇨병 전단계로 본다. 이 단계를 미리 진단하여 관리하면 당뇨병으로 진행되는 것을 예방할 수 있지만 아울러 심혈관계질환 등의 합병증 위험이 증가하므로 적극적인 관리가 필요하다.

2. 제1형 당뇨병

당뇨병 환자의 약 5~10%를 차지한다. 제1형 당뇨병은 일반적으로 아동기와 청소년기에 갑자기 발병한다. 제1형 당뇨병의 자가면역 파괴기전은 알려져 있지 않지만 유전적 소인을 가진 사람이 환경적 요인이 있을 때 자가면역이 활성화되어 췌장 베타세포가 파괴되는 것으로 알려져 있다. 췌장 베타세포가 자가면역 파괴에 의해 인슐린을 생성하지 못하여 반드시 외부에서 인슐린을 공급받아야 한다. 인슐린을 투여하지 않으면 케톤증을 유발하므로 평생 동안 인슐린 투여는 필수적이다. 정상체중이나 체중부족인 사람에게 갑자기 발병하며, 전형적인 증상은 다뇨(polyuria), 다갈(polydipsia), 다식(polyphagia) 등이다.

3. 제2형 당뇨병

당뇨병 환자의 90~95%를 차지하며 종종 증상이 없다. 제2형 당뇨병은 유전적 영향을 많이 받는다. 제1형 당뇨병처럼 인슐린이 절대적으로 부족한 것이 아니고, 어느 정도 분비되나 세포가 인슐린의 작용에 정상적으로 반응하지 못하는 인슐린 저항성의 증가로 인해 발생한다. 제2형 당뇨병의 발병위험도는 나이(노화), 운동부족, 비만에 비례하여 증가된다. 제2형 당뇨병 환자의 80~90%가 비만이며, 특히 복부비만의 경우 발병률이 높다.

복강 내 지방은 쉽게 분해되어 혈중으로 다량의 유리지방산이 배출되어 간으로 유입되면 간세포에서 포도당 대사율이 낮아짐으로써 조직의 인슐린 수용체 수와 인슐린 민감도를 감소시켜 세포 내로의 포도당 수송을 저하시키고 고인슐린혈증과 고혈당을 유발하여 당뇨병이 발병한다.

제2형 당뇨병에서 글루카곤(glucagon)이 상승되어도 케톤증이 잘 나타나지 않는 것은 혈중 인슐린이 지방분해를 억제할 만큼 농도가 충분하기 때문이다. 한국인의 경우 서양에 비해 비만하지 않은 사람에게서도 나타나며 발병 당시 급격한 체중감소를 경험하는 것으로 보고되고 있다.

4. 아동과 청소년의 제2형 당뇨병

제2형 당뇨병은 대부분 40세 이상에서 나타나지만, 과체중이며 가족력이 있는 아동과 청소년들에게서도 발현위험이 높다. 어린이들의 제2형 당뇨병을 예방하기 위해 음식섭취와 운동을 통한 당뇨병 예방 프로그램이 필요하다.

표 6-2 제1형 당뇨병과 제2형 당뇨병의 특징

	제1형 당뇨병	제2형 당뇨병
발병 빈도	전체 당뇨병의 5~10%	전체 당뇨병의 90~95% 이상
발병 시기	30세 이하	40세 이상*
관련 조건	자가 면역질환, 바이러스 감염, 유전	비만, 노화, 유전
주요 결함	췌장 베타세포의 파괴로 인한 인슐린의 절대적 부족	인슐린 저항성, 인슐린의 상대적 부족
인슐린 분비	인슐린 분비가 매우 적거나 전혀 안 됨	정상 혹은 오히려 증가되어 있거나 혹은 감소될 수도 있다.
인슐린 치료	반드시 해야 함	식사조절만으로도 치료될 수 있다. 필요한 경우에 한다.
경구 혈당강하제	적절하지 않음	효과적임
체중	정상 또는 마른 체격	일반적으로 과체중
증상	갑자기 나타남	없거나 서서히 나타남
케톤산증	흔하게 발생함	드물게 발생함

* 어린이와 청소년에서의 제2형 당뇨병 발현은 과체중, 비만, 제2형 당뇨병 가족력과 관련이 있다.

5. 임신성 당뇨병

임신성 당뇨는 임신기간 동안 인슐린 길항 호르몬이 상승하여 인슐린 저항성이 생기면서 고혈당이 심화되어 당뇨병으로 진단받는 경우로 당뇨병 환자가 임신한 경우와는 다르다. 임신부의 4~7% 정도에 해당된다. 임신 초기에 혈당이 상승하면 기형아 발생률이 증가하고, 임신 말기에 혈당이 상승하면 태아에게 포도당 공급이 증가되어 태아의 체구가 커지는 거대아를 출산하기도 한다.

또한 태아에게 저혈당 및 호흡곤란 등이 나타나 임신부와 태아의 사망률이 높아지며, 자식은 25세 이전에 당뇨병 발생위험도가 증가된다. 임신성 당뇨는 출산 후 정상으로 회복되지만, 약 40%는 15년 이내에 당뇨병이 발병하는 것으로 보고되어 있다. 임신성 당뇨병은 인슐린 길항 호르몬이 증가하는 기간인 임신 24~28주 사이에 나타나므로, 이 기간에 모든 임산부는 당뇨검사를 받아야 한다.

임신 24~28주에 50 g 경구포도당부하를 실시하여 1시간 후 혈당치가 140mg/dL 이상이면 양성으로 100 g 경구포도당부하를 실시하여 2번 이상 기준을 초과한 경우에는 임신성 당뇨로 진단한다.

표 6-3 임신성 당뇨병의 선별검사와 진단기준

혈 당	50 g 검사(선별검사)	100 g 검사
공복	–	≧ 95 mg/dL
당부하 1시간 후	140mg/dL	≧ 180 mg/dL
당부하 2시간 후	–	≧ 155 mg/dL
당부하 3시간 후	–	≧ 140 mg/dL
임신성 당뇨의 혈당조절 목표 • 식전 혈당 ≦ 95 mg/dL • 식후 1시간 혈당 ≦ 140 mg/dL • 식후 2시간 혈당 ≦ 120 mg/dL		

6-4 당뇨병의 진단

당뇨병 진단을 위한 검사는 공복 혈당검사와 경구당부하검사, 당화 헤모글로빈 측정이 있다. 정상인의 경우 공복 시 혈당이 75~100 mg/dL이다. 경구포도당부하검사는 포도당 50~75 g을 경구 투여한 후 2시간 동안 30분 혹은 1시간 간격으로 혈액을 채취하여 혈당을 측정한다. 당뇨진단기준은 표 6-4와 같다.

표 6-4 당뇨병의 진단기준

		공복 시 혈당[1]	당부하 후 2시간 혈당[2]	당화 헤모글로빈
정상		< 100 mg/dL	< 140 mg/dL	–
당뇨병의 고위험군	공복혈당장애	100~125 mg/dL	–	–
	내당능장애	–	140~199 mg/dL	5.7~6.4%
당뇨병[3]		≧ 126 mg/dL	≧ 200 mg/dL	≧ 6.5%

1) 공복혈당 : 8시간 이상 금식 후 측정한 혈당
2) 75 g 경구당부하 2시간 후 측정한 혈당
3) 무작위(임의로 식사시간과 무관하게 낮 시간 동안)로 검사했을 때 혈당이 200 mg/dL 이상이고 당뇨병의 전형적인 증상인 당뇨, 다뇨, 의도하지 않은 체중감소 등이 있는 경우

6-5 당뇨병 진단을 위한 검사

1. 요검사

요당검사는 포도당 산화효소를 부착한 스틱이나 테이프를 이용하여 쉽게 진단할 수 있으며 공복 시에 측정한다. 정상인도 다량의 당을 섭취하면 요당이 검출될 수 있으며 스트레스로 인해서도 고혈당과 당뇨를 나타내므로 혈당검사와 병행하는 것이 정확하다.

2. 혈당검사

식후 12시간 이상 공복 후의 혈당을 측정하며 진단기준으로 표 6-4와 같다.

3. 경구 당부하 검사

공복 시 혈당이 100~125 mg/dL이거나, 식후 혈당이 140 mg/dL 이상이면 12시간 금식 후 경구 당부하 검사를 실시한다. 포도당을 성인은 75 g, 어린이는 체중당 1.75 g, 최고 한계량 75 g을 물에 용해시켜 경구 투여한 후 2시간 후 30분 간격으로 혈당을 측정한다.

4. 당화 헤모글로빈

당화 헤모글로빈(glycosylated hemoglobin, HbA1c)은 혈중 포도당 농도가 높아지면 헤모글로빈 중 A1c의 분자구조 끝에 포도당이 비효소적으로 결합하여 당화혈색소가 증가하게 된다. 그러면 혈색소의 산소결합 능력저하로 혈관이 조기 퇴화의 원인이 된다.

당화혈색소는 혈당이 정상적으로 조절이 된 후에도 정상수준으로 회복되는 데 5~6주간이 걸리므로, 대략 최근 2~3개월 동안의 혈당조절능력을 반영하므로 당뇨병의 혈당관리를 점검하는 데 사용되어 왔다. 진단검사로는 사용되지 않다가 2010년 미국당뇨병학회에서 진단기준에 권고하는 지침을 발표하였다. 당화혈색소 농도가 5.7~6.4%이면 고위험군으로, 6.5% 이상이면 당뇨병으로 진단한다.

5. 인슐린과 C-펩티드 농도 측정

인슐린 투여를 받고 있는 환자의 인슐린 투여량이 적정한지의 여부를 아는 데 이용된다. 인슐린은 췌장에서 인슐린과 비활성형의 프로인슐린 형태인 C-펩티드(C-peptide) 형태로 분비되며, 분비된 후 활성화된다. 따라서 C-펩티드 농도를 연속적으로 측정하여 당 섭취 후의 인슐린 분비시각과 양을 예측할 수 있다.

6-6 당뇨병의 영양소대사

1. 당질대사

인슐린은 포도당을 세포 내로 이동시켜 조직에서는 에너지로 쓰이고 간과 근육에서는 글리코겐으로 합성된다. 지방조직에서는 지방으로 저장되어 혈당을 낮추며 인슐린 길항 호르몬인 글루카곤, 부신피질자극호르몬, 글루코코르티코이드(glucocorticoid), 에피네프린, 갑상선호르몬, 성장호르몬 등에 의해 혈당이 70 mg/dL 이하로 떨어지지 않고 항상성을 유지하게 된다. 정상인은 공복 시에 70~100 mg/dL를 유지하고 식 후 120~130 mg/dL로 상승하지만 식후 2시간이 지나면 인슐린이 정상으로 분비되어 혈당도 정상으로 돌아간다.

당뇨병의 경우 인슐린 분비나 민감도가 저하되거나 인슐린 생성이 안 되므로 포도당이 세포 내로 들어가지 못해 에너지원으로 이용되지 못하므로 글리코겐 분해가 증가되어 혈중 포도당 농도가 상승한다. 고혈당으로 신장 역치(170 mg/dL) 이상이 되면 소변으로 포도당이 배설된다. 소변으로 포도당이 배설될 때 물과 Na의 배설량도 증가하므로 다뇨와 갈증이 나타난다.

2. 지질대사

인슐린이 부족하면 당 대사로부터 오는 에너지 공급이 저하되므로 지방합성은 저하되고 지방분해와 지방산의 산화는 촉진된다. 또 혈중 지단백분해효소(lipoprotein lipase, LPL)의 활성이 저하되어 혈중 지단백질의 농도가 높아지고, 저장된 중성지방이 많이 분해되므로 혈중 유리지방산의 농도가 증가되어 심근이나 골격근 등의 조직에서 에너지원으로 사용된다. 이와 같이 지방산의 산화로 아세틸-CoA가 많이 생성되지만 당질대사의 저하로 옥살로아세트산(oxaloacetate)의 생산이 부족하여 아세틸- CoA는 케톤체를 다량 생산한다.

혈중 케톤체의 농도가 높아지면 케톤증을 유발하여 호흡과 소변에서 썩은 과일 냄새가 나고, 소변량이 증가하며, 식욕감퇴·호흡곤란·산독증·당뇨병성 혼수 등이 나타난다. 또한 간에서 아세틸-CoA로부터 콜레스테롤 합성이 증가하여 혈중 콜레스테롤이 상승되므로 당뇨병 환자는 정상인에 비해 동맥경화증이 발생할 위험이 높다.

3. 단백질대사

인슐린은 아미노산의 세포막 통과를 증가하여 간과 근육에서의 단백질 합성을 촉진하며 분해는 억제한다. 그러나 인슐린 부족 시에는 포도당이 이용되지 못하여 지방과 더불어 체단백질의 분해가 항진된다. 그 결과 생성된 아미노산(알라닌)은 당신생에 의해 포도당으로 전환되어 혈당치는 상승하게 된다. 특히 간에서 아미노산 분해 시 탄소골격은 포도당을 생성하고, 질소를 함유한 아미노기는 암모니아와 요소합성이 증가되어 요중 질소 배설량이 증가된다.

또한 인슐린 결핍으로 혈중 측쇄아미노산이 근육으로 유입되지 못하여 혈중농도가 상승한다. 이와 같이 체단백질의 분해로 세포 내 칼륨 배설 증가와 체중감소가 나타나며 몸이 쇠약해지고 감염에 대한 저항력이 떨어지게 된다.

4. 수분 및 전해질대사

당뇨병 환자는 혈당이 상승하면 혈액 삼투압이 증가하여 수분이 세포 내에서 혈액으로 이동되며, 혈중 포도당과 케톤체가 배설될 때 수분이 함께 배설되므로 탈수가 나타난다. 또 체조직 분해로 세포 내 칼륨이 유출되며 칼륨이나 나트륨 등 전해질이 케톤체와 함께 소변으로 배설되어 전해질 대사에 이상이 생기게 된다.

6-7 당뇨병의 증상

섭취한 탄수화물은 포도당으로 분해되어 흡수된다. 포도당은 인슐린에 의해 세포 내로 유입되는데 인슐린이 부족하거나 인슐린 저항성 등으로 기능을 하지 못하면 포도당이 세포 내로 들어가지 못하고 혈액에 남게 된다.

혈당농도가 약 180 mg/dL가 넘으면 신장역치를 초과하여 소변으로 포도당이 배설된다(당뇨). 소변으로 당이 빠져나오면 수분이 혈액으로 이동되어 소변의 배설이 증가된다(다뇨). 이와 같이 잦은 배뇨, 탈수, 그리고 갈증의 증가는 당뇨병의 전형적인 증상들이다.

또한 인슐린의 부족으로 세포 내는 에너지 고갈로 식욕이 증가하여 많이 섭취하지만(다식) 세포가 당을 이용하지 못해 체중은 오히려 감소하게 된다.

용액의 농도 차이로 고혈당은 체내에서 비정상적으로 삼투압을 올리게 되어 혈액 내 점성이 올라가고 혈류는 줄어들며, 눈 조직도 손상되어 시력을 잃게 된다.

6-8 당뇨병의 합병증

당뇨병의 합병증은 급성과 만성으로 나눌 수 있으며, 혈당조절 및 유병기간과 관계가 있다. 치료에 인슐린이 사용되면서 장애와 사망은 주로 만성 합병증에 의해 발생한다.

1. 당뇨병의 급성 합병증

급성 합병증으로는 제1형 당뇨병에서는 당뇨병성 케톤산증이 있으며, 제2형 당뇨병에서는 탈수를 특징으로 하는 고삼투압성 고혈당성 비케톤성 혼수와 치료 약물에 의해 유발되는 저혈당증이 있다.

(1) 제1형 당뇨병성 케톤산증

인슐린의 심한 결핍은 케톤증을 유발한다. 인슐린이 부족하면 지방조직 내에 중성지방이 과도하게 분해되어 유리지방산이 혈액으로 방출되며 간에서는 케톤체 생산이 증가한다. 케톤체는 산성이며, 혈액 내 농도가 증가하면 소변으로 배출된다.

진단은 케톤체로 인해 혈액의 pH가 7.3 이하로 떨어지며, 혈당은 250mg/dL 이상이 되고 심한 경우에는 1,000mg/dL 이상이 되는 경우도 있다. 주요 특징은 케톤증과 고혈당증이다.

증상은 다뇨·다갈·탈수·식욕부진·호흡곤란 등이 나타나고 호흡에서 과일 썩은 냄새가 나며 얼굴이 붉어진다. 다뇨로 인해 전해질의 배설로 인한 탈수와 산독증으로 혼수상태를 초래하며 사망에 이를 수 있다. 케톤증은 인슐린 주사 중단 또는 제때에 맞지 못하거나 처방된 식사량 및 내용을 지키지 않을 때, 질병이나 감염·알코올 중독·스트레스에 의해서도 발생한다.

제2형 당뇨병에서는 케톤증이 잘 발생하지는 않으나 감염이나 질병 등 대사적 스트레스를 받을 때 발생한다. 치료로는 인슐린이나 수분과 전해질 공급 등이 있다.

(2) 제2형 당뇨병의 고삼투압성 고혈당성 비케톤성 혼수

케톤체는 상승하지 않으나 심한 고혈당으로 혼수가 나타난다. 제2형 당뇨를 앓고 있는 노인들이 또다른 질환으로 스트레스 호르몬이 분비되면 당생성이 증가되어 혈당이 600~2,000mg/dL까지 상승하며, 혈중요소질소와 크레아틴(creatine)이 상승된다.

이때 수분섭취가 부족하면 혈당이 더욱 급격히 상승하여 고혈당과 고삼투압성이 되어 탈수로 의식혼탁과 혼수 등 중추신경계 장애를 보이며 치사율도 높다. 치료로는 수분공급과 적정량의 인슐린을 투여한다.

(3) 저혈당증

약물요법을 사용하는 당뇨병 환자의 경우 관리를 제대로 하지 못하면 일어난다. 인슐린과 혈당강하제의 과잉사용, 심한 운동, 소식이나 결식, 불규칙한 식사, 구토, 설사 또는 음식없이 알코올을 섭취하는 경우에 발생될 수 있으며, 혈당이 60mg/dL 이하로 낮아지는 상태이다.

중추신경계에 포도당 공급이 정지되면 기능장애와 신경세포 파괴로 배고픔, 전신무력, 두통, 발한, 불안함, 심장 두근거림 등의 증상이 나타난다. 치료하지 않으면 의식상실, 뇌손상, 혼수, 사망을 초래할 수 있다.

치료로 의식이 있을 때는 과즙이나 꿀물 등 흡수가 빠른 당질을 10~20g 공급하고, 의식이 없거나 경구 투여가 불가능한 경우에는 포도당 정맥주사를 한다. 심각한 저혈당은 주로 밤에 나타나므로 저녁의 인슐린 투여량을 줄이거나 간식량을 증가시켜 저혈당을 예방하도록 한다. 저혈당증은 주로 제1형 당뇨병 환자에게 발생하고, 인슐린 치료 환자 중 3~4%의 사망원인이 된다.

2. 당뇨병의 만성 합병증

오랜기간 동안 높은 당 농도에 노출되면 세포와 조직이 파괴된다. 혈중의 포도당과 단백질이 반응하여 생성된 AGEs(advanced glycation end products)가 축적되어 세포 및 대혈관(동맥경화, 뇌혈관, 괴저 등)과 미세혈관(망막증, 당뇨병성 신증, 신경장애)을 손상시킨다. 대부분의 당뇨병 환자들이 순환장애 등으로 인해 면역력이 떨어지기 때문에 감염이 많이 발생한다.

(1) 심혈관계 합병증

당뇨병은 고혈압, 뇌혈관 질환, 심혈관 질환과 동맥경화를 촉진시키는 위험인자이다. 제2형 당뇨병은 일반적으로 높은 LDL-콜레스테롤을 가지고 있으며 VLDL-콜레스테롤과 중성지방이 상승하고 HDL-콜레스테롤은 저하된 상태다. 심혈관계 질환은 제2형 당뇨병 환자에게 초기부터 나타나고 진행이 빠르며 심혈관계 질환으로 80% 이상이 사망한다.

혈전과 사지동맥의 감소된 혈류는 보행 중 통증을 유발하며 족부궤양 발현의 원인이 된다. 당뇨병 환자들의 족부 궤양은 치료하지 않으면 괴사로 인해 발을 절단해야 하는 상황이 될 수도 있다.

당뇨환자들의 15~20%가 족부합병증으로 치료를 받는다.

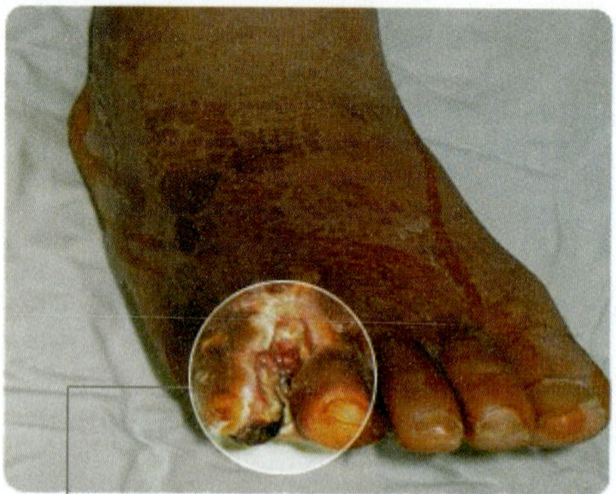

그림 6-1 족부괴저 사진

(2) 미세혈관 합병증

1) 당뇨병성 망막증

당뇨병으로 고혈당이 오래 지속되면 망막으로 포도당이 들어가서 솔비톨(sorbitol)을 형성하여 망막에 축적되고 모세혈관을 점점 손상시켜 통증과 함께 시력저하를 일으키고 실명의 원인이 된다. 또한 망막 모세혈관 병변으로 산소공급이 필요하여 새로운 혈관을 생성한다. 새 혈관은 파괴되기 쉬우며, 출혈이 생기고 망막박리를 초래하여 시력을 상실하게 된다. 혈당조절이 기본이고 레이저 광선응고법을 시행한다.

2) 당뇨병성 신증

고혈당 상태가 지속되면 신장의 소혈관 손상으로 신장기능이 점차 저하되고 방치하면 거의 기능을 하지 못하는 신부전이 된다. 당뇨병성 신증 초기에는 미세알부민뇨증(30~299mg/dL)으로 임상적 증상이 거의 나타나지 않으나 점차 알부민 수준이 증가하여 1년 내에 임상적 알부민뇨증(≥300mg/dL)으로 사구체여과율이 점차 떨어진다. 신장의 기능이 저하되면 단백뇨가 배설되고 고혈압이나 부종 등의 증상이 나타난다. 식사요법, 운동요법, 약물요법을 통한 혈당조절과 혈압조절이 당뇨병성 신증의 예방과 지연이 가장 우선이적이고도 기본이 된다.

3) 신경장애

만성 고혈당은 신경세포 내에 포도당이 솔비톨로 전환되어 신경에 쌓여 혈류가 나빠지면서 신경세포에 산소와 영양공급이 제대로 공급되지 않아 신경조직이 손상되게 된다.

당뇨환자의 약 50% 정도에서 신경퇴화가 발생한다. 증상은 손, 발, 다리의 통증이나 저림, 쑤심, 짜릿짜릿하고 화끈거리는 느낌, 둔통, 따끔따끔한 통증, 마비와 무감각 등이 나타나는 다발성 말초 신경장애와 현기증, 설사, 배뇨장애 등이 나타나는 자율신경장애(혈관, 땀샘, 위장, 소장, 대장, 방광, 심장을 관장하는 자율신경계에 손상)가 생긴다.

통증과 쥐가 나는 현상은 특히 다리에 나타나는데 주로 밤에 심하게 일어나 수면을 방해한다. 또한 신경장애는 무감각 등을 일으켜 발의 상처에 부주의해질 수 있어 족부괴저를 일으키거나 통증을 느끼지 않는 심근경색으로 인한 돌연사의 원인이 된다. 고혈압, 비만, 흡연은 신경장애를 악화시킨다. 엄격한 혈당조절이 당뇨병성 신경장애의 발생위험을 감소시킨다.

6-9 당뇨병의 치료

당뇨는 평생 치료·관리해야 하는 만성 질병이다. 혈당을 조절하기 위해서 약물을 적절한 시간에 투여하고, 식사와 운동을 잘 조화시켜 조절해야 한다. 제1형 당뇨병은 인슐린 치료가 꼭 필요하며, 제2형 당뇨병은 먼저 식사요법과 운동요법으로 실행하고 그래도 관리가 안되는 경우에는 혈당강하제로 치료한다. 당뇨병환자는 스스로의 자가관리 교육이 필요하다.

표 6-5 제1형 당뇨병의 치료

	전통치료	강화 집중치료
혈당 체크	매일	적어도 하루에 3회 이상 혈당 체크
인슐린 치료	하루 1~2회 주사	하루에 3회 혹은 그 이상, 외부 인슐린 펌프 사용, 혈당을 체크하여 당질의 양을 결정하고 인슐린 주사량 결정
장 점	심한 저혈당 발현이 적어지고 체중증가 감소	망막증, 신증, 신경병증 진행이 늦어짐
단 점	망막증, 당뇨병성 신경병증, 당뇨병성 신증 진행이 빨라짐	심한 저혈당 증세 발현이 2~3배 빨라지며, 체중증가, 과체중의 위험이 증가함

1. 치료 목표

당뇨병 치료의 주요 목표는 합병증 위험감소와 예방에 바람직한 범위 내로 혈당수준을 유지하는 것이다. 당뇨병 환자들은 혈당수준을 철저하게 조절해야 신장애, 망막증, 신경장애의 심각성과 발병률을 낮출 수 있다. 그러므로 정상적인 혈당 유지는 모든 당뇨관리계획의 기본적인 목표가 된다.

또 당뇨 합병증을 지연시키거나 예방을 위해서 혈압을 조절하고 체중을 관리하여 혈중지질 농도를 정상으로 유지하는 것이다. 당뇨관리, 즉 합병증 예방을 위해 환자들은 적절한 식사계획을 배우고, 약 복용·혈당 체크·체중관리·적당한 운동을 해야 한다.

2. 당뇨병 치료 평가

당뇨병 치료는 주로 혈당수준을 확인하여 평가한다. 자가 혈당측정은 환자가 음식섭취 및 약물과 운동을 조절할 때 저혈당증을 예방하는 데 도움이 된다. 이상적으로 제1형 당뇨병 환자들은 하루에 3번 또는 그 이상 혈당 점검을 해야 하는데 치료방법이 조정되었을 때 더욱 자주 해야 한다.

제2형 당뇨병 환자의 경우 자가 혈당점검의 빈도수는 환자 자신의 특수한 요구에 의존하지만 자가 혈당점검은 당뇨병을 관리하는 데 있어 상당히 유용하다.

(1) 장기적 혈당 관리 당화혈색소(HbA1c)

농도를 측정하여 주기적으로 장기 당 조절을 평가한다. 당화혈색소는 적혈구의 헤모글로빈이 포도당과 결합하여 생긴 분자로 혈당이 높아지면 헤모글로빈에 포도당이 비효소적으로 결합하여 당화 헤모글로빈이 증가한다.

정상인 경우 6% 이하이나, 당뇨병의 경우 7% 이하가 목표이다. 정상혈당을 유지하는 당뇨병 환자에게서도 크게 상승하는 경우가 있다.

(2) 장기 합병증의 관리

당뇨병을 가진 사람들은 합병증을 예방하기 위해 정기적으로 검사를 한다. 혈압을 자주 측정하고, 지질검사는 일 년에 한 번 정도하며, 요단백의 정기검사를 통해 미세 알부민뇨의 여부를 알아보고 신장애가 있는지를 조사해야 한다.

망막증, 신장애 예방과 족부관리에도 힘써야 한다.

(3) 케톤 테스트

케톤 테스트는 제 1형 당뇨나 임신성 당뇨를 가진 환자들에게 가장 유용하다.

3. 체중관리

제 1형 당뇨병은 마른 사람들에게 많은 데 비해 제 2형 당뇨를 가진 사람들은 대부분 과체중이거나 비만이다. 체중과 성장 패턴은 일반적으로 적절한 에너지 섭취량에 대한 평가기준이 된다.

(1) 제1형 당뇨병과 체중

일반적으로 제1형 당뇨환자들은 일반인들보다 과체중 비율이 낮은 편이다. 그러나 인슐린 치료 중 과도한 체중증가가 발생하기도 한다.

체중증가의 원인은 분명한 것은 아니지만 식욕을 증가시키거나 대사율을 저하시키는 인슐린 치료 때문일 수도 있다. 성장기 아이들은 정상적인 성장과 발달을 위해 충분한 에너지를 섭취하는 것이 매우 중요하다.

(2) 제2형 당뇨병과 체중

과도한 체지방은 인슐린 저항성을 약화시키기 때문에 과체중이거나 비만인 사람들은 체중감량이 필요하다. 적당한 체중 감량은(4~8 kg) 혈당조절이나 혈중지질 수준과 혈압을 개선하는 데 도움이 된다. 체중감량은 당뇨 초기 인슐린 분비가 감소하기 전에 하는 것이 가장 좋다.

제2형 당뇨병 환자 모두가 과체중이거나 비만하지는 않다. 노년층과 장기관리시설에 있는 사람들은 간혹 저체중인 경우도 있어서 반대로 체중 증가가 필요하다.

4. 식사요법

식사요법은 당뇨개선에 매우 큰 도움이 된다. 적절한 음식물의 선택은 혈당수준을 개선하고 당뇨 합병증의 진전을 더디게 할 수 있다. 영양관리계획은 개인의 선호와 생활양식습관을 고려해야 한다.

음식물의 섭취는 성장, 생활양식 변화, 노화, 그리고 합병증을 예방하는 데 필요하다. 영양사는 당뇨환자들에게 제공된 의학·영양치료를 계획하고 이행하는 데 가장 적합하다.

(1) 총 탄수화물 섭취

섭취된 탄수화물의 양은 식후 혈당에 가장 큰 영향을 끼친다. 탄수화물 권장량은 대사요구량(즉 당뇨병의 형태, 또는 포도당 내성의 정도)과 개인적 선호에 부분적으로 의존한다. 식사 시의 혈당치 변동을 줄이기 위해 식사와 간식의 탄수화물 섭취가 매우 일정해야 한다. 하루 130 g 이하로 탄수화물 섭취를 제한하는 저탄수화물 식사는 바람직하지 않다.

(2) 탄수화물 공급원

여러 가지 탄수화물을 포함하는 식품들은 혈당치에 서로 다른 영향을 끼친다. 예를 들어 흰쌀밥 1인분을 섭취하는 것은 보리밥 1인분을 섭취하는 것보다 혈당 상승이 빠르다. 이러한 혈당효과는 식품에 함유되어 있는 식이섬유소, 조리방법, 식사에 포함된 다른 식품과 개인적 내성에 의해서도 영향을 받는다.

(3) 탄수화물

식품의 혈당효과를 비교하는 지표인 혈당지수(GI)는 음식을 선택할 때 환자의 혈당조절 개선에 도움을 준다. 그러나 저혈당지수 식사요법이 당뇨병환자 대부분에게 효과가 있는 것은 아니기 때문에 당뇨를 치료할 때 혈당지수는 우선적으로 고려해야 할 사항은 아니다. 그러나 혈당을 천천히 상승시키는 전곡류 또는 고식이섬유소 식품은 당뇨환자들에게 더 권장된다.

check point

탄수화물의 혈당지수

혈당지수	식 품
100	포도당, 흰 식빵
90	통밀빵, 건포도, 떡, 찹쌀밥
80	밥, 오트밀, 감자
70	수박, 늙은 호박, 바나나, 전곡류
60	고구마, 오렌지, 두유, 스파게티
50	현미밥, 호밀빵, 요구르트
40	우유, 사과, 배

(4) 섬유질

당뇨병환자에게 섬유소 권장량은 일반적인 사람들의 권장량과 비슷하다. 식단에 콩류, 전곡 시리얼, 과일, 채소와 같이 섬유질이 풍부하게 포함된 식품을 권장한다.

(5) 설 탕

당뇨병환자는 설탕이나 설탕이 함유된 식품을 피해야 한다는 것은 흔한 낭설이다. 설탕은 포도당과 과당으로 이루어져 있어서 설탕의 적당한 섭취는 혈당조절에 불리한 영향을 끼치지만은 않기 때문이다.

당뇨환자를 위한 설탕 권장량은 설탕이 첨가된 음료와 음식을 최소화할 것을 제안하는 정상인의 권장량과 비슷하다. 그러나 설탕과 단 음식은 하루 탄수화물 허용량을 고려해서 섭취해야 한다.

비록 과당이 혈당상승효과가 적다 하더라도 과도한 과당섭취는 혈중 지질농도를 상승시키므로 권하지 않는다. 당 알코올(솔비톨과 만니톨과 같은)은 포도당, 과당, 또는 자당보다 혈당효과가 더 낮지만 장기간 혈당조절을 하기는 어렵다. 인공감미료(아스파탐)는 안전하게 사용될 수 있다.

(6) 식이지방

당뇨환자들은 심혈관 질환의 발병위험이 높다. 포화지방의 섭취는 총 칼로리의 7% 이하로 제한하고, 트랜스 지방의 섭취는 최소화하며, 콜레스테롤의 섭취는 하루 200 mg 이하로 제한한다.

(7) 단백질

당뇨환자의 단백질 권장량은 총 칼로리의 15~20%로 일반인과 비슷하다. 단기 연구는 고단백식사가 당조절을 개선하고 만족감을 증가시키며 체중감소에 도움을 준다고 했지만 당뇨관리와 합병증에 대한 장기효과는 알려지지 않았다. 단백질 식사는 환자에 따라서는 신장기능에 장애를 줄 수도 있으므로 금지된다.

(8) 알코올

알코올은 여성의 경우 하루에 1번(15g), 남성의 경우 2번 마시는 정도는 허용한다. 그러나 알코올은 저혈당증의 원인이 된다. 반대로 과도한 알코올 섭취는 고혈당증을 악화시킨다. 임산부와 췌장염, 신경장애, 중성지방이 높거나 알코올 남용의 전력을 가진 사람은 알코올 섭취를 피해야 한다.

(9) 미량영양소

당뇨병환자의 미량영양소 권장량은 정상인과 같다. 비타민과 무기질의 보충은 나이 많은 임산부나 수유부, 엄격한 채식주의자, 그리고 칼로리 제한 식단을 처방받은 사람을 포함하는 일반인과 같이 영양결핍이 발생하지 않는 한 권장하지 않는다. 제 2형 당뇨병 환자에게 크롬의 보충은 혈당조절을 개선할 수 있다는 연구결과가 있으나 그 결과가 일관되지 못하므로 현재는 권장되지 않는다.

5. 의료적 영양치료

(1) 당뇨병 개선을 위한 식사지침

① 칼로리 섭취를 알맞게 조절하여야 한다.
② 모든 영양소의 균형을 일정하게 유지하여야 한다.
③ 비만하지 않도록 체중을 표준체중보다 약간 낮게 유지하여야 한다.
④ 녹황색 채소와 당분이 적은 과일을 충분히 섭취하여야 한다.
⑤ 과음하지 말아야 한다.
⑥ 1일 3식을 균형잡힌 식사를 하여야 하며, 과식하지 말아야 한다.
⑦ 적당한 운동을 계속하여야 한다.

(2) 식사계획

영양사는 혈당관리를 지속하는 당뇨환자들을 위하여 식단계획을 하게 되는데, 이 때 탄수화물 섭취와 양을 조절하는 것이 중요하다. 집중 인슐린 치료를 하는 환자는 탄수화물을 섭취하기 위해 인슐린 약에 적응하여 식사와 인슐린 주사를 협응시켜야만 한다.

표 6-6 2,000kcal 식사를 위한 당질의 배분량

식사	당질허용량(g)	portions
아침	60	4
점심	60	4
오후간식	30	2
저녁	75	5
저녁간식	30	2
총 당질량	255	17

당질의 양은 총 칼로리의 50%를 권장하고 있다(미국의 경우),
1portion = 15g carbohydrate = 전분질 음식, 우유 또는 과일의 1portion

표 6-7 당뇨병 환자의 하루 식단 예(열량 1,800kcal, 단백질 40g/day)

구분	아침	분량	점심	분량	저녁	분량
음식명	쌀밥	1공기(210g)	쌀밥	1공기(210g)	쌀밥	1공기(210g)
	미역국	1/2대접	물김치	1/2공기	콩나물국	1/2대접
	달걀말이	1/2개	버섯불고기	고기 20g	갈치구이	1/2토막(20g)
	채소샐러드	1/2접시(35g)	오이무침	1/2접시(35g)	시금치나물	1/2접시(35g)
	호박볶음	1/2접시(35g)	깻잎나물	1/2접시(35g)	양파전	1/2접시(35g)
간식	우유	1/2컵(100mL)	사과주스	1/2컵(100mL)	사과	1/2개(100g)
	식빵버터구이	1쪽(35g)	비스킷	5쪽		

(3) 식사시간과 간격

식사횟수를 5~6호로 늘리고 규칙적으로 식사한다. 균등한 식사배분은 혈당수준의 심한 변동과 저혈당증을 방지한다. 영양소 성분이 비슷한 식품끼리 크게 여섯 가지 군으로 나누어 분류한 식품교환표를 잘 이용한다.

식품교환표는 곡류군, 어육류군, 채소군, 지방군, 우유군, 과일군으로 각각 '1교환단위'의 양이 정해져 있으며 같은 식품군 안에서는 기호에 따라 배정된 양만큼 바꾸어 선택할 수 있다.

식품교환표 (식품군별 식품 및 2교환단위량의 예. 대한당뇨병학회, 2010)

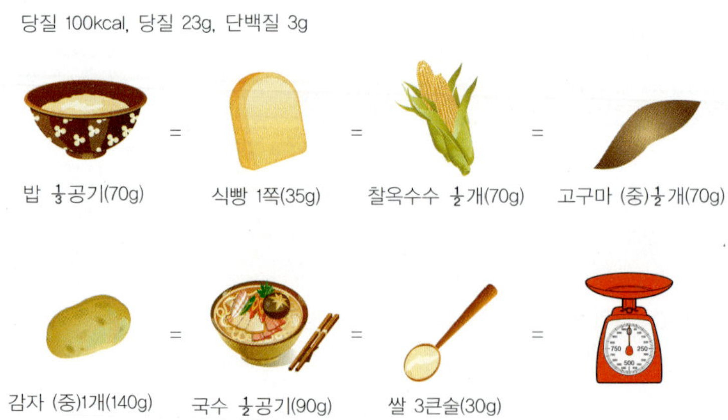
당질 100kcal, 당질 23g, 단백질 3g
밥 1/3공기(70g)
식빵 1쪽(35g)
찰옥수수 1/2개(70g)
고구마 (중)1/2개(70g)
감자 (중)1개(140g)
국수 1/2공기(90g)
쌀 3큰술(30g)

그림 6-2 곡류군 식품의 식품교환 예

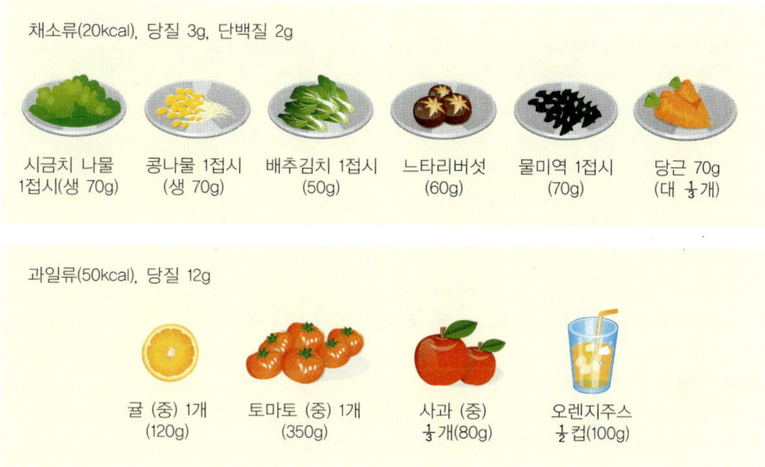
채소류(20kcal), 당질 3g, 단백질 2g
시금치 나물 1접시(생 70g)
콩나물 1접시 (생 70g)
배추김치 1접시 (50g)
느타리버섯 (60g)
물미역 1접시 (70g)
당근 70g (대 $\frac{1}{3}$개)
과일류(50kcal), 당질 12g
귤 (중) 1개 (120g)
토마토 (중) 1개 (350g)
사과 (중) $\frac{1}{3}$개(80g)
오렌지주스 $\frac{1}{2}$컵(100g)

그림 6-3 과일·채소군 식품의 식품교환 예

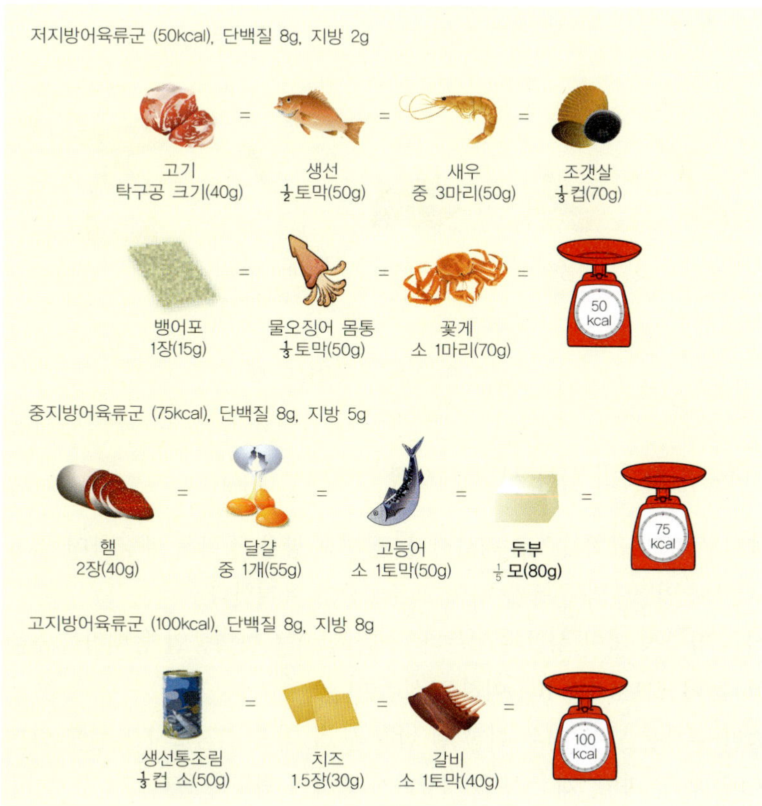
저지방어육류군 (50kcal), 단백질 8g, 지방 2g
고기 탁구공 크기(40g)
=
생선 $\frac{1}{2}$토막(50g)
=
새우 중 3마리(50g)
=
조갯살 $\frac{1}{3}$컵(70g)
뱅어포 1장(15g)
=
물오징어 몸통 $\frac{1}{3}$토막(50g)
=
꽃게 소 1마리(70g)
=
50 kcal
중지방어육류군 (75kcal), 단백질 8g, 지방 5g
햄 2장(40g)
=
달걀 중 1개(55g)
=
고등어 소 1토막(50g)
=
두부 $\frac{1}{5}$ 모(80g)
=
75 kcal
고지방어육류군 (100kcal), 단백질 8g, 지방 8g
생선통조림 $\frac{1}{3}$컵 소(50g)
=
치즈 1.5장(30g)
=
갈비 소 1토막(40g)
=
100 kcal

그림 6-4 어·육군 식품의 식품교환 예

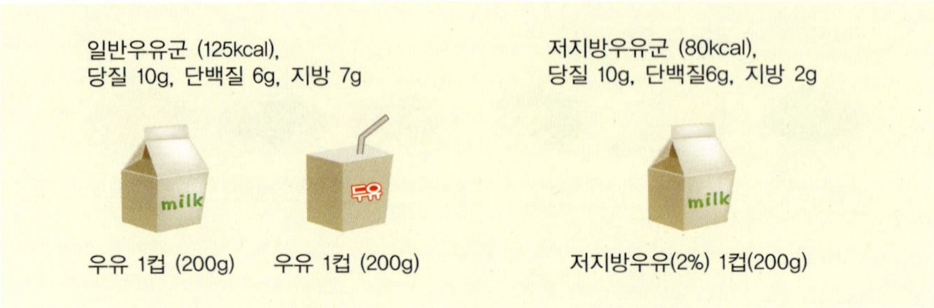

그림 6-5 우유 및 유제품의 식품교환 예

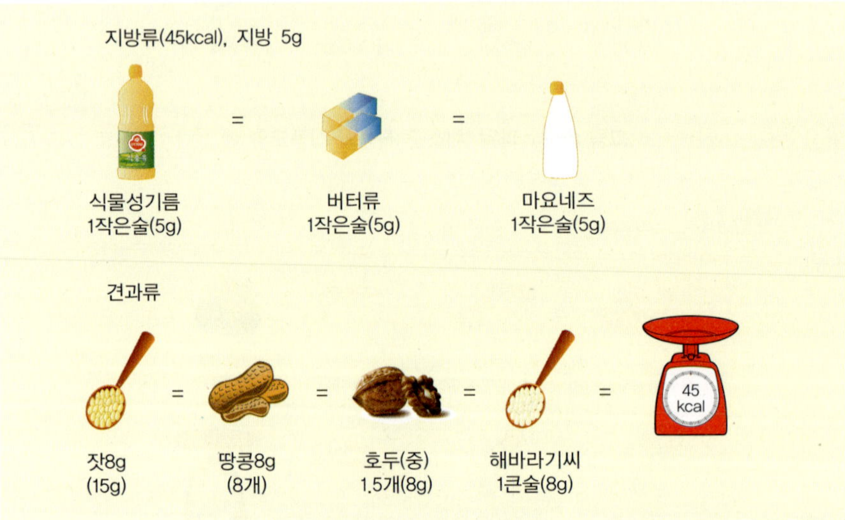
지방류(45kcal), 지방 5g
=
=
식물성기름
1작은술(5g)
버터류
1작은술(5g)
마요네즈
1작은술(5g)
견과류
=
=
=
=
45
kcal
잣8g
(15g)
땅콩8g
(8개)
호두(중)
1.5개(8g)
해바라기씨
1큰술(8g)

그림 6-6 지방군 식품교환 예

(4) 당뇨병 환자의 식사 시 주의사항

① 정해진 시간에 규칙적으로 식사한다. 정해진 양을 정확히 계량하여 먹고 일정한 시간에 일정량의 운동을 하여 표준체중을 유지한다.

② 음식은 자극성 없이 싱겁게 먹는다. 소금 섭취는 합병증인 동맥경화증을 진행시킬 수 있으므로 1일 10g 이하로 섭취한다.

③ 인슐린 주사를 맞을 경우 취침 전 밤참을 꼭 먹되 취침 2시간 전에 먹는 것이 좋으며, 우유, 과일, 채소 등을 적절하게 택하여 먹도록 한다.

④ 불포화지방산인 식물성 기름을 섭취한다.

⑤ 공복감을 해소하기 위하여 천천히 잘 씹어서 먹도록 한다.

⑥ 정신적으로 안정을 취하고 스트레스를 덜 받는 생활을 한다.

⑦ 설탕 섭취를 줄이기 위한 감미료로 칼로리는 거의 없지만 단맛을 내는 아스파탐(aspartame, 감도 설탕의 약 200배 일반적인 섭취로는 유채성이 없다고 알려져 있다)계 인공 감미료 등을 사용한다. 외식 시 설탕을 많이 사용한 음식, 튀김 음식은 피한다.

⑧ 알코올 음료는 칼로리만 있으므로 피하는 것이 좋다.

6. 인슐린 치료

인슐린 치료는 대사요구량에 충분한 인슐린을 생산할 수 없는 환자에게 필요하다. 그러므로 경구약물이나 식사와 운동으로 혈당유지가 안되는 제2형 당뇨병과 제1형 당뇨병환자들에게 필요하다.

췌장은 대개 식사 사이와 밤에 적은 양의 인슐린을 분비하고, 식사를 섭취할 때 가장 많은 양을 분비한다. 그러므로 이상적인 인슐린 치료는 췌장에서 분비되는 간격과 같게 하는 것이 바람직하다.

(1) 인슐린 제제

인슐린은 작용시간에 따라 즉효성, 속효성, 중간형, 지속형 등이 있다. 따라서 적절한 인슐린 요법을 수립하는 데 상당한 유동성이 허용된다. 몇 가지 종류의 인슐린을 섞으면 어떤 한 가지 종류만 사용하는 것보다 당 조절이 더 잘된다. 미리 혼합된 제제를 사용할 수 있다.

인슐린 제제는 1일 1회 또는 2회 처방한다. 혼합형 인슐린은 중간형과 속효형이 일정한 비율(70:30)로 섞여 있으며, 이 혼합형 인슐린을 가장 많이 사용한다. 1회 주사로 2회의 최고 작용시간을 갖는다.

표 6-8 인슐린 제제

분류		인슐린 종류(상품명)	작용시작	최고작용	작용시간
식사 시 인슐린	속효성	속효성 인슐린유사체(투명) • 인슐린 아스파르트(NovoRapid) • 인슐린 리스프로(Humalog) • 인슐린 글루리진(Apidra)	10~15분 10~15분 10~15분	1~1.5시간 1~2시간 1~1.5시간	3~5시간 3.5~4.75시간 3~5시간
		속효성 인슐린(투명) • 휴물린R	30분	2~3시간	6.5시간
기저 인슐린	중간형	중간형 인슐린(혼탁) • 휴물린N	1~3시간	5~8시간	18시간까지
	지속형	장시간형기저인슐린 유사체(투명) • 인슐린 디터미어(Levemir) • 인슐린 글라르진(Lantus)	90분	없음	24시간까지 (글라르진 24시간, 디터미어 16~24시간)
혼합형 인슐린	혼합형	혼합형 속효성 인슐린-NPH(혼탁) • 휴물린 30/70 • 이노렛 30/70	바이알 또는 펜형 인슐린 안에 고정 비율의 인슐린이 섞여 있는 형태 (속효성 인슐린 또는 속효성 인슐린 유사체와 중간형 인슐린)		
		혼합형 인슐린 유사체 (혼탁) • 노보믹스 30, 50 • 휴마로그 믹스 25, 50			

(2) 제1형 당뇨병의 인슐린 요법

제1형 당뇨병은 몇 종류의 복합적인 인슐린 주사 또는 인슐린 펌프 사용을 포함하는 집중 인슐린 치료법이 가장 잘 관리된다. 보통 중간형 혹은 지속형은 기본적인 인슐린 필요량을 충족시키고, 즉효성·속효성 인슐린은 식사 전에 하루 3번 또는 그 이상을 주입하는 것이 혈당조절에 효과적이다.

집중치료를 실시하는 환자는 각 식사 전에 주입하는 인슐린의 양을 정확하게 결정할 수 있도록 해야 한다. 인슐린 양은 식사에 포함된 탄수화물, 식전 혈당치, 개인의 체중과 인슐린 반응성에 따라 달라진다. 인슐린 반응성을 결정하기 위해서 식품 섭취는 물론이고 인슐린 복용량과 혈당수준을 꼼꼼하게 기록해야 한다.

이 기록은 결국 환자에게 적절한 탄수화물에 따른 인슐린 비율을 결정하기 위해 분석되고, 이것은 식사 시 인슐린 투약량을 계산하는 데에도 사용된다.

(3) 제2형 당뇨병의 인슐린 요법

제2형 당뇨병으로 진단받은 환자의 30%가 인슐린 치료를 받는다. 제2형 당뇨병 초기 치료는 식사요법 및 운동과 경구혈당강하제가 수반되지만 장기적인 혈당관리는 쉽지 않다. 혈당조절을 유지하기 위해서는 인슐린 치료가 필요하다. 대부분 하루에 1번 또는 2번의 주사가 필요한데 저녁식사 또는 취침 전에 지속형과 중간형 인슐린의 혼합형을 사용한다. 혹은 중간형 또는 지속형 인슐린 주사는 취침시간에 필요하다. 투약과 시간조절은 자가혈당 측정결과에 따라 조절한다.

(4) 인슐린 치료와 저혈당증

저혈당증은 경구혈당강하제를 사용한 결과일 수도 있지만, 인슐린 치료의 가장 흔한 합병증이기도 하다. 저혈당증은 비정상적으로 혈당이 낮아지는 것으로 일반적으로 혈당이 50mg/dL 이하일 때 나타난다. 저혈당증의 원인으로는 인슐린 투여량이 너무 많은 경우, 식사량이 너무 적거나 굶는 경우, 구토나 설사가 있는 경우, 평소보다 운동이나 활동이 많은 경우, 술을 마신 경우 등을 들 수 있다.

저혈당의 증세로는 불안, 공복감, 어지로움, 식은 땀, 두통 등이 나타나고 오래 지속되면 의식장애와 경련이 일어난다.

가벼운 저혈당 증세는 단순당을 15 g 정도 섭취하면 15~30분 이내에 혈당을 상승시킬 수 있다. 증세에 대비하기 위해 인슐린을 주사하는 당뇨병 환자는 사탕이나 캐러멜 같은 단것을 항상 휴대해야 한다. 그럼에도 증세가 회복되지 않으면 단순당을 다시 섭취하거나 다음 식사까지의 시간이 많이 남아 있는 경우에는 복합당질과 단백질로 100~150 kcal 정도를 추가로 섭취한다.

당뇨병 환자는 혼수상태에 빠지는 일이 있고 이러한 경우에 적절한 치료를 빨리 받지 못하면 심각한 결과가 일어날 수 있으므로 당뇨병이 있는 사람들은 자신이 당뇨병 환자임을 알리는 표식을 항상 가지고 있어야 한다.

(5) 공복시 고혈당증

인슐린 치료가 공복 고혈당 방지를 위해 사용되어야 한다. 보통은 부족한 인슐린이 원인이 되어 밤에 인슐린 활성이 떨어짐으로써 고혈당이 발생하는 경우가 많다.

또한 dawn phenomenon이라 하여 인슐린 활성을 방해하는 성장호르몬이 이른 아침에 분비되어 혈당치가 아침에 증가될 수 있다. 자주 발생하는 것은 아니지만 밤에 포도당 생성을 자극하는 호르몬 반응을 일으켜 공복 고혈당이 발생할 수 있는데 이 상태를 **반동고혈당증**(rebound hyperglycemia)이라고 한다. 이러한 공복고혈당증은 투약량 조정이나 저녁에 인슐린 조제약으로 치료할 수 있다.

7. 경구혈당강하제

제 2형 당뇨병의 치료는 종종 경구약물의 사용이 필요하다. 이러한 약제들은 4가지 활성형태로 고혈당을 강하시킬 수 있다. 이는 인슐린 분비를 향상시키고, 간에서 포도당 생성을 줄이며, 조직의 포도당 사용을 향상시키거나 탄수화물 흡수를 늦추게 된다.

치료는 한 가지 또는 몇 가지 약재를 혼합해서 사용한다. 혼합치료는 한 종류의 치료보다 더 빠르게 좋은 결과를 얻을 수 있고 혈당조절을 유지하기가 좋다. 표 6-9는 경구혈당강하제의 식사-약물 상호작용이 영양과 관련한 효과를 보여준다.

표 6-9 혈당강하작용이 있는 각 약제의 효과

약제	1차적인 작용기전				혈당에 대한 1차 효과	
	탄수화물 흡수지연	인슐린 분비 증가	간의 당신생 감소	말초조직으로 포도당 유입 증가	공복 혈당 감소	식후 혈당 감소
설포닐요소제		+++	+++	+++	+++	+
비구아나이드제	+		+++	+	+++	+
알파글루코시다아제억제제	+++		+		+	+++

*자료 : 이병두, "당뇨병 약물치료의 실제", 제5회 인제대학교 상계백병원 연수강좌, 신우기획. 2009.

표 6-10 2,000kcal 식사를 위한 당질의 배분량

약물의 분류 및 명칭(상품명)	추천용량	작용기전
설포닐요소제(sulfonyl ureas) 글리부리드(다오닐, 유글로콘) 글리피지드(다이그린) 글리메피라이드(아마릴)	1.25~10 mg/일 40 mg 4~8 mg/일	• 췌장의 b세포를 자극하여 인슐린 분비를 증가 • 간에서 당신생을 감소 • 말초조직에서 인슐린 저항을 감소
비구아나이드제(biguanides) 메트포르핀(글루코파지)	500~800 mg씩 3회/일	• 간에서 당신생 감소 • 소화관에서 당흡수 억제 • 말초조직에서 인슐린 감수성 증가
알파글루코시다아제 억제제 (α-glucosidase inhibitors) 아카보스(글루고바이, 베이슨)	25~100 mg씩 3회/일	• 알파글루코시다아제의 활성 억제 • 당질의 소화와 흡수 지연
티아졸리딘디온제 (thiazolidinediones) 로시글리타존(아반디아) 피오글리타존(액토스)	2~8 g/일 15~45 g/일	• 말초조직에서 인슐린 감수성 증가
메글리티나이드제(meglitinides) 나테글리나이드(파스틱) 레파글리나이드(노보넘)	120 mg 식전 0.5~4 mg 식전	• 췌장의 β세포를 자극하여 인슐린 분비 증가

*자료 : 대한 영양사협회. 임상영양관리 지침서. 2008.

(1) 설포닐 요소제

비교적 증세가 가벼운 당뇨병 환자들은 혈당이 정상으로 돌아오지만, 혈당이 높은 환자들은 개선은 되나 정상범위까지 도달하지 못한다. 설포닐 요소제(sulfonyl urea)는 췌장 베타세포로부터 인슐린의 분비를 자극하며 표적 장기에서 인슐린 수용체의 수를 증가시키고 인슐린이 세포 내로 포도당을 넣어주는 능력을 개선시켜 준다. 인슐린의 농도를 높이므로 저혈당 증세를 보이거나 체중을 증가시키기도 한다.

(2) 비구아나이드제

간에서 포도당의 생성을 억제하고 인슐린의 저항성을 낮추어 인슐린 감수성을 증가시킨다. 또한 혈청 중성지방과 콜레스테롤을 감소시키고 HDL을 증가시키는 효과도 있다.

비구아나이드제(biguanides)는 인슐린 분비를 자극하지 않아서 저혈당 증세를 유발시키지는 않으며 그 예로는 Metformin이 있다.

(3) 당질분해요소 억제제(α-glycosidase inhibtors)

복합당질과 당질의 소화율을 낮추고 장에서 포도당의 흡수를 지연 또는 억제시켜 혈당상승을 막아주는 것으로 1일 3회 복용하며, 설포닐 요소제와 Metformin과 섞어 쓰기도 한다. Acarbose와 Miglitol이 사용된다.

(4) 티아졸리딘 제제

인슐린의 감도를 증가시키는 작용이 있으며 피오글리티존(Pioglitazone)과 로시글리타존(Rosiglitazone) 등이 있다.

8. 운동과 당뇨관리

규칙적인 운동은 혈당조절을 상당히 개선시키므로 당뇨관리에 필수이다. 규칙적인 운동은 인슐린 감수성을 증가시켜 인슐린 요구량을 감소시킨다.

운동은 또한 혈중 지질농도와 혈압을 낮추고 체중을 감소시키며, 심혈관 기능을 개선시킨다. 당뇨환자들은 특별한 금기사항이 아니라면 유산소 운동과 저항성 운동 둘 다 규칙적으로 하는 것이 바람직하다. 최소 150분의 중간 강도 운동이나 90분의 고강도 운동을 매주 실시하는 것이 좋다. 근육을 강화시키는 저항성 운동은 일주일에 3번 정도 실시하는 것이 좋다.

(1) 운동과 인슐린 치료

제1형 당뇨병 환자는 운동을 하는 동안 저혈당증을 예방하기 위해 음식섭취와 인슐린 치료를 주의깊게 조절해야 한다. 운동 전 인슐린 투여는 상당량 줄여야 한다. 혈당은 운동 전후로 검사해야 하여 만약 혈당이 100mg/dL 이하라면 운동시작 전에 탄수화물을 섭취해야 한다.

탄수화물 추가섭취는 오랜시간 운동하는 중간에 또는 후에, 심지어 운동을 마친 몇 시간 후에도 필요로 할 수 있다.

케톤증이 있으면서 혈당이 250mg/dL가 넘는 경우나 케톤증은 없어도 300mg/dL이 넘을 경우에는 고혈당이 악화되므로 운동하지 말아야 한다.

(2) 제2형 당뇨에서의 운동

제2형 당뇨환자들은 흔히 과체중에 별로 움직이지 않으며 많은 합병증이 발병한다. 그러므로 운동을 계획하기 전에 특정운동에 의해 악화될 수 있는 문제가 있는지에 대한 의학적 평가가 수행되어야 한다. 심장과 혈관, 눈, 신장, 발과 신경체계를 포함하는 합병증이 있는 경우에는 운동의 종류를 제한한다. 가볍고 적당한 운동이 우선되어야 한다.

비만하고 비활동적인 사람에게는 천천히 걷기를 제안한다. 망막증이 있는 환자는 눈 조직 손상의 위험이 있으므로 잡아당기기나 무거운 것을 들어 올리는 동작을 피해야 한다. 말초신경 장애는 족부궤양을 초래할 수 있기 때문에 반복적으로 체중을 싣는 운동은 하지 않는 것이 좋다.

9. 통증이 있는 날의 관리

병, 감염, 상처는 호르몬의 변화를 야기하여 혈당을 올릴 수 있으므로 주의한다. 제1형 당뇨병 환자에게 병은 당뇨성 케톤산독증의 위험을 증가시킬 수 있다. 제1형 당뇨 환자는 질병을 앓고 있는 동안에는 자주 혈당검사와 혈액 또는 소변의 케톤 유무 검사를 해야 한다.

일부 탄수화물은 케톤증을 피하기 위해 규칙적으로 섭취해야 하는데, 하루에 탄수화물 150~200g(3~4시간마다 약 45~50g)를 섭취하도록 한다. 만약 식욕이 없다면 고체식품을 섭취하는 것보다 탄수화물이 함유된 단 음료나 얼린 주스를 마시는 것이 더 쉽다.

6-10 임신과 당뇨병 관리

당뇨병이 있는 여성이 임신을 하면 호르몬의 변화로 인슐린에 대한 내성과 인슐린 필요량을 증가시키므로 혈당조절이 더욱 힘들어진다.

당뇨병을 앓지 않는 여성 중 7% 이상이 임신성 당뇨병으로 발전하게 되어 임신기간 중 특별히 당관리가 필요하다. 임신성 당뇨를 앓는 여성은 이후에 제2형 당뇨병을 앓게 될 위험이 더욱 크다. 그뿐만 아니라 자녀는 성년이 되어서 비만과 제2형 당뇨에 걸릴 가능성이 높아진다.

임신부가 당뇨이면 산모와 태아 모두의 건강을 위협한다. 조절하지 않은 당뇨병인 임신부는 유산의 확률이 높으며, 태아의 선천적 결손과 사산의 발생률 또한 정상의 경우보다 높다. 당뇨인 임신부에게서 태어난 신생아는 호흡곤란으로 고통받거나 저혈당·황달·저칼슘혈증과 같은 대사장애의 위험이 높다.

제2형 당뇨병 혹은 임신성 당뇨를 가진 여성들은 비정상적인 거대아를 분만하는데, 이는 분만을 더욱 힘들게 할 뿐만 아니라 분만에 의한 외상을 입거나 제왕절개를 해야 하는 경우가 생긴다.

1. 제1형 또는 제2형 당뇨병인 여성의 임신

당뇨병을 가진 여성이 임신기, 특히 임신 초기 3개월 간(제 1분기) 혈당조절에 성공할 경우는 분만 시 결함 및 자연유산의 위험을 줄일 수 있다. 이러한 이유로, 임신을 하고자 하는 여성은 당뇨병 관리에 소홀하여 발생할 수 있는 합병증을 미연에 방지하기 위해 피임을 권고 받는다. 제 2분기, 제 3분기 동안 지속적으로 혈당조절을 하면 거대아 출산과 사망 위험을 줄일 수 있다.

임신기간 동안 요구되는 영양은 일반적으로 당뇨병이 있는 여성과 없는 여성이 모두 비슷하다. 식습관과 혈당 측정의 결과를 토대로 혈당조절을 개선하기 위해 음식물의 조절이 이뤄져야 한다. 규칙적인 식사와 간식을 하게 되면 혈당이 지속적이고도 안정적으로 태아에게 공급되기 때문에 임신기간에 발생하기 쉬운 저혈당 증상을 피하는 데 도움을 준다.

저녁시간의 간식은 자는 동안의 저혈당 및 케톤증을 막기 위해 필요하다. 인슐린 및 약물치료의 변경은 임신기간 중에 자주 있을 수 있으며, 그 결과에 따라 식습관의 조절을 해야 하기도 한다.

2. 임신성 당뇨병

당뇨병에 대한 가족력이 있는 여성, 지나치게 살찐 여성, 라틴계 아메리칸·아메리카 원주민·아시아계 미국인·태평양의 섬사람 등을 포함한 특정 인종집단 여성, 혹은 4 kg이 넘는 아기를 낳은 적이 있는 여성 들은 특히 임신성 당뇨의 위험이 높다. 그러므로 의사들은 24~28주의 임신기의 모든 여성들에게 당뇨에 대한 검사를 의례적으로 실시할 것을 권한다.

고도위험인자를 가진 여성들은 임신 이전 혹은 임신 직후에 검사를 받아야 한다. 가벼운 고혈당일지라도 태아의 발생에 좋지 않은 영향을 주거나 임신기간에 합병증을 유발할 수 있다.

임신성 당뇨병을 지닌 과체중 혹은 비만 여성들은 임신기간 동안 에너지 조절이 필요하다. 적당한 에너지 공급은 태아발육에 필요하지만, 에너지를 감소시키면 (총 필요 열량보다 약 30% 적게 섭취) 케톤증 위험에 노출되지 않고 혈당조절을 개선할 수 있다.

탄수화물을 총 열량 섭취의 40~50%로 줄이면 식후 혈당수준을 개선시킬 수 있다. 이후 탄수화물의 섭취는 밤에 케톤증을 예방하기 위한 야식을 포함하여 하루종일 식사와 간식을 간간이 하는 것이 좋다.

규칙적인 유산소 운동은 혈당조절을 개선시킬 수 있으므로 권장한다. 식사와 운동으로 혈당조절에 실패한 임신성 당뇨를 가진 여성은 인슐린 치료가 필요하다. 이러한 경우는 약 20~25% 정도이다. 일반적으로 경구혈당강하제는 태아의 발육에 치명적일 수 있기 때문에 임신기 동안에는 처방되지 않는다.

식사요법

Recipe

당뇨에 도움이 되는

산수유 콩나물밥

재료 및 분량

쌀 3컵, 돼지고기 100g
포기김치 200g, 콩나물 200g
상엽 8g, 국화 1g
말린 산수유 20g(씨 뺀 것)
물 8컵

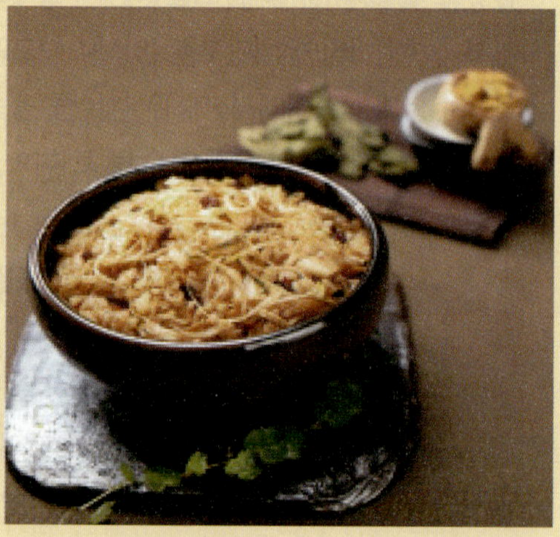

돼지고기양념

간장 1큰술, 다진파 1큰술
다진마늘 1/2큰술
다진생강 1/2작은술
참기름 1작은술
후춧가루 약간

효능 : 혈당강하 효과가 있으며 피로하여 허열이 뜨고 음액이 부족하여 머리가 어지러운 증상에 도움이 되며 정력을 유지시키고 체력보강 효과가 있다. 또한 콩의 레시틴 성분이 인슐린 분비를 촉진시키는 혈당을 저하시킨다.

양념장

간장 2큰술, 깨소금 2작은술, 참기름 1작은술, 풋고추 1개, 다홍고추 1/2개, 다진파 1작은술, 다진마늘 1/2작은술

만드는 법

1. 솥에 물 8컵과 상엽 국화를 넣고 작은 불에 30분 끓인 후에 건더기를 체로 걸러내고 밥 짓는 물을 만든다.
2. 솥에 먼저 쌀을 한 켜 안치고 김치, 콩나물, 돼지고기, 산수유를 그 위에 고루 얹고 다시 반복하여 쌀과 김치, 콩나물, 돼지고기, 산수유를 놓는다.
3. 2.에 1.의 밥 짓는 물 3컵을 붓고 처음엔 센 불에 끓이다가 끓어오르면 중불로 하여 쌀알이 퍼지면 불을 약하게 하여 충분히 뜸을 들인다.

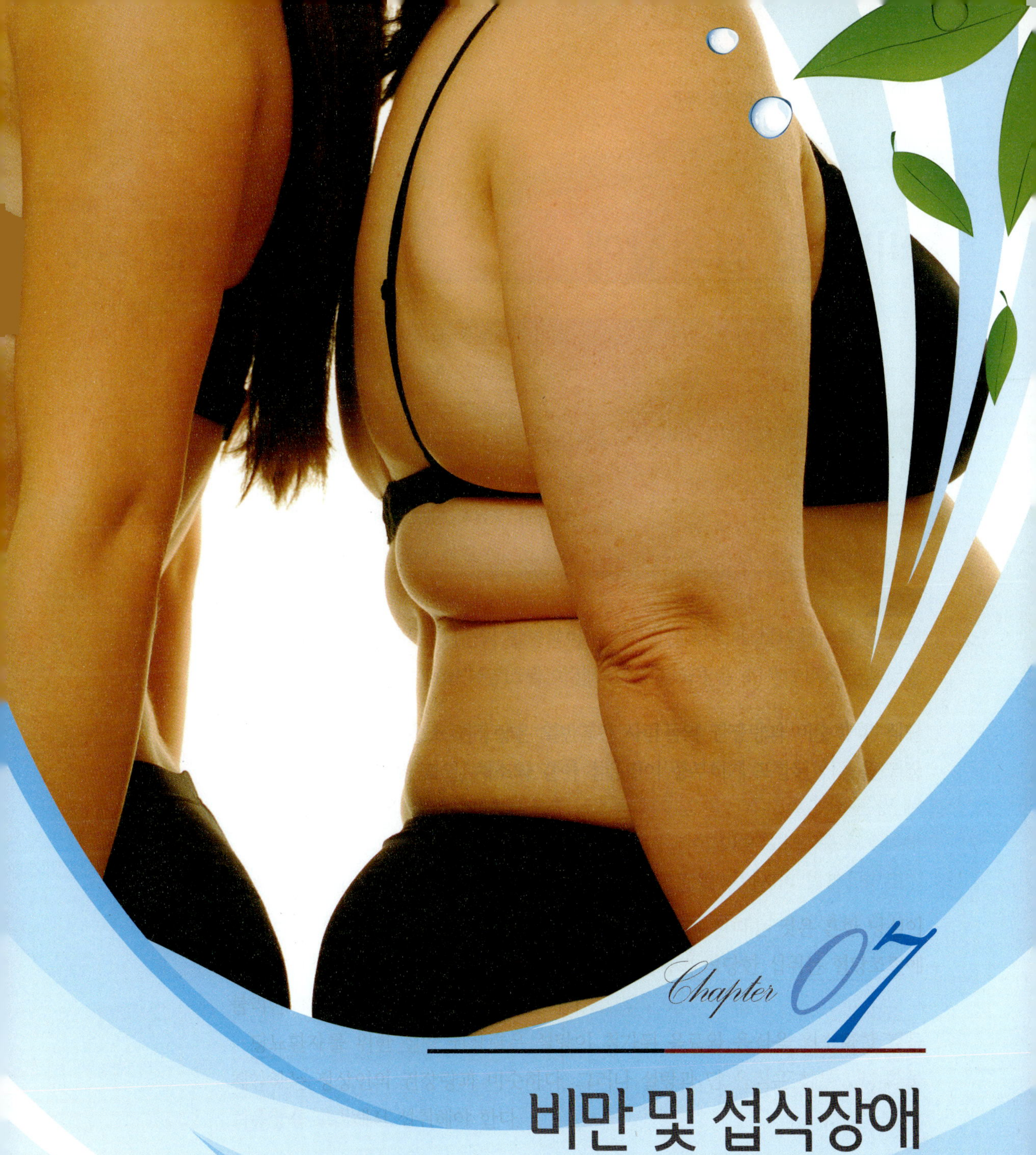

Chapter 07

비만 및 섭식장애

Chapter 7

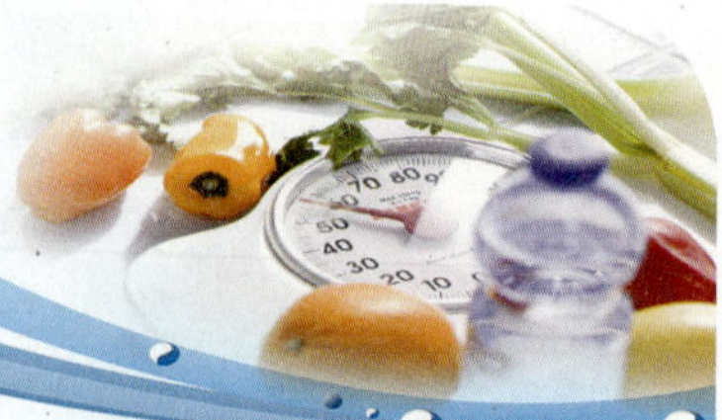

비만 및 섭식장애

7-1 비 만(Obesity)

비만은 음식 섭취량은 많고 활동량이 적어서 섭취열량이 소비열량보다 많을 때 체내에서 에너지로 사용되지 않고 남은 열량이 지방으로 전환되어 피하조직과 내장 주변 조직에 과다하게 축적된 상태를 의미한다. 비만은 우리나라의 주요 사망원인인 암, 심혈관질환, 고혈압, 제2형 당뇨병 등 만성질환의 위험을 증가시키는 요인으로 작용하여 삶을 위협하는 심각한 영양적인 문제라 할 수 있다.

1996년 세계보건기구(WHO)에서는 '비만'을 '치료가 필요한 병'으로 규정하여 치료 지침을 제정토록 하였으며, 전 세계적으로 비만을 치료하고 예방하기 위해 많은 노력을 기울이고 있다. 그럼에도 불구하고 전 세계적으로 비만인구는 계속적으로 증가하고 있다.

우리나라의 비만인구도 2007년 국민영양조사 결과에 따르면 20세 이상 성인 인구의 31.7%이고, 남성 36.2%에, 여성 26.3%로 남성이 여성보다 더 높은 수치를 나타냈으며, 이는 1998년 26.0%에 비해 무려 5.7%가 증가한 수치이다.

그러므로 비만을 예방하고 억제하기 위한 효과적인 방안은, 비만인의 감소와 더불어 비만과 관련된 질환의 이환율을 감소시킴으로써 비만으로 야기되는 대사성 질환을 예방할 뿐 아니라 의료비 절감이라는 경제적인 측면에서도 동시에 유용한 효과가 있다.

1. 비만의 정의

체중(Weight)은 뼈, 근육, 기관, 체액과 지방조직의 무게를 합한 것을 의미한다. 비만을 판정하는 가장 일반적인 방법은 체중을 신장과 비교하여 평가하는 방법이 이용되는데, 기준이 되는 적정한 체중, 즉 표준체중(건강체중)란 체중과 신장을 기준으로 할 때 일반적으로 10% 이내를 의미한다.

표준체중의 10~20% 이내를 과체중(over weight)이라 하며, 20% 이상을 비만(obesity)라고 한다. 반대로 표준체중 미만의 경우는 저체중(under weight)이라고 한다. 비만은 신체 성분 중 지방조직의 비율이 증가한 경우를 말하며, 반대로 근육이나 뼈 등의 제지방량(lean body mass)의 비율이 감소된 것을 의미한다.

표 7-1 성인 남·여의 신체성분 비교

호르몬	남		여	
	무게(kg)	비율(%)	무게(kg)	비율(%)
총 지방	10.5	15	14	25
저장지방	8.4	12	7.3	13
필수지방	2.1	3	6.7	12
근육	31.4	44.8	21.3	38.0
뼈	10.4	14.9	6.7	12
기타	17.7	25.3	14	25

2. 비만의 종류

(1) 상체비만과 하체비만

지방조직의 분포에 따라 복부 위쪽 상체에 지방이 많이 축적되어 있는 비만의 형태를 상체비만이라 하고, 복부 아래쪽 하체에 지방이 쌓인 비만 형태를 하체비만이라 구분한다.

1) 상체비만(Android obesity)

사과형, 남성형, 중앙형 비만이라고도 하며, 복부 쪽에 지방이 축적된 형태를 의미한다. 상체비만은 복부 쪽으로 유리지방산의 이동이 급속히 이루어져서 대사성 질환의 위험을 증가시켜 고혈압, 심혈관계 질환, 제2형 당뇨병 위험률과 높은 상관성을 갖게 된다.

2) 하체비만(Gynoid obesity)

서양배형, 여성형, 말초형 비만이라고도 하며, 복부 이하 및 둔부와 대퇴부에 지방이 축적된 형태를 의미한다. 주로 여성형 비만 형태인데 생리학적으로 여성의 임신과 출산을 위해 생식기 보호에 필요한 지방 저장고 역할을 하기 때문에 상체 비만보다 만성 질환이나 대사성 질환의 위험은 낮다.

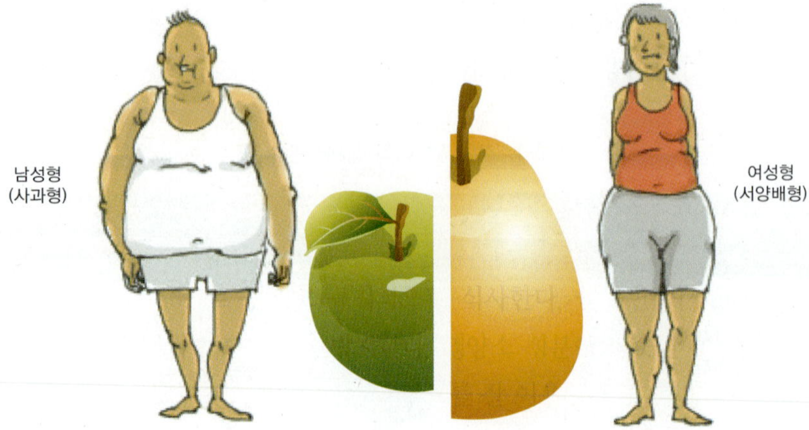

그림 7-1 체지방의 위치에 따른 비만의 분류

(2) 피하지방형 비만과 내장지방형 비만

CT촬영(Computed Tomography, 컴퓨터 단층촬영)을 통해 지방 조직의 분포가 피부 밑 피하조직에 많이 축적되어 있으면 피하지방형 비만, 장기 주변에 지방 조직의 분포가 많은 경우는 내장지방형 비만으로 구분한다.

1) 피하지방형 비만

피부 밑 복벽 쪽으로 지방이 저장되어 있는 형태로 지방세포 중에 열 발생 기능을 하는 갈색지방세포의 구성비가 높은 형태로 만성 질환이나 대사성 질환과의 관련성은 낮다.

2) 내장지방형 비만

복강 안쪽 내장 주변으로 지방이 저장된 형태로 지방세포 중 에너지원 저장고 역할만을 하는 백색지방세포의 구성비가 높은 형태로 만성 질환이나 대사성 질환의 위험이 높고, 비만으로 야기되는 합병증 위험이 높아지는 비만 형태이다.

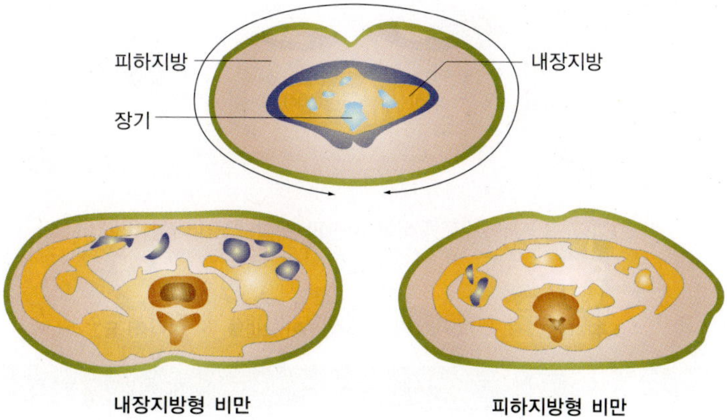

그림 7-2 피하지방형 비만과 내장지방형 비교

(3) 세포증식형 비만과 세포비대형 비만

세포의 증식과 비대해지는 경우에 따라 지방세포가 증가하여 비만이 유도된 세포증식형 비만과 지방세포의 크기가 커져 비만이 유도된 세포비대형 비만으로 구분된다.

1) 세포증식형 비만(Hyperplasia obesity)

지방세포가 증가되어 나타나는 비만 형태로 주로 소아기인 성장 시기에 일어난다. 이 시기에 한 번 증가된 지방세포의 수는 체중을 감량해도 잘 감소되지 않는다. 그러므로 소아기에 비만을 유발하는 조건에 노출되면 언제든 다시 비만으로 발전할 가능성이 높아 성인기 비만보다도 위험성이 높다.

2) 세포비대형 비만(Hypertrophy obesity)

지방세포의 크기가 커져서 나타나는 비만 형태로 주로 성인기에 과도한 영양섭취 상태로 인해 유발된다. 체중감량 시 지방세포 내 지방량 감소로 지방세포의 크기가 감소하여 체중이 감량되는 결과를 얻게 된다. 그러나 성인기에도 지방세포의 크기가 최대에 이르게 되면 지방세포의 수가 다시 증가해 초고도 비만으로 가속화된다.

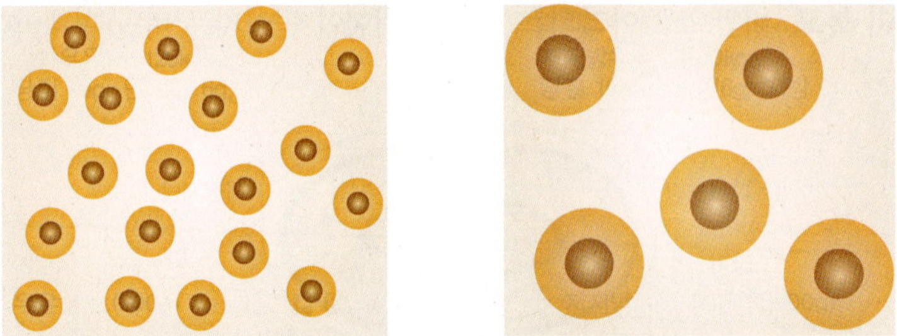

그림 7-3 지방세포증식형 비만과 지방세포비대형 비만

표 7-2 소아비만과 성인비만의 지방세포 크기와 총 지방세포수 비교

분 류	지방세포 크기(μg지방/세포)	총 지방세포수(×10^9)
건강(정상)체중	0.66 ± 0.06	26 ± 6.8
소아비만	0.90 ± 0.05	85 ± 6.9
성인비만	0.98 ± 0.14	62 ± 4.2
감량비만	0.45 ± 0.05	62 ± 5.3

3. 비만의 원인

비만의 발병원인은 크게 유전적 요인과 환경적 요인으로 구분되는데, 단순히 한 가지의 원인으로 유발되는 경우보다 복합적인 요인으로 비만이 유발되는 경우가 더 많다.

(1) 유전적 요인

비만의 발병원인 중 유전적인 요인은 약 30%를 차지하며, 이는 비만을 유도하는 비만 유전인자, 체중조절과 관련된 호르몬 및 신경계 요인의 이상에 의해 비만을 유도하게 된다.

실제로 한 영양역학 연구에 따르면 부모의 비만도가 자녀의 비만도에 상당한 영향을 미치는 것으로 나타났다. 부모가 모두 비만한 경우 자녀의 비만도는 70% 이상이며, 부모 중 한 사람이 비만인 경우는 50%, 부모가 모두 비만이 아닌 정상 체중을 가진 경우에도 자녀가 비만일 확률은 10% 이상이라고 하였다.

또한 인간은 누구나 태어나면서부터 어느 정도 비만 유전자의 발현과 체중조절 호르몬 및 신경전달물질 분비량이 결정되어 비만에 취약한 체형으로 결정되는 경우가 있다는 연구도 보고되고 있다. 이는 비만으로 직접적인 영향을 미치기도 하지만, 소비되는 에너지를 감소시키는 반면 저장되는 에너지는 효율적으로 증가시켜 비만에 취약한 상태로 유도되어 비만을 유발하게 되는 것을 의미한다.

(2) 환경적 요인

비만의 원인 중 70% 이상을 차지하는 환경적인 요인으로는 식품섭취량이 소비량보다 많아 여분의 에너지가 몸 안에 축적되어 비만을 유발하는 요인이 가장 크게 작용한다. 이러한 요인을 일으키는 잘못된 식습관으로는 불규칙한 식사, 과식(1인 1회 분량 증가), 폭식(끼니를 거르면 다음 끼니에 보상심리로 인한 식사량 증가), 속식(공복중추가 인지하기 전에 많은 양의 식사를 단시간에 먹는 식사 패턴), 패스트푸드, 탄산음료의 과다섭취 등이다.

그 밖에 단맛을 내는 많은 음료, 외식·야식 메뉴 등의 지방과 당분이 많은 고열량식, 나트륨 과다섭취 등의 식사성 요인을 들 수 있다. 또한 자동화·기계화 등으로 인한 활동량 감소 등의 활동성 요인에 의한 잘못된 습관적인 행동에 의해서도 비만이 유도된다.

(3) 신경·내분비성 요인

전체 비만환자 중 1%는 신경성 장애나 내분비성 요인에 의해 비만이 발병하게 된다. 뇌의 시상하부에는 섭식을 조절하는 중추가 있는데, 우리가 식사를 하다가 위에 음식이 어느 정도 차게 되면 시상하부에 있는 만복중추가 자극되어 포만감을 인지하면서 섭식을 그만두게 된다.

반대로 식사를 하지 않아 위가 비어 있게 되면 시상하부의 공복중추가 자극이 되어 섭식을 유도하게 된다. 그러나 사고나 장애로 인해 뇌의 시상하부 기능장애 시 정상적인 섭식조절의 이상으로 비만이 유도된다. 또한 사회적·심리적·문화적인 스트레스로 인해 오는 정신 불안과 욕구불만 등의 감정을 과도한 섭식으로 위안·해소하는 경우에도 비만하게 된다.

내분비적인 요인으로는 식욕과 에너지 대사를 조절하는 호르몬과 시토카인(cytokine)의 분비장애로 인해 비만이 유발되기도 한다.

체내 대사작용을 조절하는 갑상선 호르몬 분비가 저하되는 갑상선기능저하증의 경우 기초대사량이 저하되어 소비 에너지가 감소하게 되며, 혈당조절과 관련이 있는 인슐린 과잉분비(고인슐린혈증)나 인슐린저항성 발생 시 체내지방 합성을 증가시키며 비만으로 유도되게 된다.

뇌하수체 이상으로 부신피질 자극호르몬이 과다하게 분비되면, 몸의 중심부로 지방세포 증식이 과다하게 자극되어 코르티졸(cortisol) 호르몬이 과잉으로 생성·분비되는 쿠싱증후군이 발생할 수 있고, 지방조직에서 분비되는 식욕조절 시토카인인 렙틴(laptin)의 저항성이 나타나게 되면 비만이 된다.

4. 비만의 판정

비만을 판정하기 위해서는 여러 가지 지표를 이용하여 평가하게 되는데, 한 가지 방법보다는 두세 가지 방법을 통해 판정하는 것이 더욱 정확한 진단이 될 수 있다.

(1) 표준체중과의 비교법

표준체중과 실제체중을 비교하여 비만도를 판정하는 방법으로 표준체중법, 브로카법, 당뇨학회 제안법 등이 있다.

1) 표준체중법

신장에 대한 체중의 비율로 현재의 체중을 표준체중과 비교하여 판정하는 방법이다.

① 비만도 $= \dfrac{\text{현재체중(kg)} - \text{표준체중(kg)}}{\text{표준체중(kg)}} \times 100$

② 판정

- 비만 : 비만도가 120% 이상일 경우
- 과체중 : 비만도가 110~120%일 경우
- 정상체중 : 비만도가 ±10%일때
- 저체중 : 비만도가 90%일 경우

2) 브로카(Broca)법

신장에 따라 비만도를 평가하는 방법으로 신장에 따라 구하는 식이 달라진다.

다. 비만을 판정하는 가장 일반적인 방법은 체중을 신장과 비교하여 평가하는 방법이 이용되는데, 기준이 되는 적정한 체중, 즉 표준체중(건강체중)란 체중과 신장을 기준으로 할 때 일반적으로 10% 이내를 의미한다.

표준체중의 10~20% 이내를 과체중(over weight)이라 하며, 20% 이상을 비만(obesity)라고 한다. 반대로 표준체중 미만의 경우는 저체중(under weight)이라고 한다. 비만은 신체 성분 중 지방조직의 비율이 증가한 경우를 말하며, 반대로 근육이나 뼈 등의 제지방량(lean body mass)의 비율이 감소된 것을 의미한다.

표 7-1 성인 남·여의 신체성분 비교

호르몬	남		여	
	무게(kg)	비율(%)	무게(kg)	비율(%)
총 지방	10.5	15	14	25
저장지방	8.4	12	7.3	13
필수지방	2.1	3	6.7	12
근육	31.4	44.8	21.3	38.0
뼈	10.4	14.9	6.7	12
기타	17.7	25.3	14	25

2. 비만의 종류

(1) 상체비만과 하체비만

지방조직의 분포에 따라 복부 위쪽 상체에 지방이 많이 축적되어 있는 비만의 형태를 상체비만이라 하고, 복부 아래쪽 하체에 지방이 쌓인 비만 형태를 하체비만이라 구분한다.

1) 상체비만(Android obesity)

사과형, 남성형, 중앙형 비만이라고도 하며, 복부 쪽에 지방이 축적된 형태를 의미한다. 상체비만은 복부 쪽으로 유리지방산의 이동이 급속히 이루어져서 대사성 질환의 위험을 증가시켜 고혈압, 심혈관계 질환, 제2형 당뇨병 위험률과 높은 상관성을 갖게 된다.

2) 하체비만(Gynoid obesity)

서양배형, 여성형, 말초형 비만이라고도 하며, 복부 이하 및 둔부와 대퇴부에 지방이 축적된 형태를 의미한다. 주로 여성형 비만 형태인데 생리학적으로 여성의 임신과 출산을 위해 생식기 보호에 필요한 지방 저장고 역할을 하기 때문에 상체 비만보다 만성 질환이나 대사성 질환의 위험은 낮다.

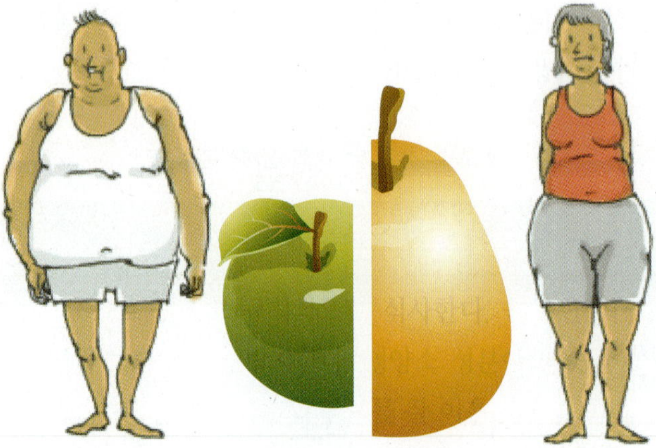

그림 7-1 체지방의 위치에 따른 비만의 분류

(2) 피하지방형 비만과 내장지방형 비만

CT촬영(Computed Tomography, 컴퓨터 단층촬영)을 통해 지방 조직의 분포가 피부 밑 피하조직에 많이 축적되어 있으면 피하지방형 비만, 장기 주변에 지방 조직의 분포가 많은 경우는 내장지방형 비만으로 구분한다.

1) 피하지방형 비만

피부 밑 복벽 쪽으로 지방이 저장되어 있는 형태로 지방세포 중에 열 발생 기능을 하는 갈색지방세포의 구성비가 높은 형태로 만성 질환이나 대사성 질환과의 관련성은 낮다.

2) 내장지방형 비만

복강 안쪽 내장 주변으로 지방이 저장된 형태로 지방세포 중 에너지원 저장고 역할만을 하는 백색지방세포의 구성비가 높은 형태로 만성 질환이나 대사성 질환의 위험이 높고, 비만으로 야기되는 합병증 위험이 높아지는 비만 형태이다.

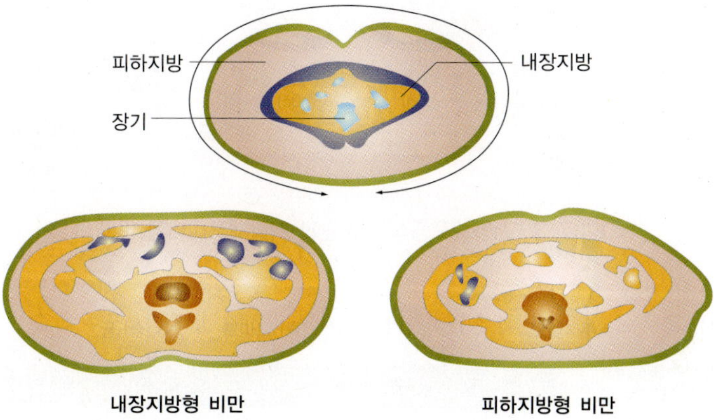

그림 7-2 피하지방형 비만과 내장지방형 비교

(3) 세포증식형 비만과 세포비대형 비만

세포의 증식과 비대해지는 경우에 따라 지방세포가 증가하여 비만이 유도된 세포증식형 비만과 지방세포의 크기가 커져 비만이 유도된 세포비대형 비만으로 구분된다.

1) 세포증식형 비만(Hyperplasia obesity)

지방세포가 증가되어 나타나는 비만 형태로 주로 소아기인 성장 시기에 일어난다. 이 시기에 한 번 증가된 지방세포의 수는 체중을 감량해도 잘 감소되지 않는다. 그러므로 소아기에 비만을 유발하는 조건에 노출되면 언제든 다시 비만으로 발전할 가능성이 높아 성인기 비만보다도 위험성이 높다.

2) 세포비대형 비만(Hypertrophy obesity)

지방세포의 크기가 커져서 나타나는 비만 형태로 주로 성인기에 과도한 영양섭취 상태로 인해 유발된다. 체중감량 시 지방세포 내 지방량 감소로 지방세포의 크기가 감소하여 체중이 감량되는 결과를 얻게 된다. 그러나 성인기에도 지방세포의 크기가 최대에 이르게 되면 지방세포의 수가 다시 증가해 초고도 비만으로 가속화된다.

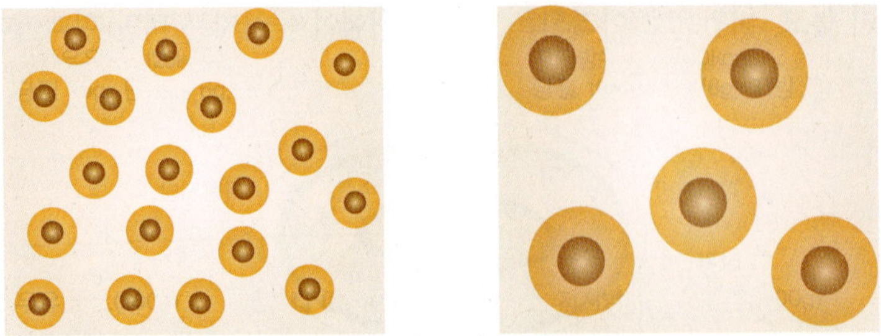

그림 7-3 지방세포증식형 비만과 지방세포비대형 비만

표 7-2 소아비만과 성인비만의 지방세포 크기와 총 지방세포수 비교

분 류	지방세포 크기(μg지방/세포)	총 지방세포수(×10⁹)
건강(정상)체중	0.66 ± 0.06	26 ± 6.8
소아비만	0.90 ± 0.05	85 ± 6.9
성인비만	0.98 ± 0.14	62 ± 4.2
감량비만	0.45 ± 0.05	62 ± 5.3

3. 비만의 원인

비만의 발병원인은 크게 유전적 요인과 환경적 요인으로 구분되는데, 단순히 한 가지의 원인으로 유발되는 경우보다 복합적인 요인으로 비만이 유발되는 경우가 더 많다.

(1) 유전적 요인

비만의 발병원인 중 유전적인 요인은 약 30%를 차지하며, 이는 비만을 유도하는 비만 유전인자, 체중조절과 관련된 호르몬 및 신경계 요인의 이상에 의해 비만을 유도하게 된다.

실제로 한 영양역학 연구에 따르면 부모의 비만도가 자녀의 비만도에 상당한 영향을 미치는 것으로 나타났다. 부모가 모두 비만한 경우 자녀의 비만도는 70% 이상이며, 부모 중 한 사람이 비만인 경우는 50%, 부모가 모두 비만이 아닌 정상 체중을 가진 경우에도 자녀가 비만일 확률은 10% 이상이라고 하였다.

또한 인간은 누구나 태어나면서부터 어느 정도 비만 유전자의 발현과 체중조절 호르몬 및 신경전달물질 분비량이 결정되어 비만에 취약한 체형으로 결정되는 경우가 있다는 연구도 보고되고 있다. 이는 비만으로 직접적인 영향을 미치기도 하지만, 소비되는 에너지를 감소시키는 반면 저장되는 에너지는 효율적으로 증가시켜 비만에 취약한 상태로 유도되어 비만을 유발하게 되는 것을 의미한다.

(2) 환경적 요인

비만의 원인 중 70% 이상을 차지하는 환경적인 요인으로는 식품섭취량이 소비량보다 많아 여분의 에너지가 몸 안에 축적되어 비만을 유발하는 요인이 가장 크게 작용한다. 이러한 요인을 일으키는 잘못된 식습관으로는 불규칙한 식사, 과식(1인 1회 분량 증가), 폭식(끼니를 거르면 다음 끼니에 보상심리로 인한 식사량 증가), 속식(공복중추가 인지하기 전에 많은 양의 식사를 단시간에 먹는 식사 패턴), 패스트푸드, 탄산음료의 과다섭취 등이다.

그 밖에 단맛을 내는 많은 음료, 외식·야식 메뉴 등의 지방과 당분이 많은 고열량식, 나트륨 과다섭취 등의 식사성 요인을 들 수 있다. 또한 자동화·기계화 등으로 인한 활동량 감소 등의 활동성 요인에 의한 잘못된 습관적인 행동에 의해서도 비만이 유도된다.

(3) 신경·내분비성 요인

전체 비만환자 중 1%는 신경성 장애나 내분비성 요인에 의해 비만이 발병하게 된다. 뇌의 시상하부에는 섭식을 조절하는 중추가 있는데, 우리가 식사를 하다가 위에 음식이 어느 정도 차게 되면 시상하부에 있는 만복중추가 자극되어 포만감을 인지하면서 섭식을 그만두게 된다.

반대로 식사를 하지 않아 위가 비어 있게 되면 시상하부의 공복중추가 자극이 되어 섭식을 유도하게 된다. 그러나 사고나 장애로 인해 뇌의 시상하부 기능장애 시 정상적인 섭식조절의 이상으로 비만이 유도된다. 또한 사회적·심리적·문화적인 스트레스로 인해 오는 정신 불안과 욕구불만 등의 감정을 과도한 섭식으로 위안·해소하는 경우에도 비만하게 된다.

내분비적인 요인으로는 식욕과 에너지 대사를 조절하는 호르몬과 시토카인(cytokine)의 분비장애로 인해 비만이 유발되기도 한다.

체내 대사작용을 조절하는 갑상선 호르몬 분비가 저하되는 갑상선기능저하증의 경우 기초대사량이 저하되어 소비 에너지가 감소하게 되며, 혈당조절과 관련이 있는 인슐린 과잉분비(고인슐린혈증)나 인슐린저항성 발생 시 체내지방 합성을 증가시키며 비만으로 유도되게 된다.

뇌하수체 이상으로 부신피질 자극호르몬이 과다하게 분비되면, 몸의 중심부로 지방세포 증식이 과다하게 자극되어 코르티졸(cortisol) 호르몬이 과잉으로 생성·분비되는 쿠싱증후군이 발생할 수 있고, 지방조직에서 분비되는 식욕조절 시토카인인 렙틴(laptin)의 저항성이 나타나게 되면 비만이 된다.

4. 비만의 판정

비만을 판정하기 위해서는 여러 가지 지표를 이용하여 평가하게 되는데, 한 가지 방법보다는 두세 가지 방법을 통해 판정하는 것이 더욱 정확한 진단이 될 수 있다.

(1) 표준체중과의 비교법

표준체중과 실제체중을 비교하여 비만도를 판정하는 방법으로 표준체중법, 브로카법, 당뇨학회 제안법 등이 있다.

1) 표준체중법

신장에 대한 체중의 비율로 현재의 체중을 표준체중과 비교하여 판정하는 방법이다.

① 비만도 $= \dfrac{\text{현재체중(kg)} - \text{표준체중(kg)}}{\text{표준체중(kg)}} \times 100$

② 판정

- 비만 : 비만도가 120% 이상일 경우
- 과체중 : 비만도가 110~120%일 경우
- 정상체중 : 비만도가 ±10%일때
- 저체중 : 비만도가 90%일 경우

2) 브로카(Broca)법

신장에 따라 비만도를 평가하는 방법으로 신장에 따라 구하는 식이 달라진다.

① 161cm 이상 : 이상체중(kg) = [신장 − 100] × 0.9

② 150~160cm : 이상체중(kg) = [신장 − 150] × 0.5 + 50

③ 150cm 미만 : 이상체중(kg) = 신장 − 100

3) 대한당뇨학회 제안법

① 남자 : 표준체중(kg) = 신장(m)^2 × 22

② 여자 : 표준체중(kg) = 신장(m)^2 × 21

(2) 체격지수

평가대상자의 신장을 기준으로 표준체중을 측정하여 비만을 판정하는 방법이다.

1) 상대체중비

$$\text{상대체중비} = \frac{\text{실제체중}}{\text{표준체중}} \times 100$$

2) 체 중

$$\text{신장 비율} = \frac{\text{체중}}{\text{신장}}$$

3) 신체체질량지수(BMI, Body Mass Index)

비만을 판정할 때 가장 일반적이고 보편적으로 이용되는 지표이다. 그러나 우리나라가 속한 아시아인의 경우 세계보건기구(WHO)에서 제시한 기준으로 평가할 경우 체격상의 부적합한 부분이 있어 대한비만학회 비만평가기준으로 판정한다.

$$\text{BMI} = \frac{\text{체중(kg)}}{\text{신장(m)}^2}$$

표 7-3 WHO 기준에 따른 비만의 국제적 분류와 아시아인의 비만 분류

분류	BMI	
	일반적 기준	아시아인을 위한 기준
저체중	< 18.5	< 18.5
정 상	18.5 ~ 24.99	18.50 ~ 22.99
과체중	≥ 25.0	≥ 23.00
전비만	25.0 ~ 29.99	23.0 ~ 27.49
경비만	30.0 ~ 34.99	27.50 ~ 32.49
중비만	35.0 ~ 39.99	32.50 ~ 37.49
과도비만	≥ 40.0	≥ 37.5

4) 뢰러(Röhrer) 지수

학령기 아동의 비만을 평가하는 데 주로 이용되는 방법이다.

$$\text{Rohrer 지수} = \frac{\text{체중}}{\text{신장(cm)}^2} \times 10^4$$

① 신장 110~129cm : 180 이상이면 비만으로 판정한다.

② 신장 130~149cm : 170 이상이면 비만으로 판정한다.

③ 신장 150cm 이상 : 160 이상이면 비만으로 판정한다.

5) 폰더럴(Ponderal) 지수

$$\text{폰더럴 지수} = \frac{\text{신장}}{\sqrt[3]{\text{체중}}}$$

(3) 허리와 엉덩이 둘레의 비(Waist hip ratio: WHR)

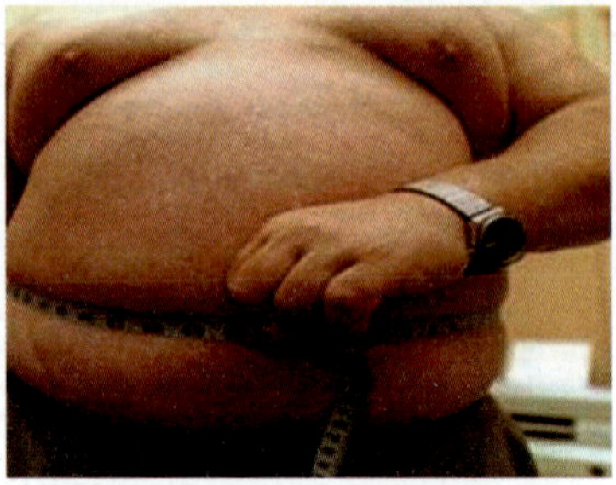

최근 비만판정은 한 가지 방법을 통해 단순하게 평가되지 않는다. 가장 보편적으로 사용되는 BMI 지수와 지방의 분포를 나타내는 허리둘레 또는 허리둘레와 엉덩이둘레를 비율로 나타내는 허리와 엉덩이 둘레비를 평가함으로써 더 정확하게 비만을 판정하게 된다.

1) 허리와 엉덩이 둘레 비

① 남자 : 0.95 이상을 비만으로 판정

② 여자 : 0.85 이상을 비만으로 판정

2) 허리둘레

① 남자 : 90cm 이상(34인치 이상)

② 여자 : 85cm 이상(32인치 이상)

표 7-4 허리둘레에 따른 복부비만 판정기준

구분	WHO	WHO 아시아 · 태평양 기준	한국비만학회
남자	> 102cm	> 90cm	> 90cm
여자	> 88cm	> 80cm	> 85cm

(4) 피하지방 두께 측정법

체지방량을 측정하여 비만을 판정하는 방법이다.

1) 피부두겹두께 측정

① 캘리퍼(calliper)를 이용하여 측정

② 성별에 따른 측정 부위

- 남자 : 견갑골, 복부 및 장골위 피하지방 측정
- 여자 : 삼두박근, 장골위와 골반위 측정

2) 생체전기저항법(Inbody)

생체전기저항법은 신체에 해가 되지 않을 정도의 미세한 전류를 통과시켜 체조직 중 지방의 저항도에 따라 체조직의 지방량을 측정하여 비만도를 판정하는 방법으로 체조직 내 근육량이나 체지방량 등을 정확하게 측정할 수 있는 장점은 갖지만, 지방의 분포를 정확하게 판정하는 데는 한계가 있는 방법이다. 최근 단순화된 도구개발과 다량생산으로 쉽게 비만도를 판단하는 방법으로 이용되고 있다.

표 7-5 피하지방 두께를 이용한 비만평가 기준치

구분	남자	여자
정 상	16.1 ~ 23.0 BMI	28.1 ~ 37.0 BMI
과체중	23.1 ~ 34.0	37.1 ~ 47.0
비 만	> 34.1	> 47.1

5. 비만의 치료와 조절

비만한 사람의 체중이 바람직한 수준으로 감소되고, 감소된 체중이 5년 이상 유지된 경우를 비만치료나 조절에 성공했다고 할 수 있다.

이론적으로 볼 때 에너지 섭취량을 감소시키고 에너지 소비량을 증가시키면 음의 에너지 균형상태가 되어 체중은 감량된다. 하지만 맛있는 음식이 넘쳐나고 몸을 덜 움직이는 현대사회의 특성상 개인의 노력과 수고가 체중감량의 결과를 좌우하게 된다.

비만치료의 목표는 가냘픈 몸매를 계획하는 것이 아니다. 자신의 신장에 맞는 적당한 체중과 체지방은 감소시키고, 근육량은 증가시켜 이상적인 체성분 비율로

유지하며, 에너지 소비량 중 기초대사량과 활동대사량을 늘림으로써 지속적으로 감량된 체중으로 건강한 삶을 유지하는 데에 그 목표가 있다.

그러므로 비만치료의 계획 또한 장기간에 걸쳐 꾸준히 할 수 있는 방법을 통해 생활화·습관화하는 것이 좋다. 비만의 치료방법은 크게 식사요법, 운동요법, 행동수정요법, 약물요법, 수술요법 등으로 구분된다.

(1) 치료의 목표

본인의 신장에 맞는 적정체중에 도달, 또는 유지하여 비만으로 발생되는 여러 가지 대사적 합병증을 예방하고 적정한 체중을 통해 건강증진과 삶의 질 향상을 이루는 것을 치료의 목표로 한다.

1) 저장된 체지방량의 감소

체지방 감소를 위한 방법에는 섭취량을 감소시키고 활동량을 증가시키는 것이 가장 효과적인 방법이다. 섭취량 감소는 활동량을 증가시키는 방법보다 가시적인 결과가 쉽게 나타나기 때문에 체중감량 프로그램에서 가장 먼저이고 가장 쉽게 시도되는 방법이기도 하다. 하지만 극단적으로 제한된 섭취량은 근육량 감소로 기초대사량을 감소시키고 요요현상을 나타내는 부작용으로 건강의 악순환을 일으키게 된다.

2) 기초대사량 저하 예방

연령이 증가할수록 기초대사량이 감소되는 것은 노화로 인한 체내 근육량 감소가 그 원인이 된다. 그러므로 기초대사량은 유지시키거나 증가시키면서 체중을 감량하기 위해 일주일에 0.5kg 감량하는 것을 목표로 한다.

체지방 1kg을 에너지로 환산하면 7,700 kcal로 현재 섭취량에서 극단적으로 그 양을 감소시키기보다는 식사 패턴에서 저열량 조리법이나 저열량식단 또는 식재료의 대체를 통해 하루 섭취량의 500 kcal씩 덜 섭취하면 1주일에 0.5 kg의 체중을 감량할 수 있다.

그러므로 체중감량을 계획할 때에는 이상적인 체중감량을 목표로 계획하기보다 1년에 현재 체중의 10~15%를 감량하는 것으로 계획하여 실천하는 것이 합리적인 방법이라 할 수 있다.

check point

체중 감량을 위한 1일 에너지 섭취량(2,135kcal/일-500kcal는 대략 1,600kcal/일)

• 체중 감량 식사의 원칙인 저열량·균형식을 충족하는 1,600kcal/일 식단의 예

아침	쌀밥, 시래기된장국, 갈치구이, 버섯볶음, 열무김치(간식 없음)
점심	잔치국수, 녹두전, 취나물, 부추오이무침(간식으로 인절미, 액상 요구르트)
저녁	잡곡밥, 쇠고기무국, 애호박볶음, 미역무침, 배추김치(간식으로 참외)

1주에 0.5kg의 체중을 감량하기 위해 1일에 500kcal를 덜 먹어야 하는 이유 : 체중감량의 목표는 체지방 감량이 관건이다. 체지방 1kg은 7,700kcal의 에너지를 생성한다. 그러므로 0.5kg의 체지방은 3,850kcal을 낸다. 따라서 1주일에 0.5kg의 체지방을 감량하려면 1주일에 3,850kcal로 하루에 약 500kcal (3,850kcal÷7일)의 에너지를 덜 먹어야 한다.

(2) 체중조절을 위한 식사요법

효과적인 체중조절은 현실적이고 실천가능한 목표를 세워 오랜시간 꾸준히 감량하는 것이 필요하다. 그렇기 때문에 체중감량 목표를 세우기 전에 장기간의 시간 계획으로 생활습관처럼 자신의 몸에 맞도록 계획하는 것이 중요하다.

① 현재 체중유지를 위해 필요한 에너지보다 적은 열량을 섭취
② 탄수화물 : 단백질 : 지방 = 50~60% : 20~30% : 10~20% 비율로 섭취
③ 탄수화물을 꼭 포함시켜 섭취된 단백질 보호(단, 단백질은 전체 열량의 40% 이하)

check point

비만인을 위한 저열량식단(열량 약 1,800kcal)

아침	보리밥 3/2 공기, 미역국, 김구이, 두부찜, 배추김치, 저지방 우유, 사과
점심	콩나물비빔밥 1그릇, 된장국, 달걀찜, 깍두기, 귤
저녁	현미밥 2/3 공기, 대구탕, 배추김치, 미역무침, 쇠고기버섯볶음, 배

1) 심한 열량제한 시 나타날 수 있는 부작용

① **섭취량 제한** : 단기적인 체중감량에는 효과가 있겠지만 기초대사량 감소와 상관있어 근육량 감소를 초래

② **극단적인 섭취량 감소** : 기아 상태와 동일하게 체내 대사작용이 변화, 일반적으로 면역관련 인자의 합성 감소로 감염성 질환 등의 노출위험이 상승 및 노화진행 속도 촉진

2) 에너지

- **체지방세포의 특징** : 체지방 조직은 85%의 지방으로 구성되어 있으며, 렙틴 아디포시토카인(adipocytodine) 등의 호르몬 작용을 하는 시토카인이 합성·분비되는 작용도 하게 된다. 체지방 합성은 식사 내 지방비율 증가, 지속적이고 과도한 탄수화물 섭취(특히 단순당 섭취), 양질의 동물성 단백질 식품 내 비가시적으로 높은 지방함량 등으로 발생한다.

- **목 표** : 일주일에 0.5 kg 감량을 목표로 한다. 1일 500 kcal 감량 섭취 × 7일 = 3,500 kcal 감량되고, 3,500 kcal는 체지방 0.5 kg에 해당된다. 하루 500 kcal 섭취량 감소는 한 달 후에는 2 kg의 체중이 감량되고, 6개월 동안 계속적으로 하루 500 kcal 감량 섭취할 경우 최소 6~10kg의 체중을 감량할 수 있게 된다.

① 단백질

- 체기능 유지에 필요한 정도, 질소균형을 유지하기 위한 정도를 섭취
- 체중당 최소 1.0~1.2g 섭취
- 단백질은 양보다 질이 중요하므로 필수 아미노산이 풍부한 동물성 단백질이 포함되도록 구성
- 지방 함량이 적은 부위를 찜이나 구이 형태로 조리하여 섭취 권장
- 단백질의 바람직한 섭취비율은 총 열량의 2~30%. 단, 과도한 섭취는 신장에 부담을 주므로 주의 필요

② 지질

- 체내 열량저장고 역할, 체온유지 및 조절 역할, 장기 등을 외부로부터 보호하는 역할

- 음식물의 위내 체류시간을 늘려 포만감 유지에 도움이 되며 식감 또한 좋게 함.
- 체중 감소를 위해서는 지방섭취 제한이 필요하나 필수지방산과 지용성 비타민이 결핍되지 않도록 주의 요망
- 지방의 바람직한 섭취비율은 총 열량의 20%이며 25%를 넘지 않도록 함. 단, 필수지방산의 경우 총 열량의 6%를 넘지 않도록 하며, 등푸른 생선에 함유된 정도가 좋음
- 튀김, 부침, 볶음 등의 방식을 지양하고 찌거나 삶는 방식으로 조리를 권장

표 7-6 저지방 중당질 식사와 저당질 고단백 식사의 비교

저지방 중당질식(전통적인 다이어트식)	저당질 고단백식이(케톤식)
• 지방열량비 : 15~20% 내외 단백질열량비 : 20~25% 당질열량비 : 50~60% • 체중이 천천히 빠지나 체지방이 더 많이 빠진다. • 오래 계속할 수 있다. • 배고픔을 더 느끼나 채소나 해조류의 섬유소와 물을 사용해 조절한다. • 고지방, 고당분, 알코올만 제한하면 특별히 못먹는 식품은 없다. 1,200kcal 미만이 되지 않으면 여성의 경우 철을 제외하고 별로 영양소 결핍이 없다. • 기초대사량의 감소폭이 적다.	• 지방열량비 : 30~40% 단백질열량비 : 30~40% 당질열량비 : 30~40% • 체중이 빠진다. 많은 부분이 체단백, 체수분이 빠지는 것에 기인함. • 식사가 단조로워 오래 계속하기 힘들다. • 케톤체 증가와 고단백식이로 말미암아 배고픔을 덜 느낀다. 그러나 메스꺼움, 피로, 저혈당이 온다. • 단백질이 많은 육류 · 생선 · 닭고기 · 달걀 위주 식사, 우유와 치즈 일부 섭취하나 채소, 과일, 전곡류 섭취가 줄어들어 비타민, 무기질, 섬유소가 결핍되기 쉽다. • 기초대사량 감소폭이 크다.

③ 당 질

- 비교적 저렴하여 쉽게 얻을 수 있는 에너지원
- 단백질이 에너지원으로 섭취되는 것을 억제하는 역할
- 종류에 따라 비만을 유도하거나 막을 수 있음.
- 설탕, 밀가루, 흰쌀밥 등 단순당 형태는 단시간에 인슐린 분비를 상승시켜 쉽게 공복감을 느끼게 함
- 탄수화물의 바람직한 섭취비율은 총 열량의 50~60%
- 곡류군, 채소군, 과일군, 우유군에서 탄수화물을 섭취 가능
  - 곡류군의 경우 다당류와 복합당 형태인 식품을 선택

– 채소군의 경우 소량의 단백질, 복합당과 다량의 섬유질을 포함하고 있어서 비만 치료에 유용하게 이용되나 식감이 장기적으로 섭취하기에 부적절
– 과일군의 경우 취식부위가 단순당인 탄수화물로만 구성되어 있어서 권장하지 않음.

• 여러 식품군의 장단점을 보완하기 위해 채소류 샐러드에 과일 드레싱을 얹는 방법 등이 있음.

④ 비타민과 무기질

• 열량을 제한하는 식사에서 결핍되기 쉬우므로 때로는 보충제 사용이 권장되기도 함.
• 보충제 사용만으로는 건강을 해칠 우려가 있으니 균형잡힌 식생활이 동시에 요구됨.
• 채소류 위주로 하되 맛과 향은 과일군에서 보충하는 방법으로 섭취를 권장

⑤ 수분

• 공복감을 해소하는 데 효과가 있고 지방 분해로 인해 체내에 생성된 대사물을 희석하는 역할
• 수용성 섬유소에 도움을 주기 때문에 충분한 수분섭취만으로도 비만 치료에 도움이 됨.
• 다른 성분(예 : 카페인, 나트륨 등)이 포함되지 않은 순수한 물의 형태로 마시는 것이 좋음.
• 식사로 섭취하는 수분을 제외하고 하루 2L 이상 섭취하면 비만 치료에 좋은 효과

⑥ 알코올

• 1g당 7kcal을 공급하는 단순열량 식품이며, 지방 식품인 식용유지보다도 비만에 악영향
• 알코올과 함께 섭취하는 안주류가 열량이 높아 알코올 섭취는 좋지 않음.
• 알코올은, 지방을 에너지로 소비하는 대사작용은 감소시키지만 중성지방 합성은 증가시키기 때문에 금하는 것이 좋음.

⑦ 나트륨과 기타 양념류

• 나트륨은 식욕과 수분섭취를 자극하므로 비만 치료 시에는 피하는 것이 좋음.
• 고혈압 환자에게 권장하는 저나트륨식(5g 이하/일)을 권장

(3) 식사습관

1) 식사횟수

① 3끼를 규칙적으로 섭취하는 것이 좋음.

② 소량씩 자주 먹는 것을 습관화하여 보상심리로 인한 폭식을 예방

③ 지나친 단식이나 절식은 역효과를 가져오므로 주의

2) 식사량

① 현대 사회에서는 누구나 음식을 손쉽게 접할 수 있어서 무분별하게 섭취하기 쉬움.

② 포만감은 유지시키되 전체적인 열량을 낮추는 방식이 비만 치료에 도움이 됨.

③ 엄격하게 식사량을 제한하는 것보다는 평소보다 조금씩 줄이는 점진적인 방법 권장(예 : 반찬의 양은 그대로 섭취하고 밥 양만 절반으로 줄이기, 탄산음료나 커피 섭취를 냉수로 대체, 단순당 비율이 높은 후식 메뉴를 채소류로 대체, 저지방 조리법으로 대체 등)

3) 식사 속도

① 식사 후 뇌 연수 부분 포만중추가 자극받아 포만감을 느끼는 데 약 20분이 소요

② 한국인의 경우 식사에 소요되는 시간이 10분 이내로 짧은 편

③ 포만감이 느껴지지 않을 경우 과식하게 되며 후식으로 당이 함유된 음식을 더 섭취하려고 하여 체중 감량에 악영향

④ 비만 치료를 위해 천천히 먹거나 포만감이 풍부한 통곡류나 채소류 위주의 식단을 활용

4) 간식 및 야식 금지

① 식사량이나 질이 불만족스러울 경우 간식 및 야식을 하게 되며, 이는 비만 치료에 역효과

② 간식 및 야식 예방을 위해서라도 규칙적인 식사가 필요

③ 부득이하게 야식을 할 경우 섬유소가 풍부하고 열량이 적은 식품을 선택 (예 : 당 함량이 적은 과일, 채소, 두류, 전곡류 등)

check point

체중 감량을 위한 식사관리

- 하루 3끼 규칙적인 식사를 하고 간식은 자제한다.
- 식사는 30분 정도로 천천히 한다.
- 기름에 튀기거나 기름을 많이 사용하여 조리한 음식은 피한다.
- 음식은 짜게 먹지 않는다.
- 인스턴트식품이나 패스트푸드는 가능한 한 먹지 않는다.
- 섬유소가 많은 음식을 먹는다.
- 수분을 충분히 섭취한다.
- 기름을 사용한 소스보다는 간장 소스나 마늘 소스나 겨자장 등을 이용한다.
- 알코올의 섭취를 줄이도록 한다.
- 집에서는 작은 식기와 숟가락을 사용한다.
- 가급적 외식을 줄인다.
- 청량음료나 주스 등 단순당이 많이 함유된 음료는 피한다.
- 떡이나 케이크 및 빵 종류는 열량이 높으므로 줄이도록 한다.
- 고기류는 조리하기 전에 기름을 제거한다.
- 당분 함량이 높은 과일류는 많이 먹지 않는다.
- 신선한 채소를 많이 먹도록 한다.

(4) 운동요법

비만치료 시 운동으로는 식사요법의 효과보다 단기적이고 가시적인 효과를 보기가 매우 어렵다. 단식이나 절식의 경우 1~2일만 실행하더라도 체중이 감소되는 것을 가시적으로 느껴지지만, 운동의 경우는 하루 24시간 내내 운동을 하기도 쉽지 않으며 운동을 한다고 해도 1~2일 만에 체중이 감소되는 효과가 나타나기 어렵다. 따라서 체중감량을 목표로 하는 경우는 대부분 쉽게 식사요법을 통해 시도하게 된다. 하지만 식사요법으로 체중이 감량되는 것은 일시적인 수분감소 효과이므로 다시 정상적인 식사를 할 경우에는 요요현상으로 식사요법을 하기 이전 체중 이상으로 더 빠르게 되돌아가게 된다.

운동요법은 단시간 투자로 가시적인 효과가 나타나지 않지만, 체성분을 지방조직에서 근육조직으로 변화시키고, 저장된 지방을 운동 시 에너지원으로 사용하게 되어 기초대사량과 활동대사량을 증가시키므로 체중과 체지방 감소 및 근육증가 효과가 매우 뛰어나다.

그러므로 비만치료 시에는 식사요법만으로 체중을 감량하기보다는 식사요법과 운동요법을 병행하는 것이 이상적으로 체중감량 목표를 달성할 수 있고, 감량된 체중을 장기간 유지하는 데에도 효과적인 방법이라 할 수 있다.

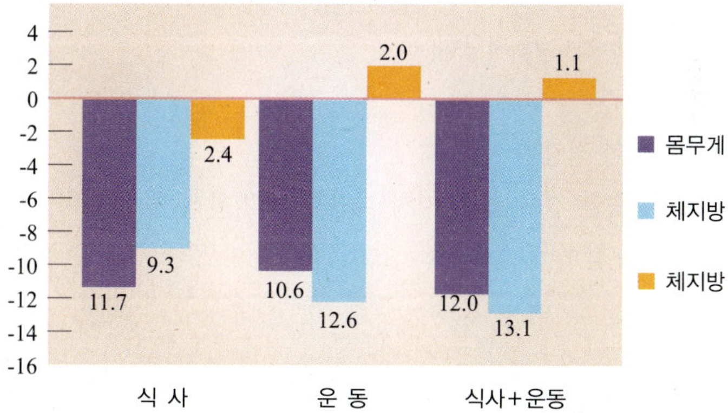

그림 7-4 운동과 식사요법이 체지방과 제지방에 미치는 영향

1) 운동의 종류

크게 유산소 운동과 무산소 운동으로 나눌 수 있으며 두 가지를 적절히 병행하는 것이 체중 조절에 가장 이상적이다.

표 7-7 유산소 운동과 무산소 운동의 비교

유산소 운동	무산소 운동
• 산소를 필요로 하는 운동 • 심장과 폐의 기능을 향상시키며 호흡을 지속하면서 일정 기간 지속 가능 • 심폐지구력 향상, 체지방 산화로 비만 치료에 효과적 **예** : 조깅, 걷기, 등산, 자전거, 수영, 스키, 러닝머신, 실내 자전거 등	• 산소가 충분하지 않거나 부족한 상태에서 하는 운동 • 운동 시 호흡이 어려워 2~3분 정도의 단시간 동안만 지속 가능 • 근력운동(웨이트 트레이닝)이라고도 하며 근육 형성이 목적 • 에너지 소비는 유산소 운동에 비해 1/3에 불과하지만 기초대사량과 활동대사량을 증가시키고, 체중 감소로 인한 근육량 감소를 최소화해줌 **예** : 단거리 달리기, 역도, 요가, 필라테스, 바벨, 덤벨, 짐볼 등

2) 운동의 강도와 빈도 및 지속시간

① 운동의 강도

- 연령, 성별, 체력수준 등을 고려하여 체력을 향상시킬 정도로 실시
- 중강도(약 20~40분 지속하여 힘들다고 느껴지는 정도) 운동이 장기간 지속하기에 좋음.

② 운동의 빈도

- 1회의 고강도 운동보다는 중강도 이하의 운동을 규칙적으로 해야 좋은 효과를 볼 수 있음.
- 1주일에 3~4회 정도가 적당함.

③ 운동의 지속시간

- 1일 20~60분이 적당함
- 너무 오래 지속할 경우 쉽게 지쳐 다음에 포기하게 될 원인이 될 수 있으므로 지양하도록 함.

3) 운동의 효과

① 일시적인 식욕의 상승이 나타나지만 습관화되면 오히려 식욕을 조절하게 함

② 수분이 많이 배출되어 갈증 해소를 위해 수분섭취를 하게 됨.

③ 적당한 수분 보충으로 인한 포만감은 식욕을 억제하고 저장된 지방과 탄수화물을 분해함.

④ 근육량을 증가시켜 기초대사량을 높임.

⑤ 에너지 소비량을 증가시키며 체지방 합성은 억제하고 체지방량을 감소시키는 결과를 낳음.

⑥ 체성분을 효과적으로 변화시켜 만성퇴행성 질환 발병을 감소시킴.

⑦ 변역기능, 소화기능, 신경계기능이 향상됨.

⑧ 엔돌핀이 생성되고 도파민, 세로토닌 등의 우울증 억제물질을 분비시켜 정신 건강에도 이로움.

4) 비만치료에 효과적인 운동방법

① 장시간 운동하기 위해서 여러 종류를 습관화하는 것이 중요함.

② 유산소 운동과 무산소 운동 중 각각 흥미를 느끼게 하는 3~4가지 정도를 행하는 것이 좋음.

③ 유산소 운동과 무산소 운동을 격일로 하면 쉽게 질리지 않고 근육 형성에도 효과적임.

④ 운동강도는 중 정도, 운동시간은 1회 30~60분, 1주일에 4회 이상이 적절함.

(5) 행동수정요법

1) 자기관찰 : 다이어트 일기 쓰기

- 식사행동 – 먹는 시간, 장소, 종류, 양, 기분 등 기록
- 신체활동 – 신체활동 종류, 시간, 장소, 강도 등 기록

2) 자극 조절

① 일상생활

- 음식을 보이지 않는 곳에 두기
- 작은 크기의 접시와 숟가락 사용하기
- 스트레스 해소를 위해 음식 대신 운동이나 취미 활동하기

② 식품구입

- 앞으로 구매할 목록을 작성 후 식품구입으로 충동구매 막기
- 배부른 상태에서 구입하기
- 꼭 필요할 때까지 장보기 미루기

③ 조리할 때 – 한 끼에 먹을 수 있는 양 만큼만 조리하기

④ 식사습관

- 조용한 분위기에서 식사하기
- 식사는 식탁에서만 하기
- 음식을 먹으면서 텔레비전이나 책을 보지 않기
- 음식을 삼키고 나서 다른 음식 집기
- 식사가 끝나자마자 식탁에서 일어나기

⑤ 외식활동

- 먹을 음식을 미리 정하고 외식하기
- 작은 사이즈로 주문하기
- 배고프지 않을 때 음식을 권하면 '아니오.' 라고 대답하기

3) 행동강화

- 다이어트 일기 기준 – 자극조절을 잘했을 때 보상으로 상 주기
- 보상으로 상 줄 때 – 음식으로는 절대 안 주기
- 점차적으로 – 자신이 보상을 주도록 훈련하기

(6) 약물요법

비만치료에서 약물요법은 반드시 전문가의 처방과 감독 하에 이루어져야 한다. 약물요법을 통한 비만치료는, 앞에서 제시한 식사요법과 운동요법을 최소 6개월 이상 실행했음에도 불구하고 치료 전 체중의 10% 이내로 체중감량 효과가 미미한 경우에만 실시하는 것이 바람직하다.

약물처방이 가능한 대상자는 법으로 규정하고 있다. 그러나 약물을 장기간 복용했을 때 나타나는 유전자적 부작용에 대해서는 명확하게 보고되어 있지 않기 때문에 의사의 처방에 따라서만 치료를 목적으로 복용되어야 한다.

1) 약물요법의 적용 대상자

- 체질량 지수가 25 kg/m^2 이상인 사람
- 체질량 지수가 23 kg/m^2 이상이며 비만과 관련된 심각한 합병증(심혈관계 질환, 당뇨병, 수면무호흡증 등)을 동반한 사람

2) 약물요법의 제외 대상자

- 소아비만 환자
- 임신, 수유 중인 여성 비만자
- 뇌졸중, 심근경색, 간장질환자, 신장질환자, 정신질환자
- 이전에 약물요법을 실시하여 부작용이 나타났던 환자

3) 비만치료제의 종류에 따른 효능과 부작용

① **식욕억제제** : 세로토닌(serotonin)과 노르에피네프린(norepinephrine) 분비를 자극하여 식욕을 억제하고 포만감은 상승시키고 섭취량을 감소시켜 체중을 감량시키는 효과가 있으나, 심한 구갈증상과 신경과민, 혈압 상승, 두통, 불면증 등의 부작용이 보고되어 있다.

② **지방흡수저해제** : 췌장 리파아제(lipase) 작용과 지방의 가수분해를 억제하여 섭취된 지방이 흡수되지 않고 대장을 통해 변으로 배설되게 하는 방법을

통해 섭취량을 감소한 효과를 나타나게 하지만, 지방 함량이 많은 변의 배설로 설사 증세와 변 내 과다한 지방함량으로 지방변 등의 소화장애 및 지용성 성분의 흡수저해로 결핍증 위험의 증가가 부작용으로 보고되어 있다.

③ **열생산촉진제** : 말초조직을 통해 열 발생을 증가시키는 작용으로 에너지 소비량이 증가되어 체중감량의 효과가 보고되고 있으나 인위적인 열 생산기전으로 체온조절 장애나 피부건조증 등이 부작용 등도 보고되어 있다.

④ **체지방분해촉진제** : 성장호르몬 작용을 촉진하며 지방 분해와 체지방 감소에 효과가 있으나, 인슐린 저항성 증가로 혈당조절 장애와 근육량 손실 등의 부작용이 있다.

(7) 수술요법

수술요법은 약물요법보다도 의료적인 관리·감독이 더 엄격하게 규제되어 있다. 수술요법은 단기간 비만치료에 효과는 뛰어나지만, 식사요법, 운동요법, 약물요법 등으로 비만치료를 실시했을 때에도 별다른 효과가 나타나지 않는 고도비만 환자들에게만 적용할 수 있다. 이는 약물요법보다 더 심각한 부작용이 나타날 수 있다는 것을 의미한다.

1) 외과적인 수술방법

임상적으로 매우 심각한 비만환자에게만 권장되는 방법이다.

① **위절제술** : 위 또는 위와 소장 일부를 절제하거나 밴드로 조여 사용을 봉쇄하는 방법으로 소량의 위 부분만을 남겨 섭취량을 극도로 제한하는 방법. 적은 양의 식사에도 쉽게 포만감을 느껴 체중감량 효과가 나타난다. 감염, 구토, 메스꺼움, 탈수증상 일반적인 부작용과 비타민·무기질 결핍증, 신경계 질환, 덤핑증후군 등의 장기적이고 심각한 부작용으로 생명이 위험할 수도 있다.

② **턱고정술** : 철사로 비만환자의 턱을 고정하여 유동식만 섭취하게 하여 식사량을 제한하는 방법으로 기도가 막힐 경우에는 사망 위험이 매우 큰 부작용이 있다. 이 방법은 위 절제술이 계획된 환자의 위 용량을 줄이기 위해 우선적으로 실시하는 방법이다.

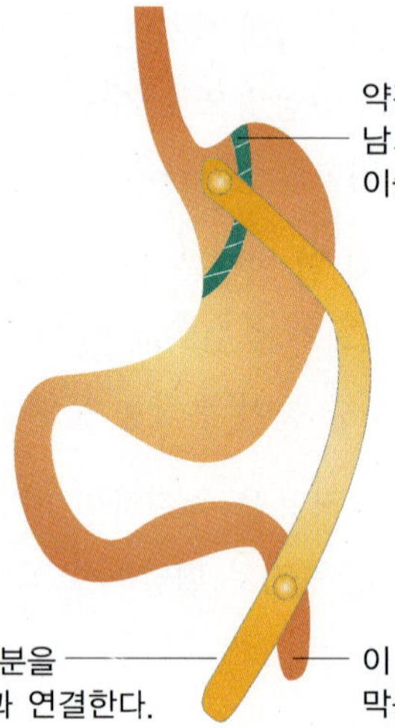

그림 7-5 위절제술

베리아트릭수술
(bariatric surgery)
위나 소장의 일부를 잘라 음식 흡수를 줄여 살을 빼는 난치원 고도비만의 치료법을 말한다.

③ **지방흡입술** : 특정 부위의 지방 조직을 제거하는 방법으로 체액과 수분이 함께 제거되어 사망 위험이 염려되는 방법으로 국소적인 피하지방만이 제거되고 수술 후에도 식사요법과 운동요법으로 관리되지 않을 경우는 제거된 부위에 빠르게 지방조직이 회복된다.

(8) 유행 다이어트의 문제점과 요요현상

유행에 따라 체중감량의 방법과 내용이 달라져 왔는데, 그 예로 효소 다이어트·황제 다이어트, 포도 다이어트, 간헐적 단식 다이어트, 디톡스 다이어트 등이 있다. 그 밖에도 저탄수화물과 고지방식의 황제 다이어트나 덴마크식 다이어트 등 수많은 체중감량에 뛰어난 효과를 과도하게 홍보하는 체중감량 프로그램이 무수히 많았다. 그러나 원래의 건강한 상태로 회복이 불가능한 경우도 있다.

즉흥적이고 과도한 체중감량을 시행할 경우 오히려 신체는 보다 효율적으로 지방합성과 저장이 되어 요요현상이 나타나게 되고 고도비만이라는 결과를 초래한다.

그러므로 비만치료는 최소 6개월 이상의 시간을 계획하여 진행하여야 하며, 한 가지 방법을 이용하기보다는 여러 방법을 동시에 병행하는 방식으로 지루함도 덜하게 하여 오랜 시간 습관이 될 수 있도록 하는 것이 매우 중요하다.

7-2 저체중과 섭식장애

1. 저체중

표준체중의 20% 이하의 체중을 의미하며 과체중 이상을 보이는 사람보다 비교적 적어서 치료 방법에도 매우 소외되어 있거나 때로는 부러움의 대상이 되기도 한다. 그러나 비만만큼 저제중도 질병과의 관련성이 높다는 것을 인식하여야 한다. 특히 소화기계 질환, 호흡기계 질환의 위험이 정상체중인 사람에 비해 1.5배 이상 높아지며, 특히 면역작용의 감소로 여러 질병이나 감염성 질환에 쉽게 노출될 수 있다.

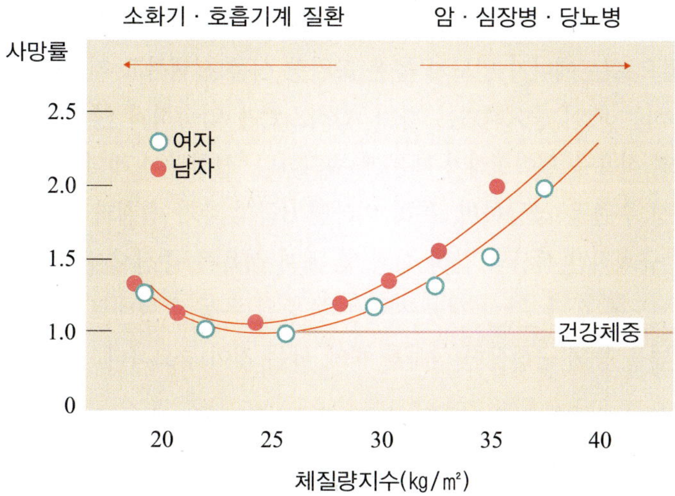

그림 7-6 체질량지수에 의한 건강체중

(1) 원 인

저체중의 원인으로는 ① 식욕저하나 부족으로 에너지 섭취가 부족한 경우, ② 체내대사 적용의 이상으로 섭취된 식사의 흡수가 불량한 경우 ③ 식사의 체내 이용률 감소 ④ 지나치게 과도한 활동 ⑤ 암이나 갑상선 기능 항진증 등의 소모성 질환 ⑥ 정신적·심리적 요인 등에 의해 장시간 노출된 경우 등을 들 수 있다.

(2) 증 상

저체중으로 나타나는 증상은 면역작용을 담당하는 항체와 여러 호르몬을 합성·조절하는 물질들의 생성이 정상적으로 이루어지지 않기 때문에 ① 감염에 대한 저항성 감소, ② 체온조절에 이상이 생겨 추위에 민감하거나, ③ 허약·뇌하수체·갑상선·성선·부신기능 부전이 나타나는 것이다. 어린이의 경우는 성장지연, 여성의 경우는 무월경증상 등이 나타나게 된다.

(3) 식사요법

저체중 환자의 치료 방향은 단순하게 많은 양의 식사로 해결되지는 않는다. 식사는 식욕을 얻어 스스로 식사를 할 수 있도록 하는 것이 중요하며, 운동을 통해 근육을 강화시키는 방법도 함께 치료의 방향으로 계획되어야 한다.

식사요법으로는 에너지 밀도가 높은 고열량 식품 선택하고 지방 섭취량을 늘려 열량을 높히는 것이 중요하기는 하나, 갑작스럽게 익숙하지 않은 고지방식을 할 경우 오히려 식욕을 떨어뜨리기 때문에 주의한다. 섭취량이 적더라도 비타민과 무기질은 적정 수준을 공급하며, 특히 비타민 B군의 추가 섭취가 필요하다. 하루 3끼 이상의 규칙적인 식사와 간식 섭취 및 매끼 식욕을 증진시켜 식사량이 자연스럽게 증가되도록 한다. 간식 제공 시에는 농축된 유동식 형태로 섭취하여 열량을 늘리는 방법을 통해 균형잡힌 식사를 하게 하는 것이 중요하다.

저체중 환자에게도 운동요법은 식사요법과 병행하여 치료 방향을 계획하는 것이 좋은데, 주로 근육을 강화시키는 근력강화운동 위주로 계획하는 것이 좋다.

비만치료 환자의 치료 방향을 계획했던 행동수정요법으로 적어도 1개월 정도 식사일지와 활동일지를 작성 및 일상생활의 작은 변화를 통해 치료를 진행하는 것이 도움이 된다.

2. 섭식장애

개인적인 문제들과 복합적으로 작용해서 나타나는 신경성 장애로 식품섭취 행동에 이상을 보이는 증상이다. 원인으로는 예전에 과체중 이상의 체중을 경험했던 사람이라든가 우울증·심리적으로 경쟁적이고 완전함을 추구하려는 심리적 장애 및 마른 체형을 선호하는 사회문화적 요인에 의해 나타난다.

(1) 분 류

1) 신경성 식욕부진(Anorexia nervosa : 거식증)

왜곡된 신체상으로 먹는 것을 혐오하여 아주 소량의 음식만을 섭취하고 살찌는 것에 죄의식을 느껴 심하게 운동하여 체중을 감소하려는 의지가 매우 강하며 병적으로 식사를 거부하는 신경성 장애이다. 특히 체중감소를 중시하는 청소년기 여성이나 체중증가를 제한해야 하기 때문에 체중감량이 늘 계획적으로 진행되는 패션모델 및 체조 선수들이나 왜소함이 이상적인 체중으로 오해되는 사회문화적 특성을 가진 집단에서 주로 발병한다.

① **증 상** : 신경증적인 이유로 인한 식욕의 상실, 식욕을 의식적으로 억누름으로 인한 식이섭취 저조, 이로인해 극도의 체중감소 유발, 심각한 정신장애로 6% 정도의 치사율까지 나타나게 한다.

② **임상증세** : 질병이 없는데도 심한 체중감소, 무월경, 에스트로겐 분비 감소, 골다공증, 체온저하, 호흡 및 심장박동수 감소, 추위에 대한 내성 감소, 변비 및 피부 건조증, 무기력증, 건망증, 충동적인 흥분 등의 증세가 나타난다.

③ **식사요법** : 입원 치료가 권장되며, 우선적으로 정신치료를 시행한다. 생명유지를 위해 수액과 전해질을 우선 공급한다. 식품섭취 증가를 위해 처음에는 800~1,200kcal 정도로 환자의 기호를 고려하여 식품을 공급하되, 영양적으로 균형잡힌 고밀도 영양식을 농축된 형태로 공급한다. 세 끼의 식사 외에도 간식을 제공하여 체내 수분과 전해질 보유 및 간과 근육 내 글리코겐 저장량을 증가시키도록 한다.

2) 신경성 폭식증(Bulimia nervosa : 폭식증)

비정상적으로 식욕에 대한 조절력이 상실되어 매우 많은 양을 식품을 한꺼번에 섭취하는 행태와 체중증가의 두려움으로 스스로 구토하거나 하제 등의 약물을 복용하여 식사한 음식을 인위적으로 제거하는 방법을 반복적으로 하며, 섭취량을 스스로 제어하지 못하는 신경장애이다.

거식증과는 다르게 성인기에 많이 발생하며, 이전에 원치 않는 체중증가를 경험한 사람에게 주로 나타난다.

① 증 상 : 한 번에 10,000~20,000kcal를 섭취하는데, 주로 주위에 사람이 없는 경우나 몰래 숨어서 단시간 내에 지나치게 많은 양을 먹는 습성이 있다. 섭취하는 식사의 내용은 소화되기 쉬운 과자·아이스크림·캔디·케이크 등의 고열량과 고지방 식품 위주로 섭취하며, 폭식 후 스스로 구토를 유발하거나 하제나 이뇨제 등을 사용하여 체중증가를 극도로 억제하고자 하는 증상을 보인다.

② 임상증세 : 체중은 정상적인 범위 또는 약간 감소된 상태를 나타내지만 폭식과 식사제한, 구토, 약물을 통한 섭취음식 배출, 전해질과 수분불균형, 빈혈, 연하곤란, 침샘 감염, 침샘의 부풀어오름, 치아 부식 등의 증세가 특징적으로 나타난다.

③ 식사요법 : 정신과 치료가 우선적으로 선행되는 것이 필요하다. 폭식을 유발하는 식행동 변화, 식사일지를 통한 치료, 주방에 있는 시간을 줄여 폭식의 기회 제한, 폭식에 사용되는 식품구매를 억제한다. 또한 섭취할 식품을 소량 큰 접시에 담아 주방 이외의 장소에서 섭취하도록 하고 음식을 1회 분량 이상을 무의식적으로 섭취하거나 포장 상태로 먹는 것을 제한하며, 하루 3번의 규칙적인 식사와 1~2회 간식 제공으로 배고픔을 느끼기 전에 음식섭취로 과식과 폭식을 제한하며, 1일 최소한 1,500 kcal 이상을 섭취하도록 계획한다.

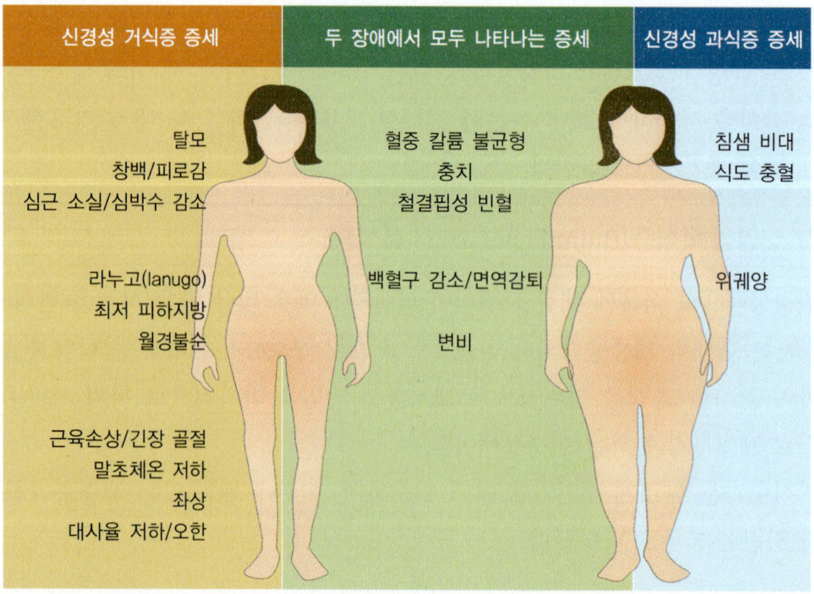

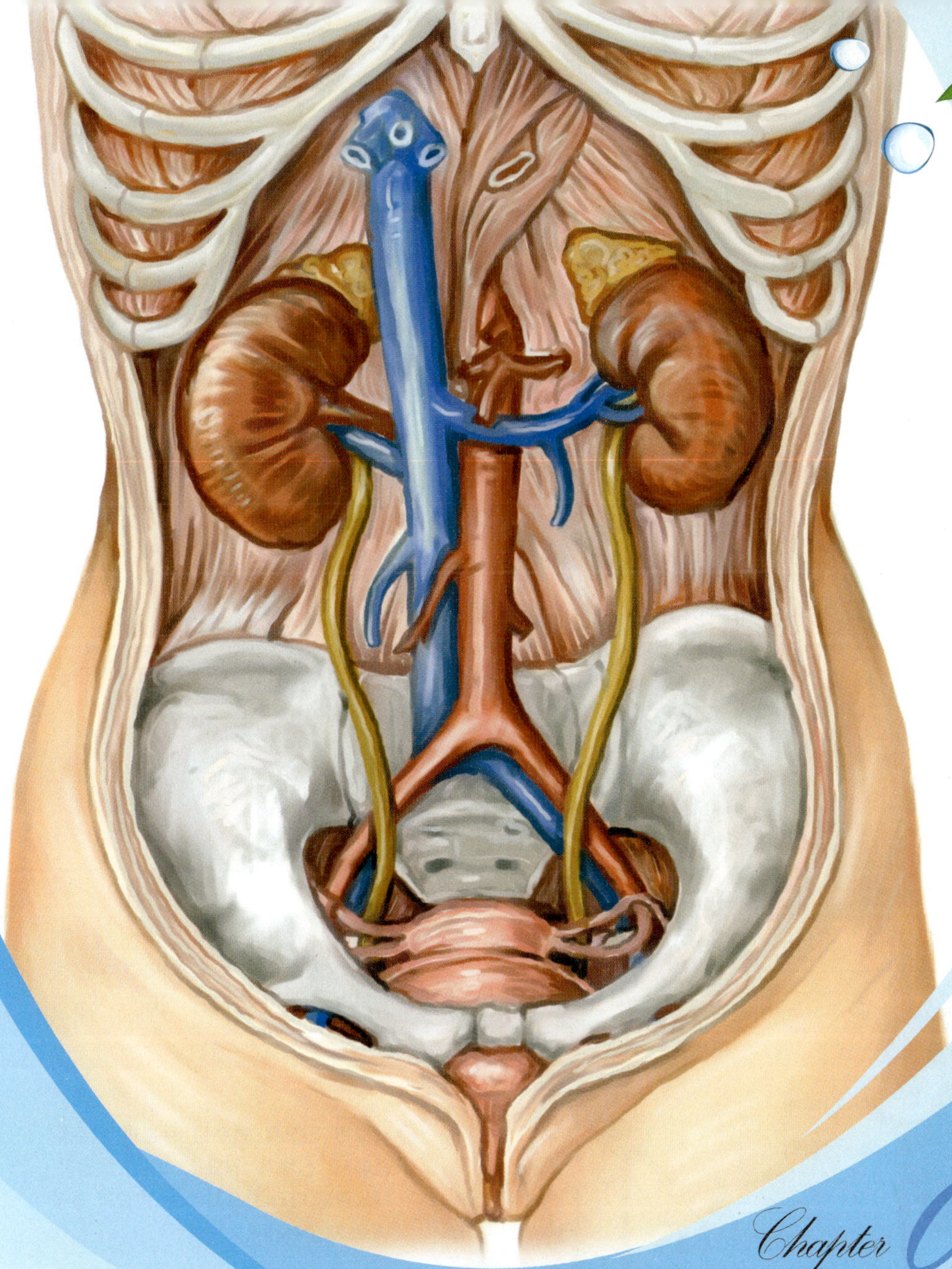

Chapter 08

신장 질환

Chapter 8

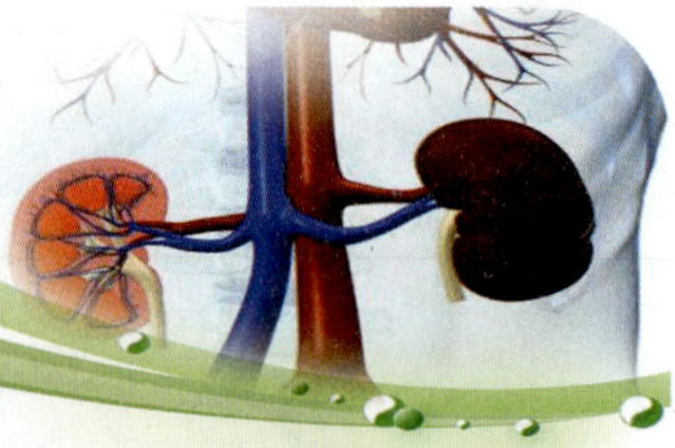

신장질환

신장은 척추를 중심으로 좌우에 1개씩 있으며 허리선 위쪽에 위치하고 있다. 신장은 요 생성기관의 일부로서 대사과정 중 생긴 노폐물을 배설하고 수분과 전해질의 균형을 유지하며 혈압을 조절한다. 또한 신장은 조혈작용을 돕고 비타민 D를 활성화하여 칼슘의 재흡수에 관여하는 등의 중요한 역할을 담당하고 있다.

신장과 신장기능의 최소단위인 네프론(nephron)의 위치와 구조 및 주요기능은 그림 8-1과 같다.

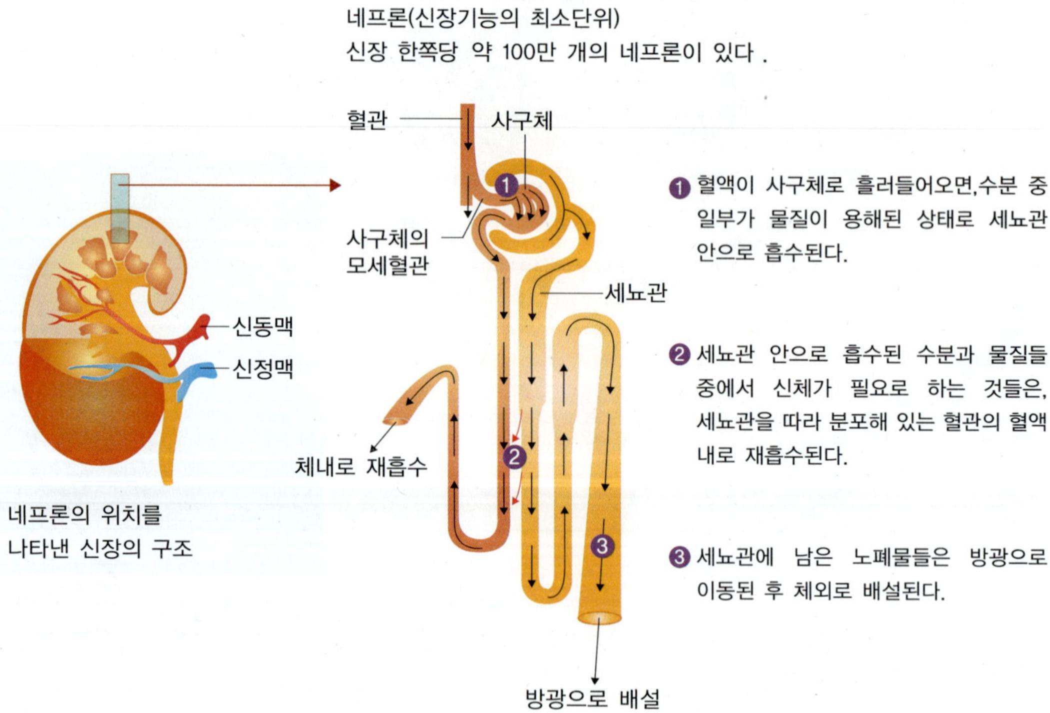

그림 8-1 신장과 네프론의 위치, 구조 및 주요기능

네프론마다 사구체라고 불리는 공 모양의 모세혈관 덩어리가 있는데, 혈구와 혈장 단백질은 혈액에 남아 있도록 걸러 주고 수분과 크기가 작은 용질들은 세뇨관으로 들어가도록 여과한다. 여과액이 세뇨관을 통과하는 동안 일부 물질들은 혈관으로 재흡수되어 체내로 들어가고, 나머지 물질들은 요를 형성하게 된다.

그러므로 신장이 여러 가지 이유로 제 기능을 하지 못하면 소변에 단백질이나 혈액이 빠져나오기도 하고, 혈액 내에 노폐물이 쌓이며, 수분과 전해질의 불균형이나 소변량의 감소 및 부종이나 고혈압 등의 증상이 나타나게 된다. 신장질환은 종류가 많고 증상과 예후도 각기 다르므로 치료방법 및 식사조절도 이에 맞도록 하여야 한다.

8-1 신장질환 검사

1. 요검사

요검사는 가장 간편하고 저렴한 검사로 증상이 나타나기 전에 조기에 질환을 발견하는 데 도움이 된다. 소변검사는 색깔과 투명도에 대한 육안검사가 있고, pH 측정·단백질·요 크레아티닌·세균·백혈구·빌리루빈을 확인하는 검사가 있다. 또한 적혈구, 백혈구, 세균, 결석의 유무를 현미경으로 판정할 수 있다.

2. 생화학검사

(1) 혈청 크레아티닌

근육이 분해되어 생기는 크레아티닌(creatinine)은 신장으로 배설된다. 신장이 손상되면 혈청 크레아티닌 농도가 증가하게 된다. 혈청 크레아티닌 농도는 사구체 여과율을 계산하는 데 사용된다. 정상범위는 0.7~1.5mg/dL이며 신장에서의 범위는 2~15mg/dL이다.

(2) 혈중 요소질소(BUN, Blood Urea Nitrogen)

식품으로 섭취한 단백질과 체내 대사로 합성된 단백질이 분해되어 생성된 요소질소는 신장에서 배설되나, 신장기능이 저하되면 혈중 요소질소의 수치가 상승한다. 혈중 요소질소의 정상범위는 4~22mg/dL이다.

(3) 사구체여과율

사구체여과율을 계산하여 신장의 기능을 측정하고 질환의 진행단계를 결정한다. 사구체여과율은 혈청 크레아티닌 농도·나이·성별·인종 등에 따른 공식에 의해 계산되며, 정상수준은 125mL/분이다. 사구체여과율이 30mL/분 이하로 저하되면 신장질환 여부 판정을 위한 진료가 필요하고 15mL/분 이하로 떨어지면 투석이나 신장이식이 필요하다.

(4) 혈청 알부민

식품으로 섭취하는 단백질에서 생성되는 알부민은 단백질 섭취가 충분하지 않을 때 혈중농도가 저하된다. 혈중 알부민 농도가 낮을 경우는 감염에 대한 저항력이 저하된다. 혈청 알부민 농도의 정상범위는 3.3~5.0g/dL이며, 신장농도는 3.5g/dL 이상이 바람직하다.

3. 방사선검사와 조직검사

신장과 요로를 영상으로 진단하는 검사이며, 신장의 크기와 결석이나 종양 유무를 확인한다. 신장 조직검사는 신장 조직의 일부를 떼어내어 현미경으로 관찰하는 것으로 특정 신장질환의 종류와 신장의 손상 정도를 알 수 있다.

8-2 신장질환의 일반적 증상

신기능에 장애가 생기면 사구체 여과량의 감소와 사구체 불통과 물질의 통과 및 사구체 통과혈류량이 감소되는 현상을 초래하여 부종과 단백뇨 및 혈뇨와 고혈압 등의 증상이 나타난다.

1. 단백뇨

정상적인 사구체는 혈장 단백질을 여과시키지 않으나, 사구체에 염증이 생기면 다량의 단백질이 여과되어 세뇨관에서 모두 재흡수되기 어렵다. 소변 중에 하루 5g 이상의 단백질이 배출되면 단백뇨(proteinuria)라고 한다.

2. 혈 뇨

적혈구가 소변으로 많이 배출되면 혈뇨가 나타나는데, 신장염 이외에 신결석이나 요로장애가 있어도 혈뇨(hamaturia)를 보인다.

3. 부 종

신장의 사구체 장애로 신혈류량과 사구체 여과량이 저하되어 나트륨과 수분이 체내에 보유되어 나타난다. 체액이 세포에 4L 정도 모이면 부종(edema)이 나타난다. 부종은 눈, 얼굴, 하지 순으로 나타나다가 진전되면 심한 전신 부종이 나타난다. 신장장애로 레닌-안지오텐신계(renin-angiotensin system)가 활성화되어 혈관수축과 항이뇨 호르몬의 분비 및 알도스테론 분비가 촉진되어 나트륨과 수분이 체내에 머무르기 때문에 부종과 고혈압이 생긴다.

단백뇨로 인해 저알부민혈증이 되면 삼투압이 저하되어 수분이 모세혈관 조직 사이로 이동되므로 부종이 나타나기도 한다. 단백질의 대사산물이 여과되지 못하여 체내에 축적됨으로써 혈액 중 질소물질이 증가하고 물과 나트륨이 저류되어 부종이 나타나며 요량은 감소한다. 치료될 때는 요량이 증가되고, 과잉저류되었던 수분이 배설되면서 체중이 원래대로 회복된다.

4. 고혈압

신혈류량의 감소와 사구체 여과량 감소 때문에 혈압이 상승하는데, 급성 사구체신염의 경우는 갑자기 혈압이 높아질 수 있고 만성 사구체신염일 때는 서서히 혈압이 상승한다. 혈압상승이 계속되면 신경화증이나 신부전을 동반하기도 한다.

5. 빈 혈

신부전 환자의 경우, 신장의 조혈인자인 erythropoietin 생성 부족으로 적혈구와 헤모글로빈이 감소하여 빈혈이 생긴다.

6. 다뇨와 핍뇨

급성 신부전 초기의 경우, 요 배설 능력이 급격히 떨어져서 소변의 하루 배설량이 500mL 이하가 되면 핍뇨라고 한다. 그리고 세뇨관의 재흡수 능력이 저하되어 요 농축력이 약해지면, 소변의 색깔이 옅어지면서 요 배설량이 증가하는 다뇨가 나타난다.

7. 고질소혈증

식품으로부터 섭취된 질소의 70~80% 정도는 신장을 통해 배설되고, 나머지는 대변이나 피부를 통해 배설된다. 신장질환이 발생되면 질소성분의 배설능력이 저하되어 혈중 질소화합물이 증가하는 고질소혈증이 된다. 혈중 질소화합물은 단백질 이외에는 대부분이 요소이다. 그 밖에 요산, 크레아티닌, 아미노산, 암모니아 비단백성 질소가 있다.

check point

신장염 예방을 위한 식생활 지침

① 폭음과 폭식을 하지 말도록 한다.
② 정상체중을 유지한다.
③ 염분을 과잉으로 섭취하지 말도록 한다.
④ 자극성 식품인 술이나 담배를 삼가고 겨자나 카레나 후추나 커피 등의 섭취를 피하도록 한다.
⑤ 동물성 지방질을 줄이고 그 대신에 식물성 기름을 섭취하도록 한다.
⑥ 감미료의 섭취를 줄이도록 한다.

8-3 급성 사구체신염

1. 원 인

상기도 감염(감기, 편도선염)이나 중이염 등을 앓고 난 후, 일정한 잠복기를 거쳐 갑자기 발병한다. 병균은 연쇄상구균이 가장 많다. 그 다음으로 폐렴상구균, 포도상구균, 바이러스 등이다. 또한 B형 간염 바이러스 등에 의해서도 발생할 수 있으며, 균의 감염 후부터 신염 발생까지 1~3주로 평균 10일이 걸린다.

급성 사구체신염은 세균 그 자체가 사구체의 염증을 일으킨다기보다는 생체의 항원-항체 반응에 의해서 일어난다. 즉, 사구체 기저막에 면역복합체의 침착이 일어나서 발병하는 것으로 보고되고 있다.

건강한 사람에게 갑자기 발병되며, 주로 소아에게 많이 발병되나 성인에서도 발병이 되는데, 이 중 약 10% 정도는 완전히 치료되지 않고 만성 사구체신염으로 이행하여 만성 신부전증을 유발시킬 수 있으므로 조기 발견하여 치료를 하는 것이 중요하다.

2. 증 상

부종이 초기에는 눈 주위에 나타나고, 신증후군과 같이 부종이 아주 심하지 않은 것이 특징이다. 혈뇨, 고혈압, 미열, 쇠약감 등의 증상이 1~2주 계속된다. 사구체에 염증이 생기면 부종에 의해 모세혈관이 압박을 받게 되고 혈장의 여과가 저하되어 핍뇨가 생기며, 단백뇨와 혈뇨가 나타난다. 자각증상으로는 식욕부진, 권태감, 두통, 피로, 빈혈, 호흡곤란이 나타난다.

3. 식사요법

저단백식, 고열량식을 원칙으로 한다.

(1) 단백질은 환자의 상태에 따라 조절한다.

신장기능의 저하가 없는 경우에는 한국인 영양섭취기준의 성인의 1일 권장섭취량인 0.83g/kg 표준체중이 적절하다. 신장기능이 저하되어 있는 경우에는 신장기능 정도에 따라 30~40g/일 정도의 제한이 필요하나, 신장기능 회복정도에 따라 단백질 섭취량을 정상 성인의 1일 권장섭취량까지 점차 늘려 섭취하도록 한다.

(2) 열량을 충분히 섭취한다.

단백질을 제한할 경우에는 열량이 부족할 수 있으므로 당질 및 식물성 기름 등을 사용하여 1일 필요열량을 충분히 섭취하도록 한다.

(3) 염분을 제한한다.

발병 후 초기에는 부종 및 고혈압의 악화를 방지하기 위해 염분섭취를 제한한다. 염분제한은 환자의 상태에 따라 정해지나 부종과 고혈압이 심한 환자의 경우에는 하루 소금 5g(나트륨 2,000mg) 이하로 섭취를 줄이도록 한다.

check point

나트륨 제한 식단

(열량 1,800kcal, 염분 5g 정도)

아침 : 잡곡밥, 배춧국, 불고기, 시금치나물, 감자볶음, 김치(저염) 혹은 백김치
간식 : 과일
점심 : 현미밥, 아욱국, 두부전, 오이생채, 호박나물, 양상추 샐러드
간식 : 저지방 우유
저녁 : 잡곡밥, 쇠고기미역국, 생선구이(삼치, 가자미 등), 콩나물무침
간식 : 두유, 토마토

(4) 증상에 따라 수분을 제한한다.

일반적으로 수분량을 제한하지는 않으나 부종 및 핍뇨(1일 소변량이 500mL 이하)가 있는 경우에는 섭취하는 수분량을 전일 소변량+500mL로 제한한다.

check point

급성신부전 환자를 위한 식단 예

식단(열량 1,700kcal, 탄수화물 292g, 단백질 44g, 지방 43g, 수분 700cc)

아침 : 쌀밥, 된장국, 애호박전, 저염김치, 우유

점심 : 쌀밥, 미역국, 쇠고기구이, 야채샐러드, 저염김치, 사과

저녁 : 쌀밥, 콩나물국, 삼치구이, 오이나물, 저염김치, 귤

염분제한 시 피해야 할 식품

① 김치류, 젓갈류, 장아찌 등의 염장식품
② 화학조미료, 베이킹파우더가 많이 들어간 음식
③ 치즈, 베이컨, 햄, 통조림 등의 가공식품
④ 인스턴트 식품

나트륨 섭취 제한방법

① 소금, 된장, 간장 등의 양을 반으로 줄여 사용한다.
② 식초, 레몬, 오렌지즙 등의 신맛을 내는 소스와 겨자, 고추냉이, 후추 등 향신료를 이용한다.
③ 젓갈, 장아찌, 김치, 햄, 소시지, 인스턴트 식품 등은 피한다.
④ 식사 바로 전에 간을 하여 짠 맛을 더 느낄 수 있도록 한다.
⑤ 국이나 찌개 대신에 숭늉이나 보리차를 이용한다.

우리가 섭취하는 수분의 종류

① 실온에서 액체 상태인 것(음료수, 우유, 국 국물, 얼음, 아이스크림 등)
② 과일이나 채소 등 식품 자체에 들어 있는 수분
③ 식품이 체내에서 대사되면서 생성되는 수분 등

②와 ③을 합한 수분의 양은 체내 불감수분손실량(대변, 호흡, 땀 등으로 손실되는 수분량)과 거의 일치하므로 허용수분섭취량(전일소변량+500mL)은 상온에서 액체상태인 수분으로 계산하면 된다.

[예] 전일 소변량이 300mL인 경우 허용수분섭취량은 800mL가 되므로 이때 마실 수 있는 수분으로는 우유 1컵 200mL, 약 먹을 때 물 1회 100mL×3회(300mL), 국 국물 1회 100mL×3회(300mL)이다.

표 8-1 저염식사의 허용식품과 제한식품

식품	허용식품	제한식품
곡류	쌀, 보리, 옥수수, 감자, 고구마 등 소금을 넣지 않은 곡류	소금을 넣고 조리한 곡류
빵류	제한식품 이외의 모든 식품	소금, 베이킹파우더, 소다를 넣고 만든 빵
고기, 생선류	소고기, 돼지고기, 간, 신선한 생선, 소금을 안 뿌리고 말린 생선 등	통조림, 소금에 절인 고기나 생선, 베이컨, 햄, 장조림, 졸인 생선이나 치즈 등
달걀류	제한식품 이외의 모든 식품	소금을 넣은 달걀요리
채소류	소금을 넣지 않고 조리한 신선한 채소류	김치, 깍두기, 장아찌, 통조림, 채소, 해조류
지방류	참기름, 식물성 기름	버터, 마가린
과일류	신선한 과일 모두	과일통조림
당류 및 후식류	흰설탕, 흑설탕, 잼, 젤리, 커스터드 푸딩	케이크, 베이킹파우더, 소다를 넣은 과자
음료수	우유, 과즙, 보리차, 홍차, 커피, 탄산음료수	통조림에 들어 있는 채소즙(채소 주스, 토마토주스)
기타	고추, 후춧가루, 식초, 겨자 등의 양념을 사용한 것	마요네즈(소금을 넣은 것), 화학조미료
자연식품 중에서 염분 함량이 많은 식품은 소의 콩팥 · 심장 · 뇌 등의 내장류와 조개 · 새우 · 게 · 해삼 등의 해산물이다.		

8-4 만성 사구체신염

1. 원 인

만성 사구체신염은 급성 사구체신염이 완전히 치유되지 않고 만성 사구체신염으로 진행된 경우가 있고, 분명하게 발병시기를 모르며 단백뇨·혈뇨·고혈압·부종 등의 신염 증상이 1년 이상 지속되는 경우가 있다.

2. 증 상

초기에는 자각증상이 없으나 권태감, 야뇨, 두통, 소변에 알부민 배출, 혈뇨 등이 나타난다. 단백뇨나 고혈압 등이 심해지며 부종이 나타나기도 한다. 만성 사구체신염의 경과는 10년 이상 장기적일 수 있으며, 심해지면 신부전과 요독증 등으로 사망하기도 한다.

3. 치 료

만성 사구체신염의 치료방법으로는 안정요법·식사요법·약물요법이 있으며, 병의 상태에 따라 치료방법이 달라진다. 감염이 극성일 경우 항생제를 사용하고, 부종이 심할 경우에는 이뇨제를 사용한다. 안정과 보온을 취해 주어야 하며 감기에 걸리지 않도록 해야 하고, 피부를 청결히 하여 피부로 배설하여 신장의 배설작용을 감소시킨다.

4. 식사요법

(1) 단백질 섭취량을 환자의 신장기능에 따라 적절하게 조절한다.

신장기능이 '정상' 인 경우에는 성인의 권장섭취량 0.83g/kg + 소변으로 배설되는 단백질량 정도 섭취하는 것이 적절하나, 신장기능이 '정상 이하' 로 떨어진 경우에는 신장기능에 따라 단백질을 제한한다(1일 30~40g).

단백질 섭취량 60~70g/1일	고기 40g(탁구공 1개 크기) 생선 40g(소 1토막) 두부 80g(1/6모) 달걀 50g(1개)	한 끼에 1~2가지 선택하여 섭취
단백질 섭취량 30~40g/1일		하루 1~2가지 선택하여 섭취

(2) 열량을 충분히 섭취한다.

정상적인 체중을 유지하고, 활력과 건강을 유지하기 위해 정상 성인에 필요한 만큼 섭취가 권장된다. 그러나 신장기능이 정상 이하여서 단백질을 제한할 경우에는 체내 단백질이 분해되는 것을 막고 식사로 섭취한 단백질이 열량원으로 사용되는 것을 막기 위해 충분한 열량의 섭취를 권장한다.

(3) 증상에 따라 염분을 제한한다.

부종이 있거나 혈압이 높을 경우에는 하루 소금 5g(나트륨 2,000mg) 이하로 섭취를 줄이도록 한다.

(4) 증상에 따라 수분을 제한한다.

일반적으로 수분량을 제한하지는 않으나 부종 및 핍뇨(1일 소변량이 500mL 이하)가 있는 경우에는 섭취하는 수분량을 전일 소변량+500mL로 제한한다.

8-5 신증후군(Nephrotic Syndrome)

1. 원 인

신증후군은 특정한 한 가지 질병을 지칭하기보다 요로 단백질이 1일 3g을 초과하여 다량으로 배설(단백뇨)되는 모든 신장장애를 통틀어 일컫는 병명이다.

단백뇨는 사구체가 손상되어 혈장단백질의 투과율이 비정상적으로 증가하여 요로 배설됨으로써 발생한다. 감염, 화학물질에 의한 손상, 면역 이상, 유전질환, 당뇨병 등이 주요 원인이다. 단백뇨와 함께 나타나는 임상증상으로는 저알부민혈증, 부종, 혈액지질농도 상승, 혈액응고 장애 등이 있다. 가끔 신증후군이 신부전으로 진행되기도 한다.

2. 증 상

일반적으로 저알부민혈증, 고혈압, 고지혈증(혈중 콜레스테롤과 중성지방이 증가됨), 부종 등이 나타난다.

(1) 부 종

혈액에서 가장 풍부한 알부민이 요로 배설됨에 따라 혈액 중 수분이 혈관 밖으로 빠져 나와 세포 사이사이에 축적되면서 부종이 생긴다.

게다가 신장기능 이상으로 나트륨이 체내에 축적되므로 체수분이 더욱 증가하게 되어 부종이 더욱 심해진다.

(2) 심혈관계 질환의 위험

신증후군 환자들은 혈중 LDL(저밀도지단백질)과 VLDL(극저밀도지단백질)의 농도가 높고, 특히 LDL 중에서 혈관손상을 가장 많이 일으킨다고 보고된 지단백질(a)형의 농도가 높다. 게다가 혈액응고를 억제하는 단백질이 요로 손실되고 혈액응고를 돕는 혈장단백질이 증가함에 따라 혈액응고의 위험이 더욱 증가한다. 결과적으로 심장질환과 뇌졸중으로 진행될 위험이 증가하게 된다.

(3) 그 밖의 증상

요로 손실되는 단백질에는 항체, 비타민 D-결합단백질도 포함된다. 체내에서 고갈되면 감염에 대한 감수성이 증가하고, 비타민 D-결합단백질이 감소하면 비타민 D와 칼슘의 혈중농도가 낮아짐으로써 어린이에게는 구루병의 위험이 증가하게 된다. 만약에 단백뇨 증상이 계속되면, 단백질-에너지 결핍성 영양불량과 근육소모로 진행될 수도 있다.

신증후군에서 단백뇨에 의해 유발되는 증상들은 다음 그림 8-2와 같다.

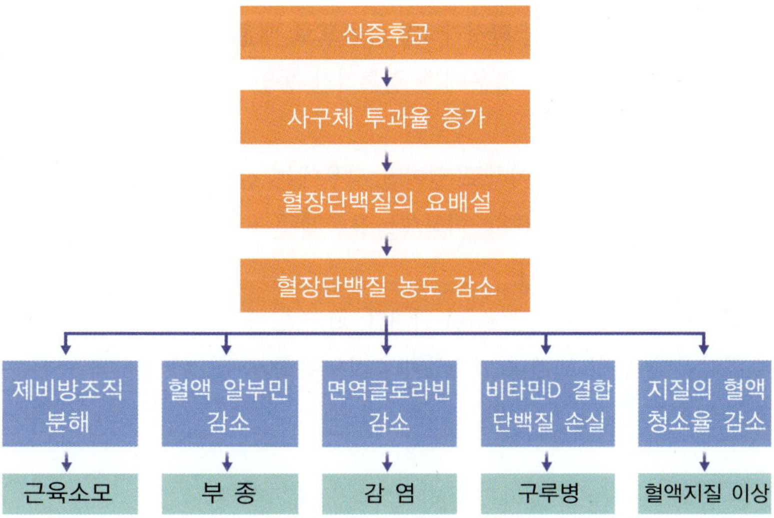

그림 8-2 신증후군의 단백뇨에 따른 증상

3. 치 료

신증후군을 치료하기 위해서는 약물요법과 식사요법이 병행되어 사용된다. 식사요법은 저단백혈증이나 부종을 개선시키기 위한 목적으로 적절한 단백질 섭취와 염분제한에 중점을 둔다. 약물은 단백질 손실량을 줄이기 위한 부신피질스테로이드제나 면역억제제 등과 부종을 경감시키기 위한 이뇨제 등이 사용된다.

4. 식사요법

(1) 단백질을 적절히 섭취한다.

신증후군의 경우 알부민과 그 밖에 다른 혈장단백질이 소변으로 다량 배출되어 혈액 내에 알부민과 총 단백질 수치가 떨어지고 이로 인해 심한 부종증상이 나타난다. 과거에는 소변으로 배출되는 단백질을 보충하고 부종을 경감시키기 위해 고단백 식사(1일 100g)를 권장하였으나 최근 연구에 의하면 고단백 식사가 사구체여과율을 증가시켜 오히려 소변으로 더 많은 단백질을 배출시킬 수 있고, 신경화증을 촉진시킬 수 있다는 보고가 있어서 보통 성인의 1일 단백질 권장섭취량인 0.83g/kg 표준체중이 권장된다.

그러나 신장기능이 정상인 환자가 1일 소변으로 배출되는 단백질량이 15g을 넘거나 심한 영양불량 상태인 경우에는 일정기간 동안 단백질 섭취량을 증가시킬 수 있다.

반면에 신장기능이 정상 이하로 떨어진 경우에는 신부전환자와 같이 단백질을 1일 약 40~50g 이하(0.6~0.8g 이하/kg 표준체중 + 24시간 소변으로 배출되는 단백질량)로 제한하여야 한다.

에너지 섭취량은 1일에 체중 kg당 약 35kcal 정도를 체중과 단백질 절약작용을 위하여 권장한다. 만약 체중이 감소하거나 감염증세가 있으면 에너지 섭취량을 증가시켜야 한다.

(2) 부종과 혈압을 조절하기 위해 염분을 제한한다.

환자의 증상에 따라 염분섭취량을 제한한다. 부종이 있거나 혈압이 높을 경우에는 염분섭취를 1일 소금 5g 이하(나트륨 2,000mg 이하)로 제한한다.

만약 부종 때문에 이뇨제가 처방되었다면 칼륨이 크게 손실되므로 환자가 칼륨이 풍부한 식품을 섭취하도록 권고해야 한다.

(3) 고지혈증의 위험을 줄이기 위해 지방과 단순당의 섭취를 주의한다.

① 조리 시 주로 식물성 기름(참기름, 들기름, 식용유)을 사용한다.
② 포화지방산이 많은 기름진 육류(삼겹살, 갈비, 닭껍질)의 섭취를 제한한다.
③ 콜레스테롤이 많은 음식(달걀노른자, 메추리알, 소간, 오징어, 새우, 장어 등)은 소량만 주 2~3회 정도 섭취한다.
④ 단순당질(설탕, 꿀 등)보다는 복합당질(곡류, 감자류)을 섭취하도록 한다.

그러나 신증후군 환자들은 종종 식사요법만으로는 혈액지질 농도를 조절하기 어려우므로 혈액지질 농도를 낮추는 약물도 함께 처방하는 것이 좋다.

(4) 비타민과 무기질을 보충한다.

신증후군 환자들은 골 손실과 구루병을 예방하기 위하여 비타민 D와 칼슘 보충제를 처방하는 게 바람직하며, 그 밖에 발생할 수 있는 영양결핍을 피하기 위하여 종합비타민제를 복용시키는 것도 권장된다.

8-6 급성 신부전

1. 원 인

급성 신부전은 신장기능이 몇 시간 또는 며칠 내에 급속하게 손상되어 요배설량이 감소하고 질소성 노폐물이 혈액 내에 쌓이게 되는 신장의 기능 이상으로, 증세는 약한 정도에서 심각한 정도까지 다양하고 사망률은 35~65% 정도로 높은 편이지만, 즉시 치료하면 급성 신부전은 가역적으로 치료되기도 한다. 급성 신부전은 많은 다른 질병에 의해 발생하며, 종종 극심한 질병이나 상처 또는 수술 등에 의해 2차적으로 초래되기도 한다.

일반적으로 진단과 치료를 쉽게 하기 위하여 급성 신부전의 원인을 신전, 신장 내, 신후의 3가지 요인으로 분류한다. 신전 요인이란 신장 내로의 혈류량을 갑작스럽게 감소시키는 인자들을 의미하며, 종종 심부전·쇼크·혈액량 감소와 같은 극심한 스트레스 요인과 관련이 있다. 신장 내 요인으로는 신장조직을 손상시키는 원인인 감염, 독성물질, 약물, 직접적인 외상 등이 해당된다. 신후 요인에는 요관을 폐색시켜 요의 배설을 방해하는 인자들이 해당된다.

급성 신부전을 일으킬 수 있는 특정 질환은 표 8-2를 참고한다.

표 8-2 급성 신부전의 원인

신장 전 요인(60~70%)	신장 내 요인(25~40%)	신장 후 요인(5~10%)
• 낮은 혈액량 또는 낮은 혈압 : 용혈, 화상, 패혈증 또는 쇼크, 과민반응, 신증후군, 위장관손상, 이뇨제, 항고혈압제 • 신장동맥 장애 : 혈전 또는 색전증, 협착, 동맥류, 외상 • 심장 장애 : 울혈성 심부전, 심장마비, 부정맥	• 혈관 장애 : 겸상적혈구병, 당뇨병, 수혈반응 • 폐색(신장 내부) : 염증, 종양, 결석, 상처조직 • 신장 손상 : 감염, 약물, 환경오염물질, 대장균성 식중독	• 폐색(요관 또는 방광) : 협착, 종양, 결석, 외상 • 전립선 장애 : 암 또는 증식증 • 신장정맥 혈전증 • 방광 장애 : 신경계 조건, 방광파열 • 임신

2. 증 상

(1) 수분과 전해질 불균형

환자의 절반 가량에서 1일 요배설량이 400mL 미만인 핍뇨증이 나타나며, 이로 인해 수분과 전해질 배설이 정상적으로 이루어지지 않아 결과적으로 체내에 나트륨이 축적되고 혈액 중의 칼륨과 인산 및 마그네슘의 농도가 상승하게 된다. 혈중 칼륨 농도가 상승하는 고칼륨혈증은 심박동수를 변하게 하고 심부전을 초래할 수 있으므로 특별한 주의가 필요하다.

혈청 인산농도가 상승하는 고인산혈증은 부갑상선 호르몬의 분비를 과도하게 자극하고 혈중 칼슘 농도를 감소시킨다. 급성 신부전에서 가장 흔한 증상인 부종은 나트륨의 체내 축적과 요 생성량의 감소로 인해 나타나며, 얼굴과 손 및 발과 발목의 부기가 가장 두드러진다.

(2) 요독증

신장기능이 손상되면서 혈액 중에 질소성 노폐물(혈중요소질소[BUN], 크레아티닌, 요산)이 축적된다. 이에 부가하여 질병과 함께 나타나는 조직의 이화작용으로 인해 질소성 노폐물이 정상일 때보다 더 많이 생성된다. 이러한 임상상태를 요독증이라고 한다.

피로, 기면, 착란, 두통, 식욕부진, 미각변화, 메스꺼움, 구토, 설사 등의 증상이 나타난다. 증세가 좀 더 심각해지면 혈압이 상승하고 심박동수가 빨라지며, 발작 및 착란이나 혼수상태를 초래할 수 있다. 가끔은 급성 신부전의 원인이 되는 질환의 증상과 요독증의 증상을 구별하기가 어려울 수도 있다.

3. 치 료

급성 신부전의 치료에는 수분과 전해질 균형을 회복하고 혈중 독성 노폐물의 농도를 최소화하기 위하여 약물요법과 투석이나 의학영양치료를 모두 사용한다. 그리고 신장 손상이 계속 악화되는 것을 막으려면 급성 신부전의 원인이 된 질병을 반드시 치료해야 한다.

4. 식사요법

(1) 충분한 단백질과 에너지를 공급한다.

급성 신부전은 대사과잉 및 근육 소모와 연관된 전형적인 이화상태를 나타내므로 근육량을 보존하기 위해 충분한 단백질과 에너지가 반드시 공급되어야 한다. 초기에는 환자에게 1일 체중 kg당 35kcal의 에너지를 공급하며, 에너지 섭취량이 충분한지 확인하기 위하여 계속 체중 변화를 측정해야 한다.

단백질은 질소 공급원이므로 신장에 부담을 증가시킨다. 그러나 음(−)의 질소평형과 근육소모를 예방하기 위해서는 충분한 단백질 섭취가 이루어져야 한다. 투석을 받지 않지만 신장기능이 약한 환자의 경우에는 1일 단백질 섭취량을 체중 kg당 0.6~0.8g으로 제한한다. 신장기능이 향상되었거나 투석을 하는 경우에는 1일 단백질 섭취량을 체중 kg당 1.2~1.3g으로 높이도록 권장한다.

(2) 수분평형이 이루어지도록 수분을 공급한다.

과수화 또는 탈수된 환자는 수분평형이 반드시 이루어져야 하므로, 수분 필요량은 요배설량에 500mL를 더하여 계산할 수 있다. 발열이나 구토 및 설사를 하는 환자는 수분섭취량을 더 증가시켜야 한다.

(3) 전해질

적절한 전해질 섭취량을 결정하기 위하여 혈청 전해질 농도를 정확하게 조사하며, 주로 칼륨과 인을 제한한다. 나트륨은 체수분 저류와 고혈압을 예방하기 위하여 제한해야 하며, 특히 빈뇨증이 있는 환자는 1일 나트륨 섭취량을 2~3g으로 제한해야 한다.

check point

칼륨이 다량 함유된 식품

① **곡류** : 도정이 덜 된 잡곡류, 감자, 고구마, 옥수수, 밤, 팥, 은행 등
② **채소류** : 근대, 무말랭이, 쑥갓 등
③ **과일류** : 참외, 토마토, 바나나, 천도복숭아, 키위, 토마토주스 등
④ **기타** : 호두, 땅콩, 잣, 초콜릿, 코코아 등

칼륨 섭취를 줄이는 방법

① 칼륨이 다량 함유된 식품은 섭취량을 제한한다.
② 저염 소금이나 저염 간장에도 칼륨이 다량 함유되어 있으므로 사용하지 않는다.
③ 칼륨을 제거하는 조리법을 이용한다.
④ 칼륨은 수용성으로 물에 녹으므로 다음과 같은 조리법을 사용할 때 칼륨을 제거할 수 있다.
- 일반적으로 껍질과 줄기에는 속보다 칼륨이 많으므로 껍질을 벗겨서 사용한다.
- 채를 썰거나 잘게 토막을 내어 물에 2시간 동안 담가둔다.
- 2시간 담근 재료를 몇 초 동안 헹군다.
- 많은 양의 물에서 데치거나 끓인 후 물을 버리고 조리한다.

인의 섭취를 줄이는 방법

- 고기, 달걀, 우유, 콩류 등 단백질 급원식품에 많이 들어 있어 허용된 단백질 양만 섭취한다.
- 현미, 잡곡류, 오트밀에는 인이 다량 들어 있으므로 쌀밥 위주로 섭취한다.
- 호두, 땅콩, 잣 등 견과류 섭취를 제한한다.

표 8-3 급성신부전의 영양치료

영양상태	방법
수분	체액량을 정확히 판단하여 체액 부족이 발생하지 않도록 하는 것이 중요하다. 체액량 교정되면 0.45% 생리식염수를 이용하여 배설량에 불감 손실량(하루 500mL)을 합한 양을 공급한다. 혈청 전해질을 자주 측정하여 전해질의 손실이 없도록 하는 것 또한 중요하다. 수분 섭취량은 1일 소변배설량+500mL로 제한하며, 단 이뇨시기에는 충분한 물 섭취가 필요하다.
열량	총열량은 35~50kcal/kg/일로 유지하여 이화작용을 막도록 한다.
단백질	단백질은 하루 0.6~0.8g/kg로 제한하여 질소노폐물의 생성을 막는 것이 좋다. 투석을 실시하는 경우 단백질은 하루 1.0~1.5g/kg으로 증량시키며, 지속적인 신대체요법을 시행하는 경우 손실된 단백질 보충을 위하여 단백질 섭취량은 하루 1.5~2.0g/kg까지도 증량한다.
칼륨	하루 섭취량을 2.0~3.0g/일 이하로 제한한다.
대사성 산증	혈청 중탄산염 농도가 16mEq/L 이하인 경우 중탄산나트륨 650~1,300mg을 하루 3회 투여한다. 이는 체액량 증가 및 유리 칼슘 농도의 감소를 유발할 수 있으므로 주의하여야 하며 산증이 교정되지 않는 경우에는 투석을 실시한다.
빈혈	적혈구 생산이 감소 및 소실(위장관 출혈 등)에 의해 발생하며 요독증에 의한 혈소판 기능 장애가 동반된다. 활동성 출혈이 있는 경우에는 수혈을 하는 것이 적절하다.
비타민	권장량에 준하여 공급하고, 이화상태에 따라 필요량을 조절한다.

check point

급성신부전 환자를 위한 식단 예

식단(열량 1,700kcal, 탄수화물 292g, 단백질 44g, 지방 43g, 수분 700cc)

아침 : 쌀밥, 된장국, 애호박전, 저염김치, 우유

점심 : 쌀밥, 미역국, 쇠고기구이, 야채샐러드, 저염김치, 사과

저녁 : 쌀밥, 콩나물국, 삼치구이, 오이나물, 저염김치, 귤

8-7 만성 신부전

1. 원 인

만성 신부전은 사구체 신염, 당뇨병성 신증, 신우신염, 신증후군 및 그 밖의 질환으로 인해 신장기능이 회복되지 못하고 심하게 감소된 질환으로 영원히 신장이 손상될 수 있을 정도로 서서히 진행된다.

2. 증 상

부종, 고혈압, 요독증, 빈혈, 영양결핍, 심폐질환, 위장질환, 신성 골이영양증, 호르몬 장애 등의 복합적인 문제를 초래하게 된다.

3. 치 료

신부전의 진행을 늦추기 위한 약물, 식사요법과 신장대체요법인 투석(혈액투석, 복막투석), 신장이식수술 방법이 있다.

4. 식사요법

신장의 부담을 줄여 신부전의 진행을 늦추고, 요독증의 증상과 대사이상을 완화하며, 치료방법에 따라 손실될 수 있는 영양소를 보충함으로써 좋은 영양상태를 유지하도록 한다.

(1) 단백질의 섭취를 제한한다.

만성 신부전의 경우는 단백질 분해산물이 체외로 배설되지 못하고 신체 내에 쌓여 요독증을 일으킬 수 있고, 과다한 단백질은 신장에 부담을 주어 신장기능이 빨리 악화할 수 있으므로 적절한 제한이 필요하다. 1일 단백질 섭취량은 환자 개개인의 상태를 고려하여 0.6~0.8g/kg 표준체중 정도로 권장한다. 질소 노폐물의 생성을 줄이고 체내 단백질의 효율을 향상시키기 위해 단백질 섭취량의 50% 이상은 생물가가 높은 단백질(달걀, 고기, 생선, 우유 등)로 섭취하도록 한다.

(2) 충분한 열량을 섭취한다.

체중감소를 막고 적절한 영양상태를 유지하기 위해서는 충분한 열량섭취가 중요하다. 일반적으로 만성 신부전 환자의 필요열량은 표준체중 kg당 30~35kcal 이상이 적절하며 단백질 섭취를 제한하면서 열량섭취를 늘리기 위해서는 단순당(설탕, 꿀, 젤리)과 식물성 지방의 사용을 증가시키도록 한다. 다만, 당뇨병성 신증을 가진 환자의 경우에 단백질 섭취 제한으로 인한 열량섭취를 위해 단순당을 사용하는 것은 급격한 혈당상승을 유발할 수 있으므로 주의가 필요하다.

(3) 염분을 제한한다.

염분의 섭취량을 제한하며 부종이 있거나 혈압이 높을 경우에는 염분섭취를 1일 소금 5g 이하(나트륨 2,000mg 이하)로 제한한다.

check point

저염식 식단 예

(열량 2,000kcal, 염분 5g)

아침 : 보리밥 1공기, 콩나물국, 불고기 1접시, 호박나물, 오이생채, 김치(저염)

간식 : 저지방 우유

점심 : 현미밥 1공기, 근대국, 가자미구이 1토막, 도라지 생채, 가지나물, 김치(저염)

간식 : 사과

저녁 : 잡곡밥 1공기, 쇠고기미역국, 연두부 찜, 시금치나물, 연근조림(짜지 않게), 김치(저염)

간식 : 과일

(4) 증상에 따라 수분을 제한한다.

일반적으로 수분량을 제한하지는 않으나 부종 및 핍뇨(1일 소변량 500mL 이하)가 있는 경우에는 섭취하는 수분량을 전일 소변량 + 500mL로 제한한다.

(5) 칼륨의 섭취를 조절한다.

칼륨은 신장을 통해서 배출된다. 만성 신부전이 되어 사구체여과율이 저하되고 소변량이 감소하면 칼륨이 배설되지 않아 혈중 칼륨농도가 비정상적으로 높아질 수 있다. 고칼륨혈증은 근육쇠약, 심장부정맥, 호흡마비, 심장마비 등을 유발할 수 있어 칼륨이 많이 함유된 식품의 섭취를 피해야 한다.

또한 저칼륨혈증이 발생할 수도 있는데 증상은 식욕부진·메스꺼움·구토·근육장애 등이며, 이 때는 토마토주스와 같이 칼륨 함량이 높고 흡수가 빠른 음식을 섭취한다.

(6) 인의 섭취를 조절한다.

신장기능이 떨어지면 인이 체외로 원활히 배설되지 않아 혈중 인산치가 증가하게 된다. 혈중 인산치의 증가는 부갑상선 호르몬 분비를 증가시켜 2차적인 부갑상선 기능항진증, 신성 골이영양증과 조직 내의 칼슘 침착을 일으킨다. 그러므로 만성 신부전 초기부터 엄격한 인 섭취제한이 요구된다. 또한 칼슘과 인의 균형을 유지하기 위하여 인의 조절과 병행하여 칼슘의 보충도 필요하다. 일반적으로 1일 인 섭취를 표준체중 kg당 8~12mg 이하로 한다.

그러나 말기 신부전증에서 칼륨이 많은 식품을 제한하여야 한다. 칼륨은 농축된 탄수화물 식품이나 지방질 식품을 제외한 모든 식품에 들어 있다. 특히 고단백 식품이나 살구나 바나나나 포도나 오렌지 등과 같은 과일에 많다.

식이요법으로 칼슘 섭취를 조절하지 못하거나 혹시 칼륨이 많이 들어 있는 음식을 먹었을 때는 칼륨제거제를 복용해야 한다.

(7) 수용성 비타민과 무기질의 보충이 필요하다.

많은 영양소의 제한으로 수용성 비타민 특히 티아민(비타민 B_1), 리보플라빈(비타민 B_2), 피리독신(비타민 B_6), 엽산, 비타민 C, 철 등의 섭취가 부족될 수 있으므로 엽산과 철이 포함된 비타민의 보충이 필요할 수 있다. 그러나 일반인을 위한 종합 비타민제를 함부로 복용하여서는 안 된다. 몇몇 비타민은 신부전 환자에서 과량 축적이 되어 해로울 수 있기 때문이다.

표 8-4 신장질환의 영양치료

비투석 환자의 영양치료	투석 환자의 영양치료
① **열량섭취량 불균형** : 정상체중 유지 ② **단백질 고갈 또는 질소 저류** : • 요독증 없는 환자 - 0.7g/kg/일 • 요독증 발생 환자 - 0.55~0.6g/kg/일 ③ 총 단백질 섭취량의 2/3은 양질의 단백질 ④ **칼륨 불균형** : 24시간 요 중 칼륨 배설과 혈청 칼륨 농도, 신체 크기에 따라 섭취량 정함 ⑤ **나트륨과 수분 불균형** : 부종, 혈압조절 • 나트륨 섭취 - 43~130mmol/day • 수분 섭취 - 2.0~2.5L/day ⑥ **고인산혈증** : 혈청 중 인 농도 증가시 1,200mg/일 이하로 제한	① **포화지방과 총 지방량의 섭취**는 혈관성 질환의 발생을 감소시키기 위해 적게 섭취하고, 총 탄수화물로부터의 섭취열량을 증가시키고 콜레스테롤 섭취량을 낮춤 ② **정상체중 유지**, 단백질은 체중 kg당 1~1.2g 섭취, 투석시 4~6시간 안에 15~20g의 혈액 중 아미노산이 제거되므로 매일 충분한 단백질 공급 ③ **칼륨의 1일 권장량**은 38~78mEq ④ **나트륨과 수분섭취 조절** • 충분한 수분공급, 고혈압의 조절, 빈혈 · 산증 · 감염의 치료, 요독성 신경증상의 치료

표 8-5 만성 신장질환자(3~5단계) 영양섭취기준

영양소	기준
단백질(g/kg/일)	0.55-0.6~0.75(환자의 순응도에 따라 상한치 조절) 섭취량의 50% 이상 고생물가 식품섭취
열량(kcal/kg/일)	60세 미만 : 35 이상 60세 이상 : 30~35
지방(%총열량)	25~35
무기질	
나트륨(mg/일)	1,000~3,000
칼륨(mEq/일)	40~70
인(mg/kg/일)	≤10
칼슘(mg/일)	1,400~1,600
마그네슘(mg/일)	200~300
철분(mg/일)	≥10~18
아연(mg/일)	15
수분(mL/일)	최대 3,000(환자의 상태에 따라 조절)
비타민	수용성 비타민 : 필요한 경우 보충제 처방

출처 : Kopple JD, Massry SG : Nutritional management of renal disease 2nd Ed, Baltimore, Wiliams & Wikins

표 8-6 만성 신부전 일주일 식단

열량 1800kcal, 단백질 40~50g, 소금 5g, 국 제외

	월	화	수	목	금	토	일
아침	쌀밥 210g 닭살튀김 40g 쪽파오이무침 도라지볶음 저염채소스틱 김치	쌀밥 210g 갈치튀김 40g 깻잎볶음 숙주나물 저염채소스틱 김치	쌀밥 210g 제육고추장구이 40g 죽순느타리볶음 김구이 저염채소스틱 김치	쌀밥 210g 동태살전 40g 떡채소볶음 파프리카샐러드 저염채소스틱 김치	쌀밥 210g 섭산적 40g 잡채 치커리겉절이 저염채소스틱 김치	쌀밥 210g 병어지짐 40g 오이생채 표고전 저염채소스틱 김치	쌀밥 210g 두부전 80g 청경채나물 삼색겨자채 저염채소스틱 김치
간식	카스텔라 30g 요구르트 100cc	잼버터빵 30g 두유 100cc	송실병 30g 우유 100cc	카스텔라 30g 요구르트 100cc	송실병 30g 우유 100cc	잼버터빵 30g 요구르트 100cc	송실병 30g 두유 100cc
점심	쌀밥 210g 가오리찜 40g 얼갈이된장무침 연근정과 저염무와사비 김치 황도통조림	쌀밥 210g 고기전골 40g 채소겉절이 꽈리풋고추찜 저염무와사비 김치 프루트통조림	쌀밥 210g 삼치구이 40g 콩나물 우엉정과 저염무와사비 김치 황도통조림	쌀밥 210g 불고기 40g 모둠쌈 깻잎전 저염무와사비 김치 파인애플통조림	쌀밥 210g 꽁치튀김 40g 애호박볶음 곤약샐러드 저염무와사비 김치 귤통조림	쌀밥 210g 채소비빔밥 달걀프라이 1개 프루트통조림 저염무와사비 김치	쌀밥 210g 삼치엿장구이 40g 가지전 얼갈이된장무침 저염무와사비 김치 파인애플통조림
간식	깐포도통조림 100g	프루트통조림 100g	깐포도통조림 100g	파인애플 통조림 120g	귤통조림 80g	프루트통조림 100g	파인애플 통조림 120g
저녁	쌀밥 210g 김실파무침 양상추샐러드 마늘쫑볶음 저염샐러드김치	쌀밥 210g 청경채나물 애호박전 곤약무침 저염샐러드김치	쌀밥 210g 청포묵전 양배추볶음 브로콜리된장무침 저염백김치	쌀밥 210g 표고버섯볶음 더덕무침 냉이무침 저염샐러드김치	쌀밥 210g 연근전 열무된장무침 죽순볶음 저염백김치	쌀밥 210g 마늘산적 숙주나물 도토리묵무침 저염샐러드김치	쌀밥 210g 깻잎찜 양배추쌈 떡잡채 저염백김치
간식	꿀 30g, 사탕 25g	꿀 30g, 젤리 30g	꿀 30g, 사탕 30g	꿀 30g, 젤리 25g	꿀 30g, 사탕 25g	꿀 30g, 젤리 30g	꿀 30g, 사탕 25g

8-8 투석과 신장이식

신장의 기능이 소실되어 거의 말기 상태가 되면 체내에 요독물질이 쌓이는 요독증이 나타나게 된다. 이러한 경우에는 신장의 기능을 대신해 주는 대체요법이 필요하다. 투석이란 혈액 속의 과도한 수분과 노폐물이 반투막을 통해 여과되고 제거되는 것을 말한다.

1. 혈액투석

혈액투석은 투석기(인공신장기)의 반투과성 막을 이용하여 혈액의 노폐물을 걸러내는 방법으로 적혈구와 백혈구, 그리고 혈장 단백질과 같이 큰 입자는 통과시키지 않으면서 수분·전해질·요소 등의 작은 입자들을 확산에 의하여 막을 자유롭게 통과시킨다. 따라서 몸 속에 차 있는 노폐물과 과다한 수분과 염분이 제거되고 전해질 이상을 다소 교정해 주어 신장의 기능을 일부 대신하는 치료방법이다. 혈액투석은 보통 2~3일 간격으로 일주일에 2~3회 정도 시행된다.

대부분의 투석환자는 신장의 배설기능이 거의 소실되어 있으므로 투석과 다음 투석 사이에 배설되지 못하고 체내에 축적되는 노폐물로 인한 요독증 및 전해질과 수분의 불균형이 올 수 있으므로 평상시 적절한 식사요법을 하여야 한다.

식사요법의 목적은 좋은 영양상태를 유지하고 수분 축적과 전해질 이상이 없으면서 요독증상을 경감시키는 데 있다.

(1) 식사요법의 원칙

1) 단백질을 적절히 섭취한다.

혈액투석을 하는 동안 단백질이 손실되므로 지나치게 단백질을 제한하면 빈혈이나 영양결핍을 초래할 수 있다. 그러나 혈액투석은 보통 일주일에 2~3회 정도만 시행하므로 단백질을 과다하게 섭취하는 경우에는 노폐물이 상승되고 요독증을 초래할 수 있다.

혈액투석환자의 1일 단백질 필요량은 1.1~1.4g/kg 표준체중(체중 60kg 기준 60~70g)이며, 질소 노폐물의 생성을 줄이고 체내 단백질의 효율을 향상시키기 위해 단백질 섭취량의 50% 이상은 생물가가 높은 단백질(달걀, 고기, 생선, 우유 등)로 섭취하도록 한다.

2) 열량은 충분히 섭취한다.

혈액투석환자의 열량 필요량은 투석 전과 다르지 않아 1일 30~35kcal/kg 표준체중 정도의 열량이 필요하다.

3) 염분을 제한한다.

혈액투석환자의 경우도 염분을 과량 섭취하면 매 투석 사이에 염분을 잘 제거하지 못하여 혈압을 상승시키고 갈증을 유발시켜 체중증가와 부종의 원인이 되므로 주의하여야 한다. 환자의 상태에 따라 염분 제한의 정도는 차이가 있으나 부종이 나타나고 고혈압이 심한 경우에는 염분을 1일 5g 이하(나트륨 2,000mg 이하)로 제한한다.

4) 수분섭취를 제한한다.

혈액투석을 하면 소변량이 감소되거나 거의 무뇨상태가 된다. 소변량보다 더 많은 양의 물을 마시게 되면 부종에 의하여 체중이 증가되고 심장에 부담을 주게 된다. 또한 과다한 체중증가 시는 투석을 통해 많은 양의 수분을 빼 주어야 하므로 혈압강하나 근육경련 등을 일으킬 수 있다. 수분 허용량은 전일 소변량 +500mL 정도로 제한한다.

5) 칼륨의 섭취를 줄인다.

혈액투석을 하는 경우 칼륨 제한은 필수적이다. 칼륨의 배설은 거의 신장을 통하여 이루어지는데 소변량이 감소하면 칼륨이 배설되지 못해 혈중에 칼륨이 쌓여 고칼륨혈증이 나타난다. 칼륨 농도가 단시간 내에 급격히 상승하는 경우는 신체 근육 및 심장근육에 영향을 미쳐서 사지마비, 부정맥, 심장마비 등을 초래하여 치명적이 될 수 있다. 혈액 내 칼륨농도는 3.5~5.5mEq/L를 유지해야 하므로 소변량이 거의 없는 경우는 칼륨 섭취에 더욱 주의해야 한다. 1일 칼륨 허용량은 2,000mg 이하이다.

6) 인의 섭취를 제한한다.

혈액투석은 혈중 인의 농도를 항상 정상범위(4~4.5mg/dL)로 유지시키는 것이 중요하다. 혈액 투석을 통해서도 인은 효과적으로 제거되지 않으며 인의 함량이 많은 단백질의 섭취도 투석 전보다 많아지므로 인의 섭취가 증가하게 된다. 인의 1일 허용량은 800~1000mg 이하 또는 17mg/표준체중 이하이다.

7) 칼슘의 섭취를 충분히 한다.

신장기능이 떨어지면 기능적인 비타민 D의 결핍증을 초래하여 칼슘 흡수가 저해되고 인이 원활히 배설되지 않아 혈중 인산치가 증가되며, 이러한 상태는 혈중 칼슘치를 떨어뜨려 골다공증과 같은 증상인 신성 골이양증을 유발시킨다. 그러므로 혈중 칼슘치를 정상화하는 것이 중요하며, 이를 위해 충분한 칼슘섭취가 권장되고, 필요시 칼슘 보충제를 복용하도록 한다.

8) 수용성 비타민과 무기질의 보충이 필요하다.

투석시 수용성 비타민과 무기질, 특히 티아민, 리보플라빈, 피리독신, 엽산, 비타민 C, 철 등이 손실될 수 있으므로 엽산과 철이 포함된 비타민의 보충이 필요하다. 그러나 일반인을 위한 종합 비타민제를 함부로 복용하여서는 안 된다. 일부 비타민은 신부전 환자에서 과량 축적되어 해로울 수 있기 때문이다.

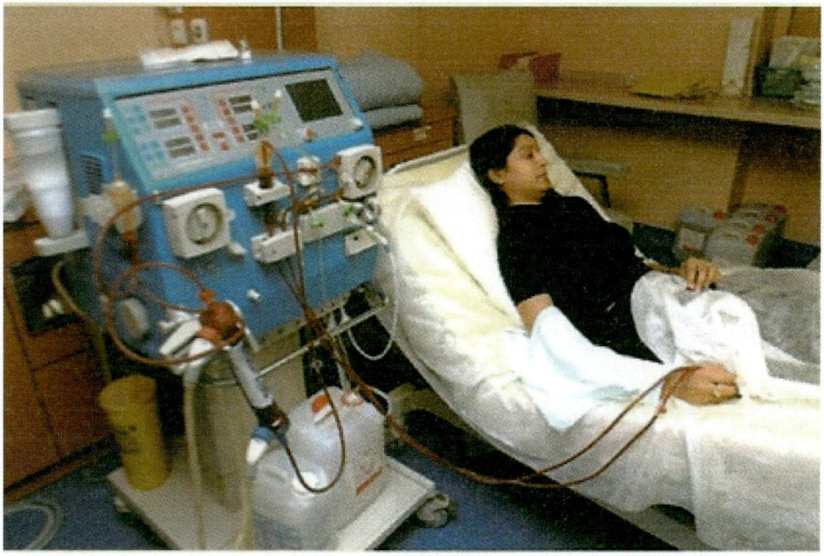

그림 8-3 혈액투석

표 8-7 혈액투석 일주일 식단

열량 1800kcal, 단백질 60~70g, salt 5g, 국 제외

	월	화	수	목	금	토	일
아침	쌀밥 190g 꽁치튀김 40g 열무된장무침 천사채샐러드 저염채소스틱 김치	쌀밥 190g 제육고추장구이 40g 오이생채 우엉정과 저염채소스틱 김치	쌀밥 190g 가오리찜 40g 김실파무침 마늘쫑볶음 저염채소스틱 김치	쌀밥 190g 안동닭살볶음 40g 콩나물무침 연근정과 저염채소스틱 김치	쌀밥 190g 동태살전 40g 애호박볶음 브로콜리된장무침 저염채소스틱 김치	쌀밥 190g 두부전 80g 숙주나물 청경채나물 저염채소스틱 김치	쌀밥 190g 임연수어구이 40g 죽순느타리볶음 더덕무침 저염채소스틱 김치
간식	요구르트 100cc	두유 100cc	우유 100cc	요구르트 100cc	우유 100cc	요구르트 100cc	두유 100cc
점심	쌀밥 190g 고기전골 80g 채소겉절이 죽순볶음 저염무와사비 김치	쌀밥 190g 임연수어 튀김 or 구이 80g 깻잎전 숙주나물 저염무와사비 김치	쌀밥 190g 채소불고기 80g 양상추샐러드 팽이버섯볶음 저염무와사비 김치	쌀밥 190g 삼치구이 80g 죽순볶음 꽈리풋고추볶음 저염무와사비 김치	쌀밥 190g 제육고추장구이 80g 잡채 치커리겉절이 저염무와사비 김치	쌀밥 190g 채소비빔밥 달걀프라이 1개 고기볶음 40g 저염무와사비 김치	쌀밥 190g 불고기 80g 양배추쌈 도토리묵무침 저염무와사비 김치
간식	깐포도통조림 100g	프루트통조림 100g	깐포도통조림 100g	파인애플 통조림 120g	귤통조림 80g	프루트통조림 100g	파인애플 통조림 120g
저녁	쌀밥 190g 해물채소볶음 80g 청포묵전 브로콜리볶음 저염백김치	쌀밥 190g 닭살튀김이 80g 애호박나물 치커리겉절이 저염샐러드김치	쌀밥 190g 달걀말이 1개 도라지생채 메로구이 40g 저염백김치	쌀밥 190g 섭산적 80g 얼갈이된장무침 곤약무침 저염샐러드김치	쌀밥 190g 병어 튀김 or 구이 80g 표고전 냉이무침 저염백김치	쌀밥 190g 쇠고기잡채 80g 깻잎볶음 파프리카샐러드 저염백김치	쌀밥 190g 오징어불고기 80g 우엉잡채 브로콜리숙회 저염샐러드김치
간식	카스텔라 30g	잼버터빵 30g	송실병 30g	카스텔라 30g	송실병 30g	잼버터빵 30g	송실병 30g

2. 복막투석

복막투석은 복강 내로 투석액을 주입하고 하루에 3~4회 교환해 주면서 복막을 통하여 노폐물과 수분 등을 제거하는 방법이다. 복막투석은 24시간 지속적으로 투석을 하기 때문에 혈액투석에 비해 노폐물 및 수분의 제거가 용이하고, 전해질 농도가 거의 일정하게 유지될 수 있는 이점을 가지고 있다.

그러나 투석 시 체내에 필요한 단백질 및 수용성 비타민이 빠져나가 단백질 영

양불량증을 초래하는 한편으로 투석 액으로부터 일부 당이 흡수되어 비만과 고중성지방혈증을 초래할 수 있으므로 적절한 식사요법이 필요하다.

(2) 식사요법의 원칙

1) 단백질을 충분히 섭취한다.

지속적인 투석을 할 경우에 수분 및 노폐물의 제거는 용이하지만 체 내에서 필요한 단백질이 투석액 내로 유출되므로 충분한 양의 단백질을 섭취하는 것이 중요하다. 일반적으로 하루에 4~15g(평균 9g)의 단백질이 손실된다. 투석액으로의 단백질 손실을 고려하고 좋은 영양상태를 유지하기 위하여 필요한 단백질량은 1.2~1.5g/kg 표준체중이다. 질소 노폐물의 생성을 줄이고 체내 단백질의 효율을 향상시키기 위해 단백질 섭취량의 50% 이상은 생물가가 높은 단백질(달걀, 고기, 생선, 우유 등)로 매끼 섭취하도록 한다.

2) 정상 체중을 유지하기 위하여 적절한 열량을 섭취한다.

복막투석액에는 당분이 함유되어 있어 투석 중에 당분이 체내로 흡수된다. 흡수되는 당분의 양은 사용하는 투석액의 농도와 양에 따라 다르나 보통 300~500kcal 정도가 열량 급원으로 흡수된다. 이로 인하여 비만과 고지혈증을 초래할 수 있다. 정상체중을 유지하기 위해서는 25~35kcal/kg 표준체중이 필요하다. 이때 투석액으로부터 흡수되는 열량을 감안하여 실제 섭취 가능한 식사량을 산정한다.

check point

[예] 정상체중 60kg이며, 투석액 사용 1.5% 2,000cc 2회, 2.5% 2,000cc 2회를 한 경우

- 에너지 필요량은? 60kg × 35 = 2,100kcal
- 투석액으로 유입되는 에너지량은? 380 kcal(다음 표 참조)
- 1일 식사로 섭취해야 하는 에너지는? 2,100 − 380 = 약 1,700 kcal

당분의 흡수는 투석액의 농도, 투석시간, 교환 횟수 및 교환량, 개인의 투과도에 따라 다르다. 그러나 보통 70~80%가 체내에 흡수된다고 보고되고 있으며, 다음 표에서는 70%를 기준으로 산정하였을 때이다.

투석액의 농도	1,000cc 투석액		2,000cc 투석액	
	포함된 당량(g)	열량(kcal)	포함된 당량(g)	열량(kcal)
1.5%	11	35	21	70
2.5%	18	60	35	120
4.25%	30	100	60	200

[예] 1일 1.5% 2,000cc 2회, 2.5% 2,000cc 2회를 교환하는 경우
(흡수율 70% 기준)

• 당분 유입량 : 21g×2 + 35g×2 = 112g
• 열량 유입량 : ① 표를 이용할 경우 70 × 2 + 120 × 2 = 380kcal
② 당분유입제를 이용할 경우(당질 1g은 3.4kcal기준)
112g × 3.4kcal = 381kcal

3) 과다한 염분섭취를 제한한다.

복막투석 시 나트륨 평형과 혈압이 잘 조절되므로 염분의 사용량은 다른 치료시보다 증가될 수 있다(소금으로 8~10g/1일 정도). 따라서 고혈압 환자, 고중성지방혈증, 심한 체중증가가 있는 경우에는 염분 제한이 필요하다.

4) 수분은 개인의 상태에 따라 조절한다.

복막투석의 경우는 매일 지속적으로 투석을 하고, 투석 시에는 주입했던 투석액보다 더 많은 양이 빠져나오게 된다. 주입했던 투석액과 배출된 투석액의 차이는 체내의 수분이 빠져나오는 것이므로 소변량이 거의 없는 경우라도 투석이 원활히 잘 될 경우에 수분의 섭취는 자유로워질 수 있다.

5) 칼륨은 개인의 상태에 따라 조절한다.

지속적인 투석으로 인하여 혈중의 칼륨이 정상으로 잘 조절되므로 혈액투석에 비해 칼륨의 섭취가 훨씬 자유롭다. 그러나 과도한 투석으로 인하여 저칼륨혈증이 나타날 수 있으며 개인에 따라서는 고단백식사와 함께 고칼륨혈증이 생길 수도 있으므로 개인의 상태에 따라 칼륨 섭취를 조절하는 것이 중요하다.

6) 인의 섭취를 제한한다.

복막투석을 통해서도 인은 효과적으로 제거되지 않으며, 인의 함량이 많은 단백질의 섭취도 투석 전보다 많아지므로 인의 섭취가 증가하게 된다. 인의 섭취는 1일 800~1,000mg 이하 또는 17mg/kg 표준체중 이하로 제한한다.

7) 칼슘 섭취를 증가시킨다.

혈중 칼슘치가 떨어지는 경우에는 정상화하는 것이 중요하며, 이를 위해 충분한 칼슘 섭취가 권장되고, 필요시 칼슘보충제를 복용하도록 한다.

8) 수용성 비타민과 무기질의 보충이 필요하다.

투석으로의 수용성 비타민과 무기질의 손실이 있으므로 엽산과 철 등이 포함된 비타민제의 보충이 필요하다.

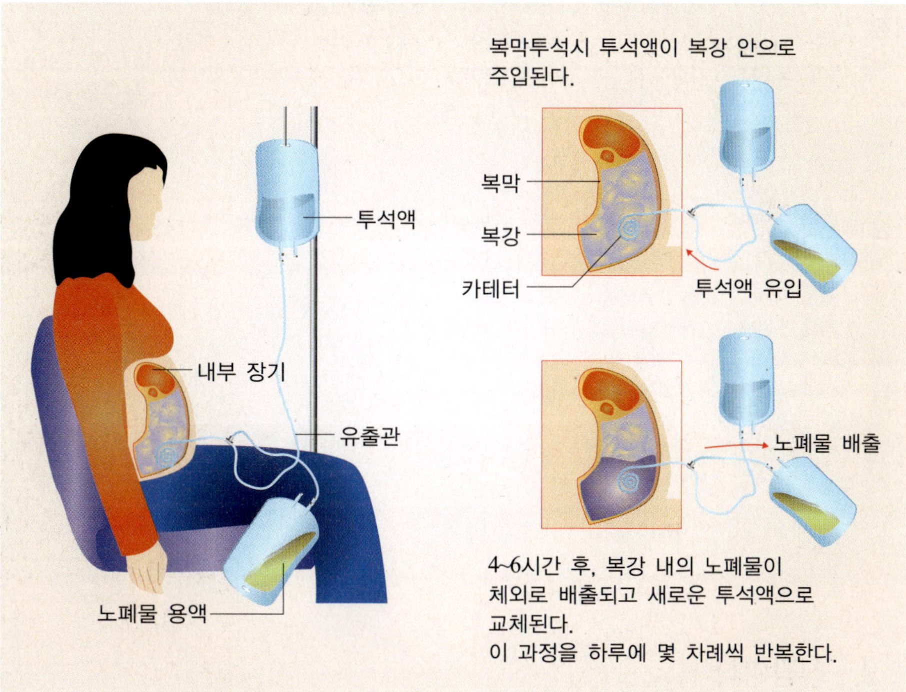

그림 8-4 복막투석

표 8-8 복막투석 일주일 식단

열량 1,800kcal, 단백질 70~80g, 소금 10g, 국 제외

	월	화	수	목	금	토	일
아침	쌀밥 190g 달걀말이 1개 청경채나물 메로구이 40g 저염채소스틱 김치	쌀밥 190g 임연수어지짐 80g 애호박나물 김실파무침 저염채소스틱 김치	쌀밥 190g 고기버섯볶음 80g 깻잎볶음 콩나물 저염채소스틱 김치	쌀밥 190g 갈치튀김 80g 도라지볶음 치커리겉절이 저염채소스틱 김치	쌀밥 190g 채소불고기 80g 오이생채 청경채나물 저염채소스틱 김치	쌀밥 190g 꽁치지짐 80g 깻잎순볶음 느타리무침 저염채소스틱 김치	쌀밥 190g 제육볶음 80g 얼갈이된장무침 우엉정과 저염채소스틱 김치
간식	사과 100g	배 100g	딸기 150g	배 100g	딸기 150g	사과 100g	딸기 150g
점심	쌀밥 190g 병어지짐 80g 냉이무침 숙주나물 저염무와사비 김치 사과 200g	쌀밥 190g 불고기 80g 양배추생채 마늘쫑무침 저염무와사비 김치 사과	쌀밥 190g 가오리찜 80g 상추겉절이 청포묵전 저염무와사비 김치 사과	쌀밥 190g 제육볶음 80g 도토리묵무침 애호박볶음 저염무와사비 김치 사과	쌀밥 190g 동태살전 80g 잡채 마늘쫑무침 저염무와사비 김치 사과	쌀밥 190g 채소비빔밥 달걀프라이 40g 고기볶음 40g 저염무와사비 김치 사과	쌀밥 190g 해물채소볶음 80g 애호박전 가지나물 저염무와사비 김치 사과
간식	두유 200cc	두유 200cc	두유 200cc	두유 200cc	두유 200cc	두유 200cc	두유 200cc
저녁	쌀밥 190g 사태찜 80g 양상추샐러드 브로콜리된장 무침 저염백김치	쌀밥 190g 가자미지짐 80g 오이생채 팽이버섯볶음 저염샐러드김치	쌀밥 190g 두부전 160g 열무된장무침 파프리카샐러 드 저염백김치	쌀밥 190g 조기지짐 80g 숙주나물 더덕무침 저염샐러드김치	쌀밥 190g 닭살양념구이 80g 브로콜리된장 무침 양배추생채 저염백김치	쌀밥 190g 삼치구이 80g 도라지볶음 파강회 저염샐러드김치	쌀밥 190g 임연수어구이 80g 곤약무침 치커리겉절이 저염백김치
간식	수박 200g	귤 100g	포도 100g	귤 100g	포도 100g	수박 200g	포도 100g

3. 신장이식

신장이식은 말기 신부전 환자에게 사용되는 신대체요법의 하나이다. 신장이식을 받으면 신장기능은 거의 정상으로 회복되나 이식받은 신장에 의해 거부반응이 나타나므로 이를 방지하기 위해 면역억제제를 사용하게 된다.

면역억제제 사용 시에는 몸의 전반적인 면역력이 저하되므로 감염의 위험이 높고, 고지혈증·수분보유·고혈당 등의 합병증이 나타날 수 있어 세심한 영양관리를 필요로 한다. 식사요법의 목표는 좋은 영양상태를 유지하고 합병증을 최소화하는 것이다. 신장이식 후의 효과를 극대화하고 상처치유에 도움을 주며, 근육소모를 유지하기 위해서는 열량, 단백질, 무기질 등을 적절히 섭취해야 한다.

(1) 식사요법의 원칙

1) 단백질을 적당량 섭취한다.

이식 수술 직후에는 체내의 대사가 이화항진 상태가 되므로 단백질 요구량이 증가한다. 그러나 이식 후 8주 이상이 되면 신장기능이 안정화되고 혈중 노폐물의 수치가 정상인에 비해 높은 경우가 많으므로 단백질 섭취량을 조절해야 한다.

- 신장이식 직후 : 표준체중 × (1.3~1.5)g/1일
- 신장이식 후 장기관리 : 표준체중 × 1.0g/1일 또는 영양권장량(RDA) 정도

2) 적절한 열량을 섭취한다.

신장이식 후 수술로 인한 스트레스, 스테로이드 약물의 이화작용, 수술 전의 영양불량으로 인해 열량요구량이 증가한다. 그러나 수술 후 8주 이후가 되면 환자의 상태가 안정화되어 열량요구량은 감소하게 되므로 정상체중을 유지할 수 있는 정도로 열량섭취를 조절한다. 신장이식 후의 합병증은 대부분 비만과 동반되므로 합병증 예방을 위해서 체중조절이 필요하다.

- 신장이식 직후 : 표준체중 × (30~35)kcal/1일
- 신장이식 후 장기관리 : 표준체중 × 30kcal/1일 정도
  (정상체중 유지 가능한 열량)

3) 염분섭취를 조절한다.

이식 후 신장기능이 정상으로 회복될 때까지는 혈압을 엄격하게 조절해야 하므로 염분섭취를 조절해야 한다. 이식 후 4~5주가 지나고 고혈압이나 부종이 없으면 염분섭취를 증가시킬 수 있다. 소변량이 감소하고 체중이 증가하면 염분섭취량과 함께 수분제한도 필요하다.

4) 전해질 균형을 유지한다.

신장이식 후 신장기능이 정상으로 회복되기 전까지는 고칼륨혈증이 나타날 수 있다. 이 때는 칼륨섭취를 1일 2,000mg으로 제한한다. 면역억제제 사용으로 골다공증 유발의 가능성이 증가된다. 혈액검사 결과에 따라 칼슘섭취를 800~1,500mg/일까지 증가시키고 필요시 약제를 섭취하기도 한다.

표 8-9 신장이식 후 일주일 식단

열량 1,800kcal, 단백질 70~80g, 소금 10g

	월	화	수	목	금	토	일
아침	쌀밥 190g 미역국 섭산적 80g 양배추생채 마늘쫑볶음 저염채소스틱 김치	쌀밥 190g 곤약무국 갈치구이 80g 죽순생표고볶음 브로콜리된장무침 저염채소스틱 김치	쌀밥 190g 버섯달걀탕 안동닭살볶음 80g 숙주나물 치커리겉절이 저염채소스틱 김치	쌀밥 190g 아욱된장국 병어구이 80g 도라지볶음 김구이 저염채소스틱 김치	쌀밥 190g 쇠고기무국 두부조림 160g 가지나물 느타리버섯볶음 저염채소스틱 김치	쌀밥 190g 감자채국 삼치엿장구이 80g 잡채 마늘쫑볶음 저염채소스틱 김치	쌀밥 190g 팽이버섯된장국 고기전골 80g 깻잎전 애호박나물 저염채소스틱 김치
간식	사과 100g	배 100g	딸기 150g	배 100g	딸기 150g	사과 100g	딸기 150g
점심	쌀밥 190g 얼갈이된장국 가오리찜 80g 삼색겨자채 가지양념구이 저염무와사비 김치	쌀밥 190g 콩나물국 불고기 80g 모둠쌈 떡잡채 저염무와사비 김치	쌀밥 190g 열무된장국 꽁치튀김 80g 양배추말이 우엉정과 저염무와사비 김치	쌀밥 190g 북어달걀탕 사태찜 80g 브로콜리숙회 더덕무침 저염무와사비 김치	쌀밥 190g 육개장 임연수어조림 80g 양상추샐러드 얼갈이된장무침 저염무와사비 김치	쌀밥 190g 콩나물국 산채비빔밥 달걀프라이 1개 고기볶음 40g 저염무와사비 김치	쌀밥 190g 파달걀탕 갈치조림 80g 도라지생채 우엉정과 저염무와사비 김치
간식	요구르트 200cc	두유 200cc	요구르트 200cc	우유 200cc	두유 200cc	요구르트 200cc	우유 200cc
저녁	잡곡밥 190g 두부맑은국 닭살튀김 80g 청경채나물 연근조림 저염백김치	잡곡밥 190g 근대된장국 달걀말이 1개 열무된장무침 메로구이 40g 저염샐러드김치	잡곡밥 190g 오징어찌개 쇠고기잡채 80g 깻잎찜 팽이버섯볶음 저염백김치	잡곡밥 190g 순두부찌개 갈치구이 80g 애호박나물 채소겉절이 저염샐러드김치	잡곡밥 190g 된장찌개 채소불고기 80g 표고전 파강회 저염백김치	잡곡밥 190g 미역국 동태살튀김 80g 녹두묵무침 냉이무침 저염백김치	잡곡밥 190g 대구지리탕 제육고추장구이 80g 양파링튀김 열무된장무침 저염샐러드김치
간식	수박 200g	귤 100g	포도 100g	귤 100g	포도 100g	수박 200g	포도 100g

5) 단순당과 과다한 지방, 콜레스테롤의 섭취를 피한다.

신장이식 후 고인슐린 혈증, 비만, 신장기능의 저하, 고혈압제 및 면역억제제의 복용 등 여러 가지 요인으로 인하여 고지혈증이 나타나기 쉽다. 따라서 이식 후 식사는 설탕이나 꿀 등의 단순당과 포화지방산 및 콜레스테롤이 많이 함유된 식품의 섭취는 주의한다.

8-9 신장결석

신장결석은 요관 내에서 형성되는 결정 덩어리로 보통은 증상이 없지만 결석이 요관을 막거나 이동을 하게 되면 극심한 통증을 일으킬 수 있다.

1. 신장결석의 형성

신장결석은 결석 구성물질들이 요에서 농축되어 작은 결정체를 만들고 결정체가 덩어리로 자라면서 만들어진다. 신장결석의 약 75%는 수산칼슘으로 구성되며, 나머지는 요산이나 아미노산 또는 암모늄이나 인산마그네슘 등으로 만들어진다. 요량이 감소되거나 요관이 막히거나 결석을 형성하는 물질의 농도가 증가하게 되면 결석 형성이 촉진된다.

(1) 수산칼슘 결석

수산칼슘 결석이 있는 환자들이 겪는 가장 흔한 증상은 고칼슘뇨증이다. 고칼슘뇨증은 소장에서 칼슘이 과도하게 흡수되거나 신장 세뇨관에서의 칼슘 재흡수가 손상될 때, 또는 혈청 부갑상선 호르몬이나 비타민 D의 농도가 상승할 때 등에 발생한다. 요로 배설되는 수산의 농도가 증가하는 고수산뇨증도 수산결석의 결정체 형성을 촉진한다.

고수산뇨증이 발생하는 원인은 수산의 체내 합성량 증가나 식사를 통한 수산의 흡수량 증가 때문이므로 수산칼슘 결석 환자들은 식사를 통한 수산의 섭취를 줄이고 체내에서 수산을 분해하는 비타민 C를 보충제 형태로 과복용하지 않도록 주의를 기울여야 한다.

표 8-10 수산 함량이 높은 식품

채소류	과일류	기타
두류(완두콩, 강낭콩)	검은 딸기	초콜릿과 초콜릿 음료*
무*	블루베리	코코아
셀러리	붉은 건포도	커피
근대	구즈베리	생맥주
녹색 콜라드	포도	과일 케이크
녹색 민들레	레몬껍질	오트밀
가지	라임껍질	견과류, 견과류 버터*
꽃상추	오렌지껍질	후추
부추	나무딸기	콩 크래커
두류(꼬투리콩)	장군풀(대황)*	차*
오크라	딸기*	두부
파슬리		밀기울*
고구마		맥아
시금치*		
애호박		

주의 : 모든 식품들의 수산 함량이 분석된 것은 아니며, 일부 연구를 통하여 얻은 수산의 요배설량을 증가시키는 식품들에 대한 분석자료임

*수산의 요배설량을 증가시킨다고 보고된 식품이므로 칼슘 결석이 있는 사람은 피해야 하는 식품임

check point

수산결석 환자를 위한 저수산 식단

(열량 2,000kcal, 수산함량 50g)

아침 : 쌀밥, 콩나물국, 불고기, 무생채, 김구이, 배추김치

점심 : 쌀밥, 쇠고기미역국, 삼치구이, 버섯양배추볶음, 배추김치, 바나나

저녁 : 쌀밥, 동태국, 달걀찜, 호박나물, 배추김치, 새우볶음, 두유

(2) 요산 결석

요산 결석은 요가 비정상적으로 산성이거나 요에 요산 함량이 과도하게 많은 경우에 생성된다. 이 결석은 혈액과 요 중에 요산 농도가 상승하는 대사성 장애인 통풍과도 종종 관련이 있으며, 그 밖에 관련있는 질병으로는 백혈병과 림프종이 요산 결석의 위험을 증가시킨다. 퓨린(purine)이 풍부한 식사도 혈중 요산농도를 증가시키는 원인이 된다.

표 8-11 퓨린 함량이 높은 식품

내장육	육류와 육류 가공품	해산물
뇌, 신장, 간, 췌장 또는 흉선	사냥한 고기, 고깃국물, 육류 농축액	멸치, 청어, 고등어, 정어리, 가리비

(3) 시스틴 결석

시스틴 결석은 유정병인 시스틴뇨증 환자에게 형성될 수 있는 결석으로, 신장 세뇨관에서 아미노산인 시스틴(cystine)을 재흡수하지 못하여 요 중의 시스틴 농도가 비정상적으로 상승하게 되므로 결과적으로 결정체가 만들어지면서 결석이 형성된다.

2. 신장결석의 증상

대부분의 신장결석은 의학적으로 심각한 문제를 일으키지 않으며, 작은 결석은 최소한의 치료만으로도 요관을 통하여 쉽게 체외로 배설시킬 수 있다.

(1) 신장 급성통증

결석이 요관을 통과하여 지나갈 때에 지속적으로 극심한 통증을 일으킬 수 있는데 이를 신장 급성통증이라고 한다. 통증은 일반적으로 등쪽에서 시작되며 결석이 방광으로 이동함에 따라 통증의 강도가 심해진다. 통증이 심해지면 메스꺼움과 구토가 일어나므로 필요하면 약을 복용하도록 하며, 결석이 방광에 도달하면 통증이 순식간에 멈추게 된다. 결석이 이동하는 과정 중에 신장이나 요관에 손상이 생기면 혈뇨가 나타날 수도 있다.

(2) 요로 합병증

결석의 위치에 따라 긴급한 배뇨, 잦은 배뇨 또는 배뇨 불능과 같은 합병증이 나타난다. 요관을 통과할 수 없는 결석은 요로 폐색의 원인으로 작용하여 감염을 일으킬 수도 있다.

3. 신장결석의 예방과 치료

희석된 요에 용해되어 있는 용질은 결정체를 이루어 결석을 형성하기가 쉽지 않으므로 신장결석이 생기는 사람은 1일 요 배설량이 최소한 2.5L가 되도록 날마다 12~16컵의 수분을 섭취하는 것이 바람직하다. 허용 가능한 수분공급원으로는 차, 커피, 포도주, 맥주 등이 있지만 사과나 포도 주스는 결석의 위험을 증가시키므로 제한해야 한다.

(1) 수산칼슘 결석

식사처방과 약물치료는 요 중의 칼슘과 수산의 농도를 감소시키는 것을 목표로 하여 처방하며, 요산 결정체를 만들어 결석이 형성될 수도 있으므로 요 중의 요산 농도도 반드시 낮추어야 한다. 티아자이드(thiazide) 계열의 이뇨제는 신장 세뇨관에서의 칼슘 재흡수를 증가시켜 칼슘의 요 배설량을 감소시키는 데 사용한다.

영양치료로는 칼슘과 수산, 단백질, 나트륨의 섭취량을 조정하여 처방하는 데 식이칼슘은 장에서 수산과 결합하여 수산의 체내 흡수를 방해하므로 고수산뇨증의 조절을 위하여 800~1,200mg/dL의 칼슘을 식품으로 섭취하도록 한다.

이와 반대로 저칼슘 식사를 하면 수산의 흡수가 촉진되어 요의 수산 농도가 증가하게 된다. 수산이 풍부한 식품을 섭취하면 수산의 요 배설량도 증가하므로 이러한 식품들은 제한해야 한다. 단백질과 나트륨을 다량 섭취하면 칼슘의 요 배설량이 증가하므로 적절한 단백질 섭취와 나트륨 제한이 권장된다.

(2) 요산 결석

요산 결석을 치료하는 약물로는 요산의 요 배설량을 감소시키는 알로퓨리놀(allopurinol)과 요의 산도를 개선시키는 구연산포타슘이 사용되며, 퓨린 제한식도 요의 요산 함량을 조절하는 데 도움이 된다. 모든 육류와 가금류, 어류, 패류에는 상당량의 퓨린이 함유되어 있기 때문에 장기간 엄격한 식이조절을 하는 것은 현실적으로 어려운 일이다. 그리고 퓨린 제한식의 치료효과에 대해서 아직 불분명한 점이 많다.

(3) 시스틴 결석

어떤 환자들은 다량의 수분섭취로 시스틴 결석의 형성을 예방할 수 있는 반면, 또 다른 환자들은 체내에서 시스틴 생성을 감소시키는 약물치료를 통해 시스틴 결석을 예방할 수 있다. 흔하게 처방되는 약물로는 시스틴 농도를 낮춰주는 페니실라민(penicillamine)과 티오프로닌(tiopronine) 및 요의 산도를 개선시키는 구연산포타슘 등이 사용된다.

check point

신장결석 환자를 위한 저칼슘식

(열량 1,760kcal, 탄수화물 253g, 단백질 74g, 지방 50g, 칼슘 411g)
아침: 쌀밥, 배추된장국, 쇠고기불고기, 버섯볶음, 김치, 오이나물
점심: 쌀밥, 무국, 삼치구이, 호박나물, 연근조림, 김치, 사과
저녁: 쌀밥, 콩나물국, 달걀찜, 김구이, 갈치구이, 배추김치, 양파볶음, 귤

자료: 임상 영양가이드 2000

식사요법

Recipe

신장기능에 도움이 되는

새우살 달걀찜

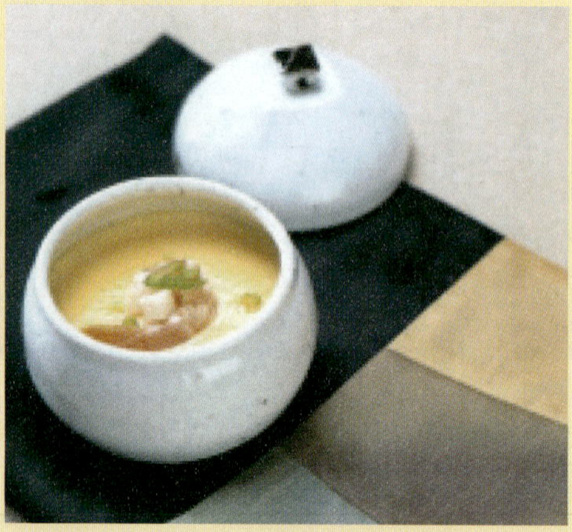

재료 및 분량

달걀 5개, 물 500cc
새우살 50g, 셀러리 20g
산약 50g, 쪽파 1뿌리
참기름 약간
새우젓국물 1/2큰술
소금 약간, 흰후춧가루 약간
동충하초 20g

효능 : 체력을 보강하며 노화를 늦추고 음(陰)과 혈(血)을 자양(滋養)시키고 신(腎)을 보하여 양기를 튼튼하게 한다. 신(腎)이 허한 체질, 발기불능인 사람, 몸이 여위고 체력이 약한 사람 및 몸을 튼튼하게 하고자 하는 사람에게 좋다. 열화(熱火)로 인해 음액(陰液)이 마른 것을 촉촉히 적셔 주어 마음을 진정시키고 오장을 편안히 하고 오래된 기침을 치료하며 두뇌의 피로를 풀어 준다.

만드는 법

1. 달걀은 그릇에 깨뜨려 담고 동충하초 끓여 식힌 물(물 500cc에 동충하초 20g을 넣어 20분간 끓여 식힌 물 150cc)과 새우젓 국물, 소금을 넣고 잘 섞은 후 체에 거른다.
2. 새우살은 굵게 다져 소금과 흰후추로 밑간을 하고 쪽파는 송송 다진다.
3. 찜그릇의 안에 참기름을 펴 바르고 산약과 셀러리, 새우살, 실파를 넣고 달걀물을 부어 약한불에 찐다.

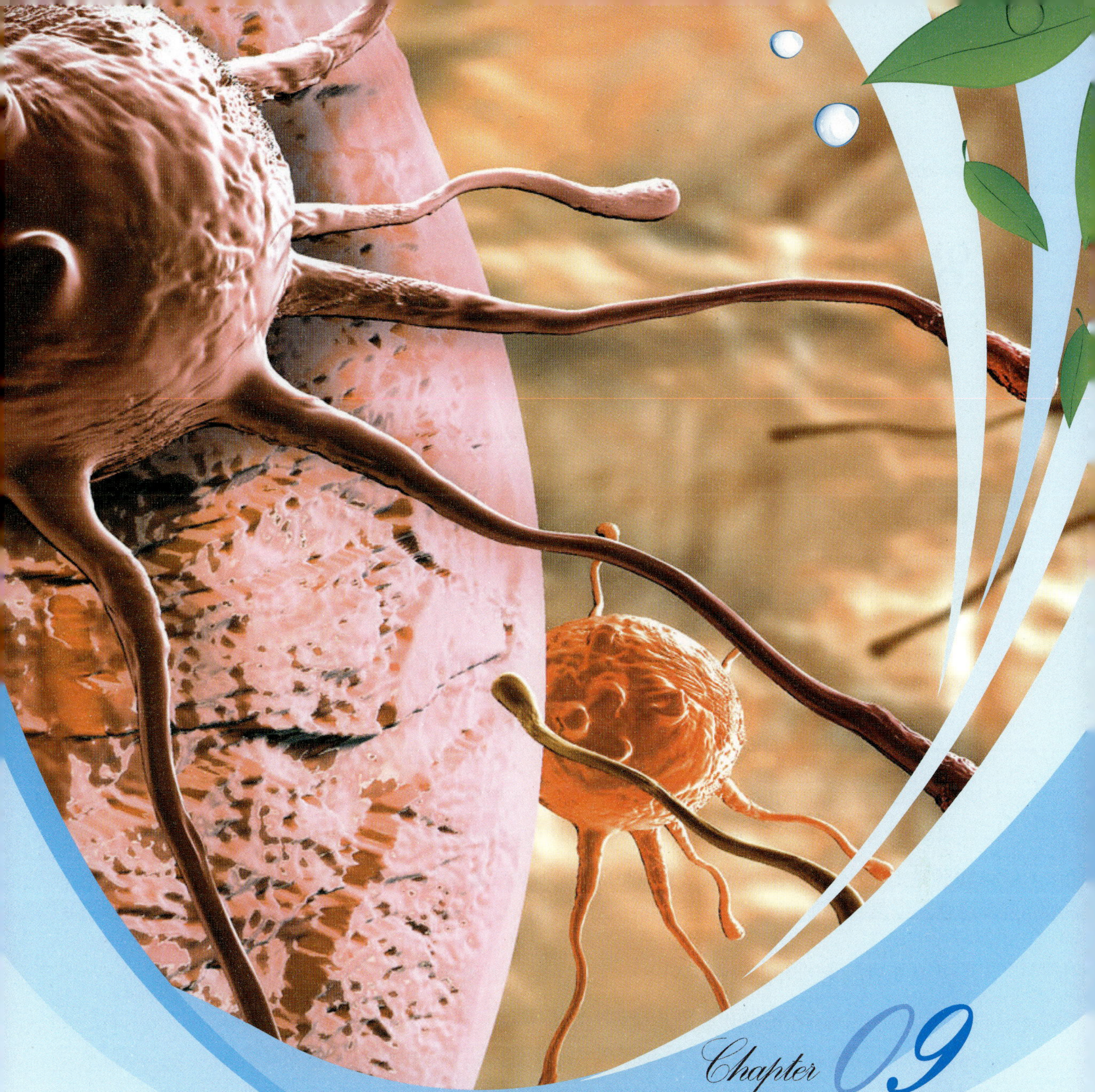

Chapter 09
암

Chapter 9

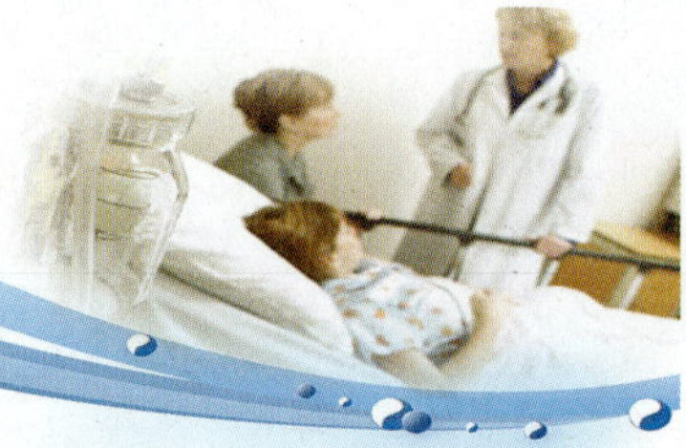

암(Cancer)

암은 체조직 내 새로운 악성 조직이 형성되는 것으로서 악성종양(malignant tumor) 혹은 신생물(neoplasm)이라고 한다. 유전자의 변이에 의해 생기는 암은 세포의 정상적인 조절, 복구, 제거의 기능이 손상된 상태로 성장속도가 조절되지 않고, 주변의 정상적인 조직 및 장기에 침입한 후 덩어리를 형성하며 혈액이나 림프관을 따라 신체의 다른 부위로 옮겨가는 전이증상이 발생하게 된다.

성장한 암은 숙주의 정상조직에 대하여 기계적인 압력을 가하고 조직파괴, 용혈, 감염, 호르몬 이상 등을 일으켜 결국 생명을 잃게 만든다.

전 세계적으로 매년 1,000만 명의 새로운 암 환자가 발생하고 있으며, 650만 명이 암으로 사망하고 있다. 우리나라의 경우, 암은 사망원인 1위로, 2013년 전체 사망자의 28.4%가 암으로 사망하였다. 전체 사망원인에서 암이 차지하는 비율이 1980년 11.5%, 1990년 16.3%, 2000년 23.8%로 암으로 인한 사망은 계속적으로 증가하는 추세이다.

암의 원인은 유전적인 요인과 환경적인 요인에 의해 유발되는데, 그 중 환경적인 요인인 식사는 암 발병과 밀접한 관련이 있는 것으로 밝혀져 있으며, 암 환자의 40~80%가 영양불량 상태이고, 암 환자의 사망원인 중 20% 이상은 질병 자체보다는 영양불량과 관련이 있다. 따라서 암 예방, 그리고 암의 성공적인 치료를 위하여 적절한 식사요법이 필수적이다.

9-1 암의 정의 및 진단

1. 암의 정의

건강한 신체 내에서 유전자들은 세포의 분화와 복제를 잘 조절하고 손상된 세포를 복구하며 사멸된 세포를 제거하는 역할을 한다. 그러나 유전자의 변이에 의해 생기는 암은 이러한 세포의 정상적인 조절, 복구, 제거의 기능이 손상되어 그 성장속도가 조절되지 않을 뿐 아니라 주변의 정상조직 및 장기에 침입한 후 덩어리를 형성하여 정상적인 세포의 활동을 방해한다.

암은 혈액이나 림프관을 따라 멀리 떨어진 곳까지 전이되어 궁극적으로는 생명을 위협한다. 이와 같이 비정상적인 세포 덩어리를 암 또는 악성종양, 악성신생물이라고 한다.

2. 암의 원인

암을 발생시키는 유전자 변이가 어떻게 생기는지 명확히 알 수 없지만, 크게 다음과 같은 요인이 작용한다고 알려져 있다.

(1) 유전자 돌연변이

세포 내 특정 유전자가 손실되거나 손상되어 조절기능을 상실함으로써 발생되며, 이것만으로는 암의 요인이 되기엔 불충분하고 암의 발생을 촉진하는 또 다른 환경적 요인에 노출되어야 암으로 발전하게 된다. 돌연변이는 유전될 수 있어 대장암 같은 일부 암은 유전적 요인이 강하게 작용한다.

(2) 화학적 발암물질

발암물질은 체내 돌연변이를 유발하고, 유전자 조절을 손상시켜 잠복하고 있는 바이러스를 활성화시킴으로써 암이 발생된다. 발암물질로는 흡연, 살충제, 물이나 공기의 오염, 식품의 오염물질 등이 있다.

(3) 방사선

X-ray, 방사능 물질, 햇볕 등에서 기인한 방사선에 노출될 경우 DNA 손상이나 염색체 이상이 초래될 수 있다. 햇볕에 과다노출되는 것은 피부암을 유발시킬 수 있다.

(4) 종양성 바이러스

암을 일으키는 바이러스가 조절 유전자의 기능을 방해하여 암을 유발한다. 동물 실험에서는 바이러스의 발암성이 확인되었으나, 인체 실험에서의 증거는 아직 불충분한 상태이다.

(5) 스트레스 요인

스트레스와 같은 심리적인 상태도 암 발생에 중요한 영향을 미친다. 스트레스에 과다노출될 경우 면역기능이 저하되고, 식행동 및 영양상태 변화 등으로 암 발생의 위험성이 커진다.

(6) 역학적 요인

인종, 종교, 성별, 연령, 유전적 소인, 직업, 식생활 등의 역학적 요인들 또한 암 발생에 중요한 영향을 미친다.

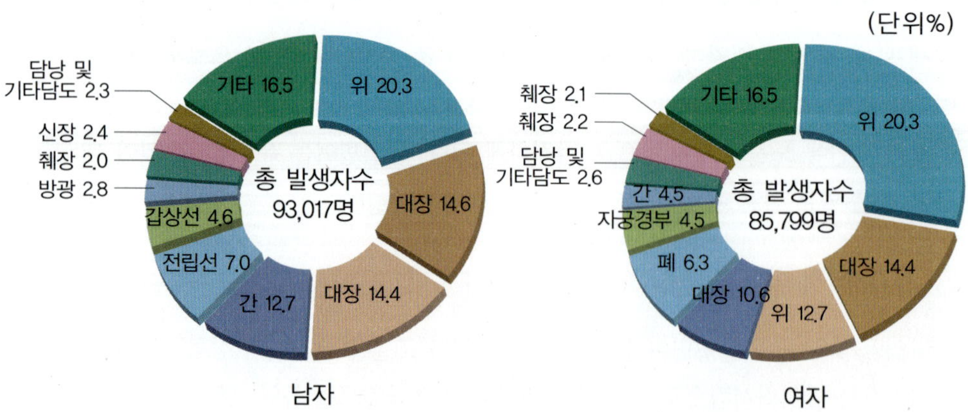

그림 9-1 종류별 암 발생현황(2010년 통계청)

표 9-1 암 종류에 따른 유발 원인

위암	탄 음식, 짠 음식, 자극적인 음식, 훈연된 가공육, 고질산 함유식품, 헬리코박터파일로리균, 스트레스 등
폐암	흡연, 조리 시 발생되는 발암물질 노출, 비소, 석면
간암	B, C형 간염바이러스, 간경변증, 아플라톡신, 과음, 황변미, 곰팡이가 핀 음식, 육류의 과잉섭취
대장암, 직장암	비만, 고지방식, 저섬유소식, 비활동적인 생활습관, 과음, 조리 시 불에 직접적으로 태운 생선과 육류
유방암	비만(고열량식), 고지방식, 저섬유소식, 여성호르몬, 과음, 동물성 육류 과다섭취
자궁경부암, 난소암	인유두종 바이러스, 불건전하고 비위생적인 성관계
전립선암	고지방식, 고열량식, 비만, 육류의 과다섭취
식도암, 후두암, 구강암, 인후암	흡연, 뜨거운 음식섭취

(7) 식사요인

암의 원인 중 식생활의 영향은 약 35%로 나타나 건강을 유지하기 위해서는 식사가 얼마나 중요한지 반증하고 있다. 특히 과다한 소금섭취, 태우거나 높은 온도로 조리한 음식이 암을 유발하는 것으로 알려져 있다.

또한 동물성 지방질이 많이 포함된 육류를 많이 섭취하는 서양인들은 대장암과 유방암 발생률이 높은 편이다.

과다한 열량섭취는 비만을 유도하여 식도암, 췌장암, 담낭암, 간암, 자궁암, 유방암, 대장암, 신장암 등의 다양한 암의 발병원인으로 작용하고 있다. 특히 대장암과 유방암의 경우 과도한 열량섭취가 발병률을 증가시키는 것으로 보고되고 있다.

단백질을 과다섭취하는 경우 체내 암모니아 생성이 증가하여 점막세포의 증식으로 대장암, 직장암 유발을 증가시킨다.

반대로 단백질 결핍은 면역과 관련된 인자들의 합성 부족을 초래하여 모든 암에 취약해질 수 있다. 이러한 단백질 식품을 고온에서 조리할 때 식품 표면에는 헤테로사이클릭 아민(Heterocyclic amine) 등의 발암물질이 생성되며, 햄, 소시지, 베이컨 등의 발색제를 사용한 육가공품에 있는 니트로사민(Nitrosamin)이라는 발암물질에 오랫동안 노출되면 암을 유발하게 된다.

그 밖에 고지방 식사는 대장암, 유방암 유발을 증가시키고, 알코올 섭취는 구강암, 인두암, 후두암, 식도암, 대장암, 직장암, 간암 및 유방암의 발생위험을 높인다.

비타민이나 무기질, 식이섬유소의 섭취부족은 폐암, 대장암, 위암, 직장암, 전립선암의 위험을 증가시키는 것으로 알려져 있다.

9-2 암의 증상과 치료법

1. 암의 분류와 발암과정

(1) 암의 분류

암은 암이 생긴 위치의 세포나 조직에 따라 다음과 같이 분류된다.

① 선암 : 분비성 세포에서 발생하는 암

② 암종 : 상피세포에서 발생하는 암

③ 신경교종 : 중추신경의 신경교 세포에서 발생하는 암

⑤ 백혈병 : 골수의 조혈세포에서 발생하는 암

(2) 발암과정

암 증식이 일어나는 단계는 시작과정, 촉진과정, 진행과정의 3단계로 나누어 설명할 수 있다.

① **시작과정** : 화학물질, 방사선, 바이러스 등의 발암물질에 의해 정상세포의 유전자 DNA의 손상이 일어나는 과정으로 촉진인자에 노출에 따라 암으로의 진행까지 기간의 차이가 나타난다.

② **촉진과정** : 유전자 손상이 증가하고, 변성된 비정상세포군이 복제, 증식되는 시기로 촉진요인의 노출에 따라 수십 년이 걸리기도 하고, 암으로 진행되지 않고 수명을 다하는 경우도 있다.

③ **진행과정** : 종양세포군이 응집하고 성장, 진전되어 악성신생물, 즉 악성종양을 유발하는 단계이다.

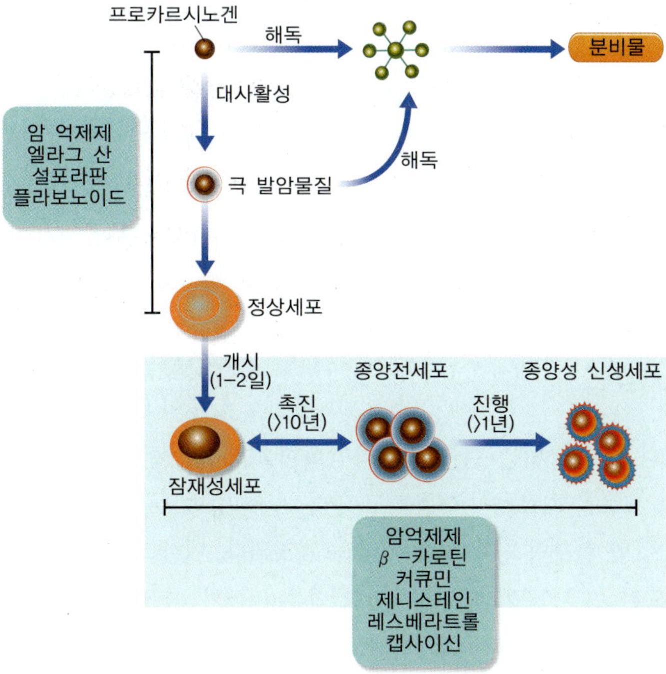

그림 9–2 단계별 발암과정

2. 암의 증상과 암 관련 영양문제

(1) 암의 증상

암세포는 환자 신체의 생화학적·대사적 기능의 변화를 가져 온다. 즉 에너지 소비량을 비롯하여 효소의 활성과 면역기능을 변화시켜 대사 및 기초대사율에도 영향을 미쳐 영양상태를 불량하게 한다.

또한 암은 만성 소모성 질환으로 영양불량 증상이 나타나게 된다. 영양불량은 식욕부진, 이른 만복감, 소화·흡수 불량, 저작 및 연하곤란, 구토, 체단백질 과다소모 등의 결과를 초래하게 된다. 또한 암이 발생한 기관이나 장기의 기능을 마비시켜 면역기능을 저하시키게 된다.

특히 암세포의 주된 전이기관인 간의 기능이 상당히 저하되고 간의 해독작용의 이상으로 신장의 기능도 저하되게 된다.

(2) 암 관련 영양문제

암환자들은 암악액질 증상이 나타나는데 이는 암으로 인한 만성적 소모로 인하여 몸이 극도로 쇠약해지고 체중이 감소된 상태로 외형적으로는 기아상태와 유사하게 나타난다. 암악액질의 원인은 분명하게 밝혀지지는 않았으나 종양대사물이 체내 대사과정 중에 영향을 미치고, 식욕부진과 적은 양의 식사에도 조기 포만감을 일으켜 경구섭취량을 위축시켜서 발생되는 것으로 보고되고 있다.

3. 암 치료법

암 치료의 주된 방법은 수술요법, 항암화학요법, 방사선요법이 있으며, 그 밖에 면역요법과 호르몬 치료들이 이용되고 있다. 어떤 방법으로 치료할 것인가는 암의 종류와 병기 및 환자의 신체 상태에 따라 결정된다. 일반적으로 암은 초기에 발견되면 완치되는 경우가 많지만, 진행기의 암은 완치가 어렵기 때문에 치료의 방향도 암의 진행을 늦추거나 전이를 억제하는 방향으로 진행된다.

(1) 수술요법

수술로 암을 제거하는 것은 암으로 인한 치료를 신속히 접근하게 하여 주변 조직으로 암세포 전이를 차단하고 치료의 예후를 향상시켜 수술 후 방사선요법과 화학요법 치료의 효과를 증진시키는 데 그 목적이 있다.

암은 종류, 전이 유·무에 따라 수술요법의 가능 여부가 결정된다. 일반적으로 초기에 암이라고 진단된 유방암, 전립선암, 위암, 대장암, 폐암, 자궁암, 난소암 등의 경우는 수술로 암이 형성된 부위를 제거하는 수술을 받게 된다.

(2) 화학요법

화학요법은 암의 세포주기를 멈추게 하거나 세포 스스로 분열 주기를 끝내 죽게 하는 세포사멸(apoptosis)을 유발하게 하여 암을 치료하는 방법으로 주로 이러한 기능은 항암제를 통해 이루어진다.

항암제 투여는 여러 차례 나누어 시행되며, 암세포가 있는 부위에만 국소적으로 사용한다. 하지만 발암조직에는 암세포 외에도 다양한 정상적인 세포가 같이 존재하고 있어서 특징적으로 암세포만을 골라 항암제를 투여하기 어렵기 때문에 항암제 사용은 심각한 부작용이 발생한다.

복부통증, 미각의 변화로 인한 식욕부진, 침 분비억제로 인한 구강건조증, 구강궤양, 메스꺼움 등으로 섭취량을 크게 감소시킨다. 또한 배설시에도 설사, 흡수불량, 구토 등으로 적은 섭취량마저 손실하게 된다. 그로 인해 체액과 전해질의 불균형, 영양불균형, 골수형성 억제, 탈모, 전신 쇠약감과 피로감, 감염과 면역 등에 취약한 증상들이 복합적으로 나타난다.

(3) 방사선요법

발병된 암 부위에 X-선, 감마선, 다양한 원자 입자를 특징적으로 유입시켜 암세포만을 목표로 DNA에 손상을 주어 사멸시키는 방법이다. 화학적인 방법보다는 표적이 된 암세포만을 집중적으로 조사하여 사멸시킬 수 있지만, 암이 유발된 주위 조직들의 손상을 완벽하게 차단하지는 못한다.

방사선요법은 암의 크기가 큰 경우 수술요법으로 제거하기 전 종양의 크기를 감소시키거나 수술요법으로 제거가 불가능한 부위에 사용된다. 방사선요법은 치료 중 정상적인 조직과 세포에 손상을 주게 되므로 피부 이상, 탈모, 메스꺼움, 구토, 미각의 변화, 침 분비 감소로 식욕부진, 구강과 식도 손상으로 인한 섭취량이 상당한 감소를 초래한다. 이로 인한 체액과 전해질 불균형, 영양상태 불량이 나타나고, 감염과 염증으로 2차적인 부작용이 나타나게 된다.

(4) 면역요법

암세포가 다른 정상적인 세포와 특정적으로 다른 점은 왕성하게 성장한다는 점이다. 우리 몸은 체내 비상적인 균이나 바이러스가 들어오면 면역반응에 의해 공격하는 반면, 암세포는 면역반응에 영향을 받지않고 왕성한 성장을 하게 된다.

면역요법은 환자 자신이 가지고 있는 면역작용을 더욱 강화시켜 면역세포가 암세포를 직접적으로 공격하는 방법으로 앞에 소개된 방법들과는 달리 간접적인 치료 방법이며 부작용도 적다.

(5) 유전자요법

유전자요법은 암을 유전자 단계에서 차단하거나 암 억제 유전자의 기능을 강화하여 암 발생을 억제하고 면역기능을 회복 또는 강화하여 외부로부터의 자극에 돌연변이가 유발된 세포를 제거하거나 암으로의 발전을 억제하여 암 발병을 막는 방법이다. 유전자요법은 면역요법과 같이 다른 치료 방법보다 부작용이 적으나 치료 효과가 단시간 내 크게 나타나지 않는다는 단점이 있다.

4. 암 환자를 위한 영양관리 및 예방을 위한 식사요법

(1) 암 환자를 위한 영양관리

암은 진단만으로도 환자와 가족에게 대단히 큰 타격을 주게 된다. 그러므로 암 치료는 환자와 가족, 의료진의 세심한 배려와 이해를 통해 복합적으로 진행되어야 한다. 특히 암 환자들은 미각의 변화로 식욕이 떨어져서 음식의 냄새가 오히려 구토를 유발하는 원인이 되기도 한다.

음식 섭취량이 극도로 부족해지고 흡수와 소화불량으로 인해 설사, 구토가 유발되어 섭취된 적은 양의 음식물도 소실되는 경우가 빈번하므로 환자가 찾는 기호에 맞는 음식들 먼저 제공하여 식욕이 떨어지지 않도록 하는 것이 좋다.

암 환자의 영양치료 목적은 체중과 근육 감소를 최소화하며 영양 상태를 균형적으로 유지하여 치료의 효과를 높이고 합병증을 예방할 수 있는 영양관리가 이루어져야 한다.

일반적으로 암 환자의 상태가 정상적일 경우에는 2,000 kcal 정도가 필요하지만 영양상태가 극도로 불량한 경우에는 3,000~4,000 kcal로 제공하고 단백질의 경우 1.2~2.5 g/kg으로 제공한다. 한 끼에 섭취하는 양을 증가시키지 않고 한 끼에 먹는 음식에 버터, 마가린, 드레싱, 소스, 견과류, 치즈, 달걀, 다진 육류, 조제유 등을 이용하여 질적으로 영양밀도가 높은 상태로 한 끼에 열량과 단백질을 증가시켜 제공한다.

항암치료의 부작용으로 침 분비가 감소되어 입안이 헐거나 구강 궤양 등이 발생된 환자에게는 바나나, 아이스크림, 시지 않은 주스류, 차가운 차류 등을 공급한다. 식사 중간에도 소량의 음료를 마시게 하여 침의 분비를 자극하거나 껌, 사탕 등을 이용하여 침 분비를 자극한다.

표 9-2 암종류에 따른 영양관리

암 부위	합 병 증	영양관리
뇌와 신경계	씹고 삼키기 어려움, 혼자 먹고 곤란함	기계적 연식, 적응이 쉬운 도구
머리와 목	연하곤란, 사래, 점막염증, 구강건조, 미각변경	관급식, 기계식 연식
식도	연하곤란, 식도막힘, 위산역류, 점막 손상	관급식, 기계식 연식
위	염증 거식증, 위배출지연(더부룩), 조기만복감, 덤핑증후군, 흡수불량 소량자주 급식, 당류와 불용성 섬유소 제한	관급식(폐색 혹은 다루기 힘든 덤핑증후군의 경우), 위절제후식
소장	수분 전해질 불균형, 장기능 변경, 흡수불량, 유당불내증, 점막염증, 세균의 지나친 증식, 단장증후군(절제 시), 장폐색	관급식 혹은 장폐색 시 TPN, 장염 혹은 단장 증후군, 지방제한식 혹은 유당제한식
췌장	흡수불량, 담즙부족, 고혈당	지장세한식, 소량 자주 급식, 탄수화물 조절식

(2) 암 환자를 위한 식사와 생활습관

암이 발병하면 의료적인 처지와 사망의 두려움으로 인한 경제적·사회적으로 엄청난 손실을 입게 되며, 환자 가족들에 삶의 질적인 부분까지 위협하게 된다. 그렇기 때문에 암은 발병되기 전에 예방하는 것이 무엇보다도 중요하다고 할 수 있다. 특히 암의 원인 중에는 평상시에 잘못된 생활습관들에 의해 유발되는 경우가 많으므로 치료보다 예방을 위해 다양하고 효과적인 식품공급이 필요하다.

check point

암환자에 바람직한 식사와 생활지침

① 건강한 체중을 유지할 수 있게 충분한 열량을 골고루 섭취하도록 한다.
② 단백질을 충분히 섭취하도록 한다.
③ 신선한 채소와 과일 등의 섬유소를 충분히 섭취하도록 한다.
④ 편식하지 말고 균형잡힌 식사를 하도록 한다.
⑤ 수분 대사에 장애가 없는 한, 물을 많이 마시도록 한다.
⑥ 세 끼의 식사 외에도 적은 양의 간식을 자주 먹도록 하여 열량을 보충한다.
⑦ 항산화비타민(비타민 A, C, E 등) 식품을 섭취한다.
⑧ 맵고 뜨겁고 짠 음식은 가급적 줄인다.
⑨ 타거나 곰팡이가 핀 음식은 섭취하지 않는다.
⑩ 스트레스를 피하고 적당량의 운동을 꾸준히 한다.

(3) 암 예방

현대인은 암에 걸리기 쉬운 생활습관을 가지고 있으므로 암에 걸리지 않기 위해서는 건강한 생활습관과 먹거리 선택이 필수적이다.

표 9-3 암의 부위별 예방 가능한 식품

예방식품	영양관리
• 과일과 채소	• 폐, 식도, 위 대장(결장), 직장
• 토마토 가공품	• 전립선
• 십자화과 채소 (브로콜리, 콜리플라워, 양배추)	• 전립선, 방광, 폐
• 양파, 마늘	• 위
• 귤, 인삼, 녹차	• 폐
• 엽산함유 식품과 보충제	• 대장, 식도, 유방, 백혈구(백혈병)
• 칼슘 1,000mg	• 대장, 직장
• 신체활동량 증가	• 대장, 전립선, 유방, 자궁내막

표 9-4 암 예방에 효과적인 식물성 성분

암 예방 효과 성분	급원식품	효과가 보고된 암종
커큐민(curcumin)	울금, 강황, 카레가루 등	대장암, 유방암, 전립선암
퀘시틴(quercetin)	양파, 녹차, 적포도, 브로콜리, 케일, 상추 등	뇌암, 기관지암
β-카로틴(carotene)	당근, 붉은 색의 채소와 과일	폐암, 대장암, 유방암, 전립선암
카테킨(catechin)	잎차류(녹차, 홍차, 우롱차), 포도	대장암, 유방암, 구강암
알릴화합물(allyl compound)	마늘, 양파, 부추, 파	간암, 유방암, 대장암, 위암
진저롤(gingerol)	생강	유방암, 골육종
레스베라트롤(resveratrol)	포도, 땅콩	대장암, 유방암
루틴(rutin)	메밀	난소암, 구강암
리코펜(lycopene)	토마토	대장암, 전립선암
설포라펜(sulforaphene)	십자화식물(배추, 브로콜리, 양배추, 케일) 등	대장암, 피부암, 전립선암
이소플라본(isoflavone)	대두, 대두로 만든 된장, 청국장, 두부 등	유방암, 전립선암, 난소암, 대장암
안토시아닌계 시아니딘(cyanidin)	색이 붉거나 짙은 채소나 과일	대장암, 유방암

check point

16가지 암 예방을 위한 수칙

① 담배를 피우지 말고, 남이 피우는 담배 연기도 피하기
② 채소와 과일을 충분히 먹고, 섬유질 식단으로 균형잡힌 영양섭취
③ 음식을 짜지 않게 먹고, 탄 음식을 먹지 않기
④ 술은 하루 두 잔 이내로만 마시기
⑤ 주 5회 이상, 하루 30분 이상 땀이 날 정도로 걷거나 운동하기
⑤ 가능한한 우유와 된장을 섭취하도록 한다.
⑥ 비타민 A, C, E 등을 적당히 섭취한다.
⑦ 불에 직접 태우거나 훈제한 생선이나 고기를 피하기
⑧ 곰팡이가 생긴 음식이나 부패한 음식은 먹지 않도록 하기
⑨ 자신의 체력에 맞는 운동과 체중 유지하기
⑩ 예방접종 지침에 따라 B형 간염 예방접종 받기
⑪ 성 매개 감염병에 걸리지 않도록 안전한 성생활 하기
⑫ 발암성 물질에 노출되지 않도록 작업장에서 안전 보건수칙 지키기
⑬ 자외선에 피부를 심하게 노출하지 않도록 하기
⑭ 스트레스를 줘하고, 늘 즐겁게 생활하기
⑮ 목욕이나 샤워를 자주하여 몸을 깨끗하게 하기
⑯ 암 조기검진 지침에 따라 빠짐없이 검진 받기

(4) 항암치료 부작용에 따른 식사관리 방법

1) 미각변화와 식욕부진

① 향과 냄새가 강한 음식을 피하도록 한다.
② 더운 음식보다는 찬 음식을 먹도록 한다.
③ 식욕을 돋울 수 있게 좋아하는 음식 위주의 식단을 짜도록 한다.
④ 열량이 높은 식사를 자주 조금씩 먹도록 한다.
⑤ 세 끼 식사 외에 간식을 먹도록 한다.
⑥ 단백질보충제 등의 열량보충제를 추가로 먹도록 한다.
⑦ 식사량이 부족할 때, 경장영양액 등의 영양식품을 이용한다.

2) 오심 및 구토

① 공복에는 오심이 심해질 수 있다. 그러므로 배가 고프기 전에 식사를 실시하도록 한다.
② 식사 앞뒤로 물과 음료수를 마시지 않는다. 마른 음식을 먹는다.
③ 구토가 심할 때에 억지로 먹지 말도록 한다.
④ 구토가 멈춘 다음에, 자극이 적고 냄새가 나지 않으며 부드럽고 소화가 잘 되는 음식을 먹도록 한다.
⑤ 튀기거나 기름기가 많은 음식 또는 맵거나 짠 음식은 피하도록 한다.
⑥ 식사 후에는 바로 눕지 않도록 한다.
⑦ 뜨거운 음식은 메스꺼움을 유발할 수 있다. 그러므로 차갑게 해서 먹도록 한다.

3) 설사가 심할 때

① 갑자기 설사가 발생했을 때는 잠시 금식하여 장을 쉬게 해주도록 한다.
② 염분과 칼륨이 풍부한 식품, 즉 육수나 스포츠음료나 바나나나 삶아서 으깬 감자 등을 소량씩 자주 먹도록 한다.
③ 수분을 충분히 섭취하도록 한다.
④ 우유나 유제품이나 식이섬유가 많은 식품은 피하도록 한다.

4) 면역기능이 떨어질 때(백혈구 감소)

① 항암치료 등으로 백혈구 수가 적어진 경우 → 감염 방지를 위하여 위생에 주의하고 익힌 음식만을 먹도록 한다.
② 식사하기 전에는 반드시 손을 씻도록 하고, 조리기구 및 식기와 수저는 반드시 반드시 소독한다.
③ 통조림, 두유, 캔 음료, 멸균음료, 청량음료 등은 먹을 수 있다. 그러나 치즈, 생 채소, 생 과일, 우유, 아이스크림, 요구르트 등은 먹지 말도록 한다.
④ 시판되는 과자나 빵은 다시 오븐에 굽거나 찌거나 하여 먹도록 한다. 급할 경우에는 전자레인지에 데워서 먹도록 한다.

식사요법

Recipe

암에 이로운 인삼좁쌀죽

효능 : 반위(위암)를 지니고 있으며 신물을 토하는 증세를 나타내는 환자를 치료하려면 인삼좁쌀죽이 좋다. 인삼가루와 생강즙 반반씩을 준비한 다음에 물 2되를 넣고 삶아서 1되를 얻는다. 좁쌀 1홉을 넣고 삶아서 묽은 인삼 죽을 만들어 허기질 때 즉시 먹는다.

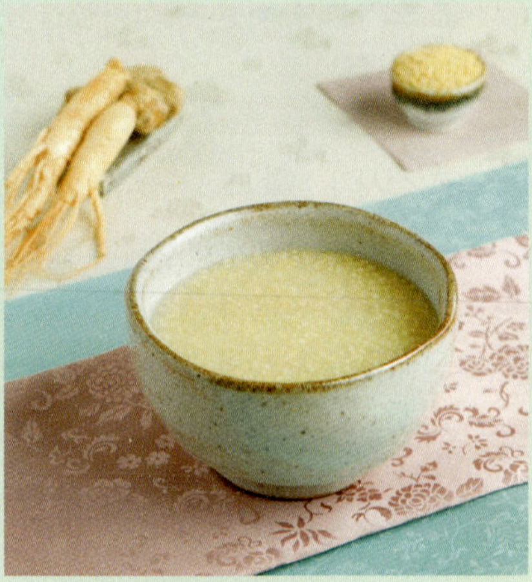

재료 및 분량

좁쌀 1컵(170g)
인삼가루 118g
생강즙 1.5 큰 술
물 8컵(1.6kg)
소금 1작은 술

만드는 법

1. 냄비에 인삼가루와 생강즙을 넣고 물을 붓고는 센 불에 올려서 끓으면 중불로 낮추어서 인삼과 생강즙을 넣고 물이 7컵 정도 되도록 끓인다.
2. 인삼가루와 생강즙 끓인 물에 씻어서 좁쌀을 넣고 센 불에 끓인다. 끓으면 중불로 낮추어서 10분 정도 더 끓인 후에 약한 불로 낮추어서 30분 정도 끓인다. 인삼가루 또는 수삼을 곱게 갈아서 죽 끓이는 물에서 1컵 정도를 덜어서 거품기로 잘 풀어서 넣으면 좋다.

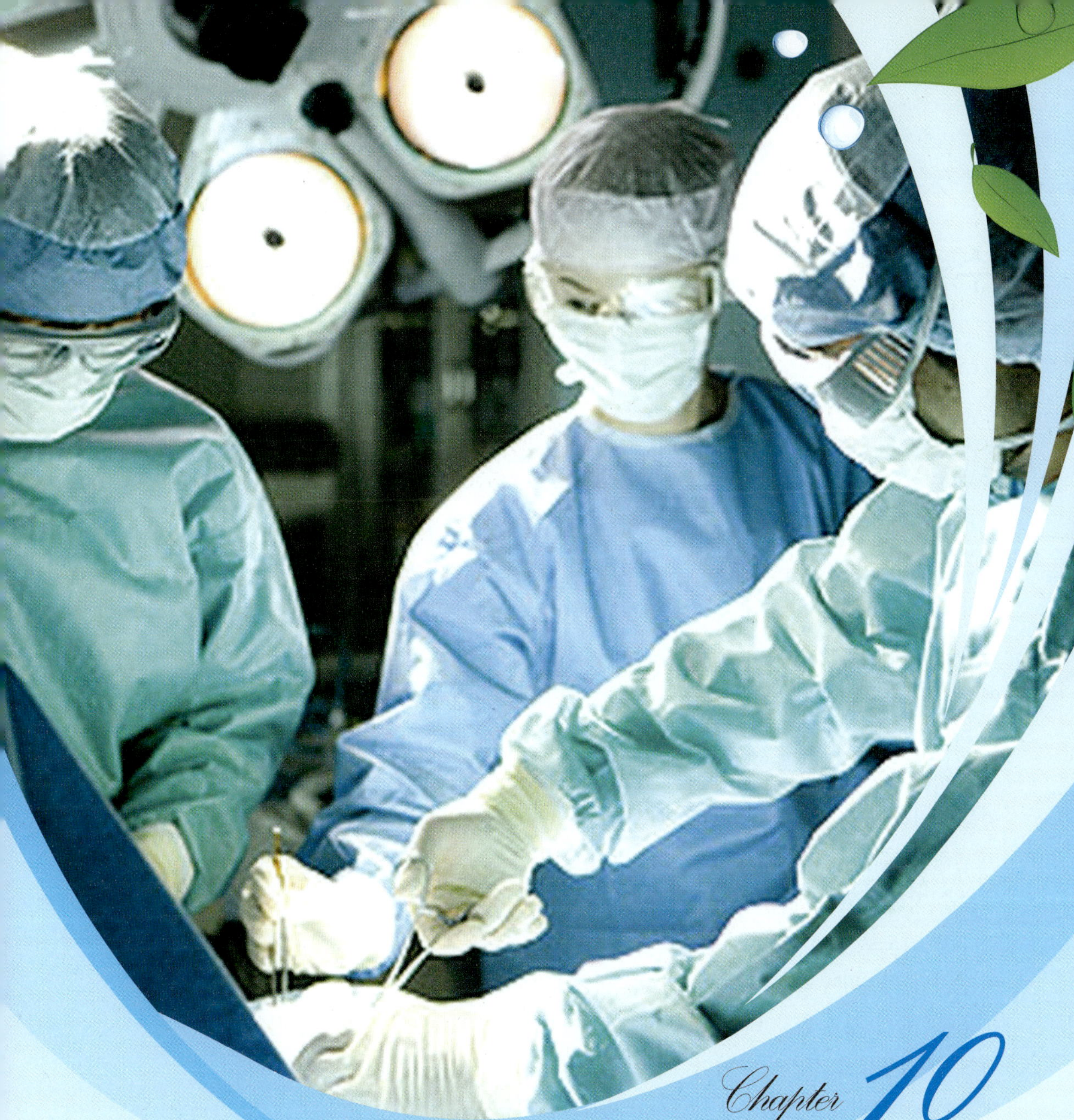

Chapter 10

수술과 화상

Chapter 10

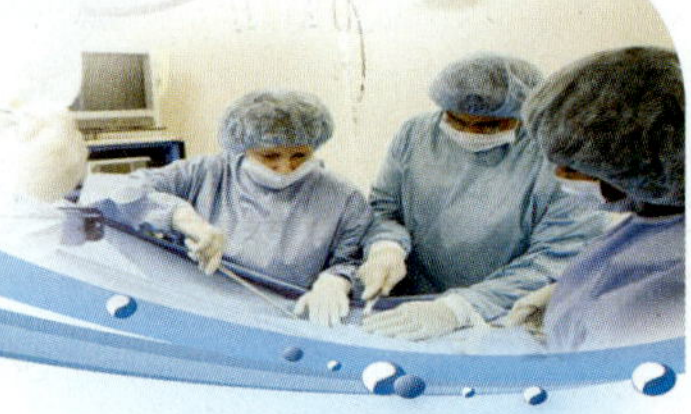

수술과 화상

10-1 수술 전 영양관리

수술 전의 영양관리는 성공적인 수술뿐만 아니라 수술 후의 건강상태에도 결정적인 영향을 미치게 된다. 환자에게 적절한 영양공급을 함으로써 빠른 상처회복과 수술 부위의 봉합을 짧게 해 줄 수 있으며, 상처감염 등으로 인한 합병증 예방에 영향을 미치고 수술 후의 이환률과 사망률이 감소하므로 환자의 영양상태를 잘 파악해야 한다.

수술을 앞두고 심한 영양결핍증이 있는 환자에게는 입원 1~3일 이내에 영양지원을 시작하여 약 7~10일간 정맥영양 등 적절한 영양공급을 한 후에 수술하는 것이 바람직하다.

수술 직전에 위 속에 음식물이 남아 있으면 마취에서 깨어날 때 구토를 일으키게 되면 기도로 흡인되어 호흡곤란을 일으키거나 감염을 일으키는 대장 내 세균이 증가되므로 위에 음식물을 완전히 비워야 한다.

응급수술의 경우 환자가 수술 직전에 식사를 했으면 위 속으로 흡입관을 삽입하여 위 내용물을 제거해야 한다. 대체로 수술 전 6~8시간 동안은 금식해야 하며, 전날 저녁에 가벼운 음식을 제공하고 밤 12시 이후에는 금식시킨다.

일반적으로 수술 전 2~3일간 저잔사식, 무잔사식, 유동식 등을 공급하여 장내 잔사를 적게 하여 장내 세균을 감소시키고 수술 후 발생하는 가스로 인한 팽만감을 막으며, 수술하기 몇 시간 전에는 관장을 한다.

표 10-1에 저잔사식의 허용식품과 제한식품을 정리하였다.

표 10-1 저잔사식 허용식품과 제한식품

	허용식품	제한식품
곡류	흰밥, 찹쌀밥, 흰 식빵, 국수, 체에 내린 감자, 묵류	보리, 현미, 팥, 율무, 조, 수수, 콩류, 고구마, 옥수수, 통밀빵, 미숫가루
우유 및 유제품 (1일 1/2컵 이하)	우유, 요플레(딸기 제외), 푸딩, 아이스크림(과일, 땅콩 제외)	허용량 이상의 우유 및 유제품
육류	연한 쇠고기, 돼지고기, 계란, 두부, 껍질벗긴 닭고기, 생선	질긴 육류, 햄류, 조개류, 비지
채소류	잘 익힌 시금치, 애호박, 당근, 가지(껍질 제외), 무우, 생표고, 양송이, 양상추, 야채주스	• 생채소(양상추 제외) • 허용식품 이외의 채소 : 도라지, 고사리. 콩나물, 근대, 우엉, 부추 등 • 말린 나물 : 건포도, 대추, 곶감 등
과일류	잘 익은 바나나, 과일 통조림(복숭아, 포도 등), 사지않은 과일주스	• 생과일(바나나 제외) : 토마토, 딸기, 키위, 사과, 배, 귤, 감, 파인애플 등 • 말린 과일 : 건포도, 대추, 곶감 등
해조류, 견과류		• 해조류 : 김, 다시마, 파래 등 • 견과류 : 땅콩, 아몬드, 호두, 해바리기씨 등
기타		• 과량의 된장, 고추장, 겨자가루 등 • 팝콘, 포테이토칩 등의 간식

1. 에너지

충분한 에너지 공급은 성공적인 수술을 위해서 필수적이다. 또한 대사항진으로 인해 증가된 에너지 요구량과 조직합성에 필요한 단백질이 에너지원으로 사용되는 것을 방지하기 위하여 적당한 당질 공급이 필요하다.

포도당은 간에 글리코겐 저장량을 증가시켜 간 기능을 보호해 주고 수술 후 구토방지와 케톤증 예방에 도움을 준다. 체내 질소평형이 양의 상태이고 면역상태가 양호하면 수술 후의 회복도 훨씬 빠르게 된다.

수술하기 전 영양상태가 불량한 환자는 평상 시보다 30~50% 더 추가해서 공급하도록 한다.

2. 단백질

수술환자에게 가장 부족되기 쉬운 영양소는 단백질이다. 수술 도중의 혈액손실과 수술 후 대사항진으로 인한 체조직 분해를 방지하기 위하여 단백질을 체내에 충분히 보유해야 한다.

따라서 수술 전 1~2주 동안 단백질을 1일 100g 정도 공급하여 혈청단백질 수준을 최저 6.0~6.5 g/dL 이상이 되도록 한다. 혈청 단백질 외에 헤모글로빈 농도, 적혈구수도 정상수준이 되도록 해야 한다.

3. 비타민과 무기질

비타민은 상처회복에 중요한 역할을 한다. ① 에너지 섭취가 증가되므로 비타민 B 복합체 섭취도 증가되어야 한다. ② 비타민 K는 프로트롬빈의 합성에 필수적이다. 비타민 K 결핍은 수술 시 과다한 출혈을 초래하고 감염을 유발시킬 수 있다. ③ 비타민 C는 콜라겐 합성에서 프로린(proline)과 리신(lysine)의 수소화반응에 필수적이다. 그 밖에도 ④ 수분 및 전해질의 균형을 유지하여야 한다.

4. 수 분

환자가 탈수상태일 때는 환자의 안전을 위해 수술을 중단한다. 응급환자가 구강섭취가 불가능할 때는 정맥주사를 통하여 충분한 양의 수분과 전해질을 공급하여야 한다.

10-2 수술 후 영양관리

수술 후 환자의 영양관리는 수술의 종류, 수술 받은 환자의 건강상태에 따라 적절한 영양공급이 필요하다. 수술로 인해 손실된 혈액, 수분, 전해질 및 구토와 상처로 스며 나오는 체액으로 인한 탈수와 쇼크를 방지하기 위해 정맥주사, 피하주사, 직장 주입법을 통해 수분과 전해질을 보충해 준다.

1. 영양관리

수술 직후에는 수분 및 전해질 공급을 목적으로 하는 정맥수액을 공급하므로 이 때 발생되는 영양적 손실을 줄이기 위해서는 영양지원이 필요하다. 영양지원은 수술 후 1주일 이상 경구섭취가 불가능한 경우이며, 심한 영양결핍 상태에서는 수술 후 1~2일 이내에 시작하는 것이 바람직하다. 수술 후 빠른 영양공급은 합병증을 감소시켜 주고 건강을 회복할 수 있다.

수술 후 위장관의 상태에 따라 음식물 섭취여부가 결정되는데 가스가 나오기까지 24~48시간 정도 기다려야 한다. 일반적으로 맑은 유동식으로 시작해서 전유동식, 연식, 일반식의 점진적으로 옮겨주며, 수술의 종류나 경우에 따라 일반식부터 섭취할 수도 있다.

check point

담낭환자의 수술 후 영양 급식

수술 후 제1일 : 수혈 정맥주사
제2일 : 맑은 유동식(홍차, 젤라틴)
제3일 : 묽은 미음, 탈지유, 과즙
제4일 : 고단백 유동식
제5일 : 구강으로 70~100g의 단백질 음식
제6일 : 저지방식 3~6개월

(1) 에너지

일반적으로 수술 직후에는 스트레스로 인해 체내 대사가 항진되므로 평소보다 열량소모와 체단백질 분해가 많이 일어난다. 따라서 에너지 필요량은 수술의 종류에 따라 달리하여 합병증이 없는 수술환자의 경우 에너지 필요량은 정상 필요량의 10% 정도 더 증가시키며, 복합골절, 외상 등의 수술인 경우에는 10~25% 더 증가시켜야 한다.

증가된 에너지 필요량은 당질과 지방으로 충분히 공급해야 한다. 단백질이 주로 에너지원으로 이용되면 상처 회복이 지연된다. 일반적으로 수술 후 공급되는 에너지는 체중 kg 당 35~45 kcal이다.

(2) 단백질

수술 후 이화작용이 급격히 항진되면 체단백의 손실로 혈청단백질 농도가 저하되는 음질소평형이 1주일 정도 지속된다. 수술 후 2~5주 동안은 체조직이 보수되어 상처가 치유되며, 점차 피하지방의 증가로 체중이 수술 전 상태로 회복된다.

반면에 수술 후 저단백혈증이 있으면 상처회복 지연, 수술 봉합부분의 부종으로 완전한 봉합이 어렵고, 감염에 의한 합병증 위험이 높다. 따라서 상처의 빠른 회복과 출혈로 인한 적혈구의 회복, 빈혈예방을 위해서는 단백질을 충분히 공급해야 한다. 수술 후 단백질 공급량은 체중 kg 당 1~2g이다.

(3) 비타민과 무기질

영양상태가 양호하고 간단한 수술일 경우에는 별도의 비타민 보충이 필요하지 않다. 그러나 큰 수술을 한 후 장기간의 질병으로 인하여 쇠약해진 환자의 경우, 특히 수술 전 후 장기간 단식을 한 경우에는 비타민을 권장량의 2~3배 정도로 다량 공급하여야 한다. 빠른 상처치유를 위하여 상피조직 구성에 필요한 비타민 A와 콜라겐 형성에 필요한 비타민 C는 1일 100~300 mg 섭취해야 한다.

비타민 K가 결핍될 경우 프로트롬빈 농도를 감소시켜 혈액응고를 지연시키므로 수술 시 주의해야 한다. 에너지대사에 조효소로 작용하는 티아민, 리보플라빈, 나이아신 등의 비타민 B 복합체는 수술 후 부족되기 쉬우므로 충분히 섭취시킨다.

조직분해로 칼륨과 인의 손실과 특히 Na와 Cl 등의 전해질 손실로 체액이 감소된다. 또한 상처 치유를 돕도록 아연과 혈액손실로 인한 철분 결핍 등 무기질이 정상수준을 유지하도록 조절해야 한다.

(4) 수 분

수술 후에는 수술로 인하여 혈액, 수분, 전해질이 손실되어 수술 직후 탈수와 쇼크 상태가 일어날 수 있으므로 수분과 전해질 균형이 적절히 유지되어야 한다. 구강으로 다량의 물을 섭취하지 못할 경우에는 정맥주사로 수분을 공급해야 한다. 수분섭취는 개인요구량에 맞게 탈수 또는 수분중독증이 일어나지 않도록 조절하며 매일 체중을 측정하여 수분요구량을 결정한다.

(5) 수술 후 식사 선택(내성이 생긴 경우와 생기지 않은 경우)

① 육류와 육류대체물

- 권장식품(내성 있는 경우) : 얇고 부드러운 육류, 생선, 가금류, 해파리, 달걀, 땅콩버터
- 제한되는 식품(내성 없는 경우) : 튀긴 음식, 양념이 많고 매운 음식

② 우유와 유제품

- 권장식품 : 우유, 플레인 요구르트, 부드러운 치즈
- 제한되는 식품 : 밀크셰이크, 초콜릿 밀크, 진한 크림, 과일 요구르트

③ 빵과 시리얼

- 권장식품 : 통곡 또한 강화 빵, 크래커, 베이글, 저지방 머핀, 마른 시리얼, 오트밀과 기타 조리된 시리얼, 쌀국수, 파스타
- 제한되는 식품 : 빵 또는 기타 구운 제품, 과일케이크, 얼린 시리얼, 그라놀라, 패스추리 도넛

④ 채소

- 권장식품 : 내성이 있는 모든 채소 가능
- 제한되는 식품 : 설탕절임 고구마 또는 고구마

⑤ 과일

- 권장식품 : 신선한 과일, 무설탕 통조림 과일
- 제한되는 식품 : 건조과일, 설탕 주스, 진한 시럽 통조림 과일

⑥ 디저트

- 권장식품 : 순수 케이크, 쿠기, 커스타드, 인공감미 푸딩과 젤리
- 제한되는 식품 : 초콜릿 또는 건조 과일로 만든 디저트, 감미된 젤리, 아이스크림, 아이스 밀크, 사탕과 마시멜로

⑦ 음료

- 권장식품 : 우유, 희석 또는 무설탕 과일 음료, 무설탕 탄산음료, 차
- 제한되는 식품 : 커피, 알코올음료, 설탕절임 과일 음료

⑧ 사탕과 과자

- 권장식품 : 설탕 대체물, 소금, 후추, 순한 향의 소스와 고기국물, 내성있는 양념
- 제한되는 식품 : 설탕, 시럽, 꿀, 잼, 당밀

10-3 화 상

화상은 열, 방사선, 전기, 화학물질에 의해 피부 및 다른 기관들이 손상을 입는 질환으로 체표면적 20~30% 이상의 화상은 가장 심한 스트레스를 받는 외상 중의 하나다. 따라서 손상된 체표면적이나 피부 조직의 깊이에 따라 치료계획이 달라진다.

화상 시의 대사반응은 호르몬, 면역반응 및 대사적 변화, 감염 등으로 과대사 상태를 유발하여 체내 에너지와 단백질을 고갈시키고, 화상에 의한 상처를 통해 수분손실이 증가되며 체온유지를 위한 열생산이 많아져서 에너지 요구량이 증가된다.

화상은 피부보호막이 손상되므로 감염의 위험이 높을 뿐 아니라 체액, 전해질, 혈청단백질 등의 손실로 체단백 분해가 일어나며, 합병증이 심각하게 나타날 수 있으므로 적극적인 영양적 대처가 필요하다.

1. 화상의 분류

화상은 분류에 따라 치료기간, 입원여부, 후유증의 유무 및 정도를 예측할 수 있다. 피부는 표피, 진피, 피하조직, 근육층으로 구분하며 일반적으로 화상의 정도는 깊이에 따라 그림 10-1에 나타난 바와 같이 1~4도 화상으로 나눈다.

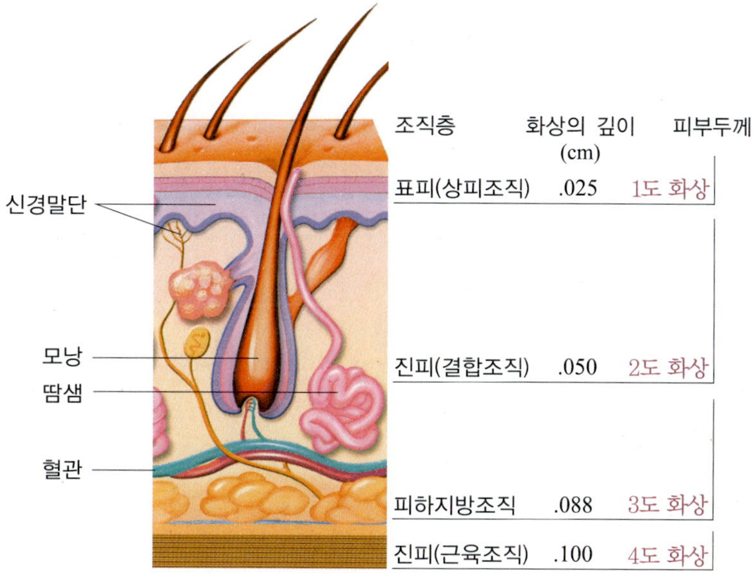

그림 10-1 화상의 정도

(1) 1도 화상

표피만 손상된 상태로 여름에 강한 태양광선을 쬐거나 뜨거운 물에 순간적으로 접촉했을 때 발생한다. 화상정도는 표피탈락이 초래되며, 동통, 발적현상, 부종이 동반되나 피부의 감염방어능력은 손상되지 않으므로 상처가 감염되는 일은 없고 대개 일주일 후에 피부가 벗겨지며, 상피세포로부터 새로운 조직을 만들어 낸다.

(2) 2도 화상

피부의 표피와 진피층 일부가 손상을 입고 빨갛게 붓게 되며, 심한 동통, 수포가 나타나게 되는데, 뜨거운 물이나 스팀 등에 화상을 입었을 경우이며, 약 2주일 정도면 재생되어 흔적없이 낫게 된다.

(3) 3도 화상

피부의 전층이 손상된 경우로 과도한 수액 손실에 따른 저혈압, 쇼크, 급성 신전성 콩팥병 등이 발생될 수 있고, 상처 감염이나 폐렴, 패혈증, 다발성 장기기능부전증후군 등이 발생되기도 한다. 피부감각을 상실하여 통증을 느끼지 못한다. 표피의 전층이 화상을 당한 경우에는 피부 이식이 필요하다.

(4) 4도 화상

피부 전층과 함께 피하의 근육, 힘줄, 신경 또는 골조직까지 손상 받은 경우이다.

2. 영양관리

심각한 외상인 화상은 대사가 항진되어 체조직 분해로 인해 소변으로 칼륨과 질소 배설이 증가되며, 피부보호막 손상으로 상처를 통한 병균의 침입이 용이하고 감염 위험이 높아서 자칫 사망에 이를 수도 있다. 이 기간에는 환자에게 손실된 수분과 전해질을 신속하게 공급하는 것이 가장 중요하며 충분한 영양공급과 관리가 필요하다.

화상 후에 오는 대사변화는 화상 직후부터 3~5일 정도에는 대사율 저하와 산소소비량 감소, 심박출량, 혈압, 체온 등이 저하된다. 이 시기에는 다량의 수분과 전해질을 공급하여 순환혈액량을 보충한다. 그 다음 7~12일까지 이화작용 호르몬이 분비되면서 대사율이 항진되어 체지방, 체단백분해와 당신생이 증가된다.

그 이후부터는 피부 조직이 정상화되고 상처가 회복되어감에 따라 점차 대사율 감소와 체단백질 보유가 증가되고, 영양소 섭취에 의한 상처치유로 체내 이화작용이 감소된다.

(1) 수분과 전해질

화상 직후에는 혈중의 수분, 전해질, 단백질 등이 혈관에서 상처부위 조직으로 빠져나간다. 따라서 1~2일 동안 가장 먼저 고려해야 하는 것은 수분과 전해질의 보충이다. 일반적으로 1일 7~10 L의 충분한 수분과 전해질을 공급하여 정상적인 혈액순환을 유지시켜고 급성 신장병을 방지한다.

(2) 에너지

화상으로 인한 신경호르몬의 변화는 조직에서의 산소소비량이 늘어나면서 대사항진을 유발하여 에너지 요구량을 증가시킨다. 그러나 실제로 에너지 요구량은 활동량의 감소를 고려하도록 한다. 화상환자의 에너지 요구량은 화상의 정도에 따라 다르며, 보편적으로 많이 이용되는 계산법은 Curreri 공식이다.

표 10-2 Curreri 공식을 통한 에너지 요구량 결정 공식

성별	연령(세)	에너지 요구량
남 · 녀 모두 적용	<1	기초 에너지량+(15kcal×화상부위의 체표면적 백분율)
	1~3	기초 에너지량+(25kcal×화상부위의 체표면적 백분율)
	4~15	기초 에너지량+(40kcal×화상부위의 체표면적 백분율)
	16~59	(25kcal×평소 체중(kg))+(40kcal×화상부위의 체표면적 백분율)
	>60	기초 에너지량+(15kcal×화상부위의 체표면적 백분율)
기초 에너지량=연령별 체중 kg당 에너지 권장량×화상 전의 체중 kg		

심한 체중감소는 생명의 위험을 가져오므로 화상 전 환자의 체중보다 10% 이상 감소되지 않도록 한다.

(3) 당 질

당질은 화상환자의 에너지 급원이고 단백질 절약효과가 있으므로 충분히 공급한다. 그러나 너무 과다하게 공급하면 지방생성(lipogenesis)으로 지방간을 초래하며 CO_2 생성을 증가시켜 고혈당을 일으킬 수 있기 때문에 필요량의 50~65% 정도로 공급한다.

(4) 단백질

화상은 심한 이화작용으로 다량의 질소 손실이 초래되고 상처회복을 위한 단백질 요구량이 증가된다. 화상 부위가 체표면적의 20% 미만인 경우는 2g/kg, 20% 이상인 경우는 2~3g/kg을 공급하며, 30% 이상인 경우는 더 많은 양의 단백질을 공급한다.

단백질의 요구량 계산은 다음과 같다.

[1g 단백질 × kg(화상 전 체중)] + [3g 단백질 × 화상부위의 체표면적 백분율]

(5) 지 방

일반적으로 지방을 총에너지의 15~20% 정도로 공급한다. ω-3 지방산이 많은 식품은 면역반응을 향상시켜 주는 동시에 관 급식 내성(tube feeding tolerance)을 유지시켜 주므로 식사 내 지방의 구성이 중요하다.

(6) 비타민과 무기질

비타민과 무기질의 공급은 에너지대사의 조효소 역할과 상처회복과 면역력 증가에 필수적이다. 상처로 인해 손실되고 대사상 변화가 일어나므로 비타민 A, 비타민 B, 비타민 C, 아연은 매일 충분히 공급한다.

화상 시 다량의 체액손실과 세포파괴로 나트륨, 칼륨, 인, 칼슘, 마그네슘도 감소되므로 매일 관찰하여 적당량을 공급한다.

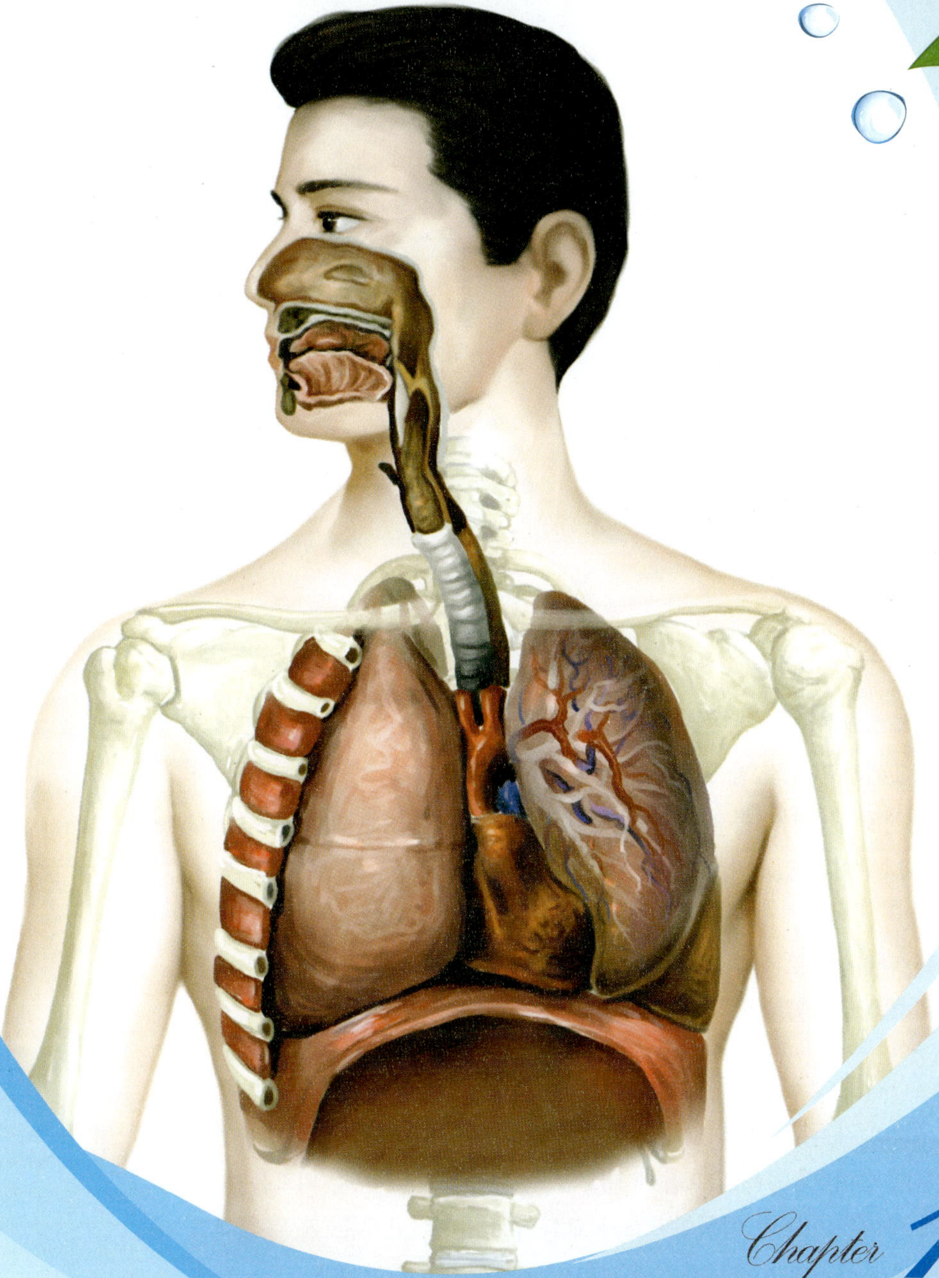

Chapter 11

호흡기계 질환

Chapter 11

호흡기계 질환

11-1 호흡기의 구조 및 기능

1. 호흡기 구조

호흡기계는 가스교환 시스템으로 그림 11-1에서처럼 코, 인두, 후두, 기도, 기관, 기관지, 호흡세기관지 및 폐로 구성되어 있다. 폐는 공기 중의 산소를 흡입하며 체내에서 생성된 탄산가스를 배출하는 주요 부위이다. 우측에 3개와 좌측에 2개의 폐엽으로 나누어져 있으며, 각 폐엽은 늑막이라는 견고한 막으로 둘러 싸여 있다.

근육이 아닌 탄력섬유로 이루어져 있으며, 약 3억 개 정도의 공기주머니인 폐포 주위에는 모세혈관이 그물처럼 둘러 싸여 있어 공기와 가스교환을 할 수 있는 혈액이 공급된다.

총 면적이 70cm^{2}가 되는 폐포는 엷은 단세포층으로 구성되어 있어서 모세혈관과의 가스교환이 쉽다. 호흡은 외호흡과 내호흡으로 이루어 있는데, 외호흡은 외부공기와 혈액 사이에 산소와 이산화탄소가 교환되는 과정이고, 내호흡은 혈액과 조직 세포사이에서 산소와 이산화탄소의 교환이 이루어지는 과정이다.

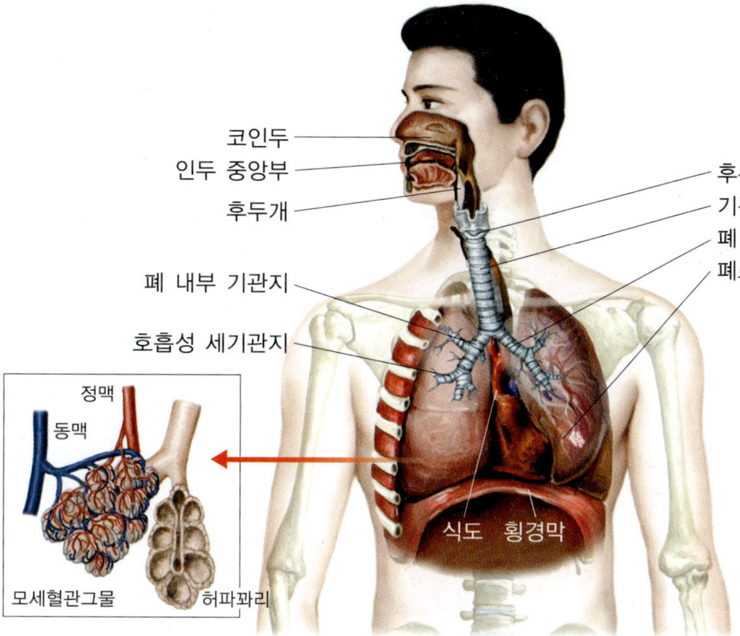

그림 11-1 호흡기계의 구성

2. 호흡기 기능

(1) 체내 산소공급

산소는 생명유지에 필수 물질로 3대 열량 영양소의 에너지 생성에 관여하며, 비강을 통해 인후를 거쳐 기관지, 폐로 유입되어 폐정맥의 혈액을 통해 심장으로 들어 온다. 산소량이 풍부한 폐정맥의 혈액은 좌심방에서 좌심실로 이동한 후 대동맥을 거쳐 온몸의 모세혈관으로 운반된다. 만약 산소공급이 부족하면 열량 부족으로 세포기능이 저하되며, 심하면 사망하게 된다.

산소공급이 완전히 중단되면 뇌세포는 4분 안에 사망하고, 혈중 산소포화도가 38% 이하면 뇌세포는 7분이 지나면 사망하며, 75% 이하로 내려가면 위험하며, 85% 이하이면 며칠 내에 사망한다.

95% 이상이 되면 생명에는 지장이 없다고 한다.

(2) 이산화탄소의 배출

세포 내에 유기물인 3대 열량 영양소로부터 ATP가 합성되면서 이산화탄소가 생성된다. 이때 생성된 이산화탄소는 혈액으로 방출되어 탄산이 되고, 폐로 운반되어 숨을 내쉼으로써 체외로 배출된다. 만약 탄산의 배출이 제대로 이루어지지 않으면 혈액 내에 증가된 탄산으로 인하여 산소 이용이 줄게 되면서 체기능이 약화된다.

(3) 체액의 산염기 평형조절

호흡을 통해 끊임없이 생성되는 체내 탄산가스는 배출조절을 통하여 체액 산도를 pH 7.1~7.4로 유지하는데 필수적이다. 이와같이 폐는 체액의 산도 조절을 위해 중요한 기관이다.

(4) 수분 및 열 방출

호흡을 통한 성인의 수분배설량은 1일 400~500 mL이다. 우리 몸에서 체온조절은 땀 배출과 호흡을 통한 수분방출로 이루어진다. 몸에 열이 심하게 날 때 땀 배출과 호흡수가 증가하는 것도 체온조절 때문이다.

(5) 발성 및 회화

호기에 의해 성대의 움직임과 떨림으로 음성을 만들어 발성이 가능하며, 말을 할 때 통소리를 만들어 낸다. 이를 위해서는 후두의 여러 근육이 협조적으로 작용하여 성문(聲門)을 닫고, 또 성대의 접촉면을 예리하게 하여 적당히 긴장시킨다.

11-2 호흡기계 질환

1. 유행성 감기

(1) 유행성 감기의 원인과 증상

감기는 200여 개 이상의 바이러스에 의해 발생하며 코와 목 부분을 포함한 상부 호흡기계의 염증 증상으로 사람에게 나타나는 가장 흔한 급성 질환 중 하나이다. 감기 바이러스에 노출된 지 1~3일 후에 증상이 나타난다.

증상으로는 재채기, 코막힘, 콧물, 인후통, 기침, 발열, 두통, 근육통, 전신권태 이외에 결막염이나 가끔 식욕부진, 구토, 설사 등의 소화기계 장애로 영양부족이 되기도 한다.

대개는 특별한 치료없이도 건강한 사람은 일주일 이내에 자연치유가 된다. 그러나 감기에 걸리면 저항력이 약화되고 체력이 떨어져서 폐렴과 같은 합병증을 일으킬 수도 있으며, 특히 영유아나 노약자의 생명을 위협할 수도 있다. 성인은 1년에 2~4회, 소아는 6~10회 정도 감기에 걸린다고 한다.

(2) 식사요법

① 감기에 걸리면 고열 때문에 체내 영양물질과 에너지의 소모가 많으므로 충분한 휴식을 취하고 고열량, 고단백질, 고비타민 식사를 실시한다.

② 환자의 몸을 보온해야 하므로 차가운 음료나 음식을 피하고 따뜻한 차나 음식을 섭취한다.

③ 높은 체온으로 인해 식욕이 떨어지는 경우 신맛이나 매운맛을 이용한 산뜻한 맛으로 조리하여 식욕을 돋워야 한다.

④ 항염증반응을 위하여 비타민 A, C, β-카로틴, 아연, 셀레늄 등이 함유된 식품을 충분히 섭취한다.

2. 폐 렴

(1) 원인과 증상

폐렴은 폐렴구균이나 감기 바이러스 등에 의해 폐가 감염된 후 발생한다. 폐포에 감염된 후 폐동맥 세포막에 구멍이 뚫리고 액체와 적혈구, 백혈구가 혈액에서 폐포로 흘러 들어간다. 감염된 폐포는 점차 액체와 혈구로 차게 되며 큰 부분의 폐가 하나의 폐포낭을 이루어 폐 전체가 액체와 혈구로 차게 된다.

정상인과 폐렴환자의 X-ray 결과는 그림 11-2와 같다.

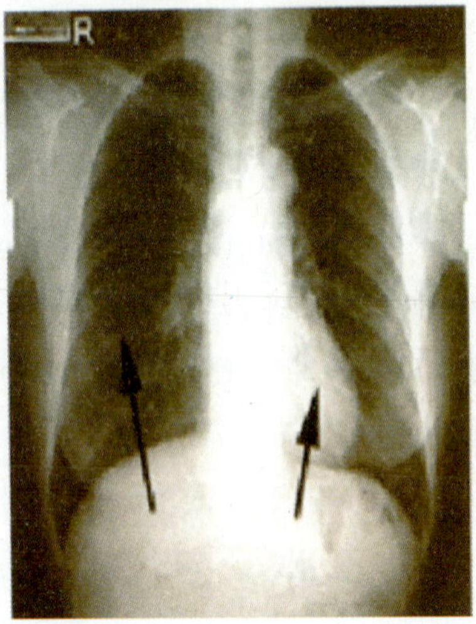

정상인의 흉부 X-ray

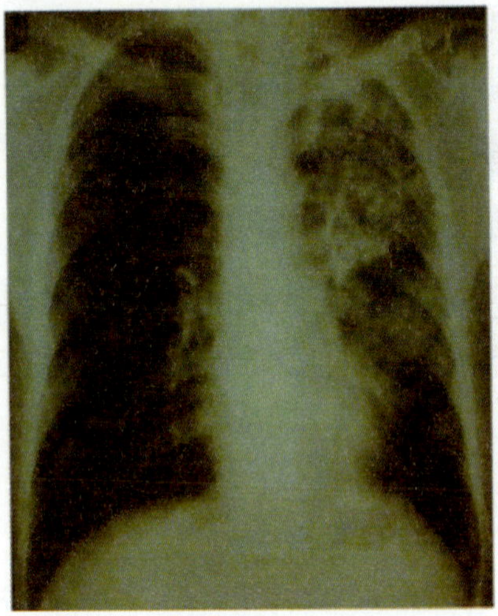

폐렴환자의 X-ray

그림 11-2 정상인과 폐렴환자의 X-ray 사진

증상으로는 심한 기침과 오한, 근육통, 호흡곤란, 흉통, 전신 무력감 등의 전신증상이 나타난다. 열이 나면 대사가 항진되어 정상시보다 20~50% 정도의 대사율이 상승되지만, 식욕부진으로 체단백질이 분해되어 체중이 감소한다.

폐렴이 심해지면 심한 호흡곤란과 오한 및 38°C 이상의 고열이 계속되며, 치료가 불충분해지거나 계속해서 치료받지 않으면 기관지확장증으로 기침, 가래, 각혈 및 호흡곤란을 동반하게 된다.

폐렴에 걸리면 폐가 충혈되고 심장에 심한 부담을 주게 되므로 혈액순환 장애에 따른 산소부족현상 등으로 사망에 이를 수 있다.

특히 입원환자에게는 합병증인 병원감염성 폐렴이 많이 발생하는데, 영유아와 노인은 폐렴에 취약하므로 예방과 관리가 중요하다. 노인이 폐렴에 걸리면 기침, 가래, 열과 같은 폐렴의 일반적인 증상이 잘 나타나지 않은 경우도 20~30% 정도에 이른다고 한다.

노인은 식후에 바로 누우면 음식물이 식도를 타고 역류하여 폐에 들어가 염증을 유발할 수 있으므로 식사 후에는 30분 이상 바른 자세로 앉아 있는 것도 중요한 예방법이다.

(2) 식사요법

폐렴의 식사요법은 대사항진으로 인한 영양소 소모를 보충하고, 발열에 의해 소진된 수분을 보충해 주는 것이 중요하다. 식사원칙은 고에너지, 고단백질, 고비타민 식사로 식사시간은 2~3시간 간격으로 소량씩 공급하여 심장에 부담을 줄인다. 소화가 잘 되는 반유동식을 제공한다.

① 초기에 호흡곤란으로 음식의 섭취가 불가능한 경우에는 정맥주사로 수분과 전해질을 공급한다.
② 우유를 자주 마시게 하여 환자의 갈증을 해소시키고 필수영양소를 공급한다.
③ 아이스크림, 우유가 섞인 미음, 맑은 쇠고기 국물, 수프, 과즙 등과 같은 소화가 잘 되는 전유동식을 환자상태에 맞추어 제공한다.
④ 회복되면 연식으로 이행하고 가벼운 식사로 일반식을 제공한다.

3. 폐결핵

(1) 원인과 증상

폐결핵은 결핵균이 폐에 감염된 질병으로 초기에는 증상이 거의 나타나지 않는 경우가 많다. 질병이 진행됨에 따라 나타나는 증상도 다르므로 진단이 어렵다. 보통 오후에 미열과 함께 식은땀이 동반되고, 피로감, 식욕부진, 체중감소, 쇠약상태와 같은 전신증상이 나타나기도 한다.

호흡기 증상으로는 마른 기침이 흔하고, 가래나 객혈을 동반하기도 한다. 만성 감염성 질환인 폐결핵은 수 개월 내지 여러 해 동안 장기간 앓기 때문에 에너지와 체단백질의 손상이 많아서 영양결핍 증세가 나타나기 쉽다.

결핵은 모든 연령층에서 발생하나 아직도 노인이나 청소년기에 주로 발병되는 것으로 알려져 있으며. 세계적으로 사망률도 높다. 과로 또는 장기 영양실조로 인한 저항력의 약화나 산업의 발달과 대도시의 인구팽창에 따른 공기오염이나 비위생적인 환경으로 인해 결핵환자가 증가하고 있다.

(2) 식사요법

결핵은 계속적인 항결핵제의 투약으로 결핵균의 번식을 중지시킬 수 있으나 저항력을 높이기 위하여 청결한 환경에서의 휴식과 충분한 영양보충이 필요하다. 식사요법의 원칙은 체중감소, 체조직 소모방지, 손실된 체단백 보충, 탈수방지 및 합병증 예방이다.

① 열량

결핵은 체조직의 소모가 심한 질병으로 단백질의 이용을 높이기 위하여 열량을 충분히 섭취한다. 환자의 필요 열량은 보통 체중 kg당 40~50 kcal로 하루 3,000~3,500 kcal로 한다.

② 단백질

체단백질의 소모가 많으므로 충분한 양의 단백질을 공급하는 것이 중요하다. 단백질은 체중 kg당 1.5~2 g으로 1일 75~100 g을 제공하고, 총 단백질의 1/3~1/2은 동물성 단백질로 섭취할 것을 권장한다. 육류, 어류, 난류, 유류, 대두는 단백질의 중요한 공급식품이다.

③ 지방

열량원으로 지방을 충분히 제공하여야 하며, 소화가 잘 되는 유지식품, 즉 버터나 우유 등을 많이 이용하고 동물성 지방보다는 식물성 기름을 이용한다.

④ 무기질

뼈째 먹는 생선, 우유 및 유제품에 함유된 칼슘은 신경의 안정작용과 결핵 병소의 석회화에 중요한 역할을 하기 때문에 충분히 섭취해야 한다. 객혈을 하는 경우 철과 간, 달걀, 생선, 해초, 굴, 조개류, 엽채류 등 조혈작용에 도움을 주는 식품을 자주 이용한다.

⑤ 비타민

간, 녹황색 채소, 달걀 노른자, 신선한 채소 및 과실 등에 함유된 비타민 A와 C는 결핵에 대한 저항력을 강화시키는 데 필요하므로 충분히 섭취한다. 특히 비타민 D는 칼슘의 대사를 조절하는 데 중요하므로 결핵환자는 말린 버섯, 건어물, 달걀 등을 통해서 비타민 D를 많이 섭취하도록 한다.

⑥ 기타

다시마, 김, 미역 등 해조류는 가래배출과 혈액순환을 돕고 마늘, 연근, 당근과 같은 뿌리채소와 같이 기관지 점막의 항염증 효과가 있는 식품을 자주 섭취한다.

4. 호흡기 건강을 위한 음식섭취 방법

① 폐는 가을의 기운에 상응하는 기운을 지녔다. 폐의 습성은 오므리는 욕구를 지녔는데 이 기운만으로는 너무 약해지게 되기 때문에 평형을 유지하기 위해서는 그 반대로 발산하려는 작용을 해야 한다. 이러한 상반된 두 기능이 공존함으로써 산소의 흡입과 이산화탄소를 배출하는 과정이 가능하다.

② 폐가 가장 부담을 느끼는 상태는 폐의 기운이 아래로 내려가지 않고 위로 치밀어 오르는 경우이다. 인체에서 만들어진 모든 기운은 일단 폐로 모였다가 오므리려는 욕구를 조절하기 위하여 호흡작용을 통해 온 몸에 퍼지게 된다.

③ 폐는 모든 장기 중에서 가장 위쪽에 있다. 따라서 진액과 기운은 아래쪽으로 내려가도록 되어 있다. 이것이 위로 거슬러 올라오는 것은 폐가 제 기능을 하지 못하는 반작용인데 임상적으로는 기침이나 천식으로 나타난다.

④ 폐가 요구하는 맛이 매운 맛이라고 한다. 그러나 매운 맛을 많이 섭취하면 오히려 폐의 욕구가 너무 억제되어 균형이 깨질 수 있다. 폐의 기운이 허약해지면 오므리는 기능을 제대로 수행하지 못한다. 그러므로 이 때는 신맛을 섭취하여 오므리는 기능을 도와야 한다. 따라서 매운맛과 신맛의 조화가 필요하다. 폐가 가장 힘든 경우가 거슬러 올라오는 것이므로 그 때는 급히 쓴맛의 음식물을 섭취하여 아래로 내려가게 해야 한다.

식사요법

Recipe

폐기능에 도움이 되는 맥문동 쇠고기장조림

재료 및 분량

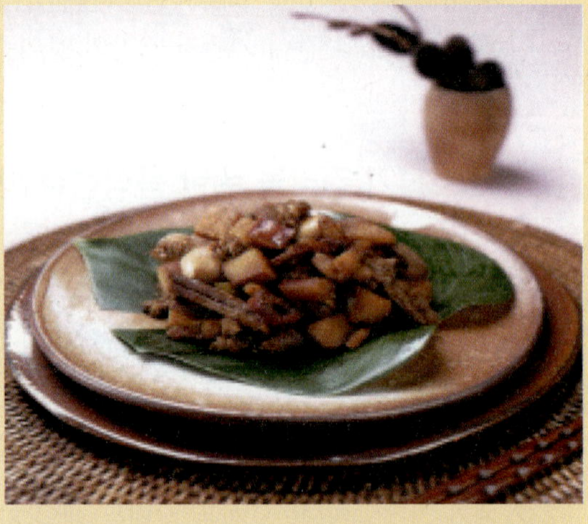

쇠고기
(홍두깨살) 300g
메추리알 20개
셀러리 1대
용안육 40g
맥문동 30g
산사 20g
고구마 200g
생강 1쪽
건홍고추 1개

효능 : 정(精)과 수(髓)를 보해 주고, 간혈(肝血)을 보해 주며, 기력을 보해 주고, 음을 자양하고 폐를 촉촉하게 하며 심장기능을 맑게 하고 거담작용이 있다. 열병으로 진액이 고갈되었을 때 열증으로 인한 변비 등의 증상에 적절하다.

조림장

간장 2/3컵, 청주 1큰술, 설탕 3큰술, 마늘 5개

만드는 법

1. 쇠고기는 찬물에 30분 정도 담가 핏물을 뺀 다음에 적당한 크기로 토막 낸다. 고구마도 먹기 좋은 크기로 썰어 놓는다. 냄비에 물을 부어 물이 끓으면 쇠고기를 넣고 생강과 용안육, 산사, 맥문동, 고구마, 건홍고추를 넣어 삶는다. 떠오르는 거품을 걷어 내면서 고기가 살짝 익을 정도로만 삶는다.
2. 셀러리는 겉껍질과 섬유질을 제거하고 도톰하게 어슷썬다.
3. 1에 조림장 재료를 모두 넣고 은근한 불에서 서서히 조려 고기에 간이 잘 스미도록 한다.
4. 국물이 반쯤 졸아들면 메추리알을 넣고 조리다가 국물이 졸여지면 3을 넣어 살짝 조린다.

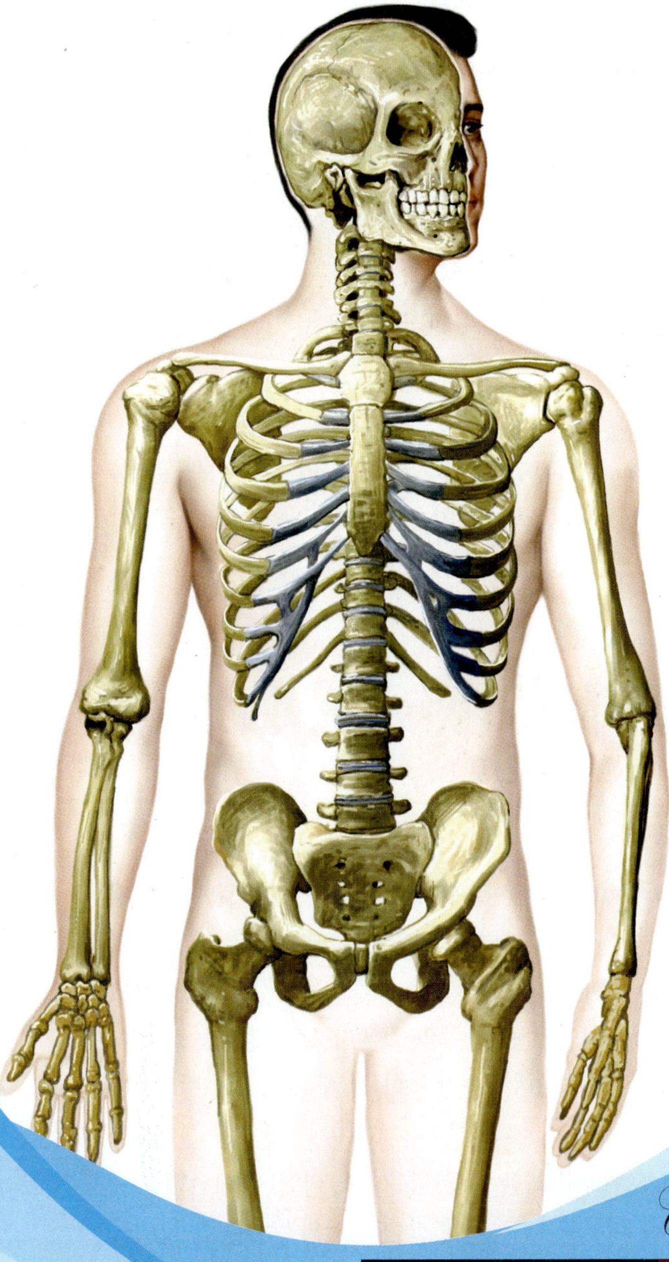

Chapter 12

골격계 질환

Chapter 12

골격계 질환

인체의 골격계는 206개의 뼈로 구성되며 관절로 연결되고 인대가 이 관절들을 보강하고 있다. 뼈는 우리 몸을 지탱하고 그 내부의 골수에서 적혈구 형성을 담당하고 있다. 뼈조직을 형성하는 무기질 중 가장 비중이 높은 것은 칼슘이다.

12-1 골격의 구조와 대사

1. 뼈의 구조

뼈는 단단한 치밀골(compact bone)과 연한 해면골(sponge bone)로 이루어져 있다. 치밀골은 장골과 골격의 바깥층을 구성하며 단단하고 대사율이 낮다. 치밀골은 인체 뼈의 80%를 차지하고 있다.

해면골은 단골(짧은뼈)의 관절부위와 골반 안쪽의 스폰지 같은 망상구조를 이루고, 골수가 채워져 있는 형태로 연하며 대사율이 높다. 인체 뼈의 20%정도이다(그림 12-1).

뼈는 하이드록시프롤린(hydroxyproline)을 다량 함유한 콜라겐 섬유(단백질)로 구성된 유기물 망상구조 모양을 이루고 그 사이에 칼슘과 인의 주성분인 하이드록시아파타이트(hydroxyapatite)가 침착된 단단한 조직이다.

뼈는 수분 14~45%, 유기물 30~35%, 무기물 25%로 구성되었으며 유기물의 2/3는 단백질이고 1/3은 지질과 뮤코다당류이다. 무기질염에는 대부분이 칼슘의 인산염과 탄산염이다. 수분과 지방은 연령과 뼈의 종류에 따라 다르다(표 12-1).

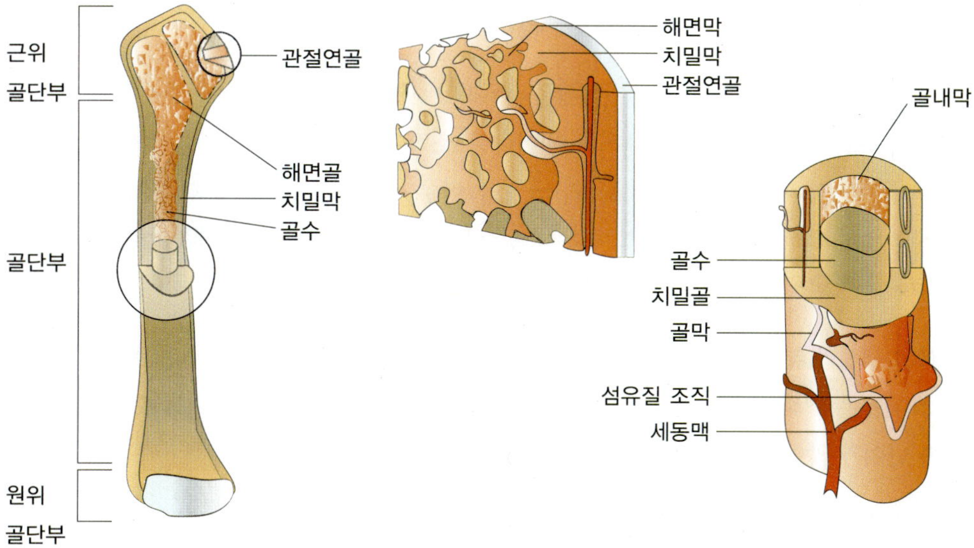

그림 12-1 뼈의 구조

표 12-1 뼈의 조성

<table>
<tr><th colspan="2">성분</th><th colspan="2">생조직(%)</th><th colspan="2">탈지 · 건조조직</th></tr>
<tr><td colspan="2">수분</td><td colspan="2">45</td><td colspan="2">–</td></tr>
<tr><td colspan="2">지방</td><td colspan="2">10</td><td colspan="2">–</td></tr>
<tr><td colspan="2">단백질</td><td colspan="2">20</td><td colspan="2">45</td></tr>
<tr><td colspan="2">회분</td><td colspan="2">25</td><td colspan="2">55</td></tr>
<tr><td colspan="2">회분조성 : $Ca_3(PO_4)_2$</td><td>84%</td><td colspan="2">$Mg_3(PO_4)_2$</td><td>1%</td></tr>
<tr><td colspan="2">$CaCO_3$</td><td>10%</td><td colspan="2">$MgCO_3$</td><td>1%</td></tr>
<tr><td colspan="2">$Ca(citrate)_2$</td><td>2%</td><td colspan="2">Na_2HPO_4</td><td>2%</td></tr>
</table>

뼈세포에는 조골세포(Osteoblast), 파골세포(Osteoclast) 및 골세포(Osteocyte)가 있는데, 조골세포는 당단백질과 콜라겐을 합성하고 그 사이사이에 칼슘과 인을 침착시켜 뼈기질을 형성하는 생성세포로 골격 기질의 90%이다. 파골세포는 뼈에서 무기질을 용출시키고 콜라겐을 분해시키는 뼈 용해세포이다.

골세포는 뼈에 가장 많이 분포되어 있고, 조골세포가 골격 속에서 무기질화 되도록 한다. 뼈의 용해는 며칠 정도로 빨리 진행되며, 뼈 형성은 3~6개월 정도로 느리게 진행된다.

2. 골격의 대사

뼈는 외관상 단단한 조직으로 비활동적이라고 생각되나, 뼈는 사실 일생동안 계속적으로 재생되며 활발한 대사가 일어나는 조직이다. 골 흡수를 하는 파골세포와 골 형성에 관여하는 조골세포가 균형을 이루며 골질량이 유지된다. 그러나 나이가 많아지면서, 특히 여성의 경우 폐경으로 인하여 파골세포의 활성이 활발해져서 골손실이 급속도로 증가한다.

뼈의 생성과 분해는 나이가 어릴수록 뼈 칼슘 교체율이 빨라 생후 1년간 뼈 칼슘 교체율은 거의 100%이다. 아동기는 약 10%가 교체되고 성인은 2~4%가 교체되며 나이가 많아짐에 따라 점점 감소한다.

성장기는 뼈 생성이 분해보다 훨씬 많아 성장이 이루어지며, 골질량은 그림 12-2에서와 같이 거의 직선적으로 증가하여 30~35세에 최대 골질량을 이루고 36~45세까지 큰 변화없이 유지되며 45세 이후 점차 줄어들기 시작한다.

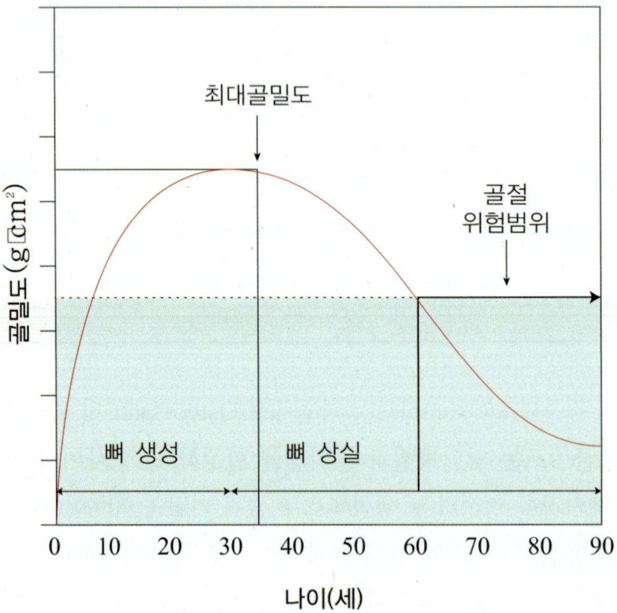

그림 12-2 연령에 따른 골밀도 변화

여성의 경우 폐경이 되면 에스트로겐에 의한 조골세포와 파골세포의 균형이 깨져서 파골세포의 활성이 활발해지고 골손실이 급속도로 증가된다.

골질량은 뼈 무기질량, 골밀도라고 하는데, 유전적 소인, 신체활동량, 호르몬의 균형과 영양상태, 여러 가지 환경요인에 의해 결정된다. 그 중 유전적인 소인이 가장 큰 영향을 미치며 신체활동은 골질량을 증가시킨다. 혈중 칼슘농도가 정상으로 유지되면 정상적인 골질량을 유지할 수 있다.

체내 칼슘의 90%가 골격을 형성하며, 1%는 혈액 중 이온 형태로 존재한다.

칼슘섭취량은 골밀도에 영향을 미치는데 결핍 정도가 심하면 골다공증이 유발된다. 혈중 칼슘농도를 조절하는 호르몬은 부갑상선 호르몬, 칼시토닌, 비타민 D_3가 있다.

비타민 D는 자외선에 의해 피부에서 7-디하이드로콜레스테롤(7-dehydrocholesterol)로부터 콜레카시페롤(cholecalciferol)이 생성되고 간과 신장을 거치면서 1,25-디히드록시 비타민 D_3(1, 25-$(OH)_2$-D_3, calcitriol)로 활성화되어 신장의 칼슘 재흡수를 증가시키며, 소장에서는 칼슘의 흡수를 촉진시키고, 뼈에서는 칼슘의 용해를 촉진시켜서 혈중 칼슘농도를 상승시킨다.

혈중 칼슘농도가 저하될 때 부갑상선 호르몬의 역할은 신장에서 1-수산화효소(1-hydroxylase)의 활성을 높여서 1,25-디히드록시 비타민 D_3의 생성을 촉진하고 파골세포를 활성화하여 뼈로부터 칼슘이 나와 혈중 칼슘농도를 올리고 골밀도의 감소가 초래된다.

반대로 혈중 칼슘농도가 상승하면 갑상선에서 칼시토닌이 분비되어 비타민 D의 활성화를 방해하고, 신장에서 칼슘의 재흡수를 저하시키며 소장에서 칼슘의 흡수를 제한하고 파골세포의 활성을 억제하여 뼈에 칼슘 침착을 증가시키고 혈중 칼슘농도를 저하시킨다.

이와 같은 호르몬의 대사 조절에 의해 혈액 칼슘은 정상적인 농도를 유지하며 골격대사도 정상적으로 이루어지는데, 칼슘 및 비타민 D 부족은 골다공증, 골연화증 및 구루병 등을 유발하게 된다(그림 12-3).

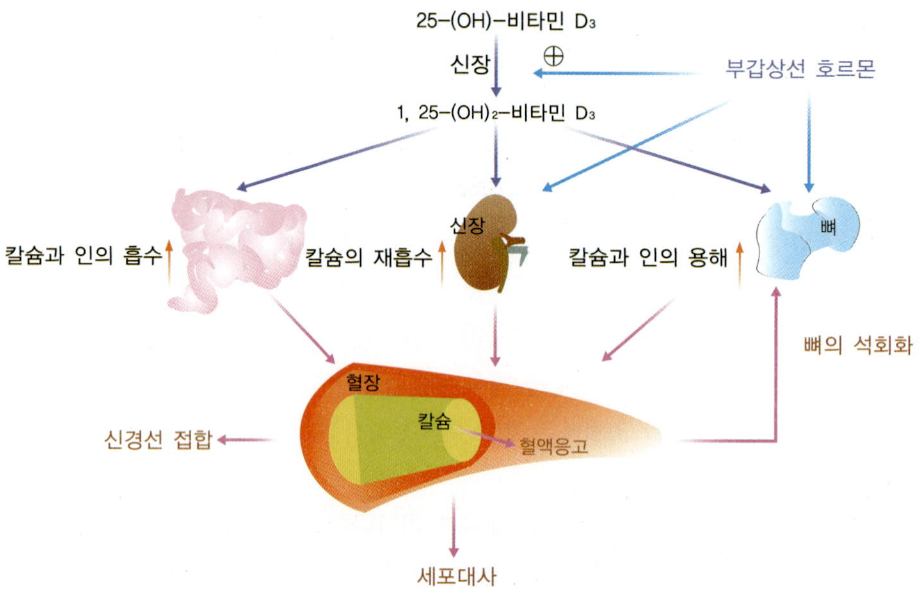

그림 12-3 칼슘대사와 비타민 D

표 12-2 골격대사에 영향을 미치는 호르몬들

호르몬	기 능
부갑상선 호르몬(PTH)	신장에서 1-수산화효소 활성증가로 1,25-디히드록시비타민 D_3의 증가 → 칼슘흡수 증가, 뼈의 과도한 재흡수의 원인, 신장에서 인의 재흡수 감소
비타민 D	• 소장에서 칼슘과 인 흡수 증가 • 뼈의 골흡수 증가 • 신장에서 인의 재흡수 증가
칼시토닌	• 파골세포에 의한 뼈의 골 흡수 감소 • 신장에서 인의 재흡수 감소 • 뼈의 칼슘 축적 증가
에스트로겐	부족 시 뼈의 골 흡수 촉진과 골다공증 유발
성장호르몬	• 연골과 콜라겐 합성 자극 • 1,25-디히드록시비타민 D3의 생성과 칼슘 흡수 증가 • 과잉 시 거대증과 말단비대증 발생 • 부족 시 어린이에서 발육부진 유발
갑상선 호르몬	• 뼈의 재흡수 촉진 • 부족 시 어린에에서 성장지연과 어른에서 뼈의 전환율 감소
인슐린	• 조골세포에 의한 콜라겐 합성 촉진 • 부족 시 성장과 골질량 저해

12-2 골격계 질환

1. 골다공증(Osteoporsis)

골다공증은 여러 요인(multifactorial)이 있는데, 칼슘대사 불균형으로 골질량이 감소된 현상으로 골질량이 너무 적어지면 골강도가 약해져서 작은 충격에도 골절이 되기 쉽다.

뼈의 골절이 자주 일어나는 부위는 팔의 상부(humerus), 대퇴골 상부(proximal femur), 척추(vertebrae), 늑골(ribs), 팔목뼈(distal radius), 골반(pelvis) 등이며 골절을 한 번 경험한 환자는 또 다시 발생할 수 있다. 골다공증은 여성이 남성에 비해 최대골질량이 낮고, 폐경으로 에스트로겐 생성이 감소하기 때문에 여성들에게서 발생빈도가 높고 노인들에게도 많이 발생한다.

2010년 국민건강영양조사 결과에 의하면, 만 50세 이상 골다공증 유병률은 여자 34.5%, 남자 7.8%로 여자 3명 중 1명이 골다공증을 앓고 있는 것으로 나타났다.

(1) 골다공증의 분류

골다공증은 흔히 일차성(원발성) 또는 특발성과 이차성(속발성)으로 분류하고 일차성 골다공증은 성별, 골절발생 연령 및 골절이 나타난 뼈의 종류에 의해 폐경기성 골다공증(type I)과 노인성 골다공증(typeⅡ)으로 분류한다. 일차성 골다공증은 골다공증을 유발하는 다른 원인 질환없이 발생하며, 이차성은 골다공증을 유발시키는 원인 질환에 의해 발생한다.

1) 일차성 골다공증

① 폐경기성 골다공증(type I)

폐경기성 골다공증은 주로 척추뼈 골절로 뼈가 부서지는 경우가 많고, 해면골이 손실된다. 원인은 폐경 후 에스트로겐 분비저하로 인해 뼈에 대한 부갑상선 호르몬의 작용이 활발해져 골흡수가 증가되면서 골질량의 소실이 가속화 됨으로써 골다공증이 발병한다.

폐경 후 여성은 주로 손목골절, 등뼈, 골반 및 대퇴골의 해면골이 약해지며, 척추뼈의 골밀도는 같은 나이의 정상인에 비해 25~40%까지 감소한다. 남성의 경우도 안드로겐이 현저히 감소되면 발생된다.

② 노인성 골다공증(type Ⅱ)

노인성 골다공증은 노화가 주원인으로 70세 이후 남녀 모두에게 나타난다. 주로 치밀골과 해면골 모두가 약해지는데, 해면골의 손실이 더 크고 골다공증과 골연화증이 함께 나타나는 골결핍증이라 할 수 있다. 주 증상은 척추뼈 골절과 엉덩이뼈 골절(대퇴부 상부의 고관절 골절)로서 척추의 쐐기형 골절은 등뼈통증, 신장축소, 척추기형, 척추후만증 등을 동반한다. 또한 지속적으로 키가 작아지는 현상이 나타난다(그림 12-4).

특발성 골다공증은 젊은 남녀에게 일어나는 골다공증이다. 발생원인은 밝혀지지 않았으나 대부분 치료없이도 4~5년 내에 저절로 회복된다.

2) 이차성 골다공증

이차성 골다공증은 관절염, 갑상선 기능 항진증, 부갑상선 기능 항진증, 부신피질호르몬 분비과다증, 신경질환, 위절제 등의 질환으로 갑상선호르몬, 관절염 치료제인 코르티코스테로이드 등의 약제를 복용하면 칼슘 흡수를 방해하므로 장기 복용 시 골다공증 발생을 촉진한다.

이차성 골다공증은 약제의 사용이나 질병으로 인해 발생하는 골다공증이다. 장기간 누워 있거나 움직이지 않는 사람도 칼슘의 배설이 증가되므로 골격의 항상성 유지에 이상이 생겨 골다공증을 초래할 수 있다.

표 12-3 폐경기성과 노인성 골다공증의 특성

구분	폐경기성	노인성
발병 대상	여성에게 발생, 남성은 적음 (남:여=1:6)	여성과 남성 모두 (남:여=1:2)
발병 시기	50세 이후(폐경)	70세 이후
발생 뼈조직	해면골	해면골과 치밀골
골절부분	척추뼈와 손목	엉덩이뼈와 척추뼈, 고관절
발생 원인	에스트로겐이나 안드로겐의 손실	나이가 많아짐, Ca 흡수감소, 뼈 무기질 손실 증가(함량 감소)

(2) 골다공증의 위험인자

1) 골다공증의 식사성 요인

① 칼 슘

칼슘 섭취는 골다공증 예방에 매우 중요하다. 어린이와 청소년기의 불충분한 칼슘 섭취는 최대 골질량에 이르지 못하게 되어 노년기에 골다공증 발병률을 높인다. 2010년도 국민건강·영양조사에 의하면 19세 이상 성인의 칼슘 섭취는 535.2 mg로 권장섭취량 대비 73.9%정도로 권장섭취량에 미치지 못했다.

② 인

칼슘에 비해 인을 많이 섭취하는 경우 부갑상선호르몬 분비를 자극하여 뼈 손실을 일으킨다.

③ 비타민 D

피부가 햇볕을 받지 못하거나 비타민 D 섭취부족은 칼슘흡수 저하로 혈청 칼슘농도가 낮아져 뼈의 용해가 증가된다. 노년기의 야외활동이 부족해서 피부가 햇볕을 받지 못하면 골다공증 발생의 위험요인이 된다.

④ 단백질

과잉의 단백질은 소변으로 칼슘 배설을 증가시키며, 함황아미노산과 인이 많은 동물성 단백질이 식물성보다 칼슘배설의 효과가 더 크다. 대두는 식물성으로 함황아미노산(메티오닌과 시스테인)이 적게 함유되어 칼슘배설을 저지하는 성분이다.

⑤ 식이섬유소

섬유소가 많은 식품은 무기질 흡수를 방해하며 골밀도에 좋지 않은 영향을 미치고 피틴산이나 수산을 함유하여 칼슘, 마그네슘, 아연, 철분 등의 흡수를 저해한다. 단기간의 고섬유식사를 하면 장기간에 비해 무기질 흡수저하 현상이 현저하게 나타난다.

⑥ 비타민 K

비타민 K는 칼슘을 뼈 속에 부착시켜 주는 뼈세포의 단백질인 오스테오칼신의 합성을 촉진하고 골절치유에 도움을 준다. 따라서 비타민 K 함량이 낮으면 쉽게 골절된다. 비타민 K는 케일, 양배추 등의 녹색 부분, 브로콜리, 시금치, 해조류 등에 함유되어 있다. 비타민 K를 적게 섭취한 여성 노인의 경우 엉덩이 골절 위험이 더욱 높다.

⑦ 마그네슘

체내 마그네슘 저장량의 절반 이상이 뼈 조직에 함유되어 있는데, 마그네슘 섭취부족은 골 용해를 촉진하고 골 생성을 감소시킨다. 칼슘과 마그네슘의 흡수는 상호작용을 일으켜 칼슘의 과잉섭취로 마그네슘의 흡수가 저하된다. 따라서 칼슘과 마그네슘은 2:1 정도로 섭취할 것을 권장하고 있다.

⑧ 나트륨

나트륨의 과량섭취는 뼈가 용해되어 소변으로 칼슘배설을 증가시킨다.

⑨ 알코올

과량의 알코올은 뼈의 생성을 억제시키고 소장에서 칼슘흡수를 방해하며 이뇨작용 촉진으로 칼슘배설량을 증가시킨다.

⑩ 카페인

카페인 성분은 칼슘흡수를 방해하고 이뇨촉진으로 소변을 통한 칼슘배설을 증가시킨다. 짧은 기간 동안 카페인의 섭취는 칼슘평형에 큰 영향을 미치지 않으나 칼슘섭취가 부족한 사람에게는 위험하다.

2) 식사 이외의 골다공증 요인

① 연령과 성

골질량은 나이가 많아짐에 따라 점차 낮아져서 나이가 많을수록 골절을 일으킬 수 있는 위험인자가 된다. 청소년기에는 골질량이 직선적으로 증가되어 20~35세에 최대 골질량에 달하고 45세까지는 거의 변화없이 유지되다가 그 이후 일정비율로 감소한다.

골다공증은 남성보다 여성에게 빈도가 높은데, 여성이 남성보다 최대 골질량이 낮고, 다이어트로 인한 영양결핍, 폐경으로 에스트로겐 생성저하 등으로 뼈 손실이 많아지기 때문이다.

② 유전과 인종

골밀도는 유전적으로 상관성이 있으며, 체격이 클수록 골밀도가 높다. 골다공증 가족력이 있는 사람이 골다공증에 걸릴 확률이 높다.

인종 간에도 선천적으로 골질량이 많은 흑인이 동양인이나 백인보다 골다공증 발생률이 낮다.

③ 에스트로겐

에스트로겐은 뼈에 부갑상선 호르몬의 작용을 억제하고 칼시토닌의 작용을 촉진시켜 뼈의 칼슘 용해를 감소시키고 골질량을 유지하므로, 에스트로겐 분비 저하는 골 손실을 증가시킨다. 신경성 식욕부진이나 마른 체형의 운동선수에서 나타나는 무월경, 생리불순, 45세 이전의 조기폐경, 난소절제, 출산 무경험 등에 의해 에스트로겐 분비가 저하된 경우도 많이 나타나고 있다.

④ 신체활동

정상적인 신체활동은 뼈 재생을 촉진하여 골질량을 증가시키거나 골 손실을 감소시킨다. 운동의 횟수와 운동 시 뼈에 미치는 부하의 정도가 중요하다. 체격이 큰 사람은 골격에 의해 발생된 부하로 골밀도가 높아진다.

운동은 뼈 건강뿐만 아니라 근육을 강화시켜 골절예방에 도움이 된다. 걷기, 산책, 조깅 등 골격에 물리적인 힘을 가하는 운동은 골질량을 증가시킨다. 노년기의 질병으로 신체활동이 부족하면 골다공증 유발과 진행이 촉진된다.

⑤ 약물 및 만성질환

류마티스 관절염, 장염 등에 많이 사용하는 스테로이드제의 복용, 해파린, 항경련제, 갑상선호르몬제 등이 골다공증을 유발한다. 만성 간질환, 염증성 장질환, 콩팥병 등 만성 질환들도 골다공증 유발 위험성을 높인다.

⑥ 흡수장애

칼슘흡수는 여러 가지 요인에 의해 저해를 받는다. 노화로 인한 위산분비 감소, 제산제 복용, 자외선 노출 부족, 체내 필요량 감소, 노령화 등은 칼슘흡수를 저하시킨다. 인과 비타민 D의 섭취가 부족해도 칼슘흡수가 저하된다.

⑦ 흡 연

담배의 니코틴 성분은 내분비계와 신경계에 영향을 주게 되어 여성호르몬 분비를 저하시키므로 과도한 흡연은 골손실량을 증가시켜 골다공증의 위험률을 높인다.

check point

골다공증 발생의 위험인자

① 유전(골다공증의 가족력)
② 여성
③ 백인이나 아시아인
④ 에스트로겐 고갈(폐경, 난소를 절제한 젊은 여성)
⑤ 성기능부전인 남녀
⑥ 노령화, 60세 이상
⑦ 운동부족
⑧ 과다한 운동으로 무월경이 초래된 여성
⑨ 스테로이드, 항경련제, 알루미늄 함유 제산제, 테트라사이클린 등 약제의 장기 복용
⑩ 칼슘과 뼈대사에 영향을 주는 상태가 지속되거나 질병(갑상선 기능항진증, 당뇨병, 만성신부전, 만성설사와 흡수부진, 부갑상선 기능항진증, 만성폐쇄성 폐질환, 부분위절제, 반신불수, 저체중, 흡연 등)
⑪ 알코올 과잉섭취
⑫ 섬유소 과잉섭취
⑬ 칼슘과 비타민 D의 섭취부족
⑭ 단백질, 인, 소금의 과잉섭취

check point

골다공증 위험 감소를 위한 권장사항

① 싱겁게 먹을 것
② 카페인 섭취를 제한할 것(1일 커피 2잔 이하)
③ 섬유소는 1일 35g 이하로 섭취할 것
④ 과량의 단백질을 섭취하지 말 것
⑤ 지나친 알코올 섭취를 금할 것
⑥ 규칙적인 운동을 할 것
⑦ 담배를 피우지 말 것
⑧ 햇빛을 충분히 쪼일 것

(3) 증 상

골다공증은 뼈의 절대량이 1/3 이상 감소되었을 때 발생되며 골절이 발생되기 전까지는 거의 증상이 없고 골절 후에는 사회적·정신적 장애가 동반된다. 뼈의 골질량 감소로 뼈 조직의 구조가 치밀하지 못하고 거칠며 작은 구멍이 생기고 뼈가 얇아진다.

골다공증으로 인한 골절은 주로 척추와 팔목, 엉덩이에서 많이 발생한다. 노인성 골다공증은 대퇴골 상부의 엉덩이 뼈에 많이 발생하는데 다른 골절에 비해 합병증으로 인한 사망률이 높은 편이다. 그 밖에도 골질량 감소로 등이 굽어지거나 뼈가 위축되고 변형이 초래되고 파열됨으로써 척추 주위에 있는 신경과 근육이 늘어나거나 위축되어 통증이 나타난다(그림 12-4 참조).

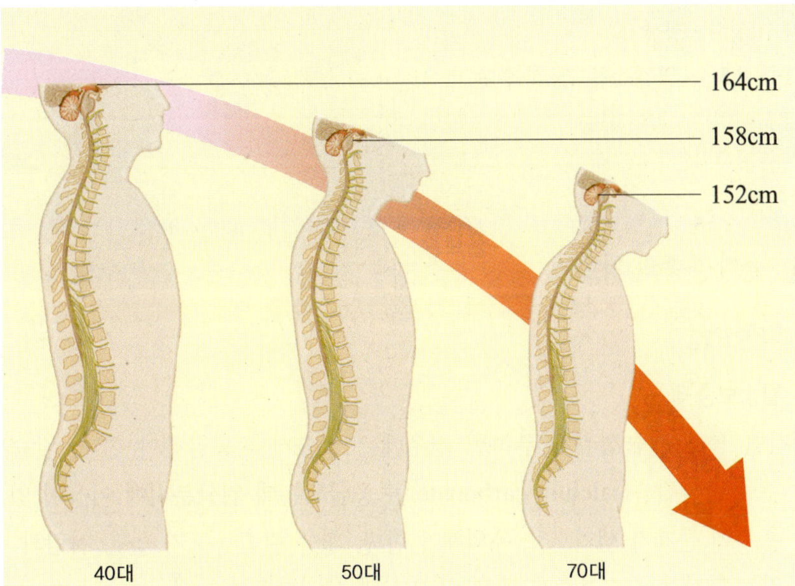

그림 12-4 40세 정상인과 60세 → 70세 골다공증인 사람의 뼈 변화

(4) 골다공증의 진단

X선 촬영에 의해 뼈의 구조적 변화를 검사한다. 최근 전산화 단층촬영법(quantitative computed tomography, QCT), 양광자 흡수계측법(dual photon absorptionmetry, DPA) 등을 이용한다. 골밀도 측정기를 이용한 골다공증의 진

단은 환자의 골밀도가 정상 성인의 평균치에서 10% 이내로 감소된 경우를 정상으로 간주하며, 10~20% 정도 감소된 경우를 골감소증, 그 이상 감소된 경우를 골다공증으로 진단한다.

골다공증에 의해 손상된 부분의 골질량을 측정하는데, 이중에너지 X선 흡수계 측법(dual energy X-ray absorptionmetry, DEXA)은 비교적 정밀하고 신체 모든 부위를 측정할 수 있어서 요즈음 많이 이용되고 있다.

WHO의 기준에 따라 골밀도가 평가되며 최대 골밀도에 달한 건강한 성인(20~29세)의 골밀도와 개개인의 측정치를 비교하여 그 차이(t-score)에 의해 평가한다.

check point

판정 : t-score

-1 이상 → 정상
-1~-2.5 → 골감소증, 골취약증
-2.5 이하 → 골다공증

(5) 골다공증의 치료

1) 약물요법

① 칼슘보충제

식사를 통해 칼슘섭취가 부족한 경우에는 칼슘제를 공급해야 한다. 칼슘보충제는 주로 탄산칼슘(calcium carbonate)이 공급되는데 위산분비에 이상이 있으면 칼슘 흡수에 문제가 생기므로 유의해야 한다. 혈중 칼슘농도가 높은 사람과 신결석이 있는 환자는 칼슘보충제 복용 시 의사와 상의하도록 한다.

② 비타민 D 보충제 (calcitriol)

비타민 D는 칼슘흡수를 도와 주고 골격의 석회화에 관여하므로 골다공증 환자에게 처방한다. 비타민 D 보충제(calcitriol)는 단독 사용시 독성이 있으므로 칼시트리올은 칼슘과 함께 투여하며 요추골절이 현저하게 감소되는 효과가 있다. 그러나 비타민 D 보충제를 과잉 사용하면 부갑상선 호르몬의 작용 증가로 골흡수를 증가시키게 하므로 주의해야 한다.

③ 에스트로겐 요법

에스트로겐은 뼈의 용해를 억제시켜서 뼈 손실을 방지하는 효과를 가지고 있으므로 폐경 후 여성에게는 호르몬의 치료가 중요하다. 그러나 에스트로겐을 장기 투여하면 유방암, 자궁내막암 등을 유발시킬 가능성이 있기 때문에 이에 따른 정기검사가 필요하다.

④ 칼시토닌

칼시토닌은 부갑상선호르몬의 작용을 방해하여 뼈 용해를 억제하는 작용을 하며, 피하주사 한 경우 골다공증 환자의 골 손실을 감소시킨다. 칼시토닌 치료는 특히 요추뼈의 골밀도를 증기시키며 골다공증의 재발을 방지하는 효과가 있지만 메스꺼움, 구토, 식욕부진 등의 부작용이 나타날 수 있으며 가격이 비싸다.

2) 운동요법

골다공증 예방과 치료에 규칙적인 운동은 필수적이다. 가벼운 걷기, 수영 등은 골격에 큰 영향을 미치지 못하고 무게를 요하는 운동이나 빨리 걷기, 자전거 타기, 계단 오르기, 등산, 에어로빅, 달리기, 가벼운 역기 들기 등 골격에 물리적인 힘이 가해지는 운동을 하면 골질량이 증가된다. 그러나 골격에 무리를 주는 충격이 큰 과다한 운동은 피하도록 한다. 64세 이상의 활동적인 여성의 경우 엉덩이 골절이 36% 낮게 발생하였다는 통계자료가 있다.

3) 식사요법

골다공증을 위한 식사는 칼슘평형을 유지하고 골질량 손실을 억제해야 하므로 적당량의 단백질, 칼슘, 인, 비타민 A, C 및 D 등의 영양소를 공급해야 한다. 또한 칼슘의 흡수를 증진시키는 식사를 해야 하며, 반대로 저해시키는 식사는 피해야 한다.

① 단백질

단백질의 과잉섭취는 요중 칼슘배설을 증가시켜 골격의 손실을 초래한다. 동물성 단백질이 식물성보다 칼슘배설 효과가 크다. 따라서 식물성 에스트로겐으로 알려진 이소플라본이 풍부한 대두제품을 섭취하도록 한다.

② 칼 슘

골다공증의 예방과 치료를 위해 성장기부터 칼슘을 충분히 섭취해서 골질량을 최대한 확보하는 것이 중요하다. 한국인 1일 칼슘권장섭취량은 성인 남자의 경우

750mg으로 책정되어 있다.

폐경 후 여성과 골다공증환자를 위한 칼슘 섭취량은 1일 1,200~1,500mg을 권장하며 충분한 칼슘섭취가 최우선적으로 필요한 영양과제이다.

칼슘뿐만 아니라 칼슘흡수 촉진인자들을 함유하고 있는 우유 및 유제품은 체내 이용률이 높은 칼슘 급원이다. 그 밖에도 뼈째 먹는 생선류, 해조류, 두류, 녹색채소류, 곡류 등에 많이 함유되어 있으므로 충분히 섭취하도록 해야 하고, 칼슘 강화식품을 선택하면 칼슘섭취를 증가시킬 수 있다.

check point

나이가 들고 노인이 되면 칼슘섭취가 부족하게 되는 원인

① **칼로리 부족** → 충분한 칼로리 유지 못함. 즉, 50세까지 2000cal, 70세까지 1800cal, 70세 이후 1600cal이 필요
② **칼슘 섭취 부족** → 사회적 격리 때문에 식욕감퇴
③ **염분의 섭취 증가** → 미각 쇠퇴가 짜게 먹도록 만든다. 이는 칼슘 섭취 방해
④ **음식 선택 폭의 축소** → 이와 잇몸의 약화로 음식 먹기가 힘들게 됨
⑤ **여러 약 복용** → 약의 부작용으로 식욕 감퇴
⑥ **음주와 흡연** → 식욕 감퇴 뿐만 아니라, 필수 비타민과 무기질의 장기간 부족. 따라서 칼슘 흡수를 방해받게 됨

표 12-4에는 칼슘 급원식품이 제시되었다. 칼슘 이용을 높이기 위해서는 칼슘 흡수를 증진시키는 인자와 방해하는 인자를 조절하는 것이 바람직하다.

표 12-4 식품 속의 칼슘 함량

(단위 : mg)

식품	칼슘함량	식품	칼슘함량	식품	칼슘함량
우유 및 유제품		**어패류**		**해조류**	
분유(탈지)	1,250	꽃새우(건조)	4,068	미역(말린 것)	959
분유(전지)	880	해삼 말린 것	1,384	튀각	795
치즈(자연)	633	중멸치(건조)	1,290	톳(말린 것)	768
치즈(가공)	503	큰논 우렁	1,003	다시마(말린 것)	708
연유(가당)	258	뱅어포	982	파래(말린 것)	652
연유(무가당)	225	잔멸치(건조)	902	마른김(중품)	420
아이스크림(바닐라맛)	113	미꾸라지	736	조선김	265
우유	110	노가리	432	톳	157
요구르트(호상)	102	새우젓(육젓)	330	미역(생것)	153
두류 및 그 제품		오징어 말린 것	252	다시마(생것)	103
튀린 두부(유부)	295	북어	243	미역줄기(염장)	86
대두	245	바닷가재	230	곰피(생것)	79
검정콩(서리태)	224	홍합(건조)	225	**채소류(생것)**	
검은콩(흑태)	220	꽁치 통조림	198	케일	378
붉은 팥	82	다슬기	195	무청	341
비지	66	재첩	181	신선초	235
두부	44	고등어 통조림	167	쑥	230
순두부	40	영덕게	158	고추잎	211
견과류 및 종실류		뱀장어	157	들깻잎	211
참깨(볶은 것)	1,149	가무락조개	128	갓	193
검정깨(볶은 것)	1,066	쥐치포	126	냉이	193
들깨(건조)	750	해삼	119	비름	169
아몬드	230	꽃게	118	돌나물	166
호두	92	양미리 말린 것	115	미나리	130
땅콩	68	명태	109	취나물	122
난 류		굴	109	근대	97
난황	139	꼬막	83	아욱	94
메추리알(생것)	60	바지락	78	달래	67
계란(생것)	52	대하(생것)	74	브로콜리	64
		참전복(생것)	49	시금치	40
		동태	48	상추	38
		꽃새우(생것)	48		
		홍합(생것)	43		
		피조개	36		
		오징어 생것	25		

check point

골다공증에 도움이 되는 식단 예

높은 칼슘 식단(열량 2000Kcal, 칼슘 1000mg 이상)
아침: 콩밥, 무국, 생선구이, 두부전, 배추김치, 고칼슘 우유
점심: 보리밥, 쇠고기 미역국, 참치구이, 멸치볶음, 깻잎찜, 배추김치, 요플레
간식: 고칼슘 우유
저녁: 초밥, 대구탕, 호박전, 김구이, 나물, 김치
간식: 사과, 두유

2. 관절염

2개 이상의 뼈가 연결된 부위를 관절(joint)이라 하며, 운동가능한 것과 불가능한 것이 있다. 그림 12-5와 같이 뼈의 말단에는 관절 연골이 있고, 그 사이에 관절강이 있으며, 섬유막과 활막으로 구성된 관절낭이 관절강을 싸고 있다. 관절염(arthritis)은 외상이나 활막의 감염으로 관절 부위에 염증을 일으키는 질환이다.

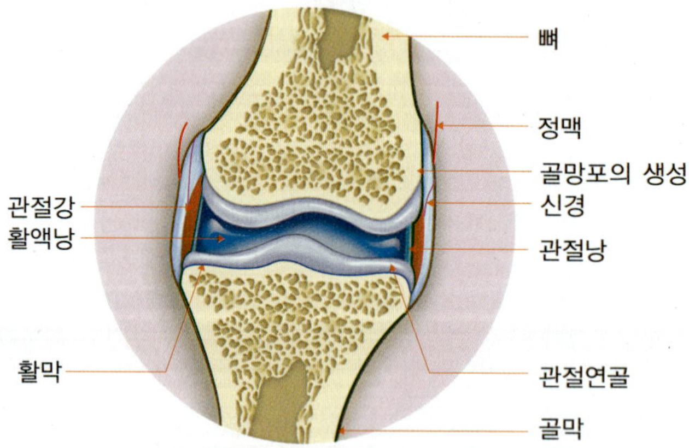

그림 12-5
윤활관절의 구조

(1) 류머티스성 관절염(Rheumatid arthritis)

1) 원 인

류머티스 관절염의 정확한 원인은 알려져 있지 않으나 유전과 환경요인이 복합적으로 관련되어 나타난다.

바이러스나 박테리아 감염, 지속적인 스트레스에 의해 염증이 발생하면 연골조직에 심한 손상을 가져오는 자가면역성 질환이다.

관절에서의 감염은 대칭적으로 나타나며, 모든 연령에서 발생되고, 환자의 80%가 여성일 정도로 남성보다 여성에게서 더 많이 발생한다. 여성은 임신, 수유, 피임 시에 나타나는 호르몬의 변화와 관련이 있는 것으로 알려져 있다.

2) 증 상

발생 초기에는 증상이 없지만 진행되면서 활막이 감염되어 만성 염증과 관절연골에 손상을 일으켜 손가락, 발가락 등이 변형되거나 관절이 붓고, 통증이 나타난다. 주로 아침에 관절이 뻣뻣하게 경직되는 증상을 보인다.

3) 약물 치료

류머티스성 관절염에는 비스테로이드계 항염증제를 많이 사용하는데, 장기복용 시에는 신장병, 위장관장애 등이 발생되므로 주의를 요한다. 코르티코스테로이드(corticosteroids)는 항염증제로 쿠싱증후군이 나타날 수 있으며 골다공증 위험성이 커진다.

4) 식사요법

에너지 필요량은 염증 반응으로 대사율 증가와 기능적 손상으로 인한 체단백질 분해를 보충할 수 있도록 충분한 열량과 1.5~2g/kg 정도 양질의 단백질을 공급한다.

지방은 심혈관계 질환 예방과 항염증 작용을 위해 ω-3 지방산을 증가시키면, ω-3 지방산에서 합성된 EPA, DHA 등이 염증을 감소시킨다.

항산화제인 비타민 E, 엽산, 셀레늄, 비타민 D, 비타민 C, 베타카로틴, 셀레늄을 함유한 식품을 공급한다.

(2) 골관절염(osteoarthritis)

1) 원인과 증상

퇴행성 관절염으로 노령화에 의해 발생되는 만성 관절 질환이다. 비만, 여성, 노화, 백인, 과다한 관절 사용, 무거운 충격에 의한 손상 등에 의해 발생된다. 관절연골이 손상되어 관절의 변형과 통증을 수반한다. 골관절염은 팔, 다리관절, 손가락에서 많이 발생하며, 과다체중인 경우 엉덩이, 팔꿈치, 무릎, 척추, 고관절 등의 뼈에서 자주 나타난다. 긴장, 계속적인 자극에 의해 악화되며 관절이 뻣뻣해지고 아침에는 관절이 더욱 굳어지며 통증이 심하다.

2) 약물 치료

아스피린, 비스테로이드성 항염증제, 코르티코스테로이드 등이 사용되며 엽산과 비타민 B_{12}도 함께 이용된다. 약물을 줄이기 위해 글루코자민, 콘드로이틴 설페이드(chondroitin sulfate) 등이 사용되고 있다. 그러나 당뇨병 환자 등은 인슐린에 부정적인 영향을 주므로 권장하지 않는다. 체중감량은 치료에 도움을 주나 약물을 복용하여 체중감량을 시도하는 경우는 위험도가 높으므로 주의해야 한다.

3) 식사요법

체중과다는 골격에 부담을 주므로 이상체중을 유지할 수 있도록 에너지를 감량하는 균형잡힌 식사가 좋다. 칼슘과 비타민 D를 적절히 공급해야 하며 ω-3 지방산의 섭취를 증가시키고 골관절염의 위험을 줄이기 위해 항산화제인 비타민 C를 충분히 공급해야 한다.

check point

용어해설

- 골관절염(osteoarthritis) : 퇴행성 관절염으로 나이가 증가됨에 따라 관절 보호 연골이 소실되어 퇴행성 변화가 나타나는 현상
- 골다공증(osteoporosis) : 골질량이 감소된 상태로 골절이 쉽게 발생함.
- 골연화증(osteomalacia) : 칼슘과 비타민 D 결핍으로 뼈의 석회화가 잘 안 이루어져 뼈에 이상이 생기는 증상
- 골밀도(bone mineral density) : 뼈 무기질량으로 뼈의 양을 평가하는 데 이용됨.
- 오스테오칼신(osteocalcin) : 조골세포에서 비타민 K에 의해 생성된 특수단백질로 골격의 석회화에 관여함.
- 칼시트리올(calcitriol) : 비타민 D 형태의 호르몬

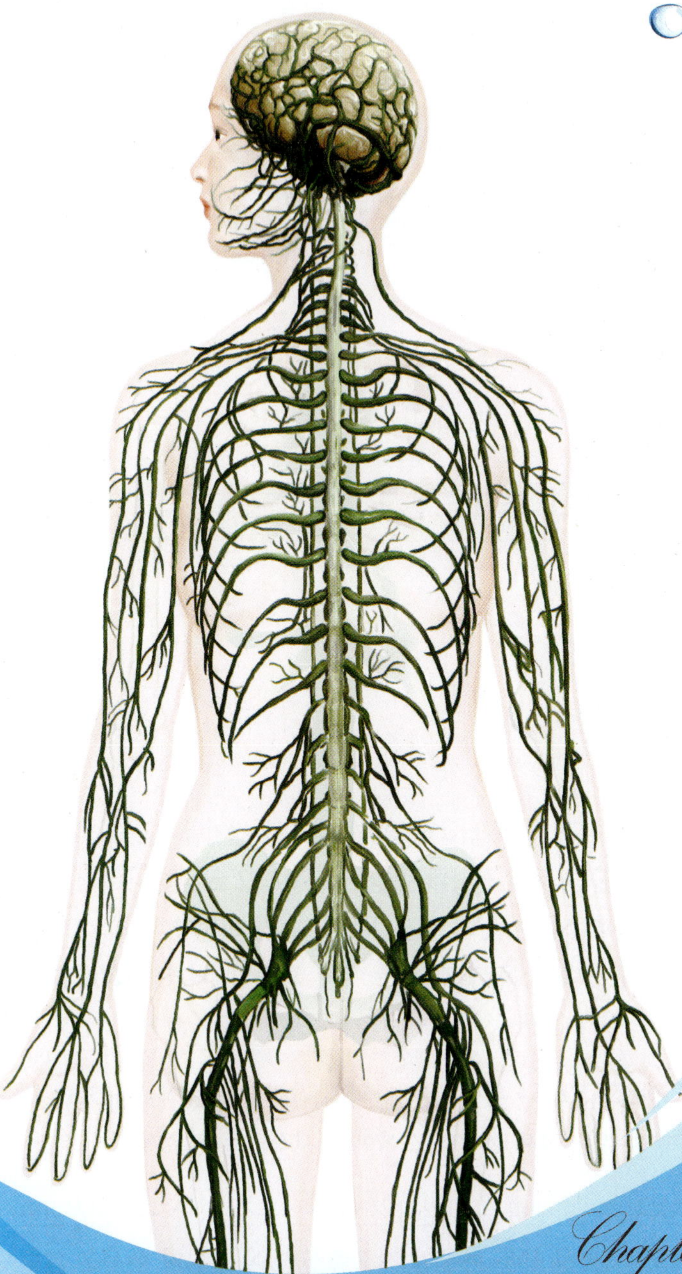

Chapter 13

신경계 질환

Chapter 13

신경계 질환

13-1 신경계 질환의 종류

1. 간 질

(1) 원인 및 증상

간질(epilepsy)은 뇌신경 세포 일부가 급작스럽게 과도한 전기를 방출시켜 일어나는 경련, 감각장애, 의식불명 등의 신경계 증상이 반복적으로 나타나는 질환이다. 간질은 유전, 분만 전·후 뇌 손상, 중추신경계의 감염, 뇌종양, 머리의 외상, 열성 경련, 알코올 중독, 중금속 중독, 혈액 성분 이상, 뇌출혈, 뇌경색, 치매 등에 의해 발생한다.

원인을 알 수 없는 경우도 50%나 된다. 우리나라의 간질환자는 약 30~50만 명으로 추산하고 있으며, 대부분 14세 이하의 소아에서 시작되는 경우가 많다.

뇌의 일시적인 과흥분으로 발생하는 간질의 전형적인 증상인 발작은 전신발작과 부분발작으로 나뉜다. 전신발작은 아무런 전구증상 없이 갑자기 의식을 잃고 쓰러지며, 전신의 근육에 몇분 동안 경련이 일어난다.

부분발작은 스스로 전구증상을 느끼며 손, 발, 입 등에 자신도 모르는 반복적인 행동을 보이는 경우가 흔하다. 간질 발작에 대한 뇌의 과흥분을 조절하지 않으면 영구적인 뇌손상을 초래할 수 있으므로 항경련성 약물치료가 중요하다.

(2) 식사요법

간질의 기본적인 식사요법은 항경련성 약제와 함께 균형 잡힌 식사를 공급하는 것이다. 간질의 치료에 사용되는 항경련성 약물로는 페노바르비탈, 페니토인, 프리미돈 등이 있다. 이들은 간에서 비타민 D 대사를 증가시켜 칼슘의 장내 흡수를 방해하므로 비타민 D의 보충이 필요하다.

엽산 보충은 페니토인(phenytoin) 대사를 방해하여 약효를 떨어뜨리므로 주의해야 한다. 그러나 약물에 대한 내성이 없거나 항경련성 약제로 발작조절이 잘 되지 않는 일부 소아환자들에게 케톤 식이가 발작을 조절하는 데 도움이 된다. 특히 케톤 식이는 10세 이하의 아동에게서 효과가 큰 것으로 나타났다.

케톤 식이의 기본원칙은 식이성분 중 케톤체를 만드는 지질을 총 에너지 섭취량의 80~90%까지 증가시키는 대신에 탄수화물의 섭취량을 철저히 제한시키는 것이다. 케톤증의 유발은 소변에 옥살산(oxalic acid), 디아세트산(diacetic acid), 아세톤과 같은 케톤체의 배설을 지표로 삼게 된다. 그러나 케톤식이의 부작용으로는 메스꺼움과 구토, 설사, 체중감소, 과민반응 등의 부작용이 나타날 수 있으며, 심한 경우에는 호중구의 기능 저하로 감염되거나 저혈당증이 나타날 수도 있다.

① 아동인 경우는 정상적인 성장발달을 위하여 칼로리와 단백질량을 개인의 필요량에 맞추도록 한다.
② 일반식사는 케톤성인 지방과 항케톤성인 단백질 및 탄수화물의 비율이 1:3 정도이나 경련을 조절할 수 있는 만큼의 케톤 식이를 케톤성과 비케톤성의 비율을 3~5:1 정도까지 조절한다.
③ 급속한 케톤증을 유도하기 위해서는 일정 기간의 절식이 필요하다. 3~5일의 절식기간에는 수분제한을 위하여 제한된 양의 물, 고기국물, 차, 과일, 180~240 mL 정도의 무가당 오렌지주스를 공급한다.
④ 당질은 총 에너지의 10% 미만으로 극히 소량만을 공급한다.
⑤ 케톤증의 유발을 손쉽게 하기 위해서는 중쇄사슬중성지방을 함유한 MCT를 사용할 수도 있다.
⑥ 단백질은 어린이의 적절한 성장이 이루어질 수 있도록 이상체중 kg당 1 g을 공급한다.

⑦ 케톤상태와 혈당을 유지하고 저혈당 시에는 주스 등을 공급하여 혈당을 회복한다.

⑧ 당의 함유량이 높은 감미료나 조미료의 사용에 유의하여야 한다.

⑨ 버터, 기름, 지방을 소화하기 어려운 경우에 소화제를 처방한다.

⑩ 결핍되기 쉬운 비타민이나 무기질을 공급한다.

⑪ 수분공급량은 이상체중 kg당 60 mL로 하며, 한 번에 120~150 mL 이상의 많은 수분공급은 제한한다.

check point

케톤 식이는 맛이 없지만 식사를 맛있게 하기 위해 필요한 노력

① 버터나 기름이나 지방 등을 소화하기 어려 울 때는 소화제를 처방할 것
② 열량이 적은 감미료로 닷맛을 낼 것
③ 얼린 크림에 적당량의 과일 주스와 인공감미료를 섞어서 아이스크림을 만들 것
④ 크림과 달걀을 이용하여 커스터드나 에그노그를 만들 것
⑤ 젤라틴으로 만든 후식을 골라서 식욕을 돋울 것
⑥ 크림과 채소 즙을 섞은 크림수프를 만들 것
⑦ 마요네즈와 기름을 이용한 샐러드를 만들 것
⑧ 버터나 마가린을, 익힌 채소와 함께 내놓을 것

표 13-1 케톤성 식이에 허용되는 식품과 제한되는 식품들

제한되는 식품	허용되는 식품
가당연유, 케이크, 기침약(당분 함유 시럽제), 꿀, 쿠키, 아이스크림, 당밀, 파이, 젤리, 마멀레이드, 껌, 케첩, 스무디, 사탕, 탄산음료, 시럽, 설탕, 페이스트리, 잼롤빵, 푸딩, 곡류제품, 허용량 이외의 모든 빵	고추냉이, 향 추출물, 젤라틴, 차, 후추, 파슬리, 겨자, 식초, 코코아가루, 소금, 커피, 육수, 마요네즈, 버터 등

2. 치 매

치매(dementia)는 성장기에는 정상적인 지적 수준을 유지하다가 후천적으로 뇌의 병변 때문에 인지기능의 손상 및 인격의 변화가 발생하는 질환으로 발생하는

증후군이다. 한국건강보험공단 자료에 의하면 그림 13-1에서처럼 65세 이상 노인 중 치매발병률이 2050년까지 계속해서 증가하는 경향을 보이고 있다. 그뿐만 아니라 그림 13-2에서와 같이 건강보험공단의 조사 결과, 2005년 대비 2010년의 40대와 50대 중장년층 치매환자도 증가하고 있다.

치매의 원인질환에는 알츠하이머병과 뇌졸중인 혈관성 치매, 파킨슨병, 루이체병, 다발성신경염, 다발성경화증, 근무력증 및 뇌종양, 두부 손상, 만성 알코올 중독 등 여러 가지가 있다. 이들의 유형별 발병률과 중증도 비율은 그림 13-3과 같다.

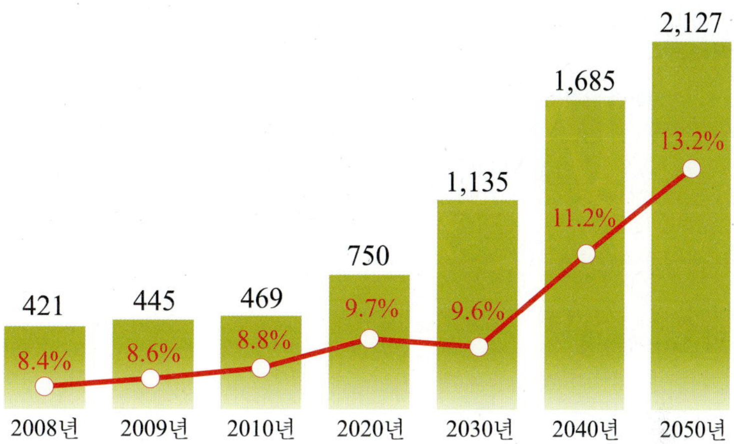

그림 13-1 65세 이상 치매노인수(명/천명) 및 유병률(%)의 증가추이 및 전망

출처 : 국민건강보험공단

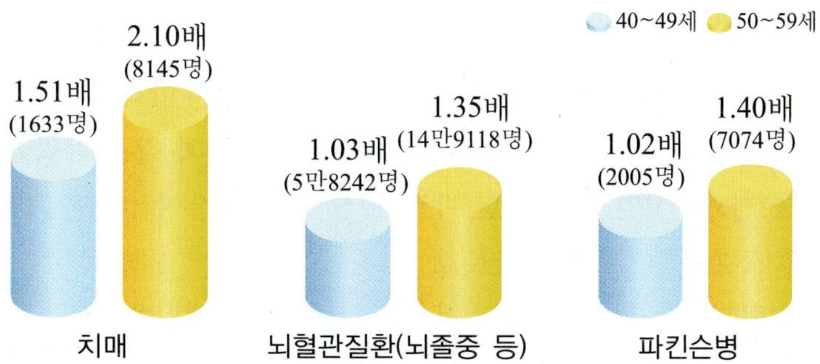

그림 13-2 중장년층 치매질환자수 및 증가율(2005년 대비 2010년)

출처 : 건강보험심사평가원

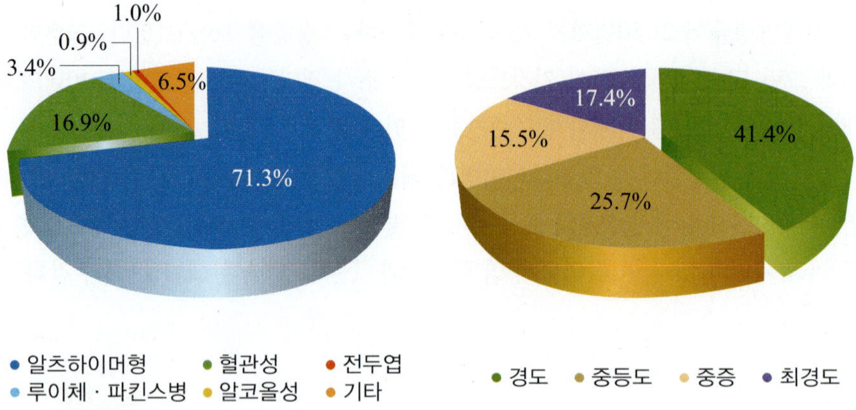

치매의 유형별 분포 치매의 중증도별 분포

그림 13-3 치매의 유형별 및 중증도별 분포

출처 : www.m.skyedaily.com

(1) 알츠하이머병

1) 원인 및 증상

가장 흔한 치매 질환은 알츠하이머병(Alzheimer's disease)이다. 주로 기억과 인지능력에 중요한 뇌의 부위인 시상하부와 대뇌피질에 비정상적인 물질들이 모여 형성한 노인성반과 신경세포 안에 뉴런 섬유들이 비정상적으로 꼬여 있는 신경섬유원이 생김으로써 신경세포가 손상된 것이 특징이다.

뇌부위의 역할 및 알츠하이머병 진행과정에 대한 원인은 아직 명확하게 밝혀지지 않았으나 뇌부위의 금속침착, 대상포진이나 단순포진과 같은 바이러스 요인, 화학적 불균형, 유전요인, 면역 변화, 두부 손상 등과 같은 여러 위험 요인이 관여한다.

알츠하이머병은 장기간에 걸쳐서 서서히 완만하게 진행된다. 주로 해마, 전두엽, 두정엽의 기능장애로 초기 증상으로는 기억력의 감퇴가 나타난다. 그 이후에 병이 진행되면서 언어능역, 공간 감각, 추상적 사고능력, 문제해결 능력 등의 인지적 기능의 감퇴와 감각상실이나 오감각의 변화 등이 점차적으로 진행되는 질환이다.

인격적으로는 공격성을 비롯하여 망상이나 환각으로 인한 이상 행동과 의심증 등의 행동양상 등이 나타난다. 또한 배변과 배뇨 조절의 능력을 상실하고 식욕 감소와 먹는 방법을 잊어버리는 등의 증상 때문에 점차 타인에게 의존적인 삶을 살게 된다.

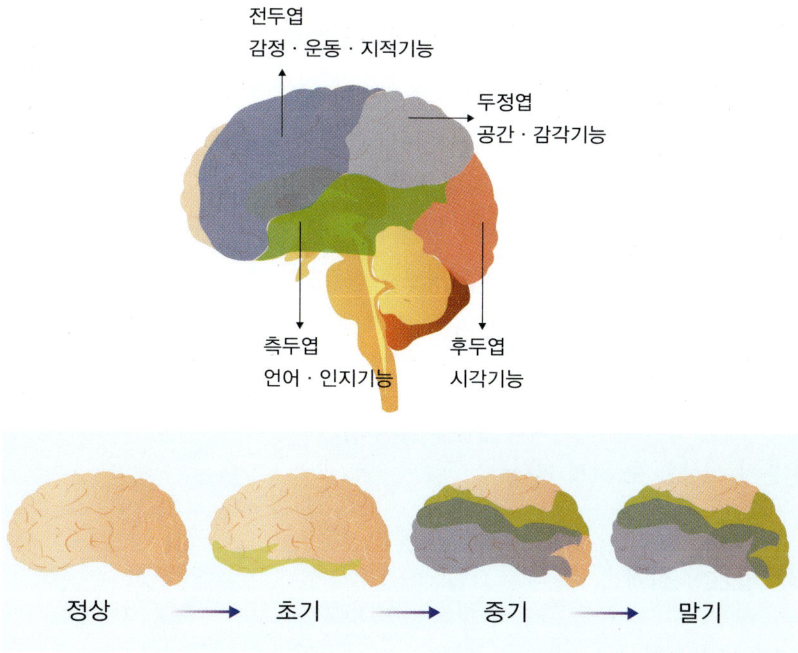

알츠하이머성 치매에 걸리면 해마가 있는 측두엽부터 시작해
전두엽 · 후두엽 · 두정엽에도 아밀로이드가 쌓인다.

그림 13-4 뇌부위의 역할 및 알츠하이머성 치매의 진행과정

출처 : 한국치매협회

2) 식사요법

알츠하이머병의 초기에는 포도당 대사의 이상을 보임으로써 공복시에 높은 혈당치와 인슐린 농도를 나타난다. 환자에 따라서 왕성한 식욕을 보이거나, 자기 스스로 식사를 할 수 없거나 잊어버려서 섭취량 부족에 등에 의한 체중감소와 영양불량 등이 나타날 수도 있다.

① 지속적인 무의미한 움직임 때문에 체중감소나 활동감소로 인한 과도한 체중증가를 방지하기 위하여 개인에게 알맞은 열량을 Harris-Benedict 공식에

활동 계수와 스트레스 계수를 고려하여 산정한다.

② 환자가 섭취, 갈증, 포만감을 인식 못할 경우에 보호자는 칼로리 밀도가 높은 음식을 제공한다.

③ 단백질은 체중 kg당 1.0~1.25 g 정도 섭취하도록 한다.

④ 비타민 B_2, B_6 및 판토텐산 이외에 비타민 C와 E, 글루타치온, β-카로틴, 셀레늄과 같은 항산화 영양소를 충분히 공급한다.

⑤ 플라보노이드나 레시틴이 함유된 식품의 섭취를 권장한다.

⑥ 신경전달 물질인 아세틸콜린의 재료가 되는 콜린의 함량이 풍부한 생선, 계란, 간, 닭고기, 우유, 대두, 강낭콩을 섭취한다.

⑦ 탈수 방지를 위하여 2시간마다 물을 1컵씩 마시도록 한다.

⑧ 체중감소가 계속되면 상업용 영양보충 음료를 보충한다.

⑨ 변비에 걸리지 않도록 주의한다.

⑩ 식사를 규칙적으로 하도록 한다.

⑪ TV나 라디오 소음이 없는 조용한 방에서 식사하도록 한다.

⑫ 혼자 식사할 수 있게 한다.

(2) 혈관성 치매

1) 원인 및 증상

알츠하이머병에 이어 두 번째로 빈번하게 나타나는 혈관성 치매(vascular dementia)는 뇌졸중으로 인하여 뇌조직이 손상되어 발생하는 치매이다. 특징은 뇌에 혈액을 공급하는 뇌혈관들이 막히거나 좁아져서 뇌의 일부 영역에서 허혈이나 출혈로 인한 뇌혈류가 장애를 받아 발생한다.

원인으로는 주로 고혈압, 흡연, 당뇨, 동맥경화, 이상지질혈증 등 순환기계 질환이나 알코올 중독 등이 있다. 발생하면 완치될 수 없으나, 초기에 진단을 받고 적절한 치료를 받으면 악화를 막을 수 있다.

혈관성 치매는 갑자기 발생하고, 인지 및 정신기능이 저하되며 한동안 유지되다가 다시 저하되고 유지되는 식의 단계별 악화 양상을 보인다. 팔이나 다리 등에 마비가 오거나 운동장애, 언어장애, 시야장애 등의 증상도 흔하게 나타난다.

2) 식사요법

혈관성 치매는 환자를 안정시키고 위험요인을 제거하는 것이 우선이다. 그리고 활동제한으로 체구성 성분이 변화되고 스트레스로 인한 영양불량 상태가 되는 경우가 많으므로, 이에 대한 관리가 필요하다. 영양불량의 문제로는 거식증·연하곤란, 저작곤란, 마비 등으로 식사동작이 불가능하고, 안면근육의 약화나 마비 때문에 구강섭취가 어려운 경우가 있다.

따라서 영양불량 증상에 대한 점검과 함께 동맥경화증, 고혈압, 심장질환, 이상지질혈증 등의 기저질환을 적절히 치료하기 위하여 심혈관계 질환의 식사요법에 준하여 실시한다. 그리고 운동을 꾸준히 해야 한다.

약물요법으로 혈전 용해제로 와파린(warfarin)이나 쿠마딘(coumadin)을 사용하는 경우는 비타민 K 과잉섭취에 유의한다.

① 동맥경화증, 고혈압, 심장질환, 이상지질혈증 등의 기저 질환이 있을 경우에 이에 준하는 식사요법을 실시한다. 특히 혈압과 혈당의 철저한 조절이 필요하다.
② 뇌졸중 직후에는 정맥영양이나 경관급식을 실시할 수도 있다.
③ 환자의 체중변화를 확인하면서 필요량을 설정하며, 체중상태 및 활동 정도에 따라 체중 kg당 25~45 kcal의 열량을 공급한다.
④ 단백질은 체중 kg당 1.2~1.5 g 정도 섭취하도록 권장한다.
⑤ 동맥경화와 혈전 방지를 위하여 오메가-3 지방산이 함유된 생선 등을 섭취한다.
⑥ 고혈압 예방과 관리를 위하여 먼저 염분의 섭취를 줄이고, 칼륨의 섭취를 증가시켜야 한다.
⑦ 혈중 콜레스테롤 저하를 위하여 식이섬유소를 충분히 섭취한다.
⑧ 플라보노이드 성분은 혈관을 튼튼하게 하여 동맥경화를 예방하고 혈전을 방지하므로 대두나 양파 등을 섭취한다.
⑨ 연하곤란인 경우에는 연하곤란식을 섭취한다.
⑩ 갈증을 인식하지 못하므로 탈수상태가 되지 않도록 유의한다.
⑪ 치매 말기에는 음식을 안전하게 삼킬 수 없는 경우는 흡인성 폐렴에 유의한다.
⑫ 상태가 호전되면 스스로 식사를 할 수 있도록 한다.

3. 파킨슨병

(1) 원인 및 증상

파킨슨병(Parkinson's disease)은 신경계의 퇴행성 질환으로 중추신경계의 진행성 장애를 일으킨다. 50대 이후 남자에게서 발병률이 높다. 뇌흑색질의 도파민 분비 신경세포가 점차적으로 소실되는 질병이다. 약물이나 원인으로는 일산화탄소 및 수은과 같은 독성물질의 중독, 노화, 바이러스, 뇌종양, 뇌수종, 허혈성 뇌 손상 등과 관련이 있다.

병리적으로는 그림 13-5에서처럼 도파민(dopamine)의 분비가 감소하여 수의적인 섬세한 움직임과 행동의 운동장애가 나타난다. 이 병은 운동능력에 영향을 미치는 소모성 질환으로서 느린 운동, 떨림, 근육 강직, 질질 끌며 걷기, 굽은 자세와 같은 특징적인 파킨슨 증상이 나타난다.

이 중에서 가장 흔한 증상은 떨림증상이며, 간혹 치매, 위 배출 지연, 변비, 거식증, 연하곤란, 흡인 등의 위장관 운동장애도 나타난다. 그리고 심각한 인식장애와 미약한 언어장애도 발생하는데 만성적이면서 진행성으로 나타난다.

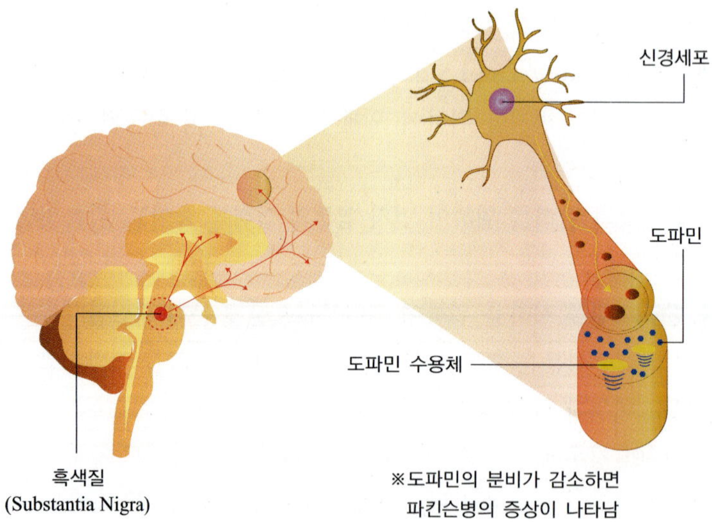

그림 13-5 신경세포에서의 도파민 분비

(2) 식사요법

파킨슨 환자는 혼자 식사하는 것이 어렵고, 후두근이 경직되면 씹고 삼키기 힘들어지며 침을 흘리게 되어 섭취량이 감소된다. 손발의 떨림으로 에너지 소모는 증가된다. 파킨슨 환자는 10 kg 이상의 체중감소와 함께 BMI, 표준체중백분율, 체지방량이 적은 환자가 대조군에 비해 4배나 높다는 보고도 있다. 그리고 말기에는 연하곤란 증상이 나타나므로 충분한 영양소를 섭취하도록 지원하는 것이 중요하다.

L–도파는 파킨슨병의 주 치료약이다. 도파민은 뇌혈관장벽을 통과할 수 없는 도파민 대신에 전구물질인 L–도파를 투여하여 뇌 안에서 도파민으로 전환하게 한다. 그러나 고단백질식은 L–도파의 효과를 감소시키는데, 특히 중성아미노산은 위장관 내 흡수단계와 혈관–뇌 장벽의 통과 단계에서 경쟁하게 된다.

따라서 L–도파의 효과를 높이기 위해서는 적절한 단백질량과 하루 식사 내에서 단백질의 배분에 대해 고려하여야 한다.

식사요법의 목표는 도파민 효과를 돕는 식사, 식사능력 증진, 적절한 체중 유지, 변비 예방, 신체적 기능 유지에 있다.

① 칼로리 요구량은 Harris–Benedict 공식에 활동계수를 고려하여 산정한다.
② 단백질은 체중 kg당 0.5~0.8 g을 공급하며, 이때 생물가가 높은 단백질 급원을 이용한다. 단백질의 공급은 아침과 점심은 저단백, 저녁은 고단백으로 하여 증상을 개선시킨다.
③ L–도파는 공복 시 흡수가 잘 되지만, 오심이 있으면 음식과 함께 투여한다.
④ 비타민 B_6은 간에서 L–도파의 전환을 증가시키고 뇌에서의 전환은 감소시키므로 비타민 B_6의 보충은 금한다.
⑤ 알코올은 L–도파와 길항작용을 하므로 금한다.
⑥ 부작용으로 구강건조가 나타나면 사탕을 먹거나 껌을 씹도록 권한다.
⑦ 운동부족이나 배변근육의 운동력 저하 및 복용약제의 부작용인 변비예방을 위하여 식이섬유를 충분히 공급한다.
⑧ 연하곤란이 발생하여 흡인의 위험이 높아지므로 쉽게 씹고 삼킬 수 있도록 식사의 형태나 점도를 조정한다.
⑨ 식품을 작게 자르거나 부드러운 형태로 주며, 혼자 식사할 수 있도록 큰 숟가락이나 포크를 보조도구로 사용한다.

⑩ 식사섭취에 대한 반사능력이 감소하면 반고형식 형태로 공급하거나 빨대를 이용하도록 한다.
⑪ 파킨슨병이 상당히 진행되고 체중감소가 심하면 경장영양지원을 고려한다.

13-2 신경계 질환

1. 다발성 신경염

(1) 원인 및 증상

다발성 신경염(polyneuritis)은 말초신경계의 장애로 인해 발생되는 질환이다. 원인으로는 당뇨, 신부전, 간경변, 갑상선 기능 저하와 같은 대사성 질환, 독성 물질이나 알코올 중독, 기아상태, 임신 중의 계속적인 구토, 식욕부진 등으로 인한 극심한 영양결핍, 위장 질환, 염증성 질환 등이다. 특징적인 증상으로는 손발 양쪽이 저리거나 따끔거리고 감각저하 증상이 생기며, 병증이 심해지면서 몸의 중심으로 증상이 확산된다.

(2) 식사요법

신경염은 만성적인 영양소 결핍으로 일어나며, 한 가지 영양소의 결핍으로도 다른 영양소의 흡수와 이용을 방해할 수 있다. 따라서 식사에 모든 영양소를 골고루 포함시켜야 한다. 다발성 신경염을 앓고 있는 노인환자의 대부분은 섭취량 부족 및 만성 질환이나 약물복용으로 인한 영양불량을 겪고 있다.

비타민 B_1의 결핍은 베르니케-코르사코프 증후군, 비타민 B_2의 결핍은 정신착란, 니아신(niacin)의 결핍은 정신무력증과 우울이 진행될 수도 있다. 펠라그라(pellagra)와 비타민 B_6의 결핍은 경련, 우울, 신경과민을 일으킬 수 있다. 판토텐산(pantothenic aicd)의 결핍은 두통, 무관심, 신경염, 신경과민, 피로를 일으키고, 비오틴은 경련과 뇌손상을 가져온다.

비타민 B_{12}의 결핍은 수초의 부분적 파괴로 감각기능 소실, 보행이상, 마비 및 정신질환을 일으킨다. 엽산의 결핍은 영아의 경우 신경관 손상으로 정신발달을 지연시키며, 성인의 경우 건망증, 불면증, 우울증을 일으킨다.

그러므로 적절한 영양 섭취와 비타민 B 복합체를 충분히 공급하며, 특히 비타민 B_1의 섭취량을 늘린다. 아울러 심리적, 사회적 문제를 해결하기 위한 노력이 요구된다.

2. 다발성 경화증

(1) 원인 및 증상

다발성 경화증(multiple scherosis)은 중추신경계에서 신경흥분의 전기적 전달을 가속화하는 수초탈락으로 뇌와 척수의 전기화학 전도에 장애를 초래하는 만성 진행형의 퇴행성 질환이다. 악화되면 영구적 신경 손상이 초래된다. 원인은 밝혀지지 않았으나 바이러스나 면역 및 유전과 관련된 것으로 알려져 있다. 주로 20~40세에 흔히 발병하며 10세 이전이나 60세 이후에는 거의 생기지 않는다. 또한, 여자의 발병률이 남자보다 1.4~3.1배 정도 높다.

신경적 손상으로 인해 다양한 증상이 나타난다. 운동능력 약화, 부분 마비, 전간 증상이 흔하게 나타나며, 지적 감각 이상과 극도의 과민성도 흔하게 나타난다. 그밖에 부분적인 마비, 경련, 떨림, 연하곤란, 시력장애, 실어증, 연하곤란, 심리적 불안정 등으로 보행능력과 일상생활 능력이 감퇴된다. 진정기와 재발기가 반복하는 재발성이 나타나며, 환자의 기능이 장기간 떨어지면 다시 회복하기가 어렵다.

(2) 식사요법

다발성 경화증 환자는 활동량의 감소와 우울증에 의한 체중증가가 일어나므로, 적정 체중유지를 목표로 한 식사요법이 시행된다. 증상이 심해지면 스테로이드 약물치료를 한다. 부작용으로는 식욕항진, 체중 증가, 수분 저류, 과민, 불면증 등이 나타난다. 환자는 배뇨와 배변 조절 장애가 나타나므로 수분의 조절을 비롯하여 배변을 돕는 고섬유소식을 공급한다. 수분 섭취를 제한할 경우, 요로 감염을 증가시키므로 적절한 수분섭취가 중요하다.

다발성 경화증을 관리하기 위한 식사요법이 여러 가지로 제안되었으나 효과적인 것은 없었다.

① 칼로리 요구량은 Harris–Benedict 공식에 침대에 누워 있는 환자는 1.2, 조금씩 활동이 가능한 환자는 1.3의 활동 계수를 곱해서 산정한다.
② 과체중 환자는 넘어지기 쉬우므로 체중조절이 필요하다.
③ 동물성 지방의 섭취량은 제한하고 오메가 6과 오메가 3 지방산의 균형 있는 섭취가 필요하다. 구체적인 양은 포화지방 10 g과 다가불포화지방 40~50 g만을 함유하는 저지방식이가 질병의 악화와 재발의 감소에 도움을 줄 수도 있다.
④ 단백질 공급량은 조직 유지를 위해 체중 kg당 1.2~1.5 g 이상 권장되기도 한다.
⑤ 저체중 환자는 체중유지를 위해 상업용 영양보충음료 사용을 고려한다.
⑥ 연하곤란으로 흡인성 폐렴이 되는 경우에는 경장영양지원이 필요하다.

3. 중증 근무력증

(1) 원인 및 증상

중증 근무력증(myasthenia gravis)은 그림 13–6에서처럼 시냅스 후의 근육 세포막에 위치한 아세틸콜린 수용체가 손상되는 자가면역성 질환으로, 근수축의 장애를 받는 예후가 좋지 않은 질환이다. 대부분의 경우에는 원인이 알려지지 않고 있지만 면역체계 중에 흉선과 관련되어 있는 것으로 나타났다.

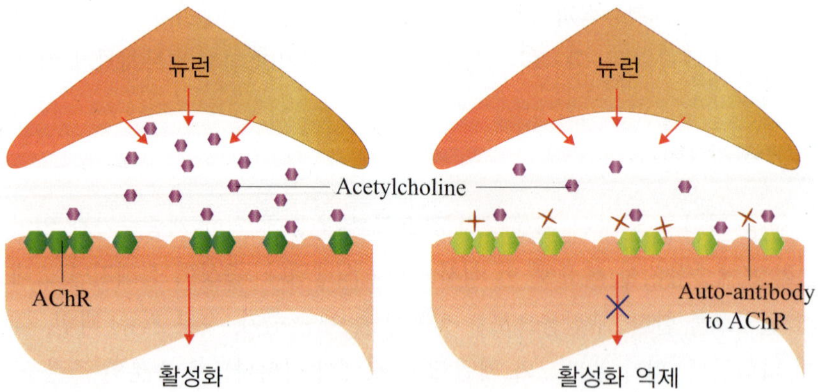

그림 13–6 중증 근무력증의 근육무력화

그 밖에 류마티즘 관절염과 같은 다른 자가면역 질환과 관련되어 있는 것으로 보고 있다. 주로 20~30세에서 가장 많이 발생하며 여자가 남자보다 3배 정도 발병률이 높다. 가장 흔한 초기 증상은 안검하수와 가벼운 안구운동 장애이다.

그 밖에도 불안정한 자세, 호흡곤란, 배뇨와 배변조절 능력의 약화, 피로, 근육통, 감각이상, 후각과 미각의 감퇴 등이 있다. 또한 부정확한 발음과 연하곤란 증상으로 얼굴 근육이 약화되고 쉽게 피로감을 느낀다. 심하게는 전신으로 골격근이 침범하여 팔다리에 힘이 빠져 잘 넘어지는 근력저하, 호흡 곤란, 호흡근 마비까지 오는 치명적인 증상이 나타난다. 근육을 사용하면 근육 쇠약이 악화되고 휴식을 취하면 회복되며, 완화기와 악화기가 반복된다.

(2) 식사요법

식사는 소량으로 자주 공급하며 영양적으로 농축되고 부드러운 질감의 식품으로 구성한다. 밤 동안의 휴식으로 인해 아침에는 근육 강도가 최대의 상태이므로 아침 식사는 영양적으로 가장 잘 농축된 것을 제공한다.

약물치료로는 항콜린에스테라아제를 이용하며, 이 약물은 식사시간 30~60분 전에 주어 충분한 시간 동안 섭취가 가능하도록 한다.

① 칼로리 요구량은 Harris-Benedict 공식에 스트레스 계수를 적용하여 산출한다.
② 단백질 공급량은 체중 kg당 1.0~1.5 g 이상 권장된다.
③ 체중증가와 약물치료에 의해 고혈당이 발생하는 경우는 혈당조절을 한다.
④ 근육의 피로와 심한 연하곤란으로 체중이 감소되면 고열량, 점도 조절식, 상업용 영양보충음료와 쉽게 준비할 수 있는 식품을 권장한다
⑤ 근육의 힘을 최대한 높이기 위해 식사 30분 전부터는 휴식을 취한다.
⑥ 밤에 자고 나면 근육의 힘이 최대가 되기 때문에 아침 식사가 중요하다. 아침 식사에 영양적으로 밀도가 높은 식사를 하도록 계획한다.

식사요법

Recipe

신경계 질환에 약이 되는 호두버섯 샐러드

효능 : 호두는 비타민 E가 풍부하여 혈전과 고지혈증을 개선하고 뇌졸증을 예방하며 알츠하이머의 진행을 막아주는 효과가 있다고 한다. 특히 뇌세포의 혈액순환을 도와서 기억력을 높이고 뇌의 노화를 예방하는 데 효과적이다. 버섯류는 뇌의 염증이나 손상으로 생기는 노화와 기억력 상실을 억제하는 것으로 확인된 바 있다.

재료 및 분량

파·느타리버섯 200g
양송이버섯 60g
마른 표고버섯 30g
마른 흑목이버섯 20g
호두 60g, 맥문동 30g
맥문동액 3티스푼
올리브유 1티스푼
참기름 2티스푼
식초 1티스푼
소금과 후추 적당량
빵가루 1/2컵
식용유 적당량

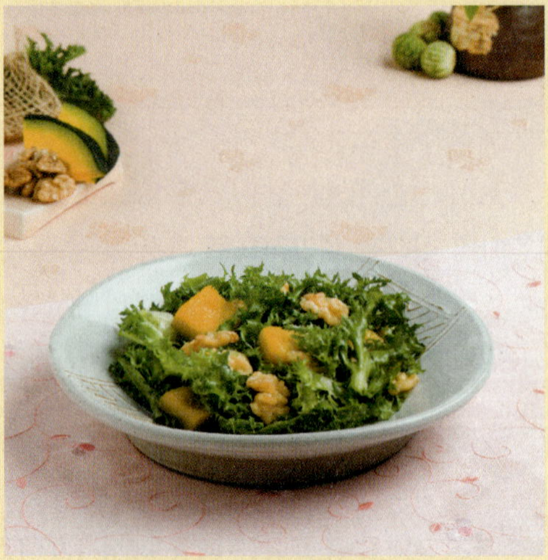

만드는 법

1. 빵가루와 다진 호두를 섞어서 노릇하게 볶는다.
2. 표고버섯은 설탕을 넣고 조금 불린 다음, 편으로 자른 후에 볶는다.
3. 불린 흑목이버섯은 가운데의 단단한 부분을 잘라내고 찢어서 볶는다.
4. 느타리버섯은 소금을 넣고 데친 다음 물기를 짜고 길이로 찢어서 볶는다.
5. 양송이버섯은 껍질을 벗긴 후에 편으로 썰어서 볶아낸다.
6. 맥문동에 물 300mL를 넣고 중간 불에서 끓여 50mL의 액을 만든다.
7. 맥문동 액과 기름 및 소금과 후추로 소스를 만든다.
8. 뜨겁게 볶아놓은 버섯에 노릇하게 볶은 빵가루와 다진 호두를 넣어 고루 섞는다.

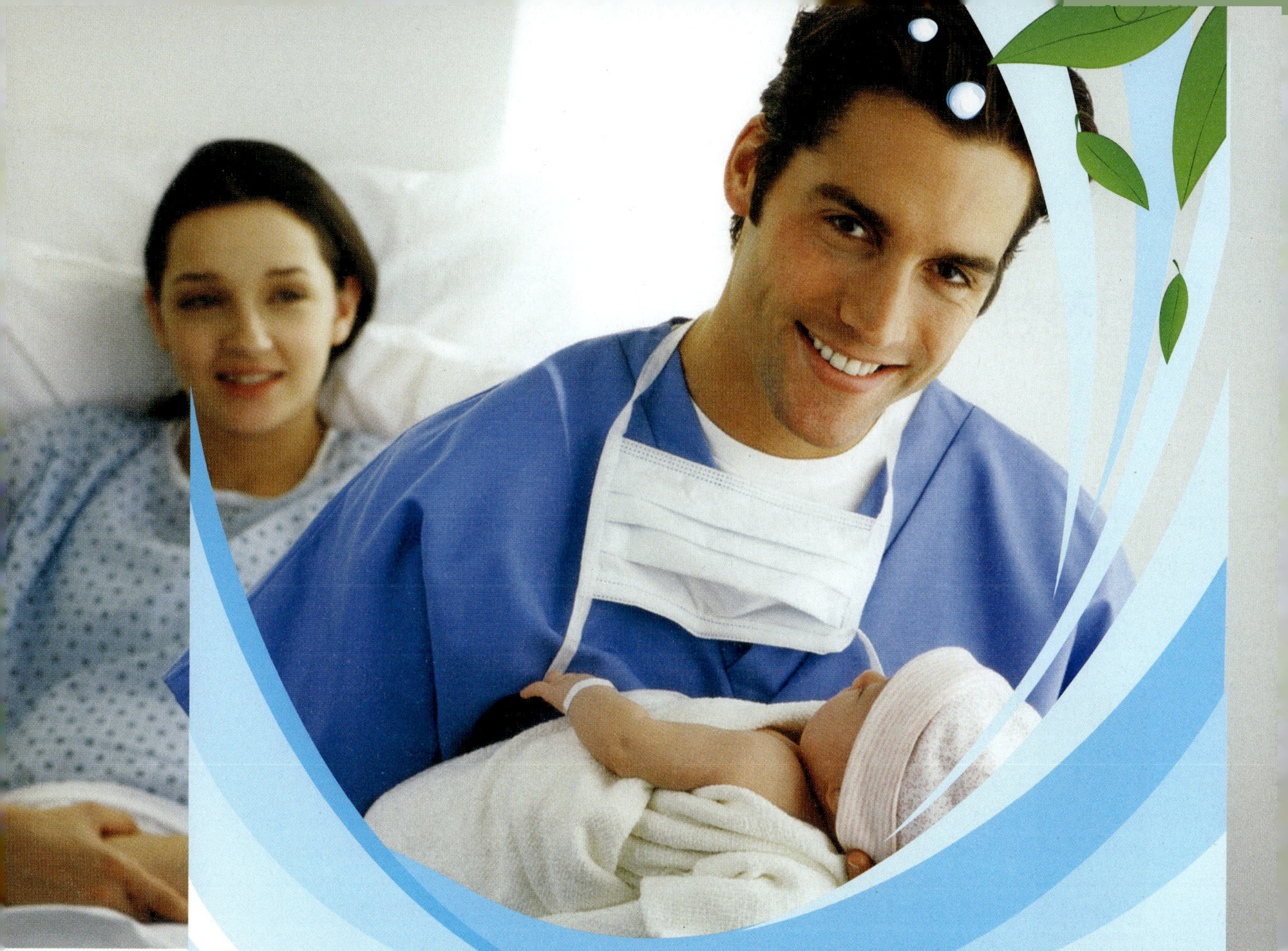

Chapter 14

선천성 대사이상

Chapter 14

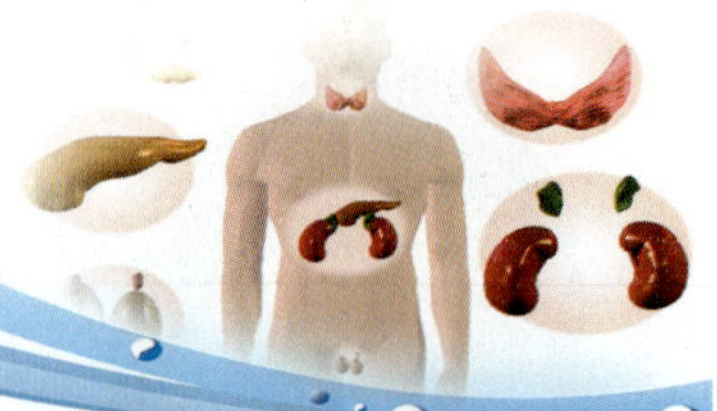

선천성 대사이상

14-1 선천성 대사이상 질환

표 14-1 식사 개선으로 치료되는 대사성 장애의 종류

영양소 대사	질 병	결 핍
당질	• 갈락토오스혈증(galactosemia:galactose가 대사되지 못하고 혈액에 축적되어 있는 상태) • 글리코겐(glycogen) 저장 질병 • 1차적 젖당(lactose) 결핍증 • 유전성 과당 불내증 • 이당류의 소화불량증	• Galactose-1-phosphate uridylyltransferase의 결핍 • 소장 lactase의 결핍 • Fructose-1,6-diphosphatase의 결핍 • Disaccharidase의 결핍
아미노산	• 페닐케톤뇨증(phenylketonuria) • 시스틴뇨(cystinuria:시스틴 결정이 소변 중에 배설되는 유전병) • 호모시스틴뇨증(homocystinuria) • 단풍당밀뇨증(maple syrup urine disease)	• 간성 phenylalanine hydrolase의 결핍 • Cystine 분해의 장애 • Methionine 대사장애
지방	• 과지질 단백혈증(hyperlipoproteinemia:유전성 고(高)콜레스테롤혈증, 혹은 지방 과식에서 오는 고중성 지방혈증과 글리세린 혈증(hyperglycerinemia)	
무기질	• 선단피부염(acrodermatitis) • 장질병(enteropathica) • 윌슨씨병(Wilson's disease)	• 아연 흡수의 결여 • 구리 대사의 장애
기타	• 낭포성 섬유증(cystic fibrosis) • 통풍(gout) • 유기성 산혈증(organic acidemia) • 과암모니아혈증(hyperammonemia)	• 췌장 부전 • 요산 대사의 이상 • 측쇄 아미노산 대사의 장애 • 요소 회로에서 여러 단계의 지장

선천성 대사이상의 원인은 대사과정에 관여하는 효소의 양적 결손으로 생합성에 이상을 일으키는 것이다. 즉, 유전자의 이상과 효소의 장애로 유해한 물질의 축적에 의한 장애와 생체에 중요한 물질의 저형성에 의한 장애가 있다. 알려진 수백여 종 중 100여 종이 연구되었으며 페닐케톤뇨증(phenyl ketonuria)이 대표적이다. 대부분 지능장애나 경련 등의 신경장애를 수반해 심각한 장애를 초래할 수 있는 만큼 조기발견으로 치료하기 위하여 국가적인 차원에서 신생아에 대한 검사를 실시하여 각 질환의 선천적인 원인을 파악한 후 치료가 필요하다.

선천성 대사 이상 중 아미노산 대사나 탄수화물 대사 등에 이상이 있다면 원인 질환에 따라 결함이 있는 대사 경로에서 쌓이게 되는 전구물질이 함유된 음식은 제한하도록 하는데, 이는 해당 전문의 또는 전문 영양사와의 상담을 통해 실시하도록 한다. 영유아기에는 처방에 따라 특수 분유와 일반분유를 일정 비율로 섞어서 먹이게 되며, 이유 진행 및 이후 식사 처방에 관해서 성장 발달에 필요한 적절한 영양상담이 필요하다.

14-2 아미노산 대사이상

1. 페닐케톤뇨증

(1) 원인과 증상

페닐케톤뇨증(phenylketonuria, PKU)은 간에서 필수 아미노산인 페닐알라닌을 티로신으로 전환하는 효소인 페닐알라닌 수산화효소(phenylalanine hydroxylase)가 선천적으로 결핍되면, 혈중 또는 요 중에 페닐케톤체인(페닐피루브산, 페닐아세트산, 페닐글루타민) 등의 대사 산물이 혈액이나 뇨 중 농도가 증가된다.

증상은 고농도의 페닐알라닌이나 티로신의 결핍으로 중추신경의 발육부진으로 정신 발달 지체와 성장지연이 나타나며, 피부와 머리의 멜라닌(malanine) 색소가 결핍되어 백색 피부, 금발이 되고, 아드레날린(adrenaline) 합성부진 혈당 및 혈압저하 등의 증상이 생긴다. 생후 1~7일 이내에 선별검사를 실시하여 식사치료를 하면 정상적인 IQ를 갖게 되지만 치료가 늦어지면 중증의 지능장애가 되어 치료가 불가능하다. 식사섭취 후 혈중 페닐알라닌 농도가 16~20mg/dL 이상, 과량 배설도면 페닐케톤뇨증이라고 진단한다. 혈중 페닐알라닌 농도의 정상치는 약 2~6mg/dL이다.

(2) 식사요법

유일한 치료법은 페닐알라닌의 양을 제한하는 것이다. 혈중 페닐알라닌 농도를 정상범위내로 유지하기 위하여 페닐알라닌 함량이 적은 음식 섭취가 필요하다. 페닐알라닌은 필수 아미노산이므로 지나치게 제한하면 발육부진, 빈혈, 저단백혈증, 식욕부진, 구토, 설사, 습진, 탈모 등과 같은 결핍증상이 나타나므로 정상적인 성장과 발육을 위해 필요한 최소량은 공급해 주어야 한다.

표 14-2 식품군별 페닐알라닌 함유 정도

식 품	소량함유	중등함유	다량함유
곡류군		고구마, 감자, 쌀, 국수	옥수수
어육류군			두부 및 두류
채소군	오이, 셀러리, 호박, 당근, 무청, 무, 양배추, 양파, 가지, 파, 배추		시금치, 우엉, 마늘, 콩나물, 아스파라거스, 숙주나물, 파슬리
우유군		우유, 아이스크림	
지방군	식물성유, 마가린, 버터	마요네즈	땅콩
과일군	사과, 포도, 복숭아, 파인애플, 배, 딸기, 매실, 레몬	바나나, 체리, 무화과	
기호식품	설탕, 꿀, 잼, 마멀레이드, 토마토케첩, 홍차, 껌, 사이다, 차	카레가루, 간장, 소스	초콜릿, 코코아

단백질 섭취는 저페닐알라닌 분유나 페닐알라닌 제거 조제분유로 총단백질의 85~90%를 공급하며 열량원은 페닐알라닌 함량이 적은 당질식품으로 주어야 하며 비타민과 무기질은 채소나 과일을 통해서 충분히 섭취한다.

시판되는 특수분유 제품은 Analog XP, Lofenalac, Maxamid XP, Maxamum XP, Phenyl-free와 PKU formula(메일), PHENEX(에보트) 등이 있다.

뇌의 발달이 급속한 영·유아기의 페닐알라닌 축적은 더욱 치명적이므로 철저한 식사요법을 하면 지능장애를 예방할 수 있다. 대체로 12세까지는 엄격한 식사요법을 실시한다. 중학생부터는 저단백의 보통식이를 하되, 일반상태, 정서변화, 뇌파 등의 충분한 검사와 판단에 의해서 제한을 차츰 감소시킨다.

2. 티로신 대사장애

(1) 원인과 증상

티로신혈증(tyrosinemia)은 선천적으로 티로신 대사에 관여하는 효소가 부족으로 혈중 티로신 농도가 상승하거나, 간질환이나 구루병 및 흡수불량과 같은 장애로 인한 혈중 티로신이 증가하여 발생할 수도 있다.

신생아의 티로신혈증의 원인은 비타민 C의 섭취부족, 고단백 식사, 간기능의 미성숙 등이다. 이로 인한 증상은 혈액과 요에서의 페닐알라닌이나 티로신과 그 대사산물 농도가 상승한다. 그 외에 황달, 복수, 간경변증, 세뇨관에서의 재흡수 장해로 아미노산, 인, 혈당의 배설 등이 나타난다.

(2) 식사요법

혈중 티로신과 페닐알라닌이 정상 농도를 유지하도록 식사량을 제한하며, 고당질 식사를 공급한다.

3. 단풍당뇨증(Maple syrup urine disease)

(1) 원인과 증상

단풍랑뇨증은 발린(valine), 류신(leucine), 이소루신(isoleucine) 등의 측쇄 아미노산의 산화적 탈탄산효소(branched chain α-keto acid decarboxylase)가 결핍되어 측쇄 아미노산과 거기서 유래된 α-keto산이 축적되어 심한 신경증상이 나타난다. 출생 시에는 정상으로 보이나 2~3일 후부터 영아의 혈중 측쇄 아미노산과 그로부터 유래된 케토산(ketonic acid)이 증가하여 요 중에 측쇄 아미노산이 대량 배설되면서 구토, 포유 곤란, 경련, 무기력 등을 일으킨다. 생후 1주일 이내에 치료하지 않으면 신(腎)증, 신경장애 및 저혈당, 대사성 산혈증, 신경계 손상, 혼수, 사망하게 된다. 소변, 땀에서 특유의 단풍시럽 냄새가 난다.

(2) 식사요법

식사는 정상적인 성장과 발달에 필요한 열량을 공급하되, 혈장의 leucine 농도가 10mg/dL 이상으로 상승하면 α-keto산혈증과 신경계 증후가 나타나므로 항상 2~5mg/dL의 정상치를 유지하도록 한다. 다른 측쇄 아미노산보다 루신 대사가 더 많이 손상되기 때문에 혈중 루신 농도의 세심한 관리가 필요하다. 단백질의 분해를 억제하기 위하여 당질의 섭취를 증가시키고, 측쇄 아미노산 섭취를 감소시킨다.

4. 호모시스틴뇨증

(1) 원인과 증상

호모시스틴뇨증(homocystinuria)은 함황아미노산 대사에 관여하는 시스타티오닌 합성효소 cystathionine β-synthase 결핍으로 혈액 중 메티오닌과 호모시스틴이 축적되어 나타난다. 소변 중 호모시스틴이 많이 배설된다. 반면에, 시스테인과 시스틴은 합성이 되지 않아 결핍이 나타나는 유전성 질환이다. 증상은 지능저하, 심혈관계 장해, 눈의 이상, 척추기형, 발육장해, 경련 골다공증, X자형 다리 등이 나타난다.

(2) 치료 및 식사요법

혈중에 메티오닌이 축적되므로 음식 중 메티오닌을 제한하고 시스틴을 보충한다. 결핍된 시스타티오닌 합성효소는 조효소로 인산피리독살(pyridoxal phosphate, PALP)을 필요로 하므로 비타민 B_6를 1일 30~1,500mg 정도로 투여하여 효소활성을 높여서 대사이상을 시정할 수 있다.

check point

호모시스틴을 낮추는 음식

① 비타민 B_6 섭취 → 돼지고기, 닭고기, 생선, 고구마, 감자 등
② 비타민 B_{12} 섭취 → 육류, 난류, 유제품 등
③ 엽산 섭취 → 시금치, 아스파라거스, 아보카도, 바나나, 오렌지, 딸기, 콩류 등

check point

대사이상 증상

- 갈락토오스혈증(galactosemia)

간에서 갈락토오스가 포도당으로 전환하는 데 필요한 효소가 결핍되어 혈액에 갈락토오스가 상승하는 대사이상증

- 과당불내증(fructose intolerance)

과당대사에 관여하는 효소 부족으로 과당이 함유된 음식 섭취 후 저혈당, 과당혈증, 구토 등의 증상을 나타내는 대사이상증

- 단풍당밀뇨증(maple syrup urine disease)

측쇄 아미노산이 산화적 탈탄산효소 부족으로 혈중에 다량 축적되고 소변으로 다량 배설되는 대사이상증

- 유당불내증(lactose intolerance)

락타아제 결핍으로 유당이 분해되지 못하고 복통, 설사 등을 유발하는 대사이상증

- 티로신혈증(tyrosinemia)

선천적으로 티로신 대사에 관여하는 효소 결핍으로 혈중에 티로신 농도가 상승하는 대사이상증

- 페닐케톤뇨증(phenyllketonuria, PKU)

페닐알라닌 분해효소인 페닐알라닌 히드록시라아제의 결핍으로 페닐알라닌이 가수분해되지 못하여 나타나는 질환

- 호모시스틴뇨증(homocystinuria)

함황아미노산 대사에 관여하는 효소 결핍으로 메티오닌의 중간 산물인 호모시스틴이 혈액에 축적되어 소변의 배설량이 증가하는 대사이상증

14-3 당질 대사 장애

1. 갈락토오스혈증(Galactosemia)

(1) 원인과 증상

갈락토오스 혈증은 갈락토키나제(galactokinase) 결핍과 전형적인 갈락토오스 혈증의 원인이 되는 갈락토오스-1-인산유리딜 전이효소(galactose-1-phosphate uridyl transferase) 결핍으로 갈락토오스가 포도당으로 전환하지 못하는 선천성 대사 질환이다.

증상으로는 식욕부진, 체중저하, 안면창백, 무기력, 백내장, 발육지연, 황달, 복수, 구토, 설사, 단백뇨와 중추신경장해로 지능저하도 수반한다.

(2) 식사요법

유당 함유 식품인 우유 및 유제품을 엄격히 제거한 식사를 제공한다. 이러한 철저한 갈락토오스 제한 식사는 평생 지속해야 하며, 적은 양이라도 장기간 섭취 시 백내장이 나타나므로 1년에 2회 정도 안과 검진을 받을 필요가 있다.

우유 대체처방이 필요하며 콩단백을 이용한 두유를 먹이고, 이유기 이후에도 유당이 함유된 식품은 피한다. 갈락토오스 제한 시 허용식품과 금지식품은 표 14-2와 같다.

2. 유당불내증

(1) 원인과 증상

유당불내증(lactose intolerance)은 락타아제(lactase)의 결핍으로 인한 것으로 원인에는 출생 시부터 결핍되어 있는 유전적 원인과 이유 후 우유섭취량 감소로 인한 후천적 퇴화로 인한 결핍이 있다.

표 14-3 갈락토오스 제한 시 허용식품과 금지식품

식품종류	허용식품	금지식품
우유대체품	Isomil, Neo-Mfull-Soy, Nutramigen, Prosobee, Soyalac, 락토우유	모유, 모든 종류의 동물의 젖, 우유, 크림, 치즈, 요구르트, 아이스크림, 셔벗
육류, 어류 및 난류	쇠고기, 양고기, 돼지고기, 햄, 베이컨, 칠면조, 닭고기, 생선, 어패류 등 우유, 크림, 버터 또는 마가린을 넣지 않고 요리한 난류	크림, 버터 또는 빵을 입힌 육류, 난류 및 가금류, 우유나 유당을 넣어 만든 소시지, 내장육(간, 뇌, 흉선, 콩팥, 심장, 췌장)
빵류 및 곡류	우유나 젖당이 첨가되지 않은 건조 또는 조리된 씨리얼, 빵, 크래커, 마카로니, 스파게티, 국수류, 쌀 얇게 구운 옥수수빵, 밀가루, 옥수수	우유, 유당을 함유한 빵, 머핀, 비스킷, 시리얼, 팬케이크 등
유지류	모든 식물성 유지류(콩, 옥수수, 올리브, 면실, 땅콩), 안전한 첨가물을 함유한 모든 쇼트닝, 라드, 마가린, 마요네즈, 안전한 첨가물을 함유한 샐러드 드레싱	버터, 크림, 치즈, 젖당을 함유한 마가린, 우유, 샐러드 드레싱
과일류	허용되지 않는 식품을 제외한 모든 생과일 및 가공품	유당을 함유하고 있는 과즙음료나 제품
채소류	허용되지 않는 식품을 제외한 모든 생채소와 가공품	제한된 첨가물로 가공처리했거나 버터, 마가린, 빵 또는 크림과 함께 양념한 채소, 유당 및 제한된 첨가물을 함유한 인스턴트 감자요리

증상으로는 소화흡수되지 않은 유당이 장내에 남아서 삼투압을 상승시키므로 수분이 장내에 유입되어 장이 팽만해지고, 박테리아에 의해 분해되어 저급지방산(acetic acid, propionic acid, butyric acid)을 생성하거나 젖산 발효되어 젖산을 생성하는 것을 들 수 있다.

이 물질들은 장점막을 자극하여 장의 연동운동을 증가시키며 가스를 생성하고 거품성 설사를 일으킨다. 또한 다른 영양소의 흡수장애와 탈수증을 초래하여 체중이 감소된다.

(2) 식사요법

우유 및 유제품을 대체하여 제공하는데, 유당을 가수분해한 제품이나 유당을 제거한 특수우유를 주면서 젖당분해효소를 투여한다.

푸딩, 커스터드, 밀크셰이크, 바나나 우유, 크림수프, 케이크 등의 조리형태로 적응시킨다. 또한 우유를 소량씩 천천히 마시게 하고, 따뜻한 우유로 장의 자극을 줄여 준다.

check point

유당불내증 단계적 식사요법

① 유당불내증 중에는 대부분의 유제품에 내성을 보이는 환자도 있다.
② 우선 유당 섭취를 중단하거나 엄격히 제한시킨다.
③ 그 후에 소량씩 자주 섭취시켜서 환자가 서서히 내성을 보이는 유당량을 검증하도록 한다.
④ 내성 정도에 맞춰서 되도록 덜 제한하는 식사를 하도록 한다.

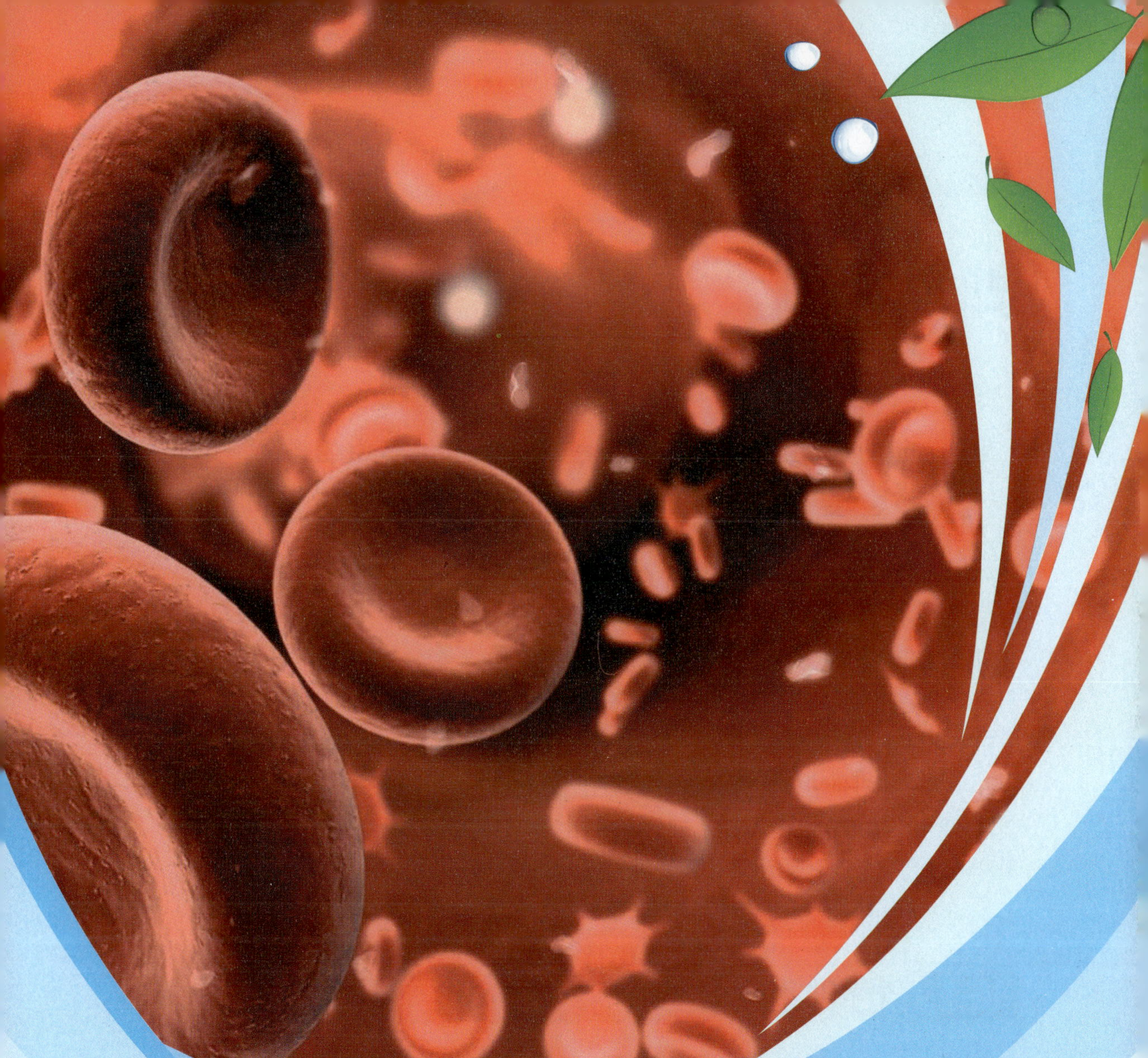

Chapter 15

빈혈

Chapter 15

빈 혈

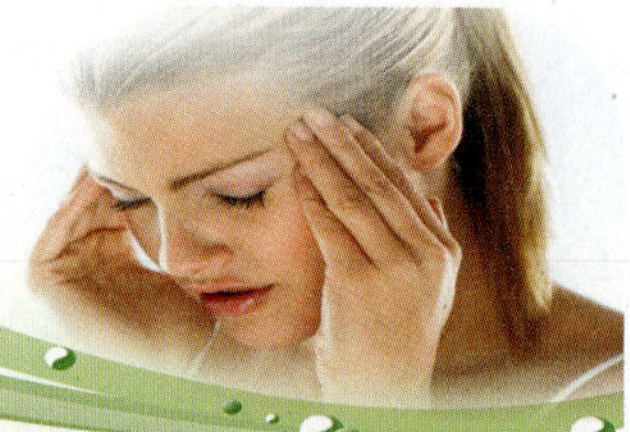

빈혈(anemia)이란 혈액 내의 산소 운반 능력이 떨어져서 적혈구수, 혈색소의 양, 혈구의 용적 등이 감소되어 혈액이 묽어져 있는 상태를 말한다. 세계보건기구에 따르면 빈혈의 진단기준을 성인 남자는 13g/dL 이하에 성인 여자는 12g/dL 이하로 정의하고 있다. 임산부, 수유부, 다이어트를 하는 젊은 여성에게 발생빈도가 높다.

기립성 조절장애로 인해 뇌에 일시적으로 혈액 공급이 부족하여 일어나는 뇌빈혈과는 구분된다. 특히 임신부들의 빈혈은 저체중아 출산, 조산, 난산의 위험을 높이는 요인이 되므로 중요하다. 유아들의 경우 출생 시에 가지고 태어난 철분이 거의 고갈되고 이유식을 제대로 하지 못해 빈혈이 흔하게 발생되며 중·고등학교 여학생들의 경우에 생리와 몸매에 대한 지나친 인식이나 불규칙한 학교·학원 생활로 인해 영양소 섭취를 잘 하지 않을 때 빈혈이 발생하기 쉽다.

15-1 빈혈의 진단

빈혈을 조사하기 위해서는 엄지손가락이나 귓불 또는 정맥에서 소량의 혈액을 채취해서 검사한다. 쿨터 카운터(coulter counter)를 쓰면 쉽게 적혈구 수, 적혈구 용적, 적혈구 농도, 헤모글로빈 농도를 측정할 수 있다.

표 15-1 연령별/성별 빈혈판정기준

	유아	소아	성인남자	성인여자	임산부
Hb(g/dL)	11.0	12.0	13.0	12.0	11.0
Hct(%)	33.0	36.0	39.0	38.0	33.0

출처 : WHO의 빈혈판정기준

1. 적혈구 수

적혈구 수는 혈액 1mm³에 있는 적혈구 개수를 나타낸다. 정상치는 성인 남자가 410～530만 개/mm³, 여자가 380～480만 개/mm³이다.

2. 헤모글로빈 농도(혈색소 농도)

혈액 100mL 속에 들어 있는 헤모글로빈의 중량을 g으로 나타낸 것이다. 시안메트헤모글로빈(cyanmethemoglobin)법으로 측정한 혈색소 농도는 성인 남자는 14～18g/100mL이며 여자는 12～16g/100mL이다.

헤모글로빈은 비교적 간편하게 측정할 수 있고 정확도는 높으나 철분 결핍의 마지막 단계인 빈혈상태에서만 그 농도가 감소하므로 철분 결핍 초기단계를 판정하는 데는 문제가 있다. 일반적으로 빈혈을 판정하는 기준치로는 여자 12g/100mL에 남자 13g/100mL가 사용되나, 기준치는 연령이나 성별에 따라 차이가 있다.

3. 헤마토크리트(적혈구 용적)

헤마토크리트(hematocrit)치는 전체 혈액 부피 중 적혈구가 차지하는 용적비율을 나타내며 정상치는 성인 남자가 43～52%에 여자가 35～48%이다.

4. 평균 적혈구 용적

평균 적혈구 용적(MCV : Mean Corpuscular Volume)은 1개의 평균 적혈구 부피를 말한다. 따라서 적혈구 용적인 헤마토크리트치를 적혈구 수로 나누면 적혈구 1개의 평균용적이 산출된다.

$$\text{MCV} = \frac{\text{헤마토크리트치}(\%) \times 100}{\text{적혈구 수(백만)}} \mu^3$$

평균치는 90μ³(80～100)이 된다.

5. 평균 적혈구 헤모글로빈

적혈구 1개가 가지고 있는 평균 혈색소의 양으로서, 혈색소 농도를 적혈구 수로 나누면 적혈구 1개의 혈색소 양이 산출된다.

$$\text{MCH} = \frac{\text{헤모글로빈 농도(g/100mL)} \times 10}{\text{적혈구 수(백만)}}\ \text{pg}$$

이때, 단위의 pg은 피코그램(picogram)으로써 10^{-12}을 나타내며 평균 적혈구 헤모글로빈(MCH : Mean Corpuscular Hemoglobin)의 정상범위는 27~32pg이다.

6. 평균 적혈구 헤모글로빈 농도

평균 적혈구 헤모글로빈 농도(MCHC : Mean Corpuscular Hemoglobin Concentration)는 헤모글로빈 농도를 헤마토크리트치(단위용적 중의 적혈구 용적)로 나누어 산출하여 적혈구 한 개의 헤모글로빈 농도가 산출된다. 평균치는 320~360(g/L)이다.

$$\text{MCH} = \frac{\text{헤모글로빈 농도(g/L)} \times 10}{\text{헤마토크리트치(\%)}}$$

15-2 빈혈의 원인에 따른 분류

1. 적혈구 생산에 장애가 있는 경우

영양성 빈혈(nutritional anemia)은 적혈구의 성숙이나 분화에 관여하는 철분, 단백질, 비타민 B_{12}, 엽산, 아스코르브산 등의 영양소 부족으로 일어나게 되며, 이 중 가장 흔하게 발생되는 것이 철 결핍성 빈혈, 엽산 결핍성 빈혈, 비타민 B_{12} 결핍성 빈혈이다.

(1) 철 결핍성 빈혈

적혈구를 만드는 주요한 영양소인 철의 부족으로 헤모글로빈 합성이 저하되어 발생된다. 철 함유 음식의 섭취 부족, 철의 위장관내 흡수 장애, 왕성한 발육으로 인한 철 요구량의 증가, 만성 출혈로 인한 철 손실의 증가 등이 빈혈의 원인 중 대부분을 차지한다.

(2) 재생불량성 빈혈

정확한 원인은 알 수 없으나 골수의 조혈세포 이상으로 혈액을 만드는 기능이 전체적으로 감소된 경우로 적혈구뿐만 아니라 백혈구와 혈소판의 수치도 감소한다. 일반적으로 X-선, 화학물질, 약물, 암 등에 의해서 골수의 기능이 저하되며, 골수이식을 해야 하는 경우가 대부분이다.

(3) 거대적아구성 빈혈

적혈구가 형성되기 전 단계인 적아구세포의 증식이상으로 발생되며 주된 원인은 적아구세포가 완전한 적혈구로 형성되는 과정에 중요한 역할을 하는 비타민 B_{12}나 엽산 결핍에 의한 것이다.

2. 적혈구 파괴가 증가된 경우

용혈성 빈혈(hemolytic anemia)이 이에 해당되며 여러 가지 원인에 의해 적혈구가 120일을 제대로 살지 못하고 빠른 속도로 간이나 비장에서 파괴되나 골수가 적혈구를 제대로 보충할 수 없을 때 발생한다. 적혈구 자체에 결함이 있거나 비타민 E의 부족 및 화학물질에 노출되거나 심한 운동 시에 적혈구 파괴속도가 빨라진다.

(1) 겸상 적혈구 빈혈(Sickle cell anemia)

유전적인 질병으로서 헤모글로빈의 글로빈에 이상이 생겨 비정상적인 헤모글로빈이 되며 산소농도가 낮은 곳에 노출되면 걸쭉한 결정형으로 침전이 된다.

이 침전물 때문에 적혈구의 모양은 길어지고 굽어져서 낫 모양(sickle)이 된다. 이 때 적혈구의 막도 약해지며 약한 자극에도 터져서 용혈현상을 일으킨다. 용혈

현상이 심해지면 혈액의 산소 운반 능력이 떨어지면서 적혈구를 더욱 손상시켜 악순환이 된다. 겸상 적혈구 빈혈은 아프리카 흑인들과 미국 흑인들의 경우는 0.3~1.0%로 높게 발생한다.

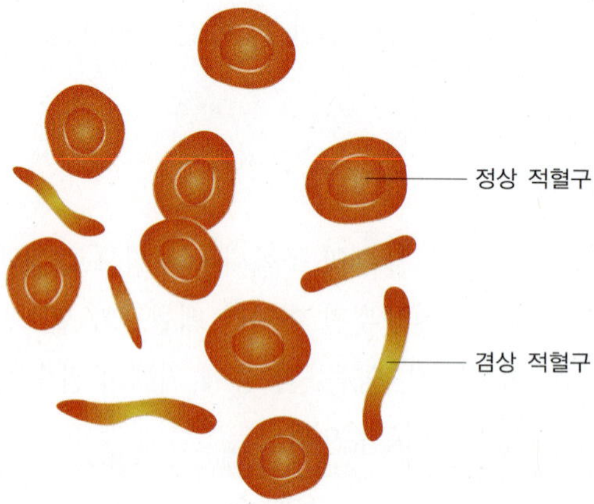

그림 15-1 정상 적혈구와 겸상 적혈구

(2) 비타민 E 결핍 빈혈

비타민 E가 부족하면 항산화 작용이 약해지기 때문에 적혈구 세포막을 구성하고 있는 다불포화지방산의 과산화로 인해 라디칼(radical) 생성이 많아지면서 이것이 적혈구막을 손상시켜 용혈이 늘어난다.

유아들의 경우 불포화지방산과 철분이 풍부한 조제분유를 먹였을 때, 철분이 산화제로 작용하여 불포화지방산이 과산화되면서 용혈성 빈혈을 일으키기 쉽다. 특히 조산아나 저체중아들은 비타민 E가 부족하기 쉬우므로 위와 같은 조제분유를 먹였을 때 용혈성 빈혈을 일으키기 쉽다. 따라서 이러한 유아들의 조제분유는 비타민 E를 늘리고 철분은 낮추어야 한다.

(3) 과도한 운동으로 인한 빈혈

과도한 운동은 혈관에 스트레스를 주어 혈액의 적혈구가 파괴된다. 이것은 일시적일 수도 있고 만성적일 수도 있다. 운동선수들은 땀으로 철분을 많이 손실하고 강한 훈련 시에 혈액의 부피가 증가되면서 일시적으로 희석현상이 일어나기 때문에 더욱 빈혈이 생기기 쉽다.

3. 혈액손실에 의한 경우

사고로 인한 외상이나 수술 및 분만 등 대량의 출혈에 의해 적혈구가 손실되어 빈혈이 나타난다. 출혈 시 몸은 3일 이내에 혈장을 재생하나, 혈구는 시간이 걸리므로 이때 일시적으로 헤모글로빈 농도는 낮게 나타난다. 혈구는 보통 3~4일 안에 정상으로 돌아오며 재생속도는 섭취 전 식사형태에 따라 다르다. 출혈 시에는 철분, 단백질, 비타민 C 등을 충분히 섭취하며 수분을 충분히 공급해야 한다.

위궤양, 십이지장궤양, 자궁 출혈, 치질, 장기간의 아스피린 복용에 의한 만성 출혈이 있을 때 등의 경우에 본인은 잘 감지하지 못하는 경우가 많다. 이때 몸이 손실되는 양만큼 철분을 흡수하지 못하면 헤모글로빈 농도가 낮아지고 혈구 크기가 작아진다.

15-3 빈혈 식사요법의 원칙

1. 철의 섭취를 늘린다.

철은 비교적 흡수율이 낮은 영양소로, 급원식품에 따라 철 흡수 차이가 있다. 대략 동물성 단백질 식품의 철은 10~30%가 흡수되고 채소류에 포함된 철은 흡수율이 2~10%로 낮다 그러므로 가급적 동물성 식품으로 섭취해야 한다.

철이 많은 식품으로는 간, 굴, 달걀노른자, 살코기 등이 있다.

check point

철 함량이 높은 식품(mg/100g)

쇠고기 3.0, 돼지고기 4.5, 쇠간 10.1, 돼지 간 16.4, 죽조개 8.7, 피조개 7.3, 바지락 13.4, 달걀노른자 6.5, 뱅어포 7.2, 뱀장어 2.0, 콩 6.7, 푸른 채소 3.2, 초콜릿 4.0, 당말 4.3~11.3, 간장 5.3, 건포도 3.3, 검정콩 7.5, 두릅 37.5, 들깻잎 15.0, 파슬리 10.6, 파래 129.5, 김 17.6, 마른 미역 13.8, 흰밥 11.7, 밀 3.2, 무 0.6~0.4, 무청 7.3, 쑥갓 4.2, 쌀밥 0.3, 사과 3.5

(자료 : 식품영양소 함량 자료집, 한국영양학회 2009)

2. 양질의 동물성 단백질 섭취를 늘린다.

육류나 어패류 등 동물성 단백질은 철 흡수를 증가시키는 데 도움을 주기 때문에 단백질이 부족하면 골수에서 혈액을 만드는 기능이 저하될 가능성도 있다.

3. 비타민 B_{12}와 엽산의 섭취를 충분히 한다.

check point

식품에 들어 있는 엽산(ug/100g) 및 비타민 B12(ug/100g) 함량

쇠간 – 엽산 300, 비타민 B_{12} 50, 돼지 간 – 엽산 220, 비타민 B_{12} 30
굴 – 엽산 240, 비타민 B_{12} 15, 대구 – 엽산 50, 비타민 B_{12} 1
달걀노른자 – 엽산 22, 비타민 B_{12} 1.8, 쇠고기 – 엽산 10, 비타민 B_{12} 2
달걀 – 엽산 8, 비타민 B_{12} 7. 돼지고기 – 엽산 3, 비타민 B_{12} 0.3
우유 – 엽산 0.3, 비타민 B_{12} 0. 시금치 – 엽산 80, 비타민 B_{12} 0
파슬리 – 엽산 40, 비타민 B_{12} 0. 양배추 – 엽산 20, 비타민 B_{12} 0
상추 – 엽산 6, 비타민 B_{12} 0. 당근 – 엽산 10, 비타민B_{12} 0
포도 – 엽산 6 , 비타민 B_{12} 0. 딸기 – 엽산 5, 비타민B_{12} 0
살구 – 엽산 3, 비타민 B_{12} 0
자두 –엽산 5, 비타민 B_{12} 0. 사과–엽산 1, 비타민B_{12} 0
호두 –엽산 77, 비타민 B_{12} 0. 땅콩–엽산 55, 비타민B_{12} 0

(자료 : 식품영양소 함량 자료집. 한국영양학회 2009)

이는 적아구세포가 적혈구로 성숙되는 데 필요한 영양소로 충분히 섭취해야 한다. 비타민 B_{12}는 육류(특히 간이나 허파)·어류·난류·유제품 등 동물성 식품에 많이 함유되어 있으며, 엽산은 동물의 간과 식물의 씨와 열매나 채소에 많이 포함되어 있다.

4. 비타민 C를 충분히 섭취한다.

비타민 C는 십이지장에서의 철 흡수를 도와주므로 비타민 C가 많이 함유된 감귤류와 딸기 등의 과일이나 신선한 채소를 매일 섭취한다.

5. 철 흡수를 저해하는 요인을 피한다.

커피, 녹차, 홍차 등에 함유된 탄닌(tannin)이란 물질은 철과 결합하여 철 흡수를 저해한다. 그러므로 식사도중이나 식사 전후에는 커피, 녹차, 홍차 등을 마시지 않도록 하며 담배도 식사 후 1시간 내에는 피우지 않는다.

표 15-2 빈혈 예방을 위한 권장식품과 제한식품

구분	역할	영양소	함유식품
권장식품	혈색소 생성	철	간, 굴, 달걀노른자, 살코기 조개류(대합, 바지락), 해조류(다시마, 미역) 깨, 푸른잎채소(깻잎, 무청, 시금치, 부추)
		단백질	고기, 생선, 달걀, 콩, 두부, 두유, 치즈
	조혈촉진	비타민 B_{12}	간, 굴, 정어리, 분유, 달걀노른자
		엽산	간, 소맥배아, 시금치, 땅콩, 연어
		비타민 C	귤, 레몬, 토마토, 딸기, 피망, 풋고추, 케일, 갓, 시금치, 근대, 연근, 무청, 감자
제한식품	철 흡수 방해인자		커피, 녹차, 홍차(식후 1시간 내)

check point

빈혈의 식품선택 및 식단작성 요령

1. 식단선택

① 좋은 영 양 상태를 유지하도록 하고, 조혈작용에 관여하는 단백질이나 철 및 구리 같은 무기질과 절혈구 성숙에 필요한 비타민 B_{12}나 엽산 등이 풍부한 식품을 많이 먹도록 할 것

② 동물성 식품으로, 특히 조혈에 좋은 간은 신선한 상태로 이용되도록 할 것

③ 생선 종류는 철의 함량은 낮으나 철의 흡수율이 좋으므로 자주 먹도록 할 것

④ 육류는 종류에 따라 철 함량이 다르다. 즉, 닭고기에는 적다. 그러나 쇠고기, 특히 송아지 고기는 한량도 높고 흡수도 좋으므로 자주 먹도록 할 것

⑤ 녹색 채소류의 철 함량은 많으나 흡수율이 좋지 않다. 그러나 대두는 좋으므로 자주 먹도록 할 것
⑥ 두류 중 검은 콩은 흡수율이 좋지 않으므로 유의할 것
⑦ 과일류는 채소류보다 조혈효과가 큰데, 좋은 것을 순서대로 보면 살구와 복숭아와 건포도와 포도와 사과 순이다. 이를 유의하여 섭취할 것
⑧ 오렌지주스나 토마토주스 등의 비타민 C는 환원제 역할을 하여 체내 철 이용효과를 높이니 참고할 것

2. 식단작성
① 철의 좋은 급원인 간을 섭취하도록 할 것. 간 특유 냄새가 싫은 사람은 약간의 소금기가 있는 냉수나 우유에 담갔다가 생강과 양파와 카레가루 등의 향신료와 함께 튀기도록 할 것
② 철과 비타민 C 함량이 높은 녹색채소나 과일을 동물성 식품과 잘 섞어서 아침과 점심과 저녁에 균등하게 먹을 것
③ 지방은 너무 많이 섭취하면 조혈식품에 대한 식욕을 감퇴시키고 철 흡수를 방해받을 수 있으므로 조심하도록 할 것
④ 철을 너무 많이 섭취하면 장의 운동을 억제하여 변비 발생을 초래하니 섬유질이 많은 채소와 버섯류를 충분히 먹도록 할 것

15-4 철 결핍성 빈혈

하루 중에 적혈구의 1%가 파괴되고 새로운 적혈구에 의해 대체되는데, 이때 필요한 철분량은 20~24mg이다. 필요한 철분의 90% 이상은 적혈구가 파괴된 것으로부터 다시 재활용하여 쓸 정도로 인체는 철분을 대단히 아껴 쓰고 있으나, 언급한 것처럼 특정한 경우에 철분 결핍에 의한 빈혈이 발생하게 된다.

1. 원 인

철 결핍성 빈혈의 주 원인으로는 다음과 같다.

① **섭취 부족** : 지나친 다이어트, 부실한 식사, 채식주의자
② **흡수 불량** : 위 절제, 무산증, 흡수 불량 증후군
③ **수요량 증가** : 성장, 임신, 수유
④ **배설량 증가** : 소화성 궤양, 위염, 암, 치질, 자궁근종, 생리 과다·운동 과다 등으로 인한 급성 혹은 만성 출혈

우리나라 사람의 경우 철분은 다양한 음식에서 조금씩 섭취하게 되므로 철분 섭취량은 에너지 섭취량에 비례한다. 일반적인 식사는 1,000kcal당 6mg의 철분을 포함하므로 여성의 일반적인 에너지 섭취량이 1,800kcal라고 가정할 때, 이는 10.8mg의 철분 함량을 의미하게 된다. 따라서 여성에게는 자칫하면 철분이 부족한 식사가 되기 쉽다.

2. 증 상

빈혈은 자기도 모르는 사이에 서서히 생기며 약한 경우에는 증상이 거의 나타나지 않다가 심하면 증상이 나타난다. 그 증상은 아래와 같다.

① 철분 결핍의 증상은 다른 빈혈과 비슷하다. 즉 허약, 창백, 극도의 피곤, 두통, 발한 등이 나타난다. 빈혈이 더욱 심해지면 숨이 가쁘고 심장 소리가 커진다.
② 손톱이 잘 부서지고 납작하게 되며 세로로 줄이 나타난다. 어떤 경우에는 증상이 너무 심하여 손톱이 밑으로 숟가락처럼 오목한 모습이 되며 손톱 색깔이 창백하게 변하기도 한다.
③ 혀의 돌기 부분에 위축이 일게 되면서 아프고 입에도 구각염이 생긴다.
④ 위염, 무산증, 위의 위축이 일어남에 따라 식욕부진이 되며 속이 거북하고 변비가 생긴다. 또한 간과 비장이 커지기도 한다.
⑤ 어떤 환자는 손과 발의 감각이 없어지고 따끔거리면서 아픈 증상이 나타나기도 한다.

3. 식사요법

철 결핍성 빈혈의 경우는 철분뿐만 아니라 적혈구 합성에 필요한 단백질, 열량,

비타민 등도 충분히 섭취해야 하며, 철분의 흡수를 높이는 비타민 C도 동시에 섭취하여야 한다.

고열량·고단백식을 섭취하며, 단백질의 경우에 조혈효과가 좋은 동물성 단백질을 총 단백질의 1/2 이상 섭취한다.

표 15-3 철분 흡수에 영향을 주는 요인

철분 흡수 증진인자	헴철, 저장 철분량의 저하, 적혈구 요구량이 높은 상태, 육류 · 어류 · 가조류, 비타민 C, 위산
철분 흡수 방해인자	피트산, 옥살산, 차의 탄닌 등 폴리페놀 성분, 저장 철분량의 증가, 다른 무기질(Ca, P), 위산분비 저하, 제산제, 위장질환, 감염, 고섬유질 식품

(1) 철분 함량과 흡수량이 높은 식사법

채소나 곡류 중에는 푸른 색이나 검은 색을 띠고 있는 것이 철분 함량이 높으며, 고기류와 어패류는 붉은 색을 띠고 있는 것이 철분 흡수율이 높다. 반찬에 철분 함량이 높은 쇠간, 쇠고기, 닭고기, 생선류, 두부, 멸치, 굴, 조개, 꼬막, 달걀 등을 한 끼에 두 가지 이상 택한다.

쇠간은 철분 함량과 흡수율이 높은 식품이나 일반적으로 사람들이 선호하지 않으므로 간 특유의 냄새를 제거하는 조리법이 필요하다.

다른 식품과 조리하는 것보다는 그냥 찌거나 삶아서 순대를 먹을 때 같이 섭취하는 것이 오히려 순응도를 높일 수 있다. 또한 간은 과량섭취 시 비타민 A를 다량 섭취하기 쉬우며, 간에 농축·함유되어 있는 여러 가지 화학물질이 두통을 일으킨다는 보고도 있으므로 일주일에 2~3번 정도로 섭취한다. 채소로는 호박나물·김·다시마·미역·파래 같은 해조류, 깻잎이나 열무김치 등 푸른잎 채소, 감자를 택한다.

식사와 함께 오렌지주스를 마시거나 식후에 비타민 C 함량이 높은 과일을 곁들이는 것도 철분 흡수율을 높이는 방법이다.

어린이들의 경우는 하루의 우유 3~4컵 이상을 섭취하면 철분 결핍이 되기 쉽다. 우유는 철분 함량이 매우 낮은데, 우유때문에 철분이 풍부한 다른 음식을 섭취할 기회를 뺏기게 되기 때문이다.

(2) 철 결핍성 빈혈에 취약한 연령층

철 결핍성 빈혈이 잘 발생되는 연령층은 유아, 청소년기 여자, 임신부 등이다.

생후 6개월에서 3년 사이의 유아들은 빠른 성장으로 인해 철분 요구량은 많으나 이때 식사의 대부분을 철분 함량이 낮은 우유가 차지하여 자칫하면 철분 결핍이 되기 쉽다. 태어날 때 몸에 보유하고 있던 철분 저장량은 생후 1년이 되면서 거의 고갈된다. 그러므로 달걀노른자, 잘게 간 고기, 푹 삶아 으깬 콩, 두부 등을 섭취해야 한다.

청소년의 경우에 철분 함량은 높고 열량은 낮은 음식을 섭취하도록 권하여야 한다. 특히 여고생의 경우는 지나친 몸매 의식, 입시로 인한 불규칙한 식생활, 생리로 인한 철분 손실 등으로 빈혈 발생률이 높다.

임신 중에는 약 1,000mg의 철이 필요하지만 모체의 적혈구 증가에 사용되었던 철분은 대부분이 회수된다. 한 번의 임신이나 분만에 의해 약 700mg의 철이 손실된다. 특히 임신 후기에는 철분 필요량이 24mg으로 매우 커지는데, 이는 식사로 채우기가 힘들기 때문에 별도로 철 보충제를 섭취하여야 한다.

check point

철 보충제를 먹는 경우 주의사항

철은 위가 비었을 때 가장 흡수가 잘 되므로 식후 2시간 이상 지난 후에 섭취하는 것이 바람직하다. 그러나 철 보충제는 위장을 자극하여 메스꺼움, 상복부 불편감, 복부 팽만감, 속쓰림, 설사 또는 변비까지 초래할 수 있다.

만일 증세가 심할 경우에는 약을 식후에 곧 먹거나 필요한 복용량을 증세가 완화될 때까지 하루에 3번 이상 나누어 복용하는 것이 좋다. 달걀이나 녹차 등은 철 이온의 작용을 약하게 하는 탄닌산, 인산을 함유하여 철의 흡수를 저해할 수 있으므로 철 보충제를 복용한 후 30분 안에는 이러한 식품의 섭취는 피한다.

한편, 식품 중 비타민 C, 비타민 B_6, 엽산, 아미노산 등은 철의 흡수를 촉진시킬 수 있으므로 철 보충제 복용 시 이러한 비타민이 풍부한 식품의 섭취는 도움을 줄 수 있다.

표 15-4 한국인의 1일 철 영양섭취기준

단위 : mg/일

연령		평균필요량	권장섭취량	충분섭취량	상한섭취량
영아	0~5개월			0.3	40
	6~11개월	5.0	6		40
유아	1~2세	4.8	6		40
	3~5세	5.4	7		40
남자	6~8세	6.3	8		40
	9~11세	8.5	11		40
	12~14세	11.0	14		40
	15~18세	11.8	15		45
	19~29세	7.7	10		45
	30~49세	7.4	10		45
	50~64세	7.1	9		45
	65~74세	6.9	9		45
	75세 이상	6.9	9		45
여자	6~8세	6.3	8		40
	9~11세	8.0	10		40
	12~14세	10.0	13		40
	15~18세	12.9	17		45
	19~29세	10.8	14		45
	30~49세	10.5	14		45
	50~64세	6.1	8		45
	65~74세	5.8	8		45
	75세 이상	5.8	8		45
임신부		+7 8	+10		45
수유부		+0	+0		45

출처 : 보건복지부, 한국인영양섭취기준위원회, 2015.

표 15-5 하루 철 섭취권장량을 섭취하는 식단

구분	메뉴	함유량	총량
아침	조기 1마리 미역국 70g 시금치나물 70g	0.90mg 1.05mg 1.68mg	3.95mg
점심	두부 100g 쇠간전 50g	1.50mg 4.00mg	5.50mg
저녁	쇠고기 등심구이 200g 냉이된장국 30g 풋고추 10g 상추 20g	4.80mg 1.56mg 0.05mg 0.42mg	6.83mg
총량			16.28mg
한국인영양섭취기준 성인(여) 15~18세 하루 철 섭취권장량 : 16mg			

표 15-6 철분 결핍성 빈혈 예방을 위한 1일 식단(열량 2,000kcal, 단백질 90g, 철분 16~20mg)

구분	음식명	재료 및 분량
아침	보리밥 미역국 병어구이 시금치나물 도라지볶음 배추김치 우유	밥 230 건미역 5, 고기 병어 80 시금치 70 도라지 50 김치 70 200mL
점심	쌀밥 냉이된장국 불고기 상추쌈 콩나물 열무김치 사과주스	밥 230 냉이 50, 조갯살 쇠고기 100 상추 50, 쌈장 콩나물 70 김치 70 180mL
저녁	잡곡밥 동태찌개 쇠간전 깻잎찜 얼갈이나물 배추김치 귤	밥 230 동태 50, 무, 미나리 쇠간 40, 달걀 깻잎 20 얼갈이 70 김치 50 100 g

표 15-7 빈혈을 위한 식단 구성의 예(1,700kcal)

	1일		2일		3일	
	음식명	재료 및 분량(g)	음식명	재료 및 분량(g)	음식명	재료 및 분량(g)
아침	쌀밥	쌀밥 210	쌀밥	쌀밥 210	수수밥	수수밥 210
	쇠고기무국	쇠고기 20	미역국		아욱된장국	
	꽁치오븐구이	꽁치 50	굴야채조림	굴 30	제육피망볶음	돼지고기 40
	시금치나물		쇠고기버섯잡채	쇠고기 20	달걀찜	달걀 50
	김구이		쑥갓나물		두릅나물	
	우유	우유 200	탈지분유	탈지분유 25	우유	우유 200
점심	보리밥	보리밥 210	팥밥	팥밥 210	흑미밥	흑미밥 210
	콩나물국		두부찌개	두부 80	무다시마국	
	불고기	쇠고기 80	삼치구이	삼치 50	오징어무침	오징어 50
	상추쌈		오이생채		닭살채소볶음	닭살 20
	물쑥무침		도라지나물		근대나물	
	딸기	딸기 150	바나나	바나나 60	사과주스	
저녁	현미밥	현미밥 210	쌀밥	쌀밥 210	율무밥	율무밥 210
	쑥된장국		김치국		곱창전골	쇠고기 20
	쇠간전	쇠간 40, 달걀 25	닭조림	닭고기 60		소곱창 40
	돌미나리무침		숙주나물		풋마늘무침	
	도라지나물		호박나물		느타리생채	
	귤	귤 100	사과	사과 100	참외	참외 120

	1일		2일		3일	
	음식명	재료 및 분량(g)	음식명	재료 및 분량(g)	음식명	재료 및 분량(g)
아침	흑미밥 송이국 연두부찜 조기양념구이 숙음배추겉절이 우유	흑미밥 210 연두부 150 조기 50 우유 200	보리밥 해장국 멸치볶음 비름나물 가지나물 탈지분유	보리밥 210 쇠고기20, 선지100 멸치 15 탈지분유 25	수수밥 된장찌개 메추리알장조림 숙주나물 표고볶음 우유	수수밥 210 제육 20 메추리알 30 우유 200
점심	생채소비빔밥 돌나물물김치 배	쌀밥 210 쇠고기 20 깻잎 10 상추 5 당근 5 새싹 10 달걀 50 배 100	콩밥 우유왜된장국 민어조림 콩나물볶음 달래무침 토마토	콩밥 210 민어 50 토마토 250	조밥 감자국 두부구이 닭살겨자채 시금치나물 귤	조밥 210 두부 80 닭살 40 귤 100
저녁	현미밥 시금치된장국 장조림 양상추샐러드 마늘종볶음 딸기	현미밥 210 쇠고기 60 딸기 150	현미밥 콩비지찌개 쇠고기채소볶음 더덕무침 호박전 사과	현미밥 210 대두 20 쇠고기 40 사과 100	팥밥 미역국 동태전 상추겉절이 고사리나물 사과	**열무보리 비빔밥** : 보리밥 158(곡류군 0.45) 열무김치 50, 상추채 20, 무생채 20, 계란 50 **오이부추냉국** : 오이 20, 부추 5, 당근 5 **우렁강된장** : 우렁살 30, 양파 20, 표고 10, 애호박 20, 된장 30 **도토리묵 무침** : 도토리묵 50, 쪽파 2, 홍고추 2 **포기김치** : 50 (곡류군 0.25) 사과 100

15-5 거대적아구성 빈혈

비타민 B_{12} 및 엽산이 결핍되면 적혈구의 분화과정에 필요한 DNA 합성이 지연되면서 적혈구 분화가 제대로 일어나지 못하게 되어 골수에 거대적아구(megaloblast)라고 불리는 적혈구가 나타난다. 거대적아구는 크기는 크나, 막이 얇고 약해 쉽게 터져서 필요한 산소 운반을 충분히 하지 못해 빈혈이 나타난다.

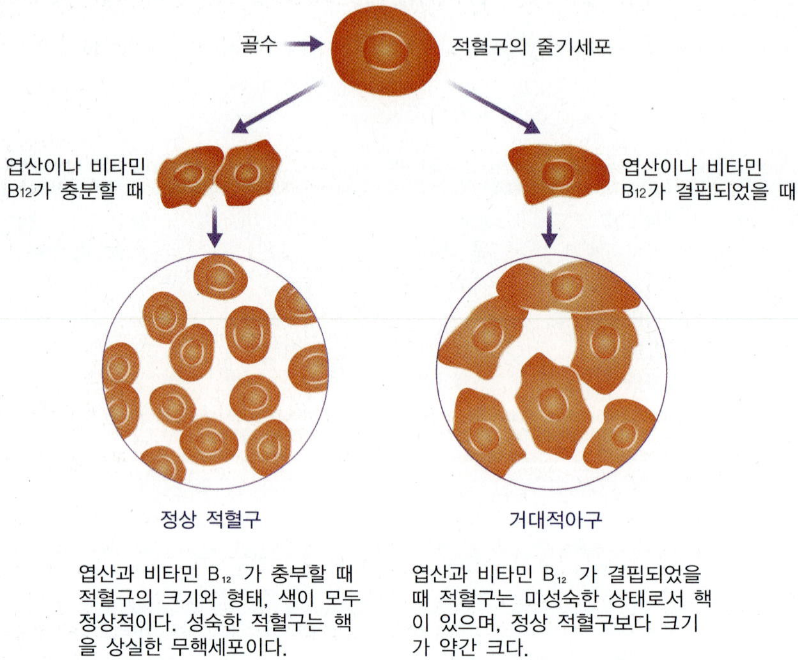

그림 15-2 정상 적혈구와 거대적아구

1. 비타민 B_{12} 결핍

(1) 원 인

① 채식주의

동물성 식품을 거의 먹지 않는 채식주의자에게 나타난다. 다른 비타민과는 달리, 비타민 B_{12}는 동물성 식품에만 함유되어 있다.

② 내적 인자의 부족

위 속에 비타민 B_{12} 흡수에 필요한 내적 인자가 선천적으로 결핍된 경우에 흡수 부족으로 거대적아구성 빈혈(megaloblastic anemia)이 생긴다. 특히, 선천적으로 위산과 내적 인자의 부족에 의한 거대적아구성 빈혈을 악성 빈혈이라고 한다.

③ 내적 인자의 분비가 줄어든 경우

위 절제나 위종양 등으로 비타민 B_{12}가 결핍될 수 있다.

④ 회장 부위의 병변

비타민 B_{12} 흡수가 일어나는 회장 부위의 병변으로 비타민 B_{12}의 흡수가 제대로 되지 않는다.

⑤ 기생충 감염

기생충이 비타민 B_{12}가 흡수되기 전에 상당량을 먼저 흡수한다.

⑥ 임신, 갑상선 기능 항진에 의한 요구량 증가

임신이나 갑상선 기능 항진에 의해 비타민 B_{12} 요구량이 증가한다.

(2) 증 상

비타민 B_{12}의 결핍 증상은 소리 없이 서서히 나타난다. 식욕부진, 체중감소, 허약, 심계항진, 두통 등의 일반 증상 외에도 비타민 B_{12}는 신경계에 작용하므로 이상감각증이 생기며, 걷는 모양이 이상해지고, 손가락의 섬세한 연합운동이 잘 안 되며 심한 경우에는 기억력 감퇴를 비롯하여 환상이나 편집증 등의 증세를 보인다.

(3) 식사요법

비타민 B_{12}와 함께 충분한 열량, 단백질, 비타민 C 등을 함께 공급한다. 비타민 B_{12}는 쇠간, 돼지 간, 굴, 쇠고기, 달걀 등에 많이 포함되어 있다. 식물성 식품에는 거의 없다. 채식주의자라서 식품으로 비타민 B_{12}를 섭취하기 힘들거나 흡수 불량이 있는 경우에는 비타민제나 주사로 매일 50~100μg 정도를 공급한다.

2. 엽산 결핍

(1) 원 인

엽산 결핍은 부실한 식사를 계속하거나 간경화, 임신, 유아기 등으로 요구량이 높아졌거나 항경련성 약(간질약) 및 경구용 피임약 등의 복용으로 철분의 흡수나 대사가 장애를 받는 경우이다. 이밖에 흡수불량 등의 소화기 장애가 있을 때에도 발생한다.

(2) 증 상

빈혈의 제반증상이 나타나며, 특히 임신부의 엽산 결핍은 기형아의 출산과 관계가 깊다고 알려졌다.

(3) 식사요법

비타민 B_{12} 결핍 때와 마찬가지로 고열량, 고단백, 고비타민 C 등을 함께 섭취한다. 엽산이 고갈된 것을 회복시키기 위하여 1mg의 엽산을 2~3주 동안 입으로 먹는다. 그 다음에는 저장량을 유지시키기 위하여 적어도 하루에 50~100μg의 엽산을 순수한 정제나 음식으로 섭취한다.

빈혈이 없어진 다음에도 항상 엽산이 풍부한 음식을 섭취해야 한다. 엽산은 간, 굴, 대구, 말린 콩, 시금치 등의 푸른 잎 채소, 전곡식품에 풍부하다. 엽산은 조리에 의해 쉽게 파괴되므로 채소로 섭취할 때는 될 수 있는 대로 날것으로, 혹은 살짝 데치는 정도로 조리하는 것이 좋다.

check point

엽산 함유 식품(단위 ugRE)

닭간 1,128, 브로콜리 372, 돼지 간 259, 쇠간 248, 강낭콩 186, 시금치 146, 검정콩 127, 땅콩 99, 상추 89, 양상추 67, 삶은 완두콩 65, 부추 58, 양배추 57, 고구마 52, 배추 46, 오렌지주스 30, 오렌지 30, 통밀빵 26, 토마토주스 24, 요구르트(액상) 11, 바나나 10

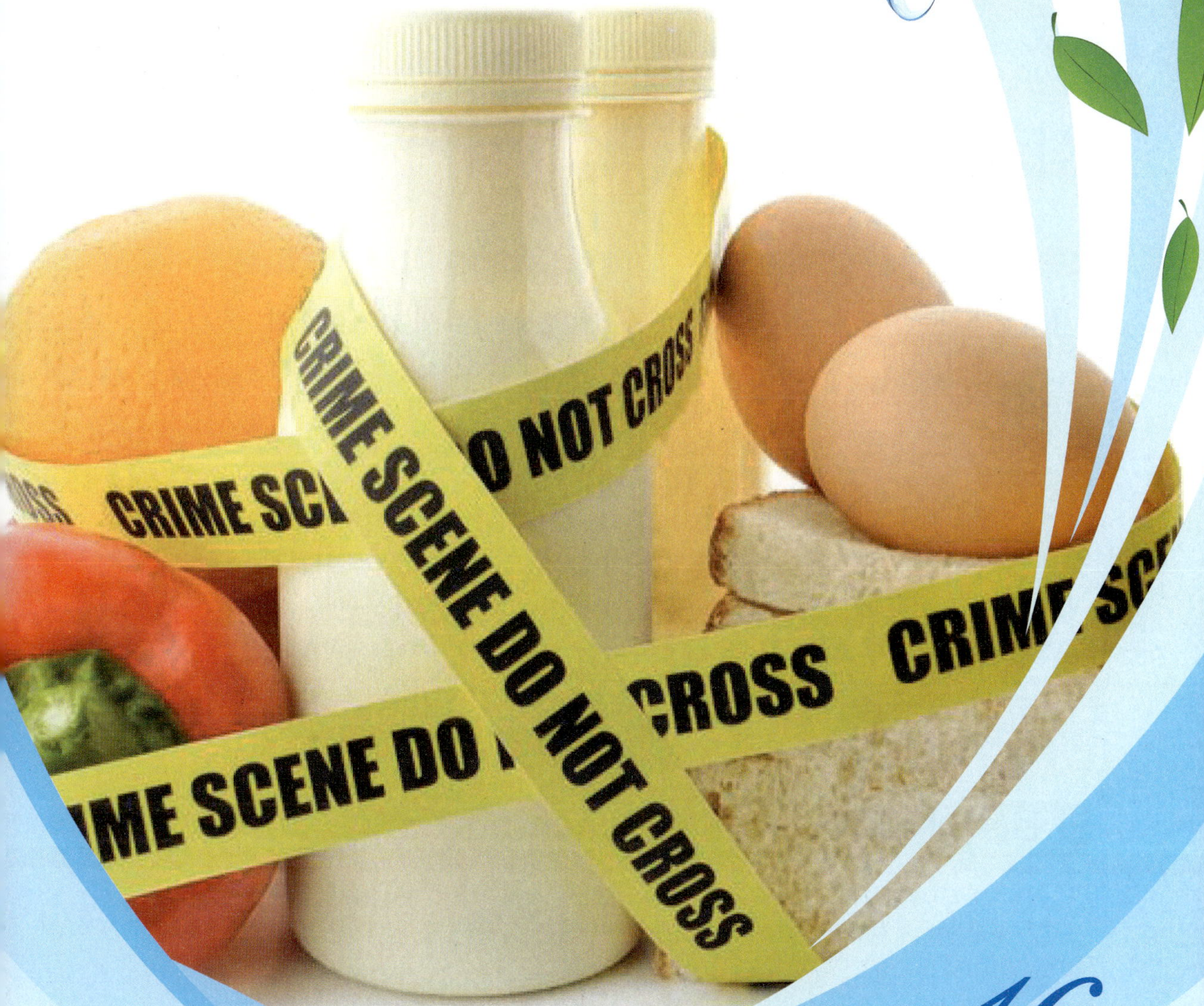

Chapter 16

식품 알레르기

Chapter 16

식품 알레르기

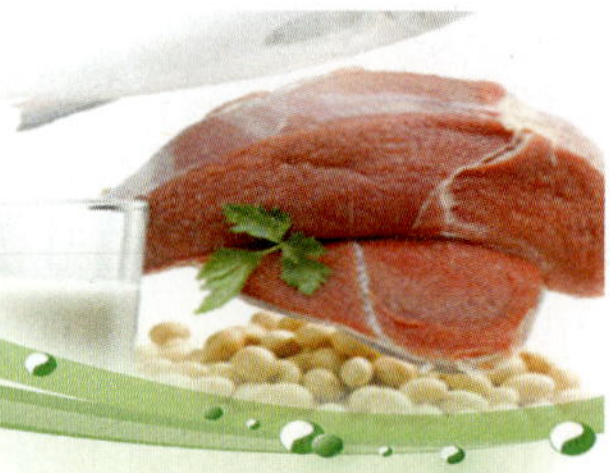

알레르기(Allergy)란 외부 이물질인 항원에 대한 항체반응의 일종으로 두드러기, 천식, 복통, 설사, 두통, 결막염, 발작 등의 증상을 일으킨다. 특정 식품이나 식품첨가물에 대해 면역학적으로 일어나는 과민반응을 '식품 알레르기'라고 하며, 성인보다는 위장관이 미숙한 영유아나 어린이에게서 자주 나타난다.

식품 알레르기를 일으키는 대표적인 식품으로는 우유, 달걀, 생선, 패류, 콩, 과일, 육류, 채소, 초콜릿, 메밀, 밀 등이 있다. 식품 알레르기의 진단은 식사력 조사, 피부 시험, 혈액 검사 등을 통하여 할 수 있다. 치료는 식사에서 과민반응을 일으키는 식품을 제거하고 그 식품과 대체할 수 있는 식품으로 바꾸는 방식을 채택한다.

16-1 알레르기

모든 생물체는 자신(self)과 남(non-self)을 구별하는 독특한 기능을 갖추고 있다. 남에 해당하는 것 중 해가 되지 않는 것에 대해서는 관용반응을 보이고 해가 되는 것에 대해서는 면역반응(immunity)을 보임으로써 외부 환경에 대해 자신을 적응하고 보호하며 살고 있다. 그러나 남에 해당하는 것 중 해가 되지 않는 물질에 대해 면역체계가 작동하고 이로 인해 나타난 면역반응에 의해 우리 세포의 손상이 초래되는 경우가 있는데, 이를 알레르기라고 한다.

알레르기는 해롭지 않은 남에 대해 항원으로 인식하고 이에 대해 특이 항체(IgE)가 형성되어 항원이 체내로 들어올 때마다 증상이 재발하고 만성화되는 독특한 임상 양상을 가지고 있는 질환이다. IgE는 체내로 유입된 알레르기 원인 물질인 항원(Allergen)을 비만세포로 운반하는 역할을 한다.

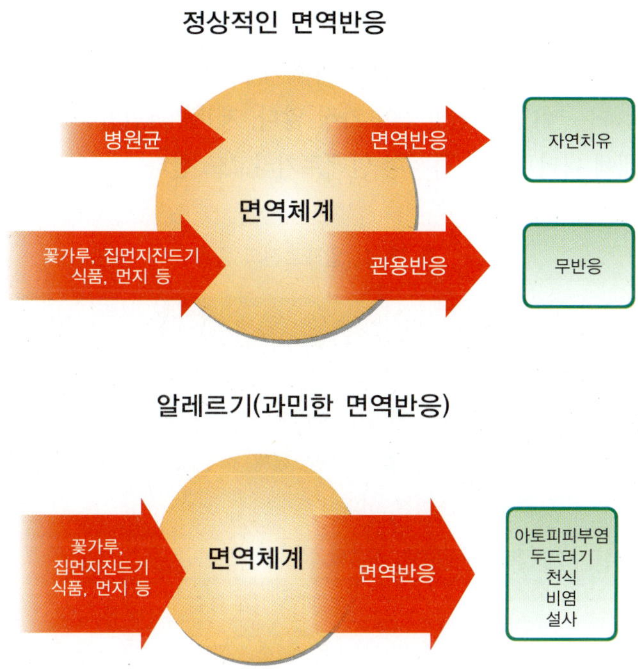

그림 16-1 정상적인 면역과 알레르기 반응

이때 비만세포가 분비한 히스타민(histamine)과 ECF(eosinophil chemotactic factor) 등의 화학물질은 특정 조직에 부착하여 모세혈관을 확장시키고 분비선을 자극하며 근육이 수축하는 증상을 일으킨다. 모세혈관이 확장되면 혈관 내의 액체가 조직 내로 흘러나와 부종이 생기게 된다.

부종은 피부나 점막이 부풀어 오르는 현상으로 대부분 가려움을 동반하는 것이 특징이다. 두드러기나 아토피피부염 같은 피부의 부종은 피부가 부풀어 오르고 심한 가려움이 동반되며, 코의 부종은 코가 막히고 가려움으로 인한 재채기가 동반된다.

기관지에서도 마찬가지로 점막 부종이 생기면 기도가 좁아질 뿐만 아니라 가려워지기 때문에 기침을 하게 된다. 위장관의 부종은 원활한 장운동을 저해하여 환자는 복통을 호소하게 되며 설사를 동반하기도 한다.

분비선이 자극되면 콧물이 쏟아지고 가래가 많이 나오게 되며 기관지를 싸고 있는 근육이 수축하면 호흡곤란이 동반되고 위장관을 둘러싸고 있는 근육이 수축하면 구토의 증상을 동반하게 된다.

알레르기를 유발하는 항원에 해당하는 물질을 알레르겐(Allergen)이라고 하는데, 알레르기 반응 중에는 알레르겐에 대해 개인이 면역 글로불린의 일종인 IgE를 만들어 발생하는 제1형 과민반응이 가장 많다. 제1형 과민반응은 항원에 접한 후 빠른 시간 내에 나타나므로 즉시형 알레르기라고도 한다.

표 16-1 알레르겐의 종류

구 분	내 용
흡입성	먼지, 진드기, 화분류, 깃털류, 진균류(곰팡이 포자 등)
식사성	땅콩, 우유, 달걀, 어패류, 채소류, 메밀, 고등어, 조개 등
접촉성	화학약품, 화장품, 칠, 염색약, 세제, 비누 등
약물	페니실린, 아스피린, 설파제 등
기타	세균류와 대사산물, 기생충, 곤충류 등

16-2 식품 알레르기 관리의 중요성

알레르기는 항원에 대해 특이 항체(IgE)가 형성되어 항원의 접촉에 즉각적인 면역 반응을 보이는 증상이 자주 재발하거나 만성화하는 독특한 임상 현상이 나타나는 질환이다. 알레르기를 일으키는 물질, 즉 항원이 식품인 경우를 가리켜서 '식품 알레르기' 라고 한다.

1. 식품 알레르기는 소아에게서 발병률이 높다.

식품 알레르기는 성인의 약 1~2%에 소아의 약 2~8%를 차지하는 질환으로 소아에게서 흔한 질환이다. 전 세계적으로 식품 알레르기 발생이 증가하고 있는 것으로 보고되며, 우리나라에서는 초등학생의 경우는 1995년에 4.6%에서 2000년 5.2%로, 중학생은 1995년 4.5%에서 2000년 5.4%로 약간 증가된 것으로 보고되었다.

2. 식품 알레르기 반응이 생명을 위협할 수 있다.

식품 알레르기는 아토피피부염, 천식, 두드러기, 아나필락시스(일종의 쇼크) 등과 같이 다양한 알레르기 증상을 유발시킬 수 있다. 아나필락시스(anaphylaxis)는 전신에서 급작스럽게 발생하는 알레르기 증상으로 조기 응급처치를 하지 못했을 경우에 생명을 위협할 수 있다. 쇼크로 응급실에 내원한 환자를 대상으로 조사한 결과를 보면 식품에 의한 쇼크가 1위를 차지했으며, 그 원인식품은 우유·밀·달걀 등 사람들이 흔히 먹는 식품이었다.

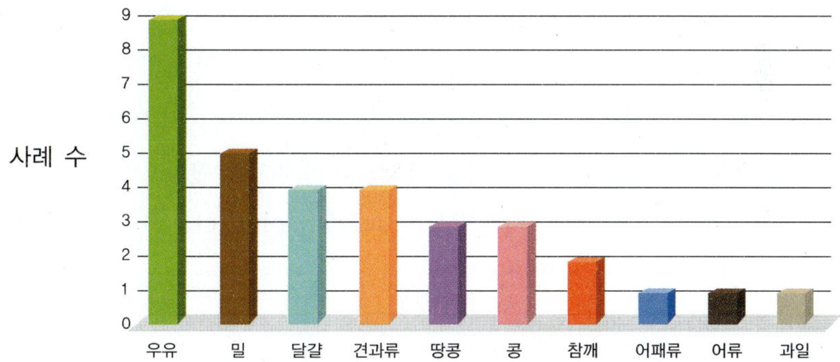

그림 16-2 응급실을 방문한 식품 알레르기 환자의 원인식품

출처 : 삼성서울병원

3. 식품 알레르기는 아토피피부염의 주된 원인이다.

최근 아토피피부염이 어린이에게서 높은 비율로 급격히 증가하며 사회적으로 큰 문제가 되고 있다. 아토피피부염은 식품과의 연관성이 30~80%까지로 보고되어 있으며, 알레르기성 질환으로 인한 사회경제적 비용이 연간 2조 원을 넘지만 적절한 관리지침이 없는 상태이다.

4. 식품 조절을 통한 알레르기 예방이 가장 효율적이다.

알레르기는 식품 조절을 통한 예방이 가장 효율적인 것으로 보고되었다. 아토피피부염이 발생된 이후에도 식품 조절을 통해 아토피피부염을 관리하는 경우는 천식이나 비염 등으로 발전하는 것을 예방할 수 있다. 알레르기 원인 식품과 증상을 파악하고 있다면 식품 알레르기로 인한 사고를 예방할 수 있다.

16-3 식품 알레르기의 원인

정상인은 식품에 대하여 면역학적 내성이 발달되어 특별한 과민반응이 일어나지 않으나 과민한 사람은 어떤 식품에 대해 임상적 이상 반응이 나타나는데, 이를 '식품 알레르기' 라고 한다.

식품 알레르기의 발생 비율은 약 5~10% 정도로, 성인은 약 2%인 데 반해 위장관 발달이 미숙한 소아는 8~10%로 높지만 성장하면서 자연히 없어지는 경우가 많다. 또한 알레르기는 유전되는 경우가 많으므로 특정 식품에 알레르기가 있는 부모는 자신의 아이에게 그 음식을 처음 먹일 때 유의해야 한다.

식품 알레르기를 유발하는 단백질을 항원에 해당하는 용어로서 식품 알레르겐이라고 한다. 현재까지 약 160종의 식품 알레르겐이 알려져 있으나 이 중 우유, 땅콩, 달걀, 대두, 밀 등이 전체 아나필락시스 쇼크(anaphylactic shock) 사례의 약 90%를 차지한다고 보고되어 있다.

모든 식품이 알레르겐이 될 수 있으나, 식품 성분 중 단백질의 항원성이 가장 강하다. 알레르겐이 되는 물질은 대개 질소를 가지고 있다. 단백질 외에도 다당류, 핵산, 핵단백질, 히스타민이나 콜린 등이 항원으로 작용하면서 알레르기를 유발하게 된다. 알레르겐 중 단백질은 아니지만 알레르기 유사 증상을 일으키는 히스타민, 콜린, 세로토닌 같은 물질을 가성 알레르겐이라고 한다.

표 16-2 가성 알레르겐 함유식품

구 분	내 용
식물성 식품	땅콩, 메밀, 밀, 대두, 마, 토란, 밤, 샐러드, 오이, 우엉, 쑥갓, 고비, 고사리, 죽순, 시금치, 더덕, 가지 토마토, 복숭아, 바나나, 키위, 파인애플, 사과, 귤 등
동물성 식품	우유, 돼지고기, 달걀, 고등어, 꽁치, 삼치, 게, 새우, 오징어, 조개류, 낙지, 연어 등
식품 첨가물	가공식품, 보존식품, 조미료 등
곰팡이	된장, 간장, 고추장 등에 생긴 곰팡이
자율신경 흥분식품	고추, 겨자, 고추냉이, 알코올, 커피, 차 등
기타	떡, 밥 및 단백질 식품 과식 시

표 16-3 어린이의 연령별로 주의해야 할 주요 알레르기 식품

<table>
<tr><th>영아기
만0~24개월</th><th>유아기
25개월~5세</th><th>아동기
만6~11세</th><th>청소년기
만12~17세
(중고생)</th></tr>
<tr><td>달걀
우유
땅콩
대두
밀</td><td>달걀
우유
땅콩
대두
견과류
밀</td><td>갑각류
생선
땅콩
견과류
달걀
우유
밀</td><td>갑각류
생선
땅콩
견과류
달걀
우유
밀</td></tr>
<tr><td colspan="4">증상별 주요 원인식품</td></tr>
<tr><td>아토피피부염</td><td colspan="3">• 달걀이 어린이에게 단일 식품으로는 가장 흔한 원인식품
• 달걀, 우유가 어린이 원인식품의 80%를 차지
• 30% 이상의 어린이가 두 가지 이상 식품에 반응</td></tr>
<tr><td>아나필락시스</td><td colspan="3">• 땅콩과 견과류가 가장 흔한 원인식품
• 새우와 게 등 갑각류도 주요 원인식품</td></tr>
</table>

서울시 소재 어린이집, 유치원, 초등학교, 중학교, 고등학교 교사를 대상으로 한 학교에서의 식품 알레르기 발생 조사에서 보건실을 방문하게 된 주요 원인식품은 달걀이었다. 달걀은 단일 식품임에도 불구하고 여러 하위 식품을 포함하고 있는 식품류, 즉 생선류, 갑각류, 어패류 및 육류보다도 가장 높은 발생빈도를 보였다.

땅콩은 미국과 유럽을 포함한 선진국에서 생명을 위협하는 주요 알레르기 발생 원인 식품으로 보고되었다. 그동안 국내에서는 발생빈도가 낮은 것으로 인식되어 왔으나 조사 결과에 따르면 국내 학교에서도 땅콩이 문제가 되는 것으로 나타났다.

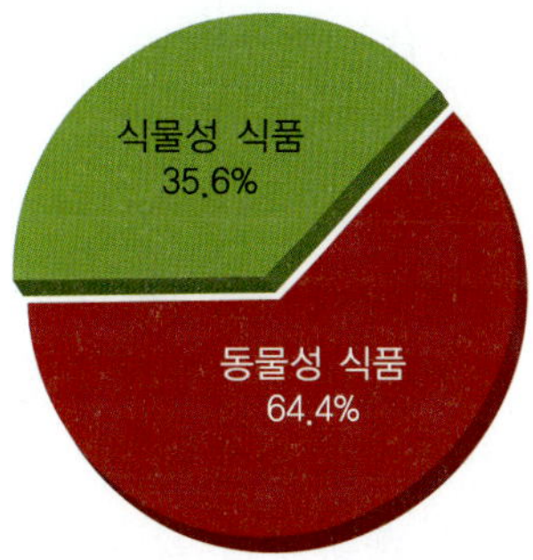

그림 16-3 어린이에게 알레르기를 유발하는 식품의 동·식물성 비율

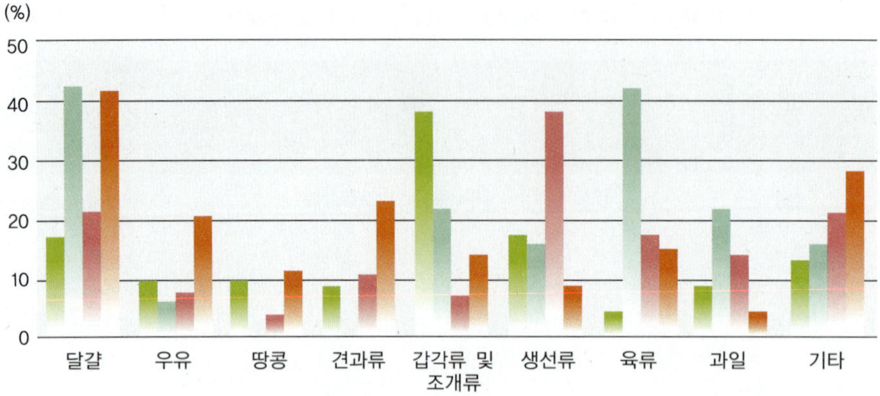

그림 16-4 식품 알레르기 증상으로 보건실을 내원하게 한 원인식품

출처 : 한영신(2009). 서울시 식품 알레르기 관리 매뉴얼 개발사업보고서.

16-4 식품 알레르기 증상

식품 알레르기는 식품에 대한 특이 항체(IgE)가 형성되어 증상이 자주 재발하거나 만성화하는 독특한 임상 양상을 가지고 있는 질환이다.

항원 노출 후 반응 시기에 따라 급성과 만성으로 분류되기도 한다. 급성의 경우 노출 후 몇 분 내에서 1~2시간 내에 일어나며, 만성형의 경우 섭취 후 2시간 이후부터 1~2일 이후에 나타나기도 한다.

신속하게 발생하는 증상으로는 두드러기, 구토, 비염, 복통, 아나필락시스, 혈관성 부종, 경구 알레르기 반응(증후군) 등이 있다. 지연 발생 증상으로는 설사, 복통, 팽만감, 성장 장애, 식도염, 장관염, 피부염, 피부 발진, 천식, 편두통, 경련, 과반응, 행동 장애, 류마티즘성 관절염 등이 있다.

알레르기의 질환은 증상이 나타나는 표적 기관에 따라 두드러기 또는 아토피 피부염과 같은 피부 질환, 기관지 천식, 비염과 같은 호흡기 질환, 설사, 구토 같은 위장관 질환 등으로 분류된다. 흔하지는 않지만 아나필락시스와 같은 전신적인 반응으로 나타나는 경우로 있다. 각 기관에 따른 증상은 표 16-4와 같다.

표 16-4 각 기관별 알레르기 증상

기관	증상
피부	두드러기, 부종, 습진, 자반(피부 출혈), 피부염
호흡기계	천식
소화기계	• 급성 : 복통, 설사, 구토, 위통, 혈변 • 만성 : 만성 설사, 혈변
순환기계	후두의 부종과 기관지 천식으로 기침, 호흡곤란, 쇼크
신경계	두통, 행동이상, 알레르기성 피로, 다한, 편두통
비뇨기계	혈뇨, 호산구성 방광염, 신출혈, 야뇨, 네프로제증후군
운동기계	관절통
혈액	철 결핍성 빈혈, 혈소판 감소증, 저단백혈증
눈	알레르기성 결막염
전신 증상	식품에 의한 전신증상은 적으나 영아에게서는 나타나며 항원섭취 직후 안면 창백, 식은 땀, 혈압 강하, 의식혼미

16-5 식품 알레르기의 진단

식품 알레르기는 정확한 진단이 어렵기 때문에 병원에서도 여러 가지 방법을 이용하여 진단을 내린다. 우선 가장 간단한 방법으로 식품 알레르기 반응의 경험이 있는지 직접 환자에게 묻는 것이다. 반응이 정확하고 식품을 섭취할 때마다 반응이 일어났다면 병력 확인만으로도 진단이 가능하다.

그러나 대부분 명확치 않아 알레르기 검사를 병행한다. 따라서 식품 알레르기의 진단과정은 크게 식사력 조사, 피부 시험, 혈액 검사, 식품 시험 등으로 나눌 수 있다.

1. 식사력 조사

식품 알레르기의 진단을 위한 제일 첫 단계로서 식사력 조사는 가장 중요한 과정이라고 할 수 있다. 식품 알레르기를 진단할 때 임상증상, 가족력, 식사력 등 알레르기의 원인을 찾아본다. 사람들이 싫어하는 식품 중에는 알레르기를 일으키는 식품이 있는 경우가 많으므로 기호조사를 실시한다.

과거에 특정 식품이나 음식에 대한 알레르기 반응을 일으켰던 사실이나 특히 알레르기 징후가 나타나기 3~4일 전부터 섭취한 모든 식품과 조리법, 식사 후의 이상 유무, 가족 중에서 알레르기 질환을 앓은 사람과 증상 등을 기록한다. 식사력 조사는 환경적·심리적 상태, 질병 상태, 병인력도 조사한다. 만약 기억이 잘 나지 않거나 복잡한 경우에는 식사제거식 시험 또는 피부 시험을 통해 진단한다.

2. 피부시험

환자가 나타내는 식품 알레르기 증상이 IgE-매개성으로 의심되면 음식물에 대한 특이 IgE를 찾기 위한 검사로서 피부시험을 시행할 수 있다. 피부 시험 중 피내검사는 예민도나 특이도에서 더 유리하지 않으면서 환자에 따라서는 아나필락시스와 같은 치명적인 부작용이 발생할 수 있어서 시행하지 않고, 일반적으로 피부 표피에만 항원이 노출되도록 하는 피부단자검사를 시행한다. 주삿바늘이나 핀이 달린 판을 사용하여 알레르겐으로 의심되는 소량의 식품 항원을 피부에 주입하여 주입 부위에서 발적이 생기는 정도를 보고 양성 여부를 판정한다.

식품 항원 추출물을 식품, 특히 IgE 항체가 매개체로 작용하는 알레르겐에 대한 알레르기 검사법으로 3가지 방법이 있다.

① **긁는 시험법** : 주삿바늘로 피부 표면을 살짝 긁은 자리에 항원 추출물을 떨어뜨리는 방식이다.

② **단자 시험법** : 팔이나 등의 피부에 항원 추출물을 떨어뜨린 후 주삿바늘로 살짝 찔러 반응을 본다.

③ **밀착 시험법** : 의심되는 항원을 피부에 붙여서 48시간 후에 홍반 유무로 알레르기 판정을 내리는 방법으로 전문의의 관리하에 시행한다.

이상의 세 가지 방법은 피부에 항원을 접촉시킨 후에 약 20분 있다가 반응을 보이는데, 만약 8~10mm 이상의 홍반이나 충혈 및 가려움이나 물집 등이 나타나면 양성으로 판정한다.

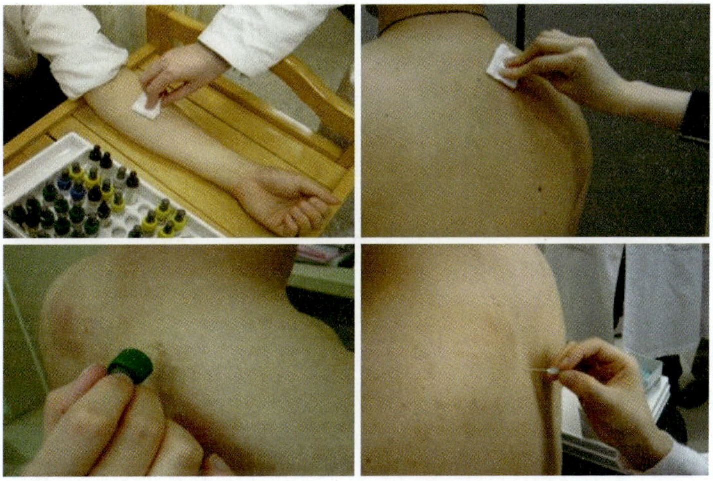

그림 16-5 피부반응검사 출처 : 서울대학교 병원

3. 혈액검사

혈액검사는 혈액 내의 혈청 특이 IgE 항체 검사를 통하여 식품 알레르기를 검사하는 방법으로 알레르기 체질의 유무를 알아내기 위해 백혈구 성분 중의 호산구의 수와 면역 글로불린 값을 조사한다. 혈액검사를 통해 특정 식품이 알레르기 반응을 일으킬 확률을 예측하여 판단한다. 수치가 높게 나타나면 알레르기 증상이 일어나기 쉬운 것으로 판단하며, 호산구가 5% 이하이면 정상으로 본다.

한편, 방사 알레르겐 흡수법은 습진이 있거나 아나필락시스의 위험이 있는 환자에게 유용한 검사법으로 혈액 내에서 순환하는 항원 IgE를 검사하는 방법이다.

4. 식품시험

의심되는 식품을 제거하여 알레르기 증상이 멈추는 것과 다시 섭취하였을 때에 증상이 재발되는 것을 관찰하는 방법이다.

(1) 유발식사에 의한 시험

식품 알레르기에서 가장 궁극적인 진단법으로 원인식품을 직접 섭취한 후 증상의 발현을 관찰하는 방법이다. 그러나 심한 전신적인 반응이 일어날 수 있으므로 주의를 요한다.

(2) 제거식사에 의한 시험

제거식이는 진단을 위한 과정인 동시에 치료를 위한 방편이 될 수 있다. 유발식품시험과 피부반응검사에서 의심스러운 식품을 알게 되면 이 식품을 식사에서 완전히 제거하여 경과를 관찰한다.

(3) 유발식사와 제거식사의 응용식사

항원으로 의심이 가는 식품을 모두 제거하여 흰죽과 설탕으로 구성된 기본 식사에다 한 가지씩 첨가해서 알레르기 반응 유무를 관찰한다.

단순 식품제거시험은 원인으로 의심되는 식품의 종류가 한 가지 또는 여러 가지인 경우로 검사할 식품을 일단 식사에서 제외시켰다가 한 가지씩 추가시켜 원인식품인지의 여부를 확인한다. 다수 식품제거시험은 경험상 가장 흔한 원인이 되는 식품을 식사에서 제외시켰다가 한 가지씩을 검사하여 원인식품을 규명하는 것이다.

식품 알레르기의 진단은 다음 표 16-5와 같이 4단계로 구성된다.

표 16-5 식품 알레르기의 진단 단계

1단계	2단계	3단계	4단계
증상 파악 현재의 병력 과거의 병력 가족력 이학적 소견	호산구(말초 혈액, 콧물) IgE와 기타 면역 글로불린의 양 RAST(IgE, IgG) ELISA(각종 면역 글로불린) 피부반응 특이적 면역 복합체	제거시험 유발시험(경구, 직장) 식사일지	제거 식사요법 약물요법

16-6 식품 알레르기의 치료

식품 알레르기는 원인 식품 제한이 가장 근본적인 치료이다. 식품을 제한함에 있어 전제되어야 할 것은 전문가에 의한 과학적인 진단이다. 알레르기 발생이 높은 식품이라 하여 진단의 근거 없이 제한해서는 안 된다.

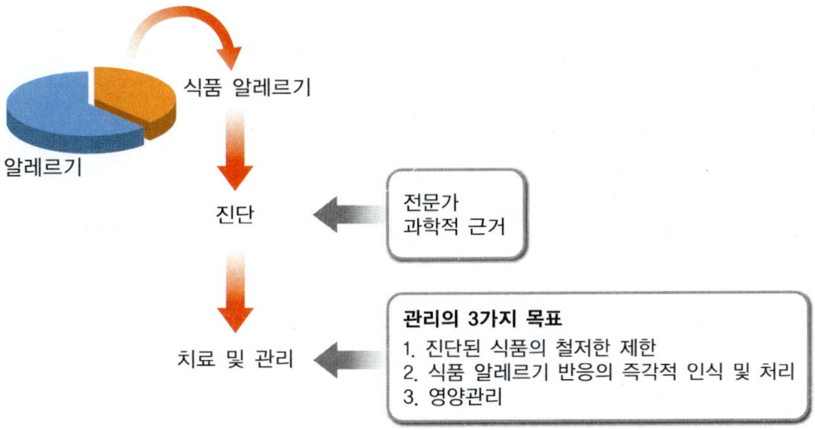

그림 16-6 식품 알레르기 관리 원칙

1. 식사요법

식사요법의 목적은 알레르기 원인물질을 식사에서 제거하여 증상을 예방·치료하고, 또한 원인식품을 다른 식품으로 대체하여 영양상 균형을 이루도록 한다.

(1) 알레르기 식품의 제거

알레르기의 원인을 찾아 조절하는 것이 알레르기 반응을 줄이는 가장 효과적인 방법으로 약물의 필요성을 줄일 수 있다. 식품 알레르기의 가장 근본적인 치료는 원인식품의 제한이다. 식품 제한에 있어 다른 식품에 소량이 들어 있는 경우나 가공처리된 경우 모두 제한하는 것을 원칙으로 한다. 원인식품을 제한할 경우 경우 신선한 식품은 제한하기 쉬우나 가공식품의 경우에는 원인식품이 포함되어 있는지를 확인하기 어려우므로 제한에 주의를 요한다.

원인 식품의 제한은 알레르기 증상 완화뿐만 아니라 일정기간이 지난 후 식품 알레르기 반응이 없어지도록 유도한다. 항원이 되는 식품의 섭취를 중지하여 몇 달 후 소량만 섭취시켜 보고 이상이 없으면 차차 증가시킨다. 항원성이 강한 식품은 1~2년 간 중지하며, 시일이 경과하면 예민성이 완화되는 경우도 있다.

표 16-6 알레르기식의 제한식품

식품군	제한식품
곡류군	옥수수
어육류군	어패류, 돼지고기, 닭고기, 달걀, 훈제품, 치즈
채소군	토마토, 토마토 제품
지방군	견과류, 땅콩버터, 버터, 마요네즈
우유군	우유 및 모든 유제품
과일군	사과, 체리, 바나나, 포도, 오렌지, 파인애플, 레몬, 건포도
기타	콜라, 커피, 초콜릿향 음료, 화학조미료, 색소가 함유된 식품류

(2) 유사식품으로 대체

일반적으로 알레르겐이라고 알려진 식품 중에는 일상적인 식생활에서 흔히 이용되는 것이 많기 때문에 이들 식품을 모두 제한하면서 다른 대체식품을 적절히 공급하지 않을 경우에는 영양소 결핍을 초래할 수 있다. 이러한 경우는 제거된 식품과 영양가가 비슷한 유사식품으로 대체한다(표 16-7 참조). 특히 성장기 어린이의 경우에는 적절한 영양공급을 위해 더욱 주의를 기울일 필요가 있다.

우유 알레르기가 있는 경우에 염소젖이나 발효유로 대체하거나, 분유·연유·요구르트로 바꾸었을 때 나타나지 않는 경우가 있다. 밀에 예민한 사람이 보리로 바꾸면 괜찮은 경우도 있고, 고등어·전갱이·꽁치·삼치 등의 등푸른 생선을 동태·도미·광어 등의 흰살생선으로 대체하면 알레르기가 나타나지 않는 경우도 있다.

(3) 조리법의 조절

알레르기 유발식품의 조리방법을 바꾸는 방법으로도 알레르기를 방지할 수 있다. 우유에 예민한 경우에 데워서 마시면 괜찮은 경우가 있고, 우유를 단독으로 섭취하는 것보다 전분과 함께 크림수프, 푸딩, 케이크 등으로 조리했을 때 적응이 잘되는 경우도 많다.

날달걀의 경우는 가열하면 단백질의 변성이 일어나 항원이 없어질 수도 있으므로 달걀찜, 달걀반숙, 달걀프라이 등으로 조리해서 제공한다. 단백질은 가열작용에 의해서 변성이 일어나면 항원으로 작용하지 않는 수도 있다. 또한, 빵에 과민했던 사람이 바싹 구운 토스트에는 아무런 반응이 일어나지 않는 경우도 있다.

표 16-7 알레르기를 유발하는 식품과 대체식품

제한식품	피해야 할 식품	대체식품
우유	치즈, 아이스크림, 요구르트, 크림수프, 버터	두유, 우유가 없는 식품, 코코아
달걀	커스터드, 푸딩, 마요네즈, 기타 달걀이 함유된 식품	달걀 없이 구운 빵, 스파게티, 쌀
밀	크래커, 마카로니, 스파게티, 국수 등	밀이 없는 빵과 크래커, 옥수수, 쌀, 팝콘, 호밀, 고구마
두류	콩가루, 두유, 콩소스, 콩버터	너트우유, 코코넛우유
옥수수	팝콘, 콘시럽	밀가루, 고구마, 쌀가루
초콜릿	캔디, 코코아	설탕
쇠고기	쇠고기 수프, 쇠고기 소스	콩으로 만든 육류대체품
돼지고기	베이컨, 소시지, 핫도그, 돼지고기로 만든 소스	쇠고기 핫도그

(4) 그 밖의 유의사항

과음·과식은 알레르기를 유발하기 쉽고 증상을 더욱 악화시킨다. 특히 알코올 음료 및 단백질과 지방식품을 과식하지 않도록 한다. 칼슘은 알레르기성 질환에 유효하므로 충분히 섭취한다. 알레르기 치료에는 비타민 B 복합체와 비타민 C가 특히 효과가 있으므로 신선한 과일과 채소 등을 충분히 섭취한다.

음식의 맛은 싱겁고 맵지 않게 하며 향신료 및 자극성 조미료를 금한다. 커피, 차, 콜라 등도 금한다. 소화가 잘 되지 않는 식품이나 장내 가스를 형성하는 식품 등을 금하며, 규칙적인 식생활을 유지하는 것이 좋다.

(5) 식품 선택 시 고려사항

식사성 알레르기 환자를 위한 식품선택 시 고려해야 할 사항은 다음과 같다.

① 식품재료는 신선한 것을 선택하고, 부패가 쉽게 되는 동물성 단백질 식품에 유의한다.

② 가공식품이나 반조리식품은 되도록 피한다.

③ 채소류의 경우는 향이 강하거나 독을 제거해야 하는 채소는 피하고 가능한 한 가열조리한다. 생으로 먹을 때는 소금으로 문지르거나 살짝 데친다.

④ 식용유는 신선한 것을 이용한다.

⑤ 향신료는 가능한 한 사용하지 않는다.

⑥ 소화·흡수가 잘 되는 것을 먹도록 한다. 알레르기 발작은 야간에 일어나기 쉬우므로 특히 저녁식사에는 소화·흡수가 잘 되는 것을 이용한다.

⑦ 어린이의 간식이나 음료 중에 알레르겐 유무를 충분히 확인한다.

⑧ 생후 6개월 이내의 어린이에게는 모든 고형식품을 섭취하지 않게 하는 편이 권장된다.

제때에 맞는 식품을 알고 먹이기!

☆★돌 이전에 주어서는 안되는 식품을 확인하세요☆★

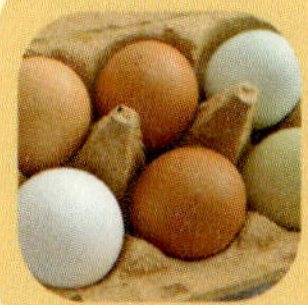

달걀 Egg

돌 이전에는 달걀단백질을 분해하지 못해 알레르기 반응이 나타나기 쉽다.
특히 흰자는 노른자보다 알레르기 위험이 더 높으므로 아토피가 있는 아이는 두 돌 이후에 먹이는 게 안전하다.

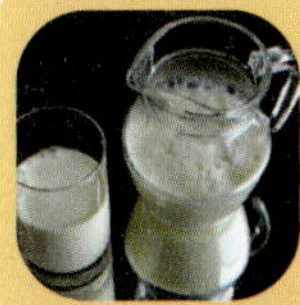

우유 Milk

생우유 단백질은 모유나 조제유와 달리 크기가 커서 아이장에 흡수되기 어려워 설사를 하거나 발진이 돋는 등 알레르기 증상을 일으킬 수 있으므로 돌 이후에 먹는 것이 안전하다. 다행히 대부분의 아동들은 3세쯤 벗어날 수 있다.

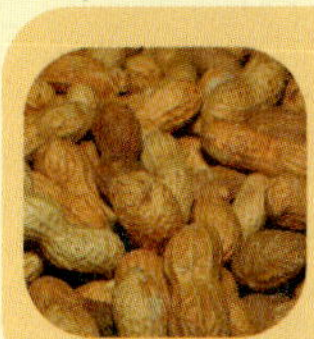

땅콩 Peanut

땅콩은 알레르기 발생의 위험이 크고, 소량으로도 증상이 매우 심각하게 나타난다. 따라서 12개월이 전에는 주지 않도록 하고, 2-3세까지도 권장되지 않는다.
땅콩 알레르기 환자들은 다른 기타 견과류도 제한해야 함을 권고하고 있으므로 함께 주의하다.

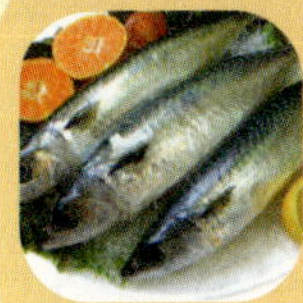

등푸른생선 External Blue Colored Fish

대표적인 등푸른 생선으로는 고등어, 삼치, 참치, 꽁치, 다랑어 등이 있다. 이들 생선에는 오메가-3등 불포화지방산과 비타민, 무기질 등 성분이 함유돼 건강에 도움을 주지만 신선하지 않은 등푸른 생선은 히스타민(Histamine)을 생성해 알레르기를 유발할 수 있으므로 보관과 섭취에 주의해야 하며, 돌 이후에 제공하는 것이 안전하다.

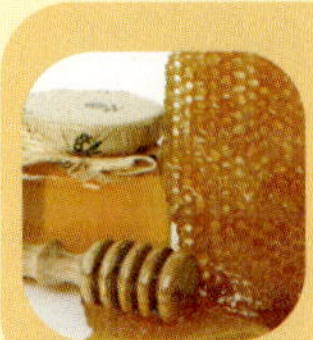

꿀 Honey

꿀에는 보툴리누스균이 있어 돌 이전에는 사용해서는 안된다. 이 균은 끓여도 없어지지 않아서 면역력이 약한 12개월미만의 아기에게는 매우 위험할 수 있다.

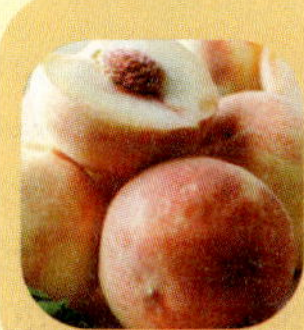

복숭아 Peach

복숭아는 과일 중 대표적인 알레르기 발생률이 높은 식품이다. 다른 식품에 알레르기 반응이 있다면 두 돌 이후부터 먹이는 것이 안전하다.

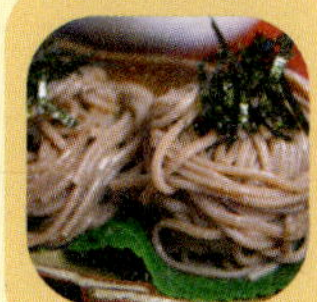

메밀 Buckwheat

다른 식품에비하여 천식, 아나필락시스 등 심각한 증상의 위험이 높은 것으로 알려져 있으며 메밀 알레르기의 10%는 아나필락시스의 증상을 보인다는 연구 결과가 있다. 되도록 12개월 이전에는 도입하지 않도록 한다.

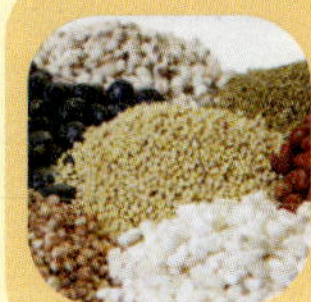

선식 잡곡(Cereals)

여러 가지 잡곡을 갈아서 먹는 선식은 아이에게 알레르기를 유발시킬 확률이 매우 높기 때문에 먹이지 않는 것이 좋다.

참고문헌

- 강남이 외, "New 영양 생리학", 지구문화사, 2013.
- 김미현 외, "New 임상영양학", 지구문화사, 2013.
- 박성혜 외, "건강 약선조리", 지구문화사, 2006.
- 서광희 외, "New 고급 영양학", 지구문화사, 2011.
- 서광희 외, "임상영양사를 위한 고급 영양학", 지구문화사, 2013.
- 서정숙 외, "New 영양학", 지구문화사, 2007.
- 서정숙 외, "임상영양학", 지구문화사, 2005.
- 손숙미 외, "임상 영양학", 지구문화사, 2011.
- 영양사 고시연구회, "영양사 특강 2교시", 지구문화사, 2012.
- 전순의, 김종덕 외, "왕실의 식이요법", 지구문화사, 2013.
- 한정순 외, "New 간호와 영양", 지구문화사, 2013.
- 황현주, 박향숙 외, "전통한식과 약선요리", 지구문화사, 2014.
- DeBruyne 외 공저, 김혜영 역, "식이요법", 지구문화사, 2011.
- Eleanor D. 저, 김영경 역, "영양과 식이요법", 지구문화사, 2012.

- 국가건강정보포털 http://health.mw.go.kr/
- 서울대학교병원 홈페이지 http://www.snuh.org/
- 희귀난치성질환 헬프라인 http://helpline.nih.go.kr/

찾아보기

에센스 식사요법

2016년 3월 10일 초판 인쇄
2016년 3월 15일 초판 발행

저 자 권순형 · 서광희 · 서은영
양경미 · 정지영 · 조금호

발행인 주 병 오
발행처 지구문화사
JIGU PUBLISHING Co.

경기도 파주시 회동길 209
파주출판문화정보산업단지

영업팀 (031) 955－7566 · 7577
편집팀 (031) 955－7731
FAX (031) 955－7730
홈페이지 www.ji-gu.co.kr
전자우편 jigupub@hanmail.net
등록번호 1979년 7월 13일 제 9－57호

ISBN 978－89－7006－736－0 값 22,000원

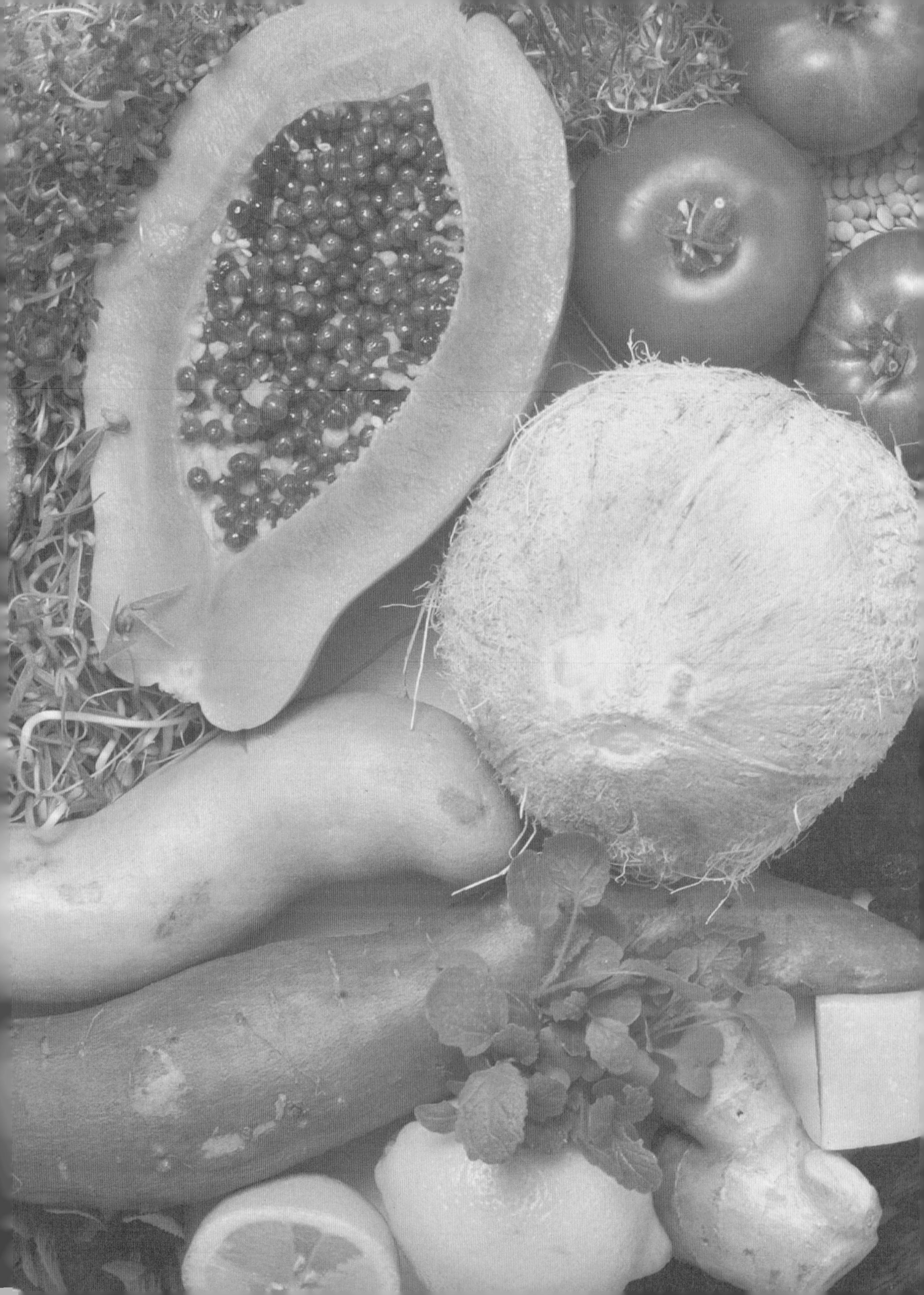

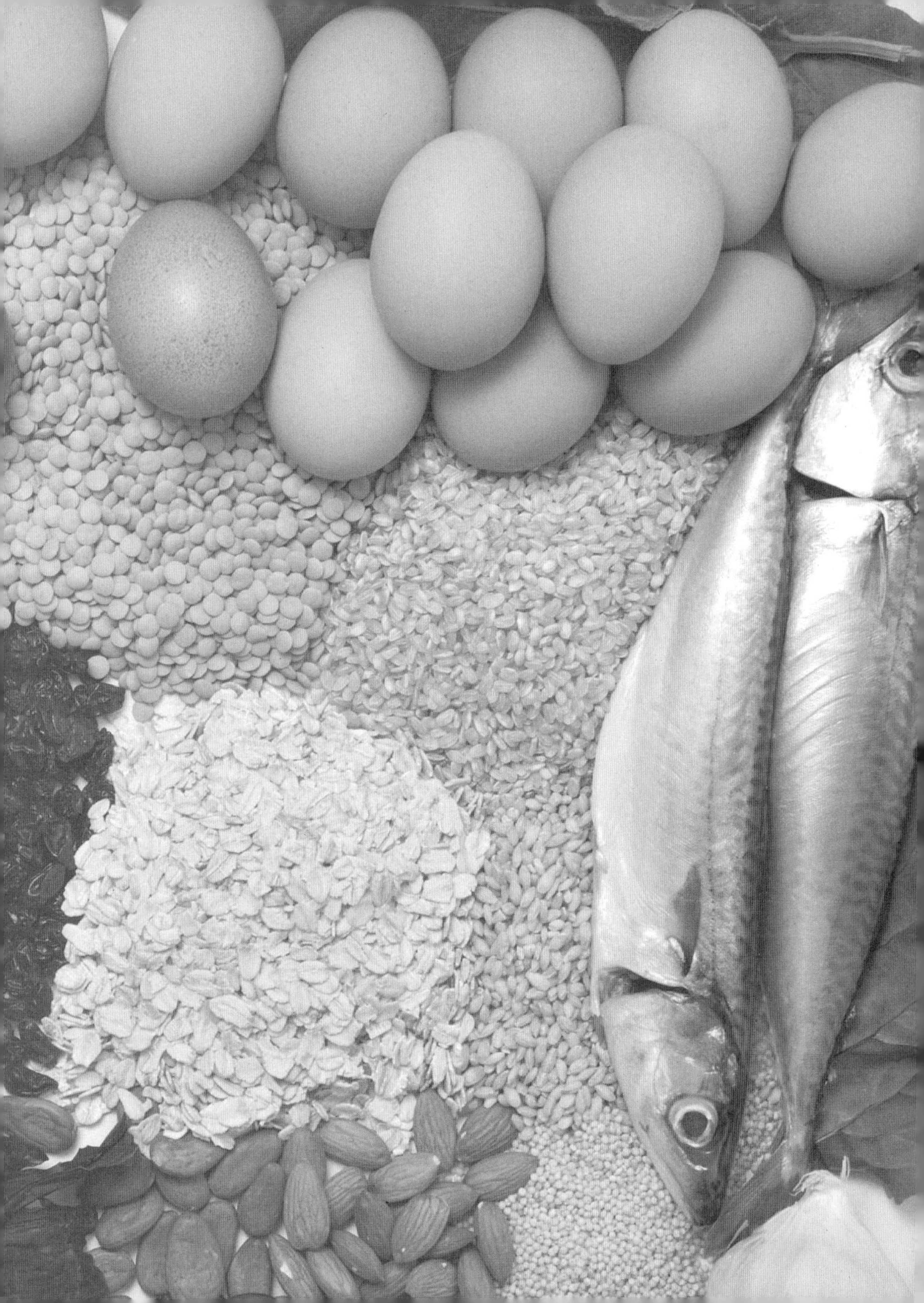